Diálise

Diálise

desafios clínicos e tendências no tratamento

Editores

Stephen Z. Fadem

José A. Moura-Neto

manole
editora

Título original em inglês: *Issues in Kidney Disease – Dialysis*

This book was translated from: Issues in Kidney Disease – Dialysis, *2021, Stephen Z. Fadem & Moura-Neto (Eds.). ISBN 978-1-68507-000-7. The statement, with permission from Nova Science Publishers, Inc. should also be noted.*
O livro foi traduzido a partir de: *Issues in Kidney Disease – Dialysis*, 2021, Stephen Z. Fadem & Moura-Neto (Eds.). ISBN 978-1-68507-000-7.

PRODUÇÃO EDITORIAL: Retroflexo Serviços Editoriais
TRADUÇÃO: Sonia Strong
REVISÃO TÉCNICA: José A. Moura-Neto
CAPA: Ricardo Yoshiaki Nitta Rodrigues
IMAGEM DA CAPA: istockphoto
PROJETO GRÁFICO: Departamento Editorial da Editora Manole
EDITORAÇÃO ELETRÔNICA E ILUSTRAÇÕES: Luargraf

CIP-BRASIL. CATALOGAÇÃO NA PUBLICAÇÃO
SINDICATO NACIONAL DOS EDITORES DE LIVROS, RJ

D527

Diálise : desafios clínicos e tendências no tratamento / editores Stephen Z. Fadem, José A. Moura-Neto ; tradução Sonia Strong. – 1. ed. – Santana de Parnaíba [SP] : Manole, 2023.
: il. ; 23 cm.

Tradução de: Issues in kidney disease : dialysis
Inclui bibliografia e índice
ISBN 9786555765427

1. Nefrologia. 2. Rins – Doenças – Diagnóstico. 3. Rins – Doenças – Tratamento.
I. Fadem, Stephen Z. II. Moura-Neto, José A. III. Strong, Sonia.

22-80885 CDD: 616.61
CDU: 616.61

Meri Gleice Rodrigues de Souza – Bibliotecária – CRB-7/6439

1ª edição – 2023

Editora Manole Ltda.
Alameda América, 876 – Tamboré
06543-315 – Santana de Parnaíba – SP – Brasil
Tel.: (11) 4196-6000
www.manole.com.br | https://atendimento.manole.com.br/
Impresso no Brasil | *Printed in Brazil*

À minha amada esposa, Joyce.
Stephen Z. Fadem

A Thor, Leto e Maya e à minha querida esposa, Ana Flávia.
José A. Moura-Neto

Editores

Stephen Z. Fadem, MD, FACP, FASN
Selzman Institute for Kidney Health, Section of Nephrology, and Michael E. DeBakey Veterans Affairs Medical Center, Baylor College of Medicine, Houston, TX, EUA; Kidney Associates, Houston, TX, EUA.

José A. Moura-Neto, MD, FASN, FRCP
Departamento de Medicina Interna, Escola Bahiana de Medicina e Saúde Pública, Salvador, Bahia, Brasil; Presidente da Sociedade Brasileira de Nefrologia.

Autores

Abdullah Khalaf Al-Hwiesh, MD
King Fahd University Hospital, Imam Abdulrahman Bin Faisal University, Dammam, Arábia Saudita.

Ana Flávia Moura, MD, FASN
Departamento de Medicina Interna, Escola Bahiana de Medicina e Saúde Pública, Salvador, Bahia, Brasil.

Anas Diab, MD
Department of Medicine, Section of Nephrology, West Virginia University School of Medicine, Morgantown, West Virginia, EUA.

André Luís Balbi, MD, PhD
Departamento de Medicina Interna, Universidade Estadual Paulista – Unesp, Botucatu, São Paulo, Brasil.

Andreas Pierratos, MD
Humber River Hospital, University of Toronto, Toronto, Canadá.

Andrew Davenport, MD
UCL Department of Renal Medicine, Royal Free Hospital, University College London, Londres, Reino Unido.

Andrew Mooney, MD
Leeds Teaching Hospitals, Leeds, Reino Unido.

Anju Mohan, MD
Department of Internal Medicine, Division of Nephrology, North Shore University Health System, University of Chicago, Pritzker School of Medicine, Evanston, IL, EUA.

Ankur Shah, MD
Warren Alpert Medical School of Brown University, Providence, RI, EUA.

Athanasios Roumeliotis, MD, PhD
Division of Nephrology and Hypertension, 1st Department of Internal Medicine, AHEPA Hospital, Aristotle University of Thessaloniki, Tessalônica, Grécia.

Bernard Canaud, MD, PhD
Senior Medical Scientist, Global Medical Office FMC, Bad Homburg, Alemanha. Emeritus Professor of Nephrology, University of Montpellier, School of Medicine, Montpellier, França.

Bianca Davidson, MD
Division of Nephrology, Medicine, University of Cape Town, Cidade do Cabo, África do Sul.

Biruh T. Workeneh, MD
The University of Texas MD Anderson Cancer Center, Houston, TX, EUA.

Brendan Bowman, MD
University of Virginia School of Medicine, Charlottesville, VA, EUA.

Carmen Arias Minaya, RN
Latin American Chapter (LAC-DD)-International Society for Peritoneal Dialysis National Coordinator of PD Hersil, Peru.

Cassiano Augusto Braga Silva, MD
Hospital Dom Pedro de Alcântara, Santa Casa de Misericórdia de Feira de Santana, Feira de Santana, Bahia, Brasil.

Celso Souza de Moraes Junior, PhD
Departamento de Finanças e Controladoria e Fadepe (Fundação de Apoio e Desenvolvimento ao Ensino, Pesquisa e Extensão), Universidade Federal de Juiz de Fora, Juiz de Fora, Minas Gerais, Brasil.

Daniela Ponce, MD, PhD
Departamento de Medicina Interna, Universidade Estadual Paulista – Unesp, Botucatu, São Paulo, Brasil.

Devin McKelvey, DO
Perelman School of Medicine at the University of Pennsylvania, Filadélfia, PA, EUA.

Fahad Aziz, MD
Department of Medicine, Division of Nephrology, University of Wisconsin School of Medicine and Public Health, Madison, WI, EUA.

Federica Picariello, PhD
Institute of Psychiatry, Psychology, and Neuroscience, King's College, Londres, Reino Unido.

Gustavo Moretta, MD, PhD
Latin American Chapter (LAC-DD)-International Society for Peritoneal Dialysis. Escuela de Educación, San Andrés University, Buenos Aires, Argentina.

Harini Bejjanki, MD
The University of Texas MD Anderson Cancer Center, Houston, TX, EUA.

Hugh Rayner, MD
University Hospitals Birmingham NHS Foundation Trust, Birmingham, Reino Unido.

Ikuto Masakane, MD, PhD
Yabuki Hospital, Yamagata City, Japão.

James Tattersall, MD
Leeds Teaching Hospitals, Leeds, Reino Unido.

Jeffrey Giullian, MD, MBA, FASN
Chief Medical Officer, DaVita Kidney Care, Denver, CO, EUA.

Joan Araujo Oliveira Moitinho, MD
Departamento de Nefrologia, Universidade do Estado do Rio de Janeiro – UERJ, Rio de Janeiro, Brasil.

Johan Rosman, MD, PhD, FRACP
Professor of Medicine, Curtin University Medical School, Nephrologist Royal Perth Hospital, Perth, Austrália Ocidental, Austrália.

John W. M. Agar, MBBS, FRACP, FRCP (Lond)
Renal Services, University Hospital Geelong, Geelong, Austrália.

José A. Moura-Neto, MD, FASN, FRCP
Departamento de Medicina Interna, Escola Bahiana de Medicina e Saúde Pública, Salvador, Bahia, Brasil; Presidente da Sociedade Brasileira de Nefrologia.

José Carolino Divino-Filho, MD, PhD
Division of Renal Medicine, Department of Clinical Science, Intervention and Technology, CLINTEC, Karolinska Institutet, Campus Flemingsberg, Estocolmo, Suécia. Latin American Chapter (LAC-DD)-International Society for Peritoneal Dialysis.

José Hermógenes Rocco Suassuna, MD, PhD
Departamento de Nefrologia, Universidade do Estado do Rio de Janeiro – UERJ, Rio de Janeiro, Brasil.

Joseph Chilcot, PhD
Institute of Psychiatry, Psychology, and Neuroscience, King's College, Londres, Reino Unido.

Kleyton Bastos, MD, PhD
Departamento de Medicina, Universidade Federal de Sergipe, Aracaju, Brasil. Latin American Chapter (LAC-DD)-International Society for Peritoneal Dialysis.

Madhukar Misra, MD, FRCP (UK), FASN, FACP
Department of Medicine, Division of Nephrology, University of Missouri-Columbia, Columbia, MO, EUA.

Marcela Ávila Diaz, PhD
Unidad de Investigación Médica en Enfermedades Nefrológicas. UMAE Hospital de Especialidades Bernardo Sepúlveda Gutiérrez, Centro Médico Nacional Siglo XXI, Instituto Mexicano del Seguro Social, Cidade do México, México.

Megha Salani, MD
Vanderbilt University Medical Center, Nashville, TN, EUA.

Natália Maria da Silva Fernandes, MD, PhD
Departamentos de Medicina Interna e Nefrologia, Universidade Federal de Juiz de Fora, Juiz de Fora, Minas Gerais, Brasil.

Nicola Wearne, MD
Division of Nephrology, Medicine, University of Cape Town, Cidade do Cabo, África do Sul.

Omar Mamlouk, MD
The University of Texas MD Anderson Cancer Center, Houston, TX, EUA.

Ramón Paniagua, MD
Unidad de Investigación Médica en Enfermedades Nefrológicas. UMAE Hospital de Especialidades Bernardo Sepúlveda Gutiérrez, Centro Médico Nacional Siglo XXI, Instituto Mexicano del Seguro Social, Cidade do México, México.

Rebecca Kurnik Seshasai, MD, MSHP
Perelman School of Medicine at the University of Pennsylvania, Filadélfia, PA, EUA.

Rebecca Schmidt, DO, FACP, FASN
Department of Medicine, Section of Nephrology, West Virginia University School of Medicine, Morgantown, WV, EUA.

Roberto Pecoits-Filho, MD, PhD
Escola de Medicina, Pontifícia Universidade Católica do Paraná, Curitiba, Brasil. DOPPS Program, Arbor Research Collaborative for Health, Ann Arbor, MI, EUA.

Rosana Chaud, MD
Latin American Chapter (LAC-DD)-International Society for Peritoneal Dialysis FISSAL Comprehensive Health Insurance, Ministerio de Salud, Peru.

Silvio Barberato, MD, PhD
Escola de Medicina, Pontifícia Universidade Católica do Paraná, Curitiba, Brasil.

Stefanos Roumeliotis, MD, PhD
Division of Nephrology and Hypertension, 1st Department of Internal Medicine, AHEPA Hospital, Aristotle University of Thessaloniki, Tessalônica, Grécia.

Stephen Z. Fadem, MD, FACP, FASN
Selzman Institute for Kidney Health, Section of Nephrology, and Michael E. DeBakey Veterans Affairs Medical Center, Baylor College of Medicine, Houston, TX, EUA; Kidney Associates, Houston, TX, EUA.

Stuart M. Sprague, DO, FACP, FASN, FNKF
Department of Internal Medicine, Division of Nephrology, North Shore University Health System, University of Chicago, Pritzker School of Medicine, Evanston, IL, EUA.

Susana Marcos, RN
Latin American Chapter (LAC-DD)-International Society for Peritoneal Dialysis Argentina Society of Nephrological Nursing, Argentina.

Talerngsak Kanjanabuch, MD
Division of Nephrology, Department of Medicine and Center of Excellence in Kidney Metabolic Disorders, Faculty of Medicine, Chulalongkorn University, Bangkok, Tailândia. Peritoneal Dialysis Excellence Center, King Chulalongkorn Memorial Hospital, Bangkok, Tailândia.

Thomas Golper, MD
Vanderbilt University Medical Center, Nashville, TN, EUA.

Viviane Calice-Silva, MD, PhD
Departamento de Pesquisa, Fundação Pró-Rim, Joinville, Brasil. Departamento de Medicina, Univille, Joinville, Brasil.

Vo Nguyen, MD
Memorial Nephrology Associates, Olympia, WA, EUA.

Welder Zamoner, MD
Departamento de Medicina Interna, Universidade Estadual Paulista – Unesp, Botucatu, São Paulo, Brasil.

Sumário

Prefácio

O registro escrito mais antigo sobre falência renal pode remontar aos tempos bíblicos. O Livro dos Números no Antigo Testamento relata a morte em massa de israelitas associada ao consumo de codornas. As codornas no norte da África são conhecidas por subsistirem consumindo sementes de cicuta. Theodore Ouzounellis postulou em um editorial de 1970 do *Journal of the American Medical Association* (JAMA) que a causa da morte do povo de Moisés na história bíblica teria sido consistente com a síndrome mioglobinúrica aguda causada pela ingestão de carne contaminada com cicuta.[1]

Felizmente, a falência renal – aguda ou crônica – não é mais uma sentença de morte graças a séculos de pesquisas minuciosas, muitas vezes seguindo um curso de tentativa e erro e sucesso subsequente, aproximando nossa grande especialidade médica cada vez mais do Santo Graal de encontrar uma cura para essa doença ameaçadora. Como descrito no primeiro capítulo deste livro, estamos sobre os ombros de gigantes, de Richard Bright a Belding Scribner e George Schreiner, incluindo a linhagem de grandes nefrologistas com os quais cada um de nós pode treinar e aprender. Embora devamos muito às suas conquistas, os verdadeiros heróis são os pacientes corajosos e desafortunados de quem eles cuidaram. É a eles a quem devemos tanto. Nos capítulos deste livro, nós, leitores, exploramos os principais avanços em diálise, do básico ao diferenciado e do bem estabelecido ao novo. Os autores de cada capítulo são, por direito próprio, os próximos porta-estandartes da nefrologia.

Em uma edição subsequente do JAMA, duas semanas após a publicação do artigo sobre as codornas, apareceu um editorial sobre os méritos da diálise domiciliar. "A diálise domiciliar permite uma vida mais normal e uma reabilitação vocacional mais completa, além de tornar o paciente mais responsável pelo seu próprio bem-estar."[2] Talvez essa frase, mais do que qualquer outra no atendimento às pessoas com doença renal crônica em estágio terminal (DRCT), seja a prova de que quanto mais as coisas mudam, mais permanecem as mesmas.

Certamente, muita coisa mudou no cuidado de pacientes que necessitam de diálise nos 51 anos subsequentes. O acesso aos cuidados aumentou nos EUA e em todo o mundo; a mortalidade diminuiu e a diálise peritoneal tornou-se a forma dominante de autocuidado. Mesmo desde a publicação da primeira versão do livro *Issues in Dialysis* em 2012, as taxas de hospitalização de pacientes nos EUA caíram mais de 15%;[3] as taxas de transplante renal aumentaram quase 40%.[4] A nefrologia fez mais para melhorar a vida dos pacientes em diálise do que muitas outras especialidades por sua morbidade dominante. Enquanto a sobrevida na insuficiência cardíaca aumentou pouco mais de 6% nos primeiros 10 a 16 anos deste milênio,[5,6] a mortalidade no primeiro ano de diálise diminuiu 28% em um menor período de tempo.[7] É importante ressaltar que essa melhora na sobrevida incluiu "homens e mulheres e em todas as cinco raças".

Ainda assim, muito mais precisa ser feito para reduzir as disparidades de saúde e envolver os pacientes em seus próprios cuidados. Para a população de pacientes que atendemos, isso significa maior tomada de decisão compartilhada na escolha da modalidade e cuidados paliativos. Significa melhor acesso a transplantes renais, tanto de doadores vivos como de falecidos; e significa representação justa em ensaios clínicos.

Juntos, estamos à beira do próximo grande avanço nos cuidados renais. Com a mudança dos paradigmas de reembolso, não há mais um papel para os cuidados de diálise ou mesmo para os cuidados renais isolados. Em vez disso, cada um de nós tem a tarefa de oferecer cuidados holísticos aos nossos pacientes com falência renal. O cuidado para a pessoa como um todo inclui a incorporação de determinantes sociais da saúde em nossos planos de tratamento, melhorando a experiência do paciente, superando as limitações do Kt/V e oferecendo um atendimento individualizado.

Como *fellow* de nefrologia, lembro-me de um dos *rounds* fenomenais realizados pelo Dr. Paul Teschan. Longe do atendimento direto ao paciente naquela época, o Dr. Teschan nos presenteou com histórias de seu tempo tratando soldados durante a Guerra da Coreia. Usando o dialisador Kolff-Brigham, a mortalidade por injúria renal aguda avançada caiu de ~ 90% para ~ 50%. Mas os números em si não eram do que o Dr. Teschan parecia mais orgulhoso. O que me impressionou foi a maneira como ele falou sobre seus soldados, seus homens – os heróis que ele teve a honra de tratar.

O horizonte para os cuidados renais é brilhante e nos oferece maneiras inovadoras de melhorar a vida dos pacientes que vivem com falência renal. A nefrologia é uma especialidade em que temos a oportunidade de tratar os mais vulneráveis e os mais heroicos entre nós. Neste livro, os Drs. Fadem e Moura-Neto reuniram estimados colaboradores de todo o mundo; suas contribuições nos ajudarão a melhor servir os pacientes, de forma mais holística e com uma ênfase ainda maior nas práticas baseadas em evidências.

Jeffrey Giullian

REFERÊNCIAS

1. Ouzounellis T. Some notes on quail poisoning. JAMA 1970;211(7):1186-7.
2. Hemodialysis: who and where. JAMA 1970;211(9):1535.
3. System USRD. 2020 USRDS Annual Data Report: Epidemiology of kidney disease in the United States. National Institutes of Health, National Institute of Diabetes and Digestive and Kidney Diseases, Bethesda, MD; 2020.
4. USA: US Department of Health and Human Services Organ Procurement and Transplantation Network; 2021 [April 25, 2021]. Disponível em: https://optn.transplant.hrsa.gov.
5. Taylor CJ, Ordóñez-Mena JM, Roalfe AK, Lay-Flurrie S, Jones NR, Marshall T, et al. Trends in survival after a diagnosis of heart failure in the United Kingdom 2000-2017: population based cohort study. BMJ 2019;364:1223.
6. Conrad N, Judge A, Canoy D, Tran J, Pinho-Gomes AC, Millett ERC, et al. Temporal Trends and Patterns in Mortality After Incident Heart Failure: A Longitudinal Analysis of 86 000 Individuals. JAMA Cardiol 2019;4(11):1102-11.
7. Shah S, Leonard AC, Meganathan K, Christianson AL, Thakar CV. Temporal Trends in Incident Mortality in Dialysis Patients: Focus on Sex and Racial Disparities. Am J Nephrol 2019;49(3):241-53.

Prefácio à edição brasileira

Sendo o prefácio um breve texto que antecede a obra e que deve contextualizar o leitor sobre seu conteúdo, é importante ressaltar a vasta experiência, tanto de Fadem como de Moura-Neto, em editar livros. Essa experiência os levou a reunir renomados autores que discutem temas atuais em uma contribuição valorosa para o médico nefrologista, profissionais da área, clínicos e estudantes. O título *Diálise: desafios clínicos e tendências no tratamento* sugere uma abordagem abrangente e atual sobre o tema diálise, procedimento de terapia renal substitutiva relativamente recente na história da medicina que apresentou avanços importantes em sua evolução, com resultados evidentes no bem-estar e sobrevida dos pacientes em tratamento.

O que há de mais relevante na especialidade é discutido em capítulos, iniciando-se com "Marcos na diálise", em que são enumerados os marcos evolutivos da especialidade, década a década, que possibilitaram avanços no tratamento de pacientes. Estão contemplados temas gerais, como manejo da anemia na doença renal crônica, doença mineral óssea, hipertrofia ventricular esquerda, conceitos de depuração de ureia e fístulas arteriovenosas, assuntos que fazem parte do dia a dia da especialidade e são de importância pivotal no manejo dos pacientes em tratamento. Tópicos atuais, ainda cercados de controvérsia – como hemodiálise domiciliar, hemodiálise intensiva e hemodiafiltração *online* –, adicionam especial interesse à obra, que também não se furta em discutir assuntos na perspectiva de uma abordagem holística e humanizada da medicina, por exemplo, as discutidas nos capítulos "Unidades de cuidados de transição e doença renal crônica em estágio terminal", "Educação em diálise peritoneal: uma perspectiva global", "Fadiga em pacientes em diálise" e "Redução de internações e reinternações em pacientes com doença renal crônica em estágio terminal". A diálise peritoneal, importante opção de tratamento que ainda é subutilizada no mundo, é discutida em três capítulos que proporcionam uma visão global do método, em sua realidade 360 graus e perspectivas. Por fim, a sustentabilidade, em voga atualmente, é debatida no capítulo "Diálise sustentável: uma tendência".

Livros-textos têm sido descritos como documentos tradicionais importantes nos estudos da medicina, especialmente pela abordagem profunda de assuntos variados compilados em um mesmo espaço. Entretanto, não raramente, carregam reputação de apresentarem dados desatualizados, decorrentes do longo tempo dispendido no cuidadoso processo editorial de redação, revisão, diagramação e impressão. Essa ideia não se confirma em *Diálise: desafios clínicos e tendências no tratamento*, que, talvez em razão dos temas e da abordagem provocativa, conseguiu suplantar com êxito o tempo de maturação do projeto. Stephen Z. Fadem e José A. Moura-Neto, que levam a cabo uma obra robusta e completa, foram felizes na escolha dos temas e dos autores, experientes e qualificados para transferirem para páginas de um livro o que existe de mais relevante na especialidade.

Como nefrologista, graduado há quarenta anos, e um dos responsáveis por influenciar a escolha da especialidade de meu filho, Moura-Neto – mesmo tendo sido ele sempre capaz de encontrar suas próprias respostas –, sinto-me como alguém que, em tempos distantes, objetivou educar e agora se vê na condição de aprendiz e admirador de sua trajetória. Como seu maior fã, resta-me sentir agradecido e honrado pelo convite para prefaciar uma das suas obras.

José A. Moura Jr
Salvador, 1º de setembro de 2022.

Apresentação

Por mais de cem anos após sua descoberta por Richard Bright, o diagnóstico de insuficiência renal era uma sentença de morte. Mesmo com o desenvolvimento e os avanços da terapia renal substitutiva, ela não se tornou amplamente disponível aos pacientes por treze anos. Devido a barreiras econômicas e regulatórias, os pacientes morriam sem acesso à terapia nos primeiros anos de desenvolvimento e história da diálise – o que infelizmente ainda é uma realidade em alguns países. Atualmente, menos de um século após o desenvolvimento técnico da diálise, mais de três milhões de pessoas estão em terapia renal substitutiva de manutenção em todo o mundo. Embora considerada comum, a terapia dialítica ainda é repleta de complicações e tem uma alta taxa de mortalidade.

Diálise: desafios clínicos e tendências no tratamento é uma coletânea de dezoito capítulos atualizados escritos por autores renomados, cobrindo uma ampla gama de tópicos, da história ao futuro, em diferentes modalidades de terapia renal substitutiva, como hemodiálise, hemodiafiltração *online* e diálise peritoneal. Traz revisões oportunas e atualizadas e aborda tendências, desafios e controvérsias das terapias de diálise. Esperamos atrair nefrologistas, médicos residentes, *fellows* e profissionais de saúde que cuidam de pacientes com doença renal crônica em diálise de manutenção, incluindo todos os interessados nos avanços e desafios ainda enfrentados pela medicina.

Editar e revisar este livro foi uma experiência gratificante, na qual pudemos interagir com uma equipe especializada de colegas e aprender com eles. De fato, este livro constituiu um esforço coletivo internacional. Gostaríamos de agradecer a todos os autores que gentilmente participam da obra. Reunimos autores da África, América do Norte, América Latina, Ásia, Europa e Oceania. Em particular, gostaríamos de agradecer a Michelle (Misha) L. Nguyen por seu trabalho magistral e ajuda na revisão e edição de todos os capítulos – seu olhar atento e experiência foram uma força para este projeto.

Também gostaríamos de agradecer aos pacientes com doença renal em diálise – a principal e fundamental razão para este esforço acadêmico e editorial. Nosso objetivo é que o conhecimento e a satisfação que os leitores obtiverem se traduzam em cuidados mais informados e melhores desfechos para aqueles que necessitam receber terapia renal substitutiva.

Apreciamos o apoio constante de nossas famílias – nos Estados Unidos e no Brasil – e gostaríamos de agradecê-las por nos emprestarem altruisticamente a este projeto por quase dois anos.

Stephen Z. Fadem e José A. Moura-Neto

Apresentação à edição brasileira

Decidi escrever esta breve apresentação para que os leitores brasileiros possam entender a história por trás deste livro. A origem de *Diálise: desafios clínicos e tendências no tratamento* remonta a 2012, na ocasião da publicação de *Issues in Dialysis*. O livro – que teve como editor o nefrologista americano Stephen Fadem – tinha uma proposta inovadora; mais do que disseminar conhecimento e informações atualizadas, buscava discutir tópicos atuais, polêmicos e controversos.

Enquanto empreendia minha primeira iniciativa editorial, entre 2017 e 2018, e buscava referências, *Issues in Dialysis* logo despertou meu interesse e tornou-se uma das minhas influências – tanto no campo das ideias para capítulos e abordagem provocativa pouco usual como no perfil de autores a serem convidados. Não à toa, o título *Renal Replacement Therapy: Controversies and Future Trends*, livro publicado em 2018 pela mesma editora. O próprio Fadem participou do projeto como autor de um dos capítulos – uma colaboração ampla que timidamente iniciava-se ali.

Alguns meses (e novas parcerias) depois, Stephen Fadem iniciou os trabalhos para a nova edição de *Issues in Dialysis*. Apesar de um novo livro, com diferentes capítulos e autores, manteria a proposta e abordagem similares à edição predecessora. Fui surpreendido, então, com o convite para coeditar a obra. Dado o contexto supracitado e a influência que tal livro exercera sobre o meu próprio trabalho editorial, esse convite mais soou como uma convocação – que foi prontamente atendida! Após dois anos de trabalho intenso, o novo livro foi publicado em língua inglesa no final de 2021, rebatizado de *Issues in Kidney Disease: Dialysis* e dessa vez parte de uma série que incluía volumes de transplante renal, doença renal crônica e injúria renal aguda. A pandemia não impediu os ritos de lançamento da nova obra, que ocorreu em evento *online* da Academia Nacional de Medicina, em 16 de novembro de 2021.

A obra – revitalizada, porém fiel às suas raízes – renova o compromisso com sua abordagem originalmente "contestadora". Entendendo que tinha em mãos um material diferenciado, mas ainda pouco acessível à nefrologia brasileira, decidi prosseguir os esforços e estender a obra também para o público no Brasil. Os altos custos editoriais e uma expectativa modesta de vendas – condizente com a base estreita de nefrologistas no país – por vezes inviabilizam a tradução de livros-textos em nefrologia. Felizmente, esse não foi o caso. Agradeço à editora Manole, que acreditou na obra, à tradutora Sonia Strong, ao amigo Stephen Z. Fadem e, principalmente, aos autores que participaram deste projeto.

Diálise: desafios clínicos e tendências no tratamento não é apenas a tradução do livro *Issues in Kidney Disease: Dialysis*, ou uma evolução do *Issues in Dialysis* (2012). É a disseminação e reafirmação da abordagem contestadora de que a medicina atual tanto carece. Em meio às dezenas de diretrizes e recomendações, definitivamente precisamos de menos certezas e mais dúvidas na ciência.

José A. Moura-Neto

1

Marcos na diálise

Stephen Z. Fadem

VISÃO GERAL

Em 1861, a insuficiência renal era uma doença terminal. As observações perspicazes de Thomas Graham identificaram não apenas um mecanismo para a doença, mas também um meio de tratamento. Nos cem anos seguintes, os pesquisadores esperaram que a tecnologia surgisse e permitisse o início da terapia. O desenvolvimento do celofane e a descoberta da heparina possibilitaram o avanço do tratamento. O engenhoso dispositivo de Willem Kolff e as contribuições que se seguiram levaram médicos nos EUA a refinar sua invenção. Usando tecnologia projetada para purificação de água, pequenos aparelhos dialisadores portáteis puderam então ser construídos. O Teflon® e o Silastic® possibilitaram a realização da primeira diálise crônica, mas foi o desenvolvimento cirúrgico da fístula arteriovenosa de Cimino-Brescia e do cateter de Tenckhoff que tornou a hemodiálise e a diálise peritoneal factíveis. Uma vez que a diálise foi desenvolvida, a cobertura financeira tornou-se necessária para atender às necessidades dos pacientes. A aprovação da Emenda da Previdência Social, estendendo a cobertura do *Medicare* a milhares de pacientes, foi um marco importante. O desenvolvimento de uma equação de equilíbrio teve um grande impacto no tratamento, assim como o desenvolvimento da eritropoetina recombinante. A compreensão de que a doença óssea associada à doença renal crônica também causa calcificação vascular e doença cardíaca também é um marco.

INTRODUÇÃO

Observar os avanços no tratamento da doença renal é testemunhar um milagre. Para apreciar essa jornada, é preciso refletir que, não apenas na época de Richard Bright (1789-1858), mas no final da década de 1950, o diagnóstico de doença renal crônica era uma sentença de morte. Cada conquista e marco no tratamento da doença apoia-se sobre aquele que o precede (Quadro 1). A revisão desses marcos deve inspirar a próxima geração que entra em nossa profissão, pois nossa jornada está longe de terminar. A terapia dialítica crônica tem sido uma compilação de ciência e tecnologia, avanços da indústria e do comércio; entretanto, sempre se concentrou nas necessidades dos pacientes, sobre os quais recai o fardo da doença renal.

Quadro 1 Marcos em diálise

1.	Diálise projetada como tratamento para a doença de Bright (1861)
2.	Heparina (1916)
3.	Celofane para diálise (1937)
4.	Primeira máquina de diálise (1943)
5.	Transplante de rim (1954)
6.	Desenvolvimento do acesso arteriovenoso (1960)
7.	Diálise domiciliar
8.	Tecnologia de fibras ocas e membrana (década de 1960)
9.	Infraestrutura para o desenvolvimento da diálise – National Medical Care
10.	Alteração da Previdência Social de 1973 (1973)
11.	Kt/V (1985)
12.	Agentes estimulantes da eritropoiese (1989)
13.	Distúrbios minerais e ósseos da doença renal crônica (DMO-DRC)

MARCO 1: A DIÁLISE PROJETADA COMO TRATAMENTO PARA A DOENÇA DE BRIGHT (1861)

Nas décadas de 1820 e 1830, o médico inglês Richard Bright fez um trabalho pioneiro sobre a etiologia e os sinais e sintomas clínicos da insuficiência renal. Essa doença terminal acabou ficando conhecida como doença de Bright. Em 1839, foi claramente estabelecido que a doença era causada pela retenção de ureia, uma substância nitrogenada conhecida por sua presença na urina. Por volta do mesmo período, Thomas Graham, de Glasgow, descobriu que os coloides podiam ser separados dos cristaloides utilizando uma "membrana semipermeável" ou "dialisador". O termo diálise foi cunhado em 1861. Graham demonstrou que a ureia e o cloreto de sódio podiam atravessar uma membrana, eram ambos elementos da urina e podiam ser separados do sangue.

Juntos, Bright e Graham previram que a diálise algum dia seria uma forma de tratamento para a uremia, mas o sucesso ainda estava a cem anos de distância. Os experimentos de Graham com a membrana foram realizados com tecidos de órgãos internos de animais, e a decomposição e a putrefação impediram que as membranas peritoneais, que funcionavam muito bem *in vitro*, efetivamente separassem o sangue de eletrólitos e ureia *in vivo*. A aplicação dos princípios iniciais da diálise teria de esperar o surgimento de substâncias adequadas sintéticas ou quimicamente alteradas.

A ciência médica voltou-se para a nutrição como meio alternativo de tratar pacientes com *doença de Bright*, depois de reconhecer que era impossível remover o "azoto" ou o nitrogênio causador da azotemia ou uremia utilizando um dispositivo ou máquina. O foco era identificar formas de restringir a ingestão dietética de proteínas. A dieta presciente de baixa proteína para reduzir a albuminúria foi introduzida no final de 1800 por Mariano Semmola (1831-1895) – o primeiro professor italiano de farmacologia.[1] Isso culminou em uma terapia popular, a dieta Giovannetti, introduzida em 1964.[2] Essa dieta, criada para pacientes com insuficiência renal, consistia no consumo de 2 mil a 3 mil calorias por dia provenientes de frutas e vegetais, com o menor teor de nitrogênio ("peras, maçãs, pêssegos, laranjas, ameixas, tomates, pimentões, abóboras, alface, cenoura etc."), espaguete, aminoácidos essenciais, manteiga, café e bebidas alcoólicas para dar sabor, substitutos de pão e pequenas quantidades de cerveja e vinho. Embora não tenha sido eficaz como uma dieta autônoma para pacientes com doença em estágio terminal, a dieta Giovannetti foi um complemento bem-sucedido da terapia de hemodiálise em desenvolvimento da época e preparou o cenário para a dieta pobre em proteínas como opção terapêutica válida para diminuir a progressão da doença renal.[2]

MARCO 2: HEPARINA (1916)

O maior avanço da nefrologia foi a percepção do conceito presciente de Graham e Bright de que a diálise um dia seria uma terapia factível, provocando uma busca por uma forma adequada de diálise. Em 1913, John Jacob Abel (1859-1938), da Universidade Johns Hopkins, tentou direcionar o sangue para fora do corpo através de membranas de colódio. Isso atraiu a imprensa, tendo sido a primeira vez que o termo "rim artificial" foi mencionado. A história foi reproduzida no *New York Times*.[3] O colódio consistia em uma solução inflamável de nitrocelulose em éter, e era utilizado em fotografia para revestir chapas fotográficas de vidro, reduzindo o tempo de exposição. Também foi usado como curativo cirúrgico. O anticoagulante usado por Abel – a hirudina – era extraído das glândulas salivares de sanguessugas, mas descobriu-se que era muito tóxico para uso prático em humanos. Em 1924, George Haas (1886-1971) também tentou realizar diálise em seres humanos utilizando membranas de colódio; em 1925, ele foi o primeiro a utilizar a heparina.[4]

O glicosaminoglicano sulfatado, heparina, foi isolado pela primeira vez do fígado canino em 1916; portanto, seu nome – *hepar* – e sua odisseia ao revolucionar os cuidados de saúde, como os conhecemos hoje, poderiam ser objeto de outro tratado. Na verdade, é inadequado que seja chamada de heparina, pois sua produção é muito maior no pulmão e nos intestinos. Ela tem uma forte carga negativa e é produzida naturalmente em vertebrados e alguns invertebrados. Foi isolada pela primeira vez por um estudante de medicina, Jay McLean (1890-1957), nos laboratórios de William Henry Howell (1860-1945) na Universidade Johns Hopkins. Howell estava pesquisando tromboplastinas na época e solicitou a seu aluno que pesquisasse anticoagulantes naturais. Howell ficou inicialmente surpreso e desapontado com o fato de o "fosfátide" hepático não ser um pró-coagulante como ele havia previsto. A heparina não era um lipídio contendo fósforo, mas na verdade um glucosaminoglicano altamente sulfatado. O fato da heparina não ser proveniente principalmente do fígado, e sim dos intestinos, não foi determinado até 1928, e, até então, havia frustrado os esforços de purificação. Seu valor terapêutico estava sendo explorado durante o período em que melhores técnicas para sua produção estavam sendo desenvolvidas. Leonard Rowntree (1883-1959) saiu da Johns Hopkins para a Mayo Clinic e manteve o interesse pelo uso de anticoagulantes para controlar a embolia pulmonar. Ele já havia trabalhado com Abel enquanto estava na Johns Hopkins, e até colaborou com ele para criar o "rim artificial". Apesar de seu sucesso experimental, a heparina só se tornou comercialmente factível para uso clínico em 1937, com a introdução concomitante do uso prático do celofane como membrana dialisadora naquele mesmo ano. Charles Best (1889-1978), que ficou conhecido por descobrir a insulina, desempenhou um papel no desenvolvimento de métodos para padronização e purificação da heparina, e confirmou que ela deveria ser isolada do intestino e do pulmão, e não do fígado.[5]

MARCO 3: CELOFANE PARA DIÁLISE (1937)

O colódio é criado pela reação do ácido nítrico com a celulose em algodão ou madeira, criando o componente altamente explosivo de dinamite, algodão-pólvora ou nitrocelulose. Quando dissolvido em éter e álcool etílico, o produto seca, transformando-se em um filme fino. Esse filme, embora inflamável, foi usado na fotografia e na indústria cinematográfica inicial. O celofane estava sendo desenvolvido exatamente na época do trabalho de Abel, e, de fato, as técnicas de fabricação do filme de celulose foram patenteadas em 1913 e 1918 por Jacques E. Brandenberger (1872-1954) (US Patents 1.049.658 e 1.266.766). Era utilizado naquela época principalmente para embrulhar os chocolates Whitman no conhecido e ainda popular Whitman Sampler. Abel provavelmente escolheu o colódio porque Adolph Fick (1829-1901) já o havia usado para diálise *in vitro* em 1855. O colódio foi usado para impregnar papel-filtro em 1907. Os experimentos de Abel com colódio foram realizados em animais, mas sua intenção era desenvolver um dispositivo que pudesse ser utilizado em humanos. Seus esforços, assim como os de seus colegas, Benjamin Turner e Leonard Roundtree, foram notáveis em demonstrar que substâncias endógenas podiam ser removidas do corpo por meio da diálise e que o dialisador que eles desenvolveram se tornou um protótipo inicial para futuros dispositivos. A estabilidade do colódio é ruim, pois é frágil. Só podia ser preparado imediatamente antes do uso e não era prático para aplicação comercial. Em 1923, a DuPont comprou as patentes e os direitos de Brandenberger para produzir celofane. Em 1924, a DuPont abriu uma fábrica nos EUA para fabricar celofane, mas seu processo só foi aperfeiçoado em 1927. Ter um fabricante americano em vez de europeu acelerou seu uso em embalagens comerciais. Em 1930, o celofane representava 10% das vendas da DuPont. Por volta dessa época, também foi observado que o celofane era adequado para revestir salsichas por Erwin O. Freund, fundador da Visking Company de Chicago. À medida que seu preço caía e sua popularidade aumentava, o celofane tornou-se a escolha lógica como um potencial substituto do colódio como membrana de diálise. Talvez isso tenha parecido uma estranha coincidência, pois a heparina tornou-se um anticoagulante adequado na superfície de materiais médicos como vidro e plástico. Em 1937, William Thalhimer demonstrou que a diálise funcionava bem com o revestimento de celofane utilizado como invólucro de salsichas que adquiriu da Visking Company. Seu maior interesse era em hemotransfusão e exsanguineotransfusão. De fato, ele foi pioneiro na exsanguineotransfusão com sangue heparinizado como um tratamento potencial para a uremia em cães. Sua construção de um rim artificial de celofane, que funcionaria por 3 a 5 horas em cães, para remover ureia foi uma contribuição vital para o campo da diálise.[5]

MARCO 4: A PRIMEIRA MÁQUINA DE DIÁLISE (1943)

A primeira máquina de diálise foi desenvolvida por Willem "Pim" Kolff (Figura 1), da Holanda, entre 1939 e 1943. Ela consistia em um tambor rotativo envolto por 20 metros de invólucro de salsichas feito de celofane. As dimensões dessa membrana foram calculadas por Kolff para serem suficien-

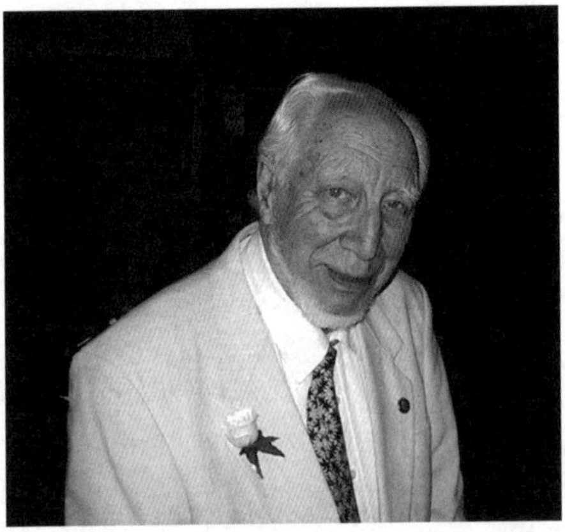

Figura 1 Willem Kolff – jantar de premiação da Medalha de Excelência AAKP de 2003.
Fonte: Stephen Z. Fadem.

tes para remover uma quantidade adequada de ureia. Durante a época de seu desenvolvimento, os nazistas invadiram a Holanda. Kolff é considerado o criador do primeiro banco de sangue na Europa e afirmou que suas experiências de manipulação do sangue fora do corpo lhe deram mais confiança ao trabalhar com o rim artificial. Em 1943, uma dona de casa de 29 anos com hipertensão maligna foi a primeira pessoa a ser tratada com 12 cursos para insuficiência renal utilizando esse protótipo, mas acabou por falecer. Kolff só obteve sucesso em 1945.[6] Essa máquina utilizava glicose para aumentar o gradiente osmótico através da membrana, criando o risco de que o nível de glicose sérica subisse e o paciente entrasse em edema pulmonar. Pesquisas posteriores levariam a dialisados mais adequados. A máquina de diálise de Kolff tornou-se popular nos EUA. Em 1948, Isadore Snapper, um médico lendário por mérito próprio, convidou Willem Kolff para visitar o Hospital Mount Sinai em Nova York e estabelecer um programa de diálise. George Thorn (1906-2004), professor de medicina no Hospital Peter Bent Brigham, visitou o Mount Sinai para observar a máquina Kolff e depois o convidou para ir ao "Brigham" para ajudar a desenvolver uma máquina de segunda geração. Muitas das responsabilidades relacionadas ao manejo da diálise foram atribuídas ao seu residente, John Merrill (1917-1984) (Figura 2). O resultado foi o "rim" de Kolff-Brigham. Essa máquina redesenhada foi construída em aço inoxidável por Edmund Olson e Carl Walter (1905-1992) (Figura 3). John Peters e Louis Welt foram dois acadêmicos altamente importantes nos primeiros dias da nefrologia. Eles estavam céticos a respeito da máquina de diálise inicial da Merrill e a consideraram um "brinquedo de luxo", ques-

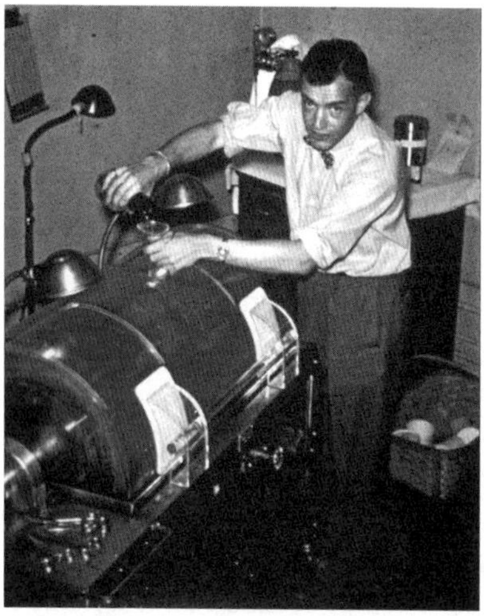

Figura 2 John P. Merrill preparando o banho de dialisato para o "rim" de Kolff-Brigham.
Fonte: usada com permissão de Eli A. Friedman.

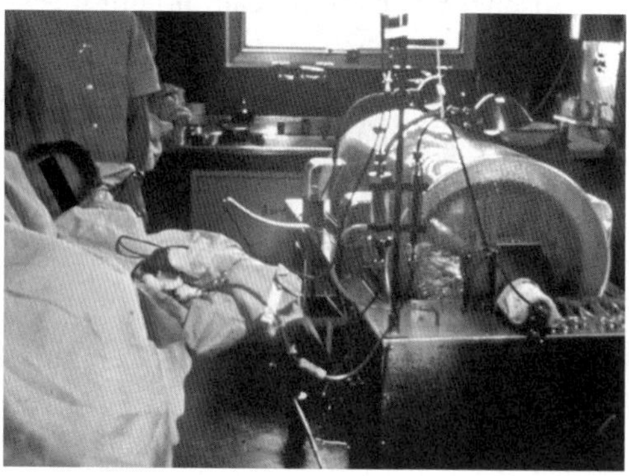

Figura 3 O "rim" de Kolff-Brigham em utilização.
Fonte: usada com permissão de Eli A. Friedman.

tionando sua utilidade. Apesar desse ceticismo, o dispositivo acabou sendo enviado para vários centros em todo o mundo. Durante a Guerra da Coreia, muitos soldados desenvolveram lesão renal aguda. A hemodiálise precoce provou ser bem-sucedida no tratamento desses soldados. John Merrill passou a ajudar a moldar e desenvolver a nova especialidade da nefrologia, servindo não apenas como pioneiro em diálise e transplante, mas também na formação de futuros médicos que não apenas aplicariam essa nova e inovadora tecnologia, mas também asseguraram sua ampla adoção.[7] Inicialmente, além dos cuidados agudos, o sonho de Merrill era que a diálise fosse útil como medida temporária para um procedimento revolucionário, conhecido como transplante, desenvolvido em seu hospital.

MARCO 5: TRANSPLANTE DE RIM (1954)

O avanço seguinte foi o desenvolvimento do transplante renal e a descoberta do papel que o sistema imunológico desempenharia em seu sucesso ou fracasso.

Esse marco ocorreu em 1954, com o bem-sucedido transplante de um rim em um gêmeo idêntico por Joseph Murray (1919-2012) e sua equipe no Hospital Peter Bent Brigham em Boston,[8] comprovando que era a rejeição do sistema imunológico que fazia os rins anteriores falharem. Para enfrentar esses desafios do sistema imunológico, a equipe realizou uma série de transplantes utilizando várias combinações de irradiação e corticosteroides. Foi o desenvolvimento da tipagem tecidual e, em 1962, a introdução de medicamentos imunossupressores que tornaram o transplante renal uma opção mais confiável.[9] O marco seguinte da equipe do Hospital Brigham foi realizar com sucesso um transplante de rim com doador falecido em 1963. O transplante abriu as portas para um campo inteiramente novo da medicina. Joseph E. Murray recebeu o Prêmio Nobel de Fisiologia ou Medicina em 1990.

MARCO 6: DESENVOLVIMENTO DO ACESSO ARTERIOVENOSO (1960)

Embora viável para terapia aguda, a diálise na década de 1950 não era propícia para terapia crônica. Os tratamentos iniciais de diálise duravam 24 horas. O grande desafio para o tratamento do paciente renal em estágio terminal era o acesso à circulação. Após a Segunda Guerra Mundial, a indústria de plásticos disparou. Nos anos anteriores, celofane e baquelite eram as principais escolhas em plásticos. A baquelite, formada a partir de uma combinação química de fenol e formaldeído, podia ser moldada e maquinada. Era utilizada na confecção de rádios, pentes, joias, escovas de cabelo e cinzeiros. A baquelite revelou usos do plástico nunca antes imaginados e inaugurou uma nova era de fabricação na América. A desvantagem da baquelite era que, uma vez endurecida, não podia ser derretida e utilizada novamente. Outros plásticos sofriam polimerização antes de serem injetados em um molde. Esses termoplásticos eclipsaram a baquelite, que não é mais produzida.[10] Muitos produtos foram desenvolvidos antes da guerra, como acetato de celulose, poliestireno, náilon, polietileno e politetrafluoretileno. Não fosse o surgimento dos polímeros "plásticos", começando pelo celofane, a diálise como a conhecemos hoje não existiria.

Para que a diálise fosse repetida várias vezes por semana, era necessário um conduto entre as bombas de diálise e a circulação do paciente. Esse conduto precisaria resistir à coagulação, conectar-se com facilidade ao equipamento existente e ter uma baixa incidência de infecção. Em 1950, Belding Scribner (1921-2003) (Figura 4), então na Mayo Clinic, planejava jogar golfe com os colegas, mas em vez disso assistiu a uma palestra de John Merrill. Embora convencidos de que a diálise seria uma ferramenta valiosa no futuro, a Mayo Clinic não compartilhava de seu entusiasmo e ele se mudou para Seattle. Em 1960, "Scrib", então professor da Universidade de Washington em Seattle, em colaboração com Wayne Quinton (1921-2015), um fabricante de instrumentos, desenvolveu um *shunt* em forma de U empregando um plástico de etileno fluorado escorregadio que estava se tornando amplamente utilizado na indústria, bem como na cozinha, como revestimento antiaderente. Esse plástico da DuPont era o politetrafluoretileno (PTFE), agora conhecido como Teflon®, e havia sido utilizado para revestir válvulas e vedações durante o Projeto Manhattan. Na década de 1950, deixou de ser isolante para ser usado em equipamentos de pesca. Logo foi utilizado como revestimento para criar utensílios de cozinha antiaderentes. Scribner achou que seria um material ideal porque não reagiria com os tecidos do corpo, mas suas propriedades antiaderentes o tornaram inestimável. Em 9 de março de 1960, um maquinista da Boeing, Clyde Shields, tornou-se o primeiro paciente a ser submetido à diálise com esse protótipo de acesso. Seu primeiro

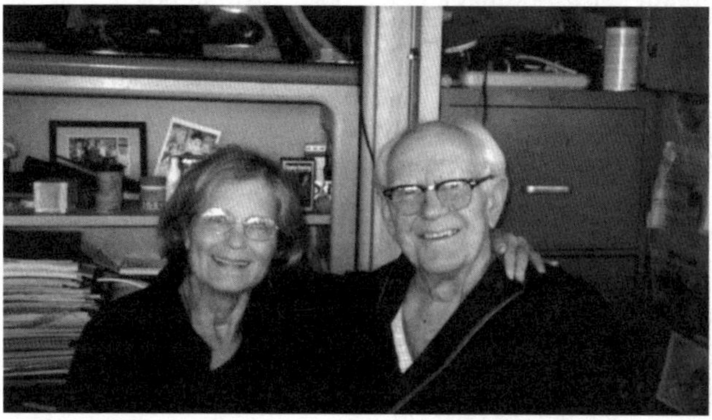

Figura 4 Nancy Hewlitt Spaeth, enfermeira, junto com Belding Scribner. Spaeth começou a ser submetida à diálise em 1966 e usou o dialisador Kiil. "Scrib" era amado por seus pacientes, bem como por seus colegas.
Fonte: cortesia de Nancy Hewlitt Spaeth. Usada com permissão.

tratamento durou 76 horas, e os 300 litros de dialisato foram armazenados em um *freezer* da loja Sears Roebuck. Sua sobrevivência anunciou uma nova era no manejo da insuficiência renal. Esse *shunt* durou apenas dois meses antes de precisar de substituição, mas Shields viveu por mais onze anos. O Teflon era muito rígido, irritando a camada íntima da artéria e da veia toda vez que o paciente movia o antebraço.[11] Ele foi substituído quando Quinton descobriu um plástico mais flexível - um elastômero de silicone com a marca Silastic® - que estendeu muito a vida útil do "*Shunt* de Scribner" quando combinado com pontas de Teflon.[12] O *shunt* foi amplamente utilizado até o final da década de 1970.

Em 1961, Stanley Shaldon, que começou sua carreira como hepatologista no Royal Free Infirmary em Londres, foi encarregado da máquina de diálise do hospital por sua professora, Sheila Sherlock. Seus primeiros pacientes foram conectados através do "*Shunt* de Scribner", mas ele foi pioneiro no uso de um cateter femoral de silicone-Teflon para facilitar o tratamento. Uma necessidade econômica, combinada com o avanço da tecnologia à medida que a demanda por diálise crescia. O hospital de Shaldon tinha recursos financeiros para apenas três dialisadores de bobina dupla por mês, forçando-o a desenvolver um protocolo para reutilizar dialisadores.[13]

Uma comunicação arteriovenosa (AV) que se desenvolve durante a cicatrização de feridas em militares inspirou James Cimino. Estas criavam uma fístula AV traumática. James Cimino, que trabalhou como flebotomista, observou que os soldados que retornavam da Guerra da Coreia com fístulas traumáticas eram facilmente canulados. Trabalhando com Kenneth Appel e Michael Brescia, a fístula Cimino-Brescia foi desenvolvida no Hospital Bronx Veterans Administration em 1962 e refinada em 1966.[14,15] Ainda hoje é o acesso preferencial para diálise, substituindo a necessidade dos cateteres de acesso temporário desenvolvidos por Quinton. A fístula AV tem uma baixa taxa de infecção e diminuição da tendência a coagular ou resultar em estenose. Sua desvantagem é que, ocasionalmente, requer uma segunda etapa da cirurgia e demora algumas semanas para ficar pronta para uso.

Em 1969, Wilbert H. Gore patenteou seu trabalho em polímeros de tetrafluoretileno como selante. Mais tarde, junto com Rowena Taylor e seu filho Robert Gore, descobriram o processo para tornar esses polímeros porosos e "respiráveis", mas ainda assim resistentes à água. De acordo com a história, eles tentaram esticar o polímero tanto quanto possível, mas, em vez de fraturar, ele voltou a sua forma anterior mais poroso e com propriedades altamente especiais. Gore patenteou seu produto, Gore-TEX (USPTO 3.953.966), e inicialmente o promoveu como sendo ideal para isolamento elétrico e como selante de tubos. O Gore-TEX é amplamente utilizado em roupas esportivas e capas e roupas de chuva, mas também é adequado para dispositivos implantáveis. Em 1981, Gore desenvolveu um adesivo cardiovascular utilizando o Gore-TEX e posteriormente desenvolveu o enxerto arteriovenoso para pacientes em hemodiálise. Embora não dure tanto quanto uma fístula AV bem colocada, ainda é a base do tratamento de diálise quando a fístula não é adequada.[16] Em 2006, o Food and Drug Administration (FDA) aprovou o Flixene, um laminado de politetrafluoretileno poroso de terceira geração. Sua vantagem é que ele pode ser canulado em 24 a 72 horas.[17]

MARCO 7: DIÁLISE DOMICILIAR

As máquinas das universidades foram criadas para misturar concentrados de maneira central e dosá-los para cada máquina. Essa tecnologia de dosagem foi desenvolvida por Albert "Les" Babb, um engenheiro nuclear. A máquina do centro e o sistema de dosagem eram conhecidos como "O Monstro". A capacidade de fornecer diálise no centro estava muito aquém das demandas de pacientes emergentes com insuficiência renal. A partir dessa necessidade, as máquinas de diálise domiciliares nasceram e se tornaram o protótipo de todas as máquinas de diálise utilizadas atualmente.

Carolyn Helms (Figura 5) era uma menina de 15 anos que desenvolveu insuficiência renal como resultado de nefrite lúpica. O comitê de seleção em Seattle a rejeitou, alegando que ela era muito jovem para ser submetida a diálise. Essa jovem era filha de um amigo da família de Babb, e por isso pediram sua ajuda. Para permitir que ela fosse submetida a diálise em casa, ele desenvolveu um sistema de dosagem para um único paciente com monitores e dispositivos de segurança. Este se tornou o "Mini-1", e foi construído pela Companhia Milton Roy em 1964. Utilizava um dialisador Kiil (Figura 6) e foi projetado

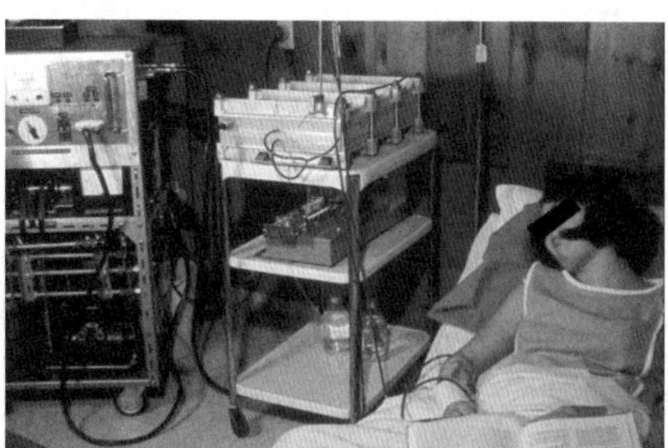

Figura 5 Carolyn Helms sendo dialisada em casa, 1965.
Fonte: cortesia da Universidade de Washington.

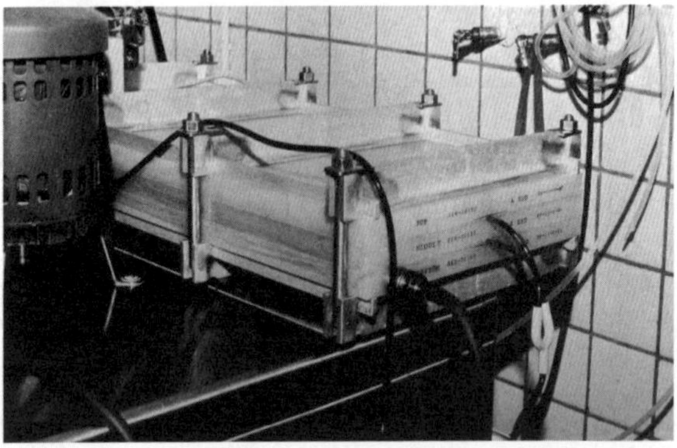

Figura 6 Foto alternativa – dialisador Kiil – modificado por Belding Scribner.
Fonte: cortesia de Chris Blagg, Universidade de Washington, Seattle.

exclusivamente para diálise domiciliar. O "Mini-1" tinha a parte da frente com revestimento de madeira para combinar com os móveis da casa. A Milton-Roy finalmente se uniu à Extracorporeal e foi adquirida pela Johnson & Johnson, mas depois foi vendida para a Delmed em 1984. Essa máquina de pressão negativa evoluiu para as máquinas Baxter-Travenol SPS, que culminaram na máquina de diálise Baxter Arena.[18-20]

O *design* e o conceito por trás das máquinas de diálise utilizadas hoje em centros de diálise foram baseados em máquinas originais destinadas ao uso domiciliar. Recentemente, o interesse pela diálise domiciliar renasceu, não apenas por necessidade econômica, mas devido à preferência dos pacientes. A diálise domiciliar requer não apenas o equipamento adequado, mas também o ensino e treinamento do paciente e, no caso da hemodiálise, um(a) parceiro(a) ou amigo(a). Isso foi relatado pela primeira vez em 1963. Um desenhista de 30 anos, depois de se tornar urêmico, foi encaminhado ao Royal Free Hospital em Londres e foi tratado com uma dieta pobre em sódio e diálise diária. Ele apresentou melhora e recebeu alta em diálise de 12 horas duas vezes por semana, dialisando sozinho com dialisadores de bobina reutilizáveis. Manteve uma dieta de 22 mEq de sódio e retornou ao trabalho.[21] Em 1965, Shaldon também relatou que ele se submeteu a diálise de autocuidado durante a noite sem supervisão utilizando o dialisador Kiil *off-pump* e o *Shunt* de Scribner.[12] Seu paciente permaneceu saudável e funcional. No segundo ano de tratamento, o paciente tornou-se pai de mais um filho. Seu sucesso destacou o valor da diálise, a viabilidade do autocuidado e o valor da dieta com baixo teor de sódio em pacientes renais.

A diálise peritoneal crônica só se tornou bem-sucedida como terapia domiciliar em 1976. Esse procedimento foi tentado pela primeira vez em cobaias

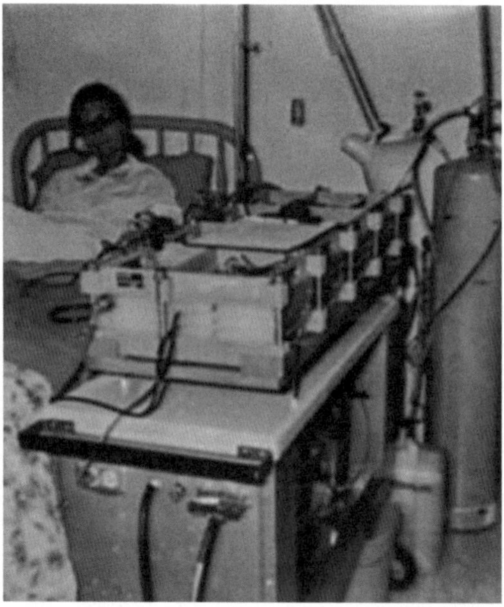

Figura 7 Nancy Hewlitt Spaeth, uma jovem enfermeira, sendo dialisada em casa com um dialisador Kiil modificado.
Fonte: cortesia de Nancy Hewlitt Spaeth. Utilizada com permissão.

e coelhos em 1923 por Georg Ganter,[22] que foi capaz de remover nitrogênio não proteico, resultando na melhora dos sintomas urêmicos dos animais. Suas tentativas de aplicar esse procedimento em humanos não foram bem-sucedidas, mas, na década de 1940[23] e ao longo da década de 1950, tornou-se a técnica preferida para o tratamento da insuficiência renal aguda.[24] Os cateteres em uso durante esse período eram rígidos e pouco práticos. Um cateter flexível foi desenvolvido pela primeira vez por Arthur Grollman em 1952. Em 1959, Paul Doolan desenvolveu um cateter de polietileno para uso crônico, mas foi somente em 1968 que Henry Tenckhoff desenvolveu o cateter peritoneal implantável que leva seu nome. O tubo era feito de silicone e o manguito, de poliéster.[25-27] Em Austin, no Texas, Robert Popovich e Jack Moncrief desenvolveram a diálise peritoneal ambulatorial crônica (CAPD, do inglês *chronic ambulatory peritoneal dialysis*) com base em cálculos do tempo de contato do dialisato com a membrana peritoneal (o tempo de permanência). O conceito exigia que o fluido permanecesse constantemente no espaço peritoneal, e uma grande barreira à sua utilidade era a peritonite. Isso foi abordado por Dimitrios Oreopoulos (1936-2012) em 1978, com o desenvolvimento de recipientes de diálise feitos de sacos plásticos em vez de garrafas de vidro. À medida que a diálise peritoneal se tornava mais popular, ela foi defendida por Zbylut Twardowski e Karl Nolph (1937-2014), principais colaboradores para seu desenvolvimento.[28] Um inventor de renome, Dean Kamen, desenvolveu o sistema de diálise peritoneal Home Choice® para a Baxter International. Ao automatizar o procedimento de diálise, esse dispositivo tornou mais fácil para os pacientes se submeterem à conveniente diálise peritoneal noturna. A diálise peritoneal é mais econômica do que a hemodiálise, compartilha resultados semelhantes em relação à mortalidade e permite que os pacientes tenham um horário mais flexível. É ideal para pacientes que continuam trabalhando e é muito popular em cidades como Hong Kong. Nos últimos anos, tornou-se muito popular como modalidade de tratamento nos EUA.

MARCO 8: TECNOLOGIA DE FIBRAS OCAS E MEMBRANA (DÉCADA DE 1960)

Os avanços na tecnologia dos plásticos permitiram tanto a osmose reversa, amplamente utilizada para gerar água pura, quanto o dialisador. A história dos dialisadores contada por Zbylut Twardowski, um dos grandes pioneiros na tecnologia de diálise, é fascinante.[29]

Nils Alwall (1904-1986) vinha trabalhando em uma técnica de diálise em Lund, na Suécia, desde a década de 1940. Seus esforços foram independentes e concomitantes com os de Kolff, na medida em que ele também desenvolveu um rim artificial e o protótipo inicial de um dialisador. Nesse dialisador, o celofane era enrolado em volta de uma bobina sobre a qual era colocado um suporte. O método de Alwall introduziu um meio para tratar a sobrecarga de fluidos, conhecido como ultrafiltração[30] – que não estava presente no dialisador de tambor rotativo de Kolff.

Leonard Skeggs e Jack Leonard, da Universidade Case Western Reserve, em Cleveland, Ohio, colaboraram para desenvolver um dialisador mais portátil e compacto. Por volta de 1948, eles foram capazes de modificar os protótipos anteriores enrolando celulose entre placas paralelas. O dialisador de placas paralelas foi o primeiro a utilizar pressão negativa, o que também constituiu um avanço que possibilitou o controle de volume. Este foi o dialisador utilizado em 1960 por Scribner para dialisar Clyde Shields; entretanto, ele era difícil de utilizar na prática.

Skeggs trabalhava em um laboratório de hospital. Ele também é lembrado como o inventor do autoanalisador SMA-12, que vendeu para a Technicon. Esse dispositivo revolucionário automatizou a análise química do sangue. Ironicamente, os avanços na nefrologia não teriam sido possíveis se não fosse por essa contribuição concomitante à ciência laboratorial. A espectrofotometria de chamas foi aplicada por John Peters, de Yale, na década de 1940, mas foi adaptada ao autoanalisador por Skeggs, permitindo as dosagens de sódio e potássio. Essa dosagem prática de eletrólitos foi essencial para a nova especialidade da nefrologia.[31]

Kolff foi levado para a Clínica Cleveland por Irvine Page (1901-1991). Em 1954, Kolff desenvolveu um protótipo de rim enrolando celofane em torno de latas de suco de laranja e utilizando ripas de madeira e uma membrana de celofane. Ele era capaz de evitar a queda de pressão nos dialisadores utilizando dois pedaços de celofane e chamou seu dispositivo de "rim de bobina dupla" (*twin coil kidney*), que foi utilizado para descrever o primeiro dialisador descartável. O dialisador foi produzido pela empresa Travenol e tornou-se comercialmente disponível em 1955. Mais tarde, a Travenol tornou-se a Baxter. Kolff queria utilizar as máquinas de lavar Maytag como um tanque para seu novo rim artificial e até mandou os pacientes para casa com os dispositivos adaptados. A Maytag temia a ocorrência de litígios e proibiu seu uso, recusando novas vendas de máquinas de lavar para Kolff. Kolff então encontrou um suprimento de cones de nariz de foguete abandonados, e, embora esse produto funcionasse, nunca se tornou comercialmente disponível.[32]

A celulose é o componente estrutural de plantas verdes e algas, e o composto orgânico mais abundante na Terra. É conhecido com maior familiaridade como algodão e papel. Celofane e *rayon* são feitos de celulose regenerada, produzida por meio da trituração de polpa de madeira, e depois tratada com hidróxido de sódio ou soda cáustica. É então transformada em folhas ou filamentos. A celulose foi desenvolvida em 1862, e os produtos originais eram acetato de celulose, celuloide e *rayon*. O celofane foi desenvolvido no início de 1900, e o cuprofano, mais poroso, em 1937. Embora tenham se tornado polímeros populares nos primórdios da diálise, sua baixa capacidade de eliminar microglobulinas beta contribuiu para que pacientes de longo prazo desenvolvessem amiloidose. Desde então, eles foram substituídos por membranas mais biocompatíveis.

Frederic Kiil (1921-2015), um urologista norueguês, modificou o dialisador de placa plana de Skeggs-Leonard usando cuprofano em vez de celofane e substituiu as almofadas de borracha por plástico. Em 1961, Scribner soube disso e começou a utilizá-lo em Seattle para pacientes em diálise domiciliar. Nenhuma "bomba de sangue" era necessária,[33] e era ideal para o tratamento noturno. Ele modificou o projeto, fez maquinistas locais da Western Gear Corporation fresarem as placas e utilizou esse dialisador por mais de dez anos. O cuprofano foi mais tarde utilizado em dialisadores de bobina.

No início da década de 1960, Twardowski concluiu que o dialisador ideal exigiria alta eficiência e não se romperia facilmente quando uma alta pressão transmembrana fosse obtida e, portanto, deveria ser construído de tubos capilares em oposição a placas ou bobinas. Em 1965, ele patenteou seu dispositivo na Polônia. Embora a extrusão de fibras ocas tivesse sido desenvolvida na década de 1940, não foi comercializada até a década de 1960, quando a companhia Dow Chemical começou a fabricar fibras para plantas de dessalinização utilizando osmose reversa. Richard Stewart, da Universidade de Michigan, reconheceu seu potencial em diálise. Em colaboração com Joseph Cerny e Henry Mahon, ele perseguiu a ideia de um dialisador de fibra oca. O esforço de fibra oca foi desenvolvido como um esforço conjunto com Ben Lipps e John Sargent, da Dow Chemical, juntamente com os Western Division Research Laboratories, a Faculdade de Medicina da Universidade Marquette e o Hospital Wood Veteran's Administration. A Dow e a Cordis Company formaram uma *joint venture* para fabricar dialisadores de fibra oca.[34] À medida que as preocupações com a biocompatibilidade cresciam, outros plásticos foram testados. Por volta de 1981, estimava-se que havia 23 empresas fabricando cem dialisadores diferentes, principalmente de cuprofano e acetato de celulose.[29] As polissulfonas são polímeros termoplásticos de alto desempenho. Elas foram introduzidas pela Union Carbide em 1965, apresentam alta permeabilidade, bem como maior depuração da beta-2 microglobulina, e melhor perfil de biocompatibilidade. A empresa Fresenius colaborou e apoiou o desenvolvimento desse polímero. As membranas de polissulfona em uso são fabricadas principalmente pela Fresenius e as de poliariletersulfonas, pela Baxter. A Polyflux, outra membrana popular, é uma mistura de poliamida e poliariletersulfona. A Baxter adquiriu a Gambro AB em 2013. Novas membranas são projetadas para fornecer tratamentos de diálise altamente eficientes, estáveis e biocompatíveis.

Osmose reversa (OR)

O conceito de osmose foi observado pela primeira vez por Abbe Nottet, um clérigo francês, em 1748. Uma diferença nas concentrações de soluto através de uma membrana semipermeável cria uma pressão, a pressão osmótica, que transporta as soluções para o compartimento com a maior concentração. Embora as relações quantitativas da pressão osmótica tenham sido estudadas em 1887 por van't Hoff, foi somente no século XX que a pressão foi reconhecida como a força motriz no movimento de fluidos através de uma membrana. Enquanto as pressões osmóticas convencionais movem os fluidos do compartimento com concentração mais baixa para aquele com a concentração mais alta, essa pressão osmótica pode ser superada aumentando a pressão no outro lado da membrana. Isso leva os fluidos a se moverem de maneira retrógrada, da concentração mais alta para o lado da concentração mais baixa. Ao promover várias passagens, pode-se obter uma amostra muito pura de um fluido.

No final dos anos 1940 e nos anos 1950, a osmose reversa foi tentada, mas sua evolução para um método comercialmente prático de purificação de água dependia do avanço na tecnologia de membranas de película fina. As membranas de poliamida enroladas em espiral estão disponíveis e em uso desde 1977, e podem ser obtidas de muitos fabricantes. Essas membranas geralmente não toleram o cloro, e, embora isso represente um dilema desconcertante para os sistemas de purificação de água de comunidades, é conveniente para centros de diálise, que removem rotineiramente o cloro antes do processamento com osmose reversa. Atualmente, a OR é a principal fonte de água pura para centros de diálise.[35,36]

MARCO 9: INFRAESTRUTURA PARA O DESENVOLVIMENTO DE DIÁLISE - NATIONAL MEDICAL CARE

Inicialmente, a hemodiálise foi adotada e desenvolvida por centros acadêmicos de excelência. Em 1962, Merrill iniciou seu próprio programa de diálise no Hospital Peter Bent Brigham, recrutando estudantes bolsistas para comprar e ferver o celofane, embrulhar os dialisadores e misturar os produtos químicos. Três dos estudantes - Edward "Ted" Hager, Eugene "Gene" Schupak (1931-2008) e Constantine "Gus" Hampers - ficaram famosos como fundadores do que se tornaria a maior empresa de diálise do mundo. A história deles é bem contada no livro *The Price of Access*, de Tim McFeely.[37]

Em 1965, as seis estações do Hospital Peter Bent Brigham eram a única fonte de diálise para o número crescente de pacientes. Pacientes sem seguro-saúde não eram recusados; entretanto, não demorou muito para que os serviços de diálise consumissem uma parcela desproporcional dos recursos do hospital, tornando-se um fardo para ele. Como uma importante instituição acadêmica adjacente à Escola Médica de Harvard, a prestação de serviços crônicos de rotina não estava alinhada com o fato de se tratar de um grande centro inovador de pesquisa. Em 1966, o centro de diálise do hospital estava operando em capacidade máxima, e o Hospital Peter Bent Brigham, juntamente com o Departamento de Saúde Pública de Massachusetts, ofereceu apoio a Hager e Hampers para estabelecer um programa de diálise na Normandy House de Boston – uma unidade de cuidados prolongados. Seu centro ambulatorial era capaz de oferecer o serviço de diálise por uma fração do custo do hospital. Em seguida, eles montaram um centro na Rua Babcock. A nova empresa, a National Medical Care (NMC), começou a crescer à medida que os três fundadores planejavam replicar seu modelo de centro de diálise em todo o país. Em 1971, a empresa também incluía a Biomedical Applications, no Queens, Nova York, gerenciada por Schupak; ela foi capitalizada com sucesso. Centros foram abertos em Bethesda, Maryland; Filadélfia, Pensilvânia; e Dallas, Texas, bem como em Miami, Torrance, Pittsburgh, Beverly Hills, São Francisco, Portland, Tampa e outras cidades. Durante esse período, a diálise foi amplamente financiada por meio de seguros-saúde e, para alguns, do *Medicaid*, pois isso precedeu a aprovação da legislação criando um benefício de cobertura do *Medicare*.

Entretanto, em 1971, seu sucesso foi prejudicado quando sua associação com o Hospital Peter Bent Brigham trouxe publicidade negativa, em uma série de histórias publicadas pelo jornal *Boston Globe*. O ataque a essa venerável instituição criou uma reação contra os principais executivos da NMC, e o hospital e a universidade se dissociaram dela.

À medida que a empresa crescia, ela foi comprada pela W. R. Grace e posteriormente vendida para a Fresenius. Em seu rastro, a NMC desenvolveu uma infraestrutura para tratamento de diálise que era econômica, acessível e eficiente.[37]

MARCO 10: ALTERAÇÃO DA PREVIDÊNCIA SOCIAL DE 1973 (1973)

O "Comitê Deus"

À medida que cresciam as notícias do sucesso de Scribner, tornou-se evidente em Seattle que o hospital por si só teria vida curta como um local contínuo para diálise. O programa de diálise original em Seattle era financiado pelo National Institute of Health, mas logo se descobriu que outros financiamentos seriam necessários. O centro de diálise teria de ser removido do hospital. Em janeiro de 1962, Scribner estabeleceu um centro ambulatorial sem fins lucrativos de três estações. Inicialmente conhecido como Seattle Artificial Kidney Center, foi o primeiro centro de diálise do país. Depois, tornou-se o mundialmente famoso Northwest Kidney Center.

Quando o centro atingiu sua capacidade máxima, surgiu um sério enigma ético. Estimava-se que 10 mil pessoas precisassem de diálise nos EUA, e critérios rigorosos foram estabelecidos para determinar quem seria considerado elegível. Alguns não se qualificavam para a terapia e nunca foram considerados porque eram muito jovens, menores de 15 anos, ou muito velhos, com mais de 55, tinham comorbidades ou nenhum potencial de reabilitação. Um comitê de hospitalizações e políticas foi estabelecido para decidir quais pacientes podiam ser submetidos à diálise. Composto por seis líderes comunitários e um médico não nefrologista, o comitê considerava somente os pacientes que atendessem a rigorosos critérios de revisão. Dentre 30 potenciais candidatos em Seattle, 17 foram considerados adequados ao tratamento. Eles foram avaliados por um painel para determinar se seriam ou não submetidos à terapia ou se estariam condenados a morrer. Apenas dez foram selecionados para o programa de três estações; os outros sete morreram. Os critérios usados para seleção dos pacientes clinicamente aptos para o procedimento dialítico incluíam patrimônio líquido, estado civil, natureza da ocupação, nível de escolaridade, número de filhos e frequência à igreja.

Em novembro de 1962, a revista *Life* publicou uma reportagem de Shana Alexander, "Eles decidem quem vive, quem morre", que obteve atenção nacional.[38] À medida que a diálise se espalhou como opção viável de tratamento, a controvérsia sobre o equilíbrio entre escassez e racionamento continuou. Em algumas áreas, testes de QI e de personalidade foram administrados para determinar quem se qualificaria para o tratamento. Em Los Angeles, os candidatos eram selecionados por sorteio. Foram circunstâncias como essa que desencadearam as controvérsias que levaram à aprovação de legislação para cobrir os custos da diálise.[39]

A legislação é aprovada

Apesar da pressão exercida sobre o Congresso em 1963, eles não decidiram cobrir os custos da diálise e disponibilizar a terapia por mais de uma década. Em 1963 e 1964, o Hospital dos Veteranos e o Serviço de Saúde Pública anunciaram planos para construir centros de diálise. Em 1965, o *Bureau* do Orçamento estabeleceu um comitê chefiado por Carl Gottschalk (1922-1997) para estudar sua viabilidade e custo, bem como para fazer recomendações. Embora a legislação de diálise tivesse sido adiada, foi aprovada uma lei para fornecer cobertura aos norte-americanos com mais de 65 anos.

Durante a década de 1960, a diálise estava se tornando amplamente aceita. A NMC foi incorporada em 1968 para fornecer cuidados de diálise utilizando financiamento externo. Como em Seattle, o Hospital Peter Bent Brigham em Boston também não conseguiu suportar as dificuldades financeiras de oferecer diálise. O pequeno programa que os fundadores da NMC estabeleceram em um hospital vizinho - a Unidade Babcock - foi replicado em todo o país. Jovens médicos formados em grandes centros acadêmicos tornaram-se pioneiros da diálise.

Associação Nacional de Pacientes em Hemodiálise - NAPH (1969)

A unidade de diálise do Hospital Brooklyn Kings County foi iniciada por Eli A. Friedman com uma velha máquina Kolff enferrujada no porão. Ele recebeu uma bolsa federal de três anos e construiu uma unidade de 14 estações.

Samuel Orenstein, um contador público certificado, fazia diálise 18 horas por dia na Unidade do Brooklyn desde o início. Juntamente com William Blackton, licenciado em psicologia em diálise desde 1965, eles tiveram a ideia de "juntar todos os pacientes renais". Em setembro de 1969, eles enviaram um folheto para duzentas unidades de diálise, e em outubro foi publicado o primeiro número do *NAPHNews*. O sonho deles era apelar ao Congresso para aprovar uma legislação para cobrir os benefícios da diálise; muitos haviam passado por comitês de seleção. A *newsletter* é agora uma revista, a *AAKP Renalife*, e existe até hoje.

Peter Lundin III e a NAPH

Em 1966, um estudante universitário, Andrew Peter Lundin III (1944-2001), desenvolveu insuficiência renal e se matriculou no programa de treinamento em casa da Universidade de Washington em Seattle, onde foi treinado por Joseph Eschbach (1933-2007). Ele era submetido à diálise dez horas por dia, três vezes por semana, durante a noite, no Milton Roy Mini II, a segunda geração de uma máquina desenvolvida para Carolyn Helms. Depois de completar sua formação pré-médica na Universidade de Stanford, ele foi aceito na faculdade de medicina, apesar de ter apenas um rim. Em 1963, Eli Friedman iniciou um programa no Brooklyn que serviria como um nicho para o desenvolvimento de cuidados de saúde centrados no paciente e deu uma chance ao jovem candidato. Lundin tornou-se o primeiro paciente em diálise a se formar na faculdade de medicina e teve uma carreira renomada como nefrologista.

A Associação Nacional de Pacientes em Hemodiálise e o Capitólio

A Associação Nacional de Pacientes em Hemodiálise (NAPH – National Association of Patients on Hemodialysis) mais tarde se tornaria a Associação Americana de Pacientes Renais (AAKP – American Association of Kidney Patients), mas nesse ínterim serviu para convencer o Congresso a aprovar uma legislação cobrindo os custos da diálise. A previsão para o Congresso de que nunca haveria mais de 35 mil pessoas em diálise, e que o programa nunca custaria mais de 250 milhões de dólares, tornou-se a legislação focal para tornar todos os pacientes com doença renal crônica em estágio terminal (DRCT) elegíveis para cobertura de saúde. O Congresso também aconselhou que a maioria das pessoas submetidas a um transplante de rim retornaria ao trabalho e, assim, seria capaz de arcar com os custos da terapia imunossupressora.[40]

O projeto de lei passa

Os esforços combinados de cientistas, pacientes, médicos como George Schreiner e o público aumentaram a pressão sobre o Congresso. Foi uma coincidência fortuita que o poderoso Comitê de Formas e Meios quisesse expandir o *Medicare* para cobrir deficiências. Em 1970, a Câmara enviou ao Senado um esboço proposto do projeto de lei alterado do *Medicare*. Embora o Senado tenha aprovado e devolvido um projeto de lei alterado à Câmara, isso ocorreu durante a semana entre o Natal e o Ano-Novo, impossibilitando sua revisão. Sabia-se que o presidente do Comitê de Formas e Meios, Wilbur Mills (1909-1992), ouviria qualquer cidadão que quisesse falar. Em 4 de novembro de 1971, Bill Litchfield (1940-2014), um engenheiro de Houston; June Crowley, mãe de quatro filhos; Abraham Holtz, contador público certificado; e Lundin juntaram-se a Shep Glazer, um vendedor com dois filhos pequenos, na Sala do Comitê de Formas e Meios. Samuel Orenstein, o fundador da NAPH, faleceu antes da reunião. Schupak, o nefrologista do Queens, forneceu uma máquina e Glazer foi submetido a uma breve diálise diante de Mills e seu comitê, enquanto Schreiner ficou esperando, nervosamente (comunicação pessoal). James Carey, o residente de nefrologia que estava por perto, notou que ele estava com taquicardia ventricular e imediatamente fechou as linhas. Embora ele tivesse sido submetido a somente cinco minutos de diálise, Mills comentou: "Não conheço nenhum testemunho que eu tenha ouvido em um período tão curto de tempo que tenha causado um impacto mais dramático em mim".

Foi George Schreiner, presidente da National Kidney Foundation (NKF), que, trabalhando com Charles Plante, seu vizinho, concebeu a ideia de colocar os cuidados de diálise no Fundo de Segurança do *Medicare*. Plante e Schreiner trabalharam juntos incansavelmente em suas casas, para criar a legislação (geralmente movida por uísque – comunicação pessoal), e no Capitólio, para "fazer proselitismo" para esse projeto de lei.

Em 1972, o Comitê de Finanças do Senado, presidido por Russell Long, considerou a legislação, mas, quando lançada em setembro, não havia provisão para doenças renais. Plante foi capaz de interceder e introduzir a provisão, mas o projeto de lei também tinha uma disposição sobre medicamentos que Long queria. Mills não achava que seu Comitê de Formas e Meios fosse aceitar a provisão de medicamentos de Long, mas assumiu o compromisso de que, se a provisão de medicamentos fosse removida, a provisão renal seria permitida. O projeto de lei foi aprovado. Uma das razões pelas quais ele foi aprovado foi a face humana da questão que se apresentou a Russell Long e Wilbur Mills – Richard Rettig escreveu: "No final, a cobertura da DRCT foi adicionada ao

Medicare porque o custo moral de não fornecer cuidados vitais foi considerado maior do que o custo financeiro de fazê-lo".[40]

Em um experimento único, o *Medicare* alterou sua política de cobertura para incluir uma única doença, em vez de basear a elegibilidade na idade. Nesse mesmo ato, também ampliou a cobertura para invalidez. Tragicamente para alguns, não foi capaz de dar continuidade à elegibilidade a longo prazo para os caros e necessários agentes imunossupressores necessários para manter um transplante renal. Isso só se tornaria lei em dezembro de 2020. Em outubro de 1972, quando o Congresso promulgou a legislação que alterou a Lei da Previdência Social, havia 10 mil pessoas em diálise, das quais 40% em terapia domiciliar.[41]

OBRA 1981

Durante os primeiros dez anos de terapia, a disponibilidade de diálise aumentou muito. Os pacientes não eram mais submetidos a restrições por idade ou comorbidades. Em 1974, a Administração de Financiamento de Cuidados de Saúde (HCFA - Health Care Financing Administration) relatou que a prevalência de diálise era 15.993; mas em 1983 isso aumentou para 86.354. Naquele ano, a incidência de novos pacientes subiu para 25.155. Os gastos totais do *Medicare* para todos os pacientes em diálise em 1974 foram de US$ 229 milhões, mas em 1983 saltou para US$ 1,898 bilhão. Quando corrigido pela inflação, essa foi uma mudança de 331%. Durante esse período, a política de pagamento de reembolso do *Medicare* para serviços de diálise ambulatorial foi baseada em cobranças razoáveis, fixadas em US$ 138,00 por tratamento.

Audiências no Congresso foram realizadas em 1976, 1977 e 1978 em um esforço para reduzir os reembolsos. Em 1978, a Lei Pública n. 95-292 aprovou uma lei para implementar uma taxa de pagamento prospectivo (PPR - *Prospective Payment Rate*) para provedores de serviços de diálise. Um Aviso de Legislação Proposta só foi emitido em 1980, sendo rejeitado pela administração Reagan. A aprovação da Lei de Reconciliação Orçamentária (OBRA - *Omnibus Budget Reconciliation Act*) de 1981 determinou o PPR, e, após um Aviso de Legislação no ano seguinte, a taxa composta foi estabelecida em uma Lei Final, efetiva em 1º de agosto de 1983. As taxas consolidadas de diálise ficaram em média entre $ 127 e 131 por tratamento com base no reajuste salarial geográfico. Em 1986, a HCFA propôs uma redução de US$ 6, calculando as taxas de diálise com base na mediana do custo de tratamento por tratamento para todas as instalações de diálise em toda a população de pacientes da amostra, argumentando que isso seria um reflexo mais preciso do que a mediana por instalação. Essa foi uma resposta à pressão do Gabinete de Gestão e Orçamento (Office of Management and Budget) para reduzir o programa de DRCT em US$ 100 milhões. Embora tenha reduzido apenas US$ 2 em 1986, entre 1986 e 1991, a taxa composta caiu de maneira regular. Em 1991, era de US$ 124 por tratamento. A HCFA usou o argumento de que as taxas de diálise foram inicialmente estabelecidas muito altas, como evidenciado pelo crescimento e pela lucratividade de empresas como a NMC. Entretanto, não considerou que, como principal pagador, o *Medicare* pagasse apenas 80% da taxa. Os pagamentos de seguro primário foram maiores, resultando em uma mudança de custos do *Medicare* para as seguradoras privadas de saúde.

Em 1990, o Instituto de Medicina (IOM - Institute of Medicine) publicou um relatório destacando várias questões - que, embora as taxas de reembolso de diálise tivessem sido reduzidas, os centros de diálise permaneceram financeiramente solventes por obterem menores custos de fornecimento, reduzirem o tempo de tratamento, reutilizarem dialisadores e diminuírem a proporção de pacientes/funcionários. Surgiram preocupações de que a qualidade dos serviços médicos básicos estivesse ameaçada. A HCFA rebateu o argumento do IOM, mostrando que, nos relatórios de custos de 1985 e 1987, o pagamento pelo tratamento excedeu os custos não auditados em US$ 8. A HCFA foi criticada por não ajustar os preços da diálise pela inflação, mas argumentou que as quedas nos preços dos dialisadores compensavam os aumentos nos salários. A HCFA alegou que, enquanto os centros de diálise estivessem expandindo sua capacidade, eles deveriam estar obtendo lucro. Eles também sustentaram que a integração vertical de grandes cadeias permitia a compensação de custos negativos, provenientes de lucros em outros aspectos de seus negócios, como fabricação. Da mesma forma, debateram que as instalações de propriedade de médicos poderiam ser compensadas por honorários profissionais. As preocupações dos reguladores eram de que os lucros dos centros de diálise estivessem sendo obtidos à custa da qualidade, porque esta não era monitorada sistematicamente.

A mudança de preço de 1983 teve um efeito preocupante sobre os cuidados de diálise. A NMC já procurava um comprador antes do estabelecimento de uma taxa composta. Em 1984, W. R. Grace concordou, fechando o negócio em 20 de dezembro.[37] A tensão entre a prestação de serviços aos necessitados entrava em conflito com a disponibilidade de recursos discricionários, desafiando a qualidade da assistência prestada. Os provedores alegaram que a diminuição da taxa de reembolso forçava um comprometimento do cuidado, afetando negativamente os desfechos dos pacientes. O relatório do IOM de 1990 expressou a preocupação de que, à medida que os pagamentos reais diminuíssem, as unidades sobreviveriam reduzindo os serviços e a qualidade a ponto de baixar os padrões. Eles recomendaram que a taxa composta não fosse reduzida, mas que fosse atualizada anualmente, rebaseada apenas quando um programa de avaliação da qualidade da DRCT estivesse em vigor, e que a política de pagamentos fosse revisada regularmente.[42]

Nos primeiros quatro anos após a criação do programa DRCT, ele foi administrado pelo Departamento de Seguro de Saúde (Bureau of Health Insurance) e pelo Departamento de Garantia de Qualidade do Serviço de Saúde Pública (Public Health Service Bureau of Quality Assurance), resultando em uma falta de gerenciamento coordenado de dados. Em 1977, foi criada a Administração de Financiamento de Cuidados de Saúde (HCFA, Health Care Financing Administration). A Lei Pública n. 95-292 de 1978 criou um programa específico para gerenciamento de informações de DRCT – o Sistema de Gerenciamento de Programas e Informações Médicas de DRCT (ESRD – Program Management and Medical Information System), que foi totalmente implementado em 1980. Ele estabeleceu vários documentos de origem, incluindo a fatura uniforme (UB-82), o Relatório de Evidência Médica (Formulário 2728) e a notificação de óbito de DRCT (2746). Também estabeleceu formulários para relatar informações sobre custos de saúde (2.552) e para registrar o levantamento das unidades (2.744).

USRDS

Após muita discussão com as partes interessadas, o Congresso aprovou a OBRA 1986, estabelecendo um registro de DRCT. Em 1988, foi estabelecido o Sistema de Dados Renais dos Estados Unidos (USRDS – United States Renal Data System), no qual o contrato foi concedido à Universidade de Michigan. Posteriormente, o contrato do USRDS foi transferido para a Universidade de Minnesota e agora está de volta a Ann Arbor, Michigan. Seus objetivos (http://www.usrds.org) são caracterizar a população com DRCT, bem como descrever a prevalência e incidência de DRCT juntamente com as tendências de mortalidade e taxas da doença; investigar relações demográficas, de tratamento e morbidade; identificar áreas para estudos especiais e fornecer apoio a pesquisas; e fornecer conjuntos de dados e amostras de dados nacionais para apoiar a pesquisa de centros de estudos especiais.

As Diretrizes KDOQI

Em 1950, a Fundação Nacional de Nefrose (NNF – National Nephrosis Foundation) foi fundada por Ada e Harry DeBold em uma tentativa de salvar seu filho, acometido de doença renal. Em 1958, o nome foi alterado para Fundação Nacional de Doença Renal (National Kidney Disease Foundation), depois para National Kidney Foundation (NKF) em 1964. A NKF foi fundamental no fornecimento de recursos para a comunidade renal. Em março de 1995, sob a liderança de Garabed Eknoyan, a NKF lançou a *Dialysis Outcome Quality Initiative* (DOQI), um esforço para criar diretrizes de prática clínica baseadas em evidências para ajudar os prestadores de assistência em saúde nos cuidados aos pacientes. Grupos de trabalho multidisciplinares foram estabelecidos para revisar metodologicamente a literatura publicada sobre hemodiálise, diálise peritoneal, anemia e acesso vascular.[60,61] Após a revisão de especialistas e do público, as diretrizes DOQI foram publicadas a tempo para a reunião de 1997 da Sociedade Americana de Nefrologia (ASN) e a NKF em San Antonio, no Texas. Uma versão na internet também foi criada sob a direção deste autor. Essa reunião teve um significado histórico, na medida em que a equação do estudo *MDRD* para a Taxa de Filtração Glomerular foi apresentada por Andrew Levey na mesma reunião. A versão da *web* foi originalmente criada por este autor junto com Brian Rosenthal, e agora está disponível em http://www.mdrd.com.

As diretrizes foram amplamente divulgadas e aceitas pela comunidade renal. Mais diretrizes foram publicadas posteriormente, primeiro sobre nutrição, mas depois sobre doenças ósseas, hipertensão[43] e controle de lípides.[44] Em 2002, as diretrizes foram estendidas para a doença renal crônica. Utilizando terminologia consolidada, elas eliminaram a imprecisão, estabelecendo um léxico e sistema de classificação para a doença renal.[45] Essas classificações foram baseadas na taxa de filtração glomerular (TFG) estimada, apresentada em 1997. A TFG inicialmente estava disponível apenas como ferramenta da *web* nos *sites* www.rim.org e www.mdrd.com. Finalmente, ela foi integrada em testes laboratoriais padrão. À medida que as diretrizes se expandiram, a DOQI tornou-se KDOQI (*Kidney Disease Outcomes Quality Initiative*). As diretrizes de DRC ajudaram a integrar melhores cuidados entre médicos de cuidados primários e especialistas e aumentaram a compreensão da DRC pelos grupos de referência.[46] As diretrizes têm sido atualizadas regularmente (http://www.kidney.org). Uma iteração internacional de diretrizes clínicas, o KDIGO (*Kidney Disease: Improving Global Outcomes*) (http://www.kdigo.org) desenvolveu mais de dez diretrizes clínicas (lesão renal aguda, anemia na DRC, pressão arterial na DRC, avaliação e manejo da DRC, DRC – distúrbio mineral e ósseo, diabetes na DRC, glomerulonefrite, hepatite C na DRC, lípides na DRC, doador de rim vivo, candidato a transplante e receptor de transplante).

Condições para cobertura

Em 1997, as Condições de Cobertura para centros de diálise (Reg. Fed. 41 22503-22522, 3 de junho de 1976) foram criadas para especificar o cumprimento dos serviços, o fornecimento de dados e informações, o cumprimento de leis e regulamentos, a governança, um plano de cuidados, direitos do paciente, registros médicos, ambiente físico, responsabilidades do diretor médico, responsabilidades da equipe e requisitos mínimos de serviço. Também estabeleceu que um(a) assistente social e um(a) nutricionista deveriam estar disponíveis, e que pesquisas estaduais fossem realizadas sob contrato com a HCFA. O estatuto abriu caminho para a formação das Redes de DRCT em 1977, e exigia que cada rede tivesse um conselho de revisão médica. Essas condições de cobertura permaneceram em vigor por mais de trinta anos.

Em 2005, um novo conjunto de regulamentos para cobertura de serviços de diálise do *Medicare* foi concluído e enviado para revisão final após extensos comentários públicos. Após a revisão e aprovação pelos componentes necessários do Departamento de Saúde e Serviços Humanos (HHS), eles foram lançados em sua forma ativa em 8 de abril de 2008, entrando em vigor em 14 de outubro do mesmo ano.[47]

Essas condições, juntamente com as diretrizes e ferramentas interpretativas, criaram um ambiente de pesquisa uniforme com o desejo expresso de eliminar as variações na qualidade entre os centros de diálise. Elas tratavam principalmente com a conformidade geral e a segurança do paciente, com atenção especial ao controle de infecção, sistemas de água e dialisatos, reutilização e ambiente físico, fornecendo diretrizes atualizadas de controle de infecção e qualidade da água. Elas exigiam desfibriladores cardíacos nas instalações de diálise, melhores padrões de segurança contra incêndio e gerenciamento de acidentes e criaram um requisito para a certificação de técnicos de diálise.

Elas também lidavam com especificidades do atendimento ao paciente, incluindo melhora nos direitos do paciente, responsabilidade, queixas e disposições de alta involuntária. Forneceram estrutura para avaliações aprimoradas dos pacientes "à beira do leito" e durante as conferências da equipe interdisciplinar. O programa previa uma avaliação do paciente pelo menos uma vez por ano para pacientes estáveis, mas mensalmente para pacientes instáveis. O plano de cuidado do paciente deveria ser preenchido e datado por membros da equipe interdisciplinar trinta dias após o início do tratamento e ajustado mensalmente se os resultados alcançados não estivessem sendo alcançados. Além disso, as novas condições especificavam as responsabilidades do diretor médico, dando mais autoridade a ele e proporcionando uma estrutura rígida para avaliar, aferir e melhorar uma série de medidas de qualidade.

As Condições estabeleceram um programa de Avaliação da Qualidade e Melhoria do Desempenho (QAPI – *Quality Assessment and Performance Improvement*) que exige que os centros de diálise alcancem melhorias mensuráveis nos resultados de saúde e reduzam os erros médicos medindo, analisando e rastreando indicadores de qualidade. Isso se tornou uma ferramenta essencial para garantir a qualidade após a promulgação e a implementação da legislação para alcançar a reforma do pagamento, agrupando serviços auxiliares faturáveis separadamente com a taxa composta.

MIPPA 2008

A OBRA 1981, Lei Pública n. 97-35, estabeleceu o sistema de pagamento prospectivo e exigiu que os pagamentos fossem baseados em uma fórmula ponderada composta. Entretanto, gastos substanciais foram excluídos dessa taxa, particularmente agentes estimuladores da eritropoiese e análogos da vitamina D. Como as organizações de diálise cobravam separadamente por esses produtos, as despesas aumentaram cerca de 40% do total de gastos com diálise em 2008. A Comissão Consultiva de Pagamento do *Medicare* (MedPac, Medicare Payment Advisory Commission) e o Escritório de Contabilidade do Governo (GAO, Government Accountability Office) revisaram o sistema de pagamento do *Medicare* e sugeriram uma metodologia de pagamento prospectiva agrupada que combinaria a tarifa composta com serviços faturáveis separadamente sob um único pagamento.[47] A aprovação da Lei de Melhoria do *Medicare* para Pacientes e Provedores (Mippa – *Medicare Improvement for Patients and Provider Act*) em 2008 ofereceu uma legislação conciliatória para as partes interessadas em diálise. Primeiro vinculou um ajuste da taxa composta à inflação, permitindo que os custos acompanhassem as mudanças salariais. Isso era necessário em uma operação baseada em serviço. Também legislou que a reforma de pagamento com base nas recomendações do MedPac e do GAO fosse implementada em 1º de janeiro de 2011. A Norma Final foi publicada após muito debate em relação à possibilidade de incluir quelantes de fósforo e calcimiméticos. O pacote expandido de serviços também incluiu estudos laboratoriais relacionados à diálise, bem como os equivalentes orais de medicamentos injetáveis (análogos da vitamina D), terapia com quelantes de fósforo e calcimiméticos.

A demanda por serviços é limitada pelo financiamento disponível. Assim como a taxa composta em 1983, a reforma do pagamento prospectivo criou um ambiente em que as estratégias de redução de custos competiam com a qualidade do serviço. Os protocolos que enfatizavam a eficácia comparativa passaram a se basear em alternativas menos onerosas. O relatório do IOM de 1990 e o relatório do Consenso do NIH de 1993 demonstraram que a qualidade dos cuidados de diálise nos EUA piorou em resposta à instituição da taxa composta em 1983. Isso certamente aconteceria novamente.

A Mippa de 2008 orientou o *Medicare* a estabelecer uma metodologia de pagamento para sessões de ensino a serem fornecidas por equipes de nefrologia em consultório a pacientes com *DRC* em estágio 4. Isso ofereceu oportunidades de economia de custos, juntamente com a melhoria da qualidade mediante cuidados proativos e treinamento do paciente. Os custos para a transição de pacientes para um programa de hemodiálise eram maiores em populações em que o atendimento ao paciente não tinha sido previamente gerenciado por um nefrologista. Esses pacientes geralmente tinham uma má compreensão de sua condição, chegavam aos centros de emergência com *DRCT* e necessitavam de um cateter venoso central mais diálise de emergência. Além disso, essa população de pacientes recebia alta com mais frequência para se submeter a diálise crônica no centro de tratamento sem a oportunidade educacional de selecionar uma modalidade alternativa que pudesse ser mais adequada ao seu estilo de vida. Os dados confirmaram que 83% dos pacientes incidentes em diálise se apresentavam para seu primeiro tratamento de diálise com um cateter venoso central.

Kidney X

Em fevereiro de 2017, o Centro de Inovação do Veterans Affairs (Vaci – VA Center for Innovation) e a ASN se reuniram para responder aos desafios enfrentados pelos pacientes com doença renal. A cúpula foi dividida em: terapia de substituição renal, transplante renal e doença renal crônica. O programa concentrou-se na detecção, prevenção e tratamento da DRC, melhor educação para pessoas em risco, desenvolvimento da ciência de dados para melhorar os cuidados e a reabilitação. Além disso, a colaboração da ASN e do Vaci teve como alvo pacientes com DRC inicial.[48] Em novembro de 2017, o Kidney X foi lançado como uma parceria público-privada entre a ASN e o Departamento de Saúde e Serviços Humanos. Com John Sedor nomeado presidente do comitê diretor, o programa criou competições e ofereceu prêmios para os projetos renais mais inovadores. As categorias foram rim artificial, Covid-19, Reprojeto da Diálise Fases 1 e 2 e o Desafio Inovador do Paciente. Os competidores da Fase 2 do Reprojeto da Diálise precisavam ter um protótipo para ser demonstrado. As inovações vencedoras foram um envoltório de polímero com memória de forma biorreabsorvível para melhorar a maturação e a permeabilidade do local de acesso de diálise, um novo dispositivo para reduzir a contaminação por toque em *diálise peritoneal*, um enxerto de acesso vascular pró-regenerativo, um sistema de hemodiálise intracorpórea, enxertos vasculares de hemodiálise com endotélio autorrenovável e uma "tampa" (*cap*) de óxido nítrico para o cateter de hemodiálise para evitar infecção e trombose.

A integração da assistência à saúde para que os serviços multidisciplinares contemplem modalidades preventivas tem as melhores chances de preparar o paciente para a terapia de substituição renal. Em julho de 2019, o presidente norte-americano Donald Trump estabeleceu políticas que incentivariam a diálise domiciliar; estabeleceriam iniciativas de conscientização para a educação; evitariam a insuficiência renal por meio de um melhor diagnóstico, tratamento e incentivos; melhorariam a escolha do paciente mediante tratamentos alternativos acessíveis; incentivariam o desenvolvimento de rins artificiais; e aumentariam o número de transplantes renais. A política também visava alcançar resultados ao criar incentivos para prestar cuidados a pacientes que ainda não estavam em diálise e pagamentos antecipados para apoiar a gestão, coordenação e cuidados.

MARCO 11: KT/V (1985)

O tempo ideal para o tratamento de diálise foi inicialmente determinado pela equipe de Seattle,[49,50] mas uma verdadeira relação matemática entre o equilíbrio da ureia só foi estabelecida em 1985. Seu desenvolvimento, o *single-pool* Kt/V (spKt/V), para definir a cinética de equilíbrio da depuração de solutos em procedimentos de diálise foi um grande avanço na assistência à saúde renal. A fórmula spKt/V afirma que a expressão logarítmica de redução da ureia é igual à depuração de ureia do dialisador multiplicada pelo tempo de contato da diálise dividido pelo volume de distribuição de ureia.[51] A medida de Kt/V imediatamente após a diálise não é precisa porque diferentes compartimentos, ou *pools*, no corpo têm características próprias de transferência de ureia. Assim, a ureia medida no período imediato é artificialmente baixa e demora cerca de 30 a 60 minutos para calibrar novamente. Não é prático para pacientes e funcionários esperar que isso ocorra. A calibração para o tempo que a ureia demora para retornar ao equilíbrio entre os espaços vascular, intercelular e intracelular imediatamente após a diálise de volta ao espaço extracelular foi levada em consideração em modificações posteriores da fórmula – consequentemente, o eKt/V mais preciso utilizado no estudo *Hemo*.[52-56] O objetivo terapêutico foi inicialmente projetado para manter o spKt/V em equilíbrio com a taxa catabólica proteica, isto é, manter diálise suficiente para remover produtos residuais gerados por meio da combinação de quebra de alimentos e renovação muscular. O *National Cooperative Dialysis Study* (NCDS) relatou pela primeira vez que o aumento da depuração de ureia durante a diálise estava associado a melhores resultados do paciente.[57,58] Utilizando esses dados, Gotch e Sargent previram que um *single-pool* spKt/V menor que 0,8 estava associado a piores resultados clínicos.[51]

Os serviços de diálise foram moldados pelas confluências de comércio, tecnologia e necessidade. A necessidade foi determinada pelo desafio econômico de atender a uma população crescente de pacientes com doença renal terminal em um ambiente onde os recursos disponíveis estavam em forte competição com outras disciplinas médicas. A mensagem de que um spKt/V < 0,8 em meio às restrições orçamentárias e econômicas de 1983 traduziu-se em diálise mais curta e eficiente. A instituição da reutilização também estava ganhando popularidade como medida de economia de custos.

Entretanto, à medida que a indústria caseira de cuidados de diálise florescia, era necessário um choque de realidade. No final da década de 1980, a dosagem inadequada de diálise nos EUA foi responsável por resultados inferiores dos pacientes em comparação com outras nações.[59] Isso foi observado em uma reunião com os investidores em Dallas em 1989 e resultou em um estudo multicêntrico iniciado pela Dallas Nephrology Associates (DNA) para capturar dados observacionais importantes. Quando os nefrologistas da DNA aumentaram o Kt/V de 1,18 para 1,46 entre 1989 e 1992, sua mortalidade caiu de 21,8% para 19,5%, superior à do restante dos EUA. Observações semelhantes foram feitas no NMC, que entre 1990 e 1992 aumentou sua taxa de redução de ureia de 57,1% para 62,5% e atingiu uma taxa de mortalidade padrão de 0,77 quando referenciada ao resto dos EUA.[60]

Como não se tratava de um estudo randomizado, o debate continuou sobre o que era a diálise ideal e se aumentar ou não o Kt/V poderia prolongar a vida do paciente. Um grande estudo multicêntrico, randomizado e controlado, o *Hemo* foi realizado, mas não conseguiu demonstrar melhora na mortalidade no grupo com maior eKt/V. De fato, não foi demonstrado que um eKt/V maior que a recomendação original do DOQI melhorava a mortalidade.[61] O estudo *Hemo* mostrou uma vantagem de sobrevivência do Kt/V para as mulheres em relação aos homens, mas isso foi baseado em uma análise *ad hoc*, portanto não estritamente baseada em evidências. Assim, as medidas dos Centros de Serviços Medicare e Medicaid (CMS – Centers for Medicare and Medicaid Services) exigem apenas um spKt/V aceitável de 1,2. Ainda não se sabe, embora seja fortemente sugerido, se homens e mulheres têm características corporais diferentes que possam estabelecer uma determinação mais seletiva de sua dose,[55,62,63] e mais estudos são necessários para demonstrar esse fato.

Outras análises revelaram que a redução dos tempos de diálise para menos de 240 minutos estava associada a um aumento na mortalidade por todas as causas (*hazard ratio* 1,26).[64] O estudo *Hemo* demonstrou que o aumento do volume derivado da cinética da ureia modelada estava associado à mortalidade, hospitalizações recentes e diminuição dos níveis da albumina sérica.[65] Dados do estudo *Hemo* demonstraram que a taxa de ultrafiltração durante a diálise estava associada à mortalidade. Os pacientes com taxas > 13 mL/hora/kg tiveram um aumento da mortalidade por todas as causas de 1,59. O *hazard ratio* para morte relacionada a doenças cardiovasculares foi de 1,71.[66]

MARCO 12: AGENTES ESTIMULADORES DA ERITROPOIESE (AEE) (1989)

A eritropoetina (EPO) é produzida no rim em pacientes saudáveis e mantém a produção de glóbulos vermelhos na medula óssea em estado constante. Na doença renal, a massa renal diminui, assim como a produção de eritropoetina. A anemia é quase universal em pacientes com DRCT. Um grande avanço tecnológico foi a clonagem do gene que transcreve a eritropoetina e a modificação genética das células imortais do ovário do hamster chinês para produzi-lo comercialmente. Esforços anteriores de controle da anemia incluíram estimular a produção de glóbulos vermelhos com esteroides anabolizantes, como a nandrolona. Esses esforços tiveram sucesso limitado. As transfusões de sangue eram muitas vezes a única opção para controlar a anemia.

Desde 1974, sabia-se que a diálise estava associada à doença cardíaca acelerada. Um total de 74% dos pacientes apresentava disfunção cardíaca e anemia, juntamente com hipertensão; aterosclerose acelerada era considerada um fator causal. Quando Palfrey estudou 434 pacientes em diálise por 41 meses durante o período entre 1982 e 1991, ele e seu grupo demonstraram que 31% dos pacientes tinham insuficiência cardíaca congestiva no início da doença e outros 25% a desenvolveram. Aqueles com insuficiência cardíaca tiveram um tempo de sobrevida de 36 meses em comparação com 62 meses para o restante. A anemia foi identificada como um dos fatores de risco.[67] Nesse período, a hemoglobina média foi de 8,5 g/dL ± 1,5. Após ajuste para idade, diabetes, pressão arterial, albumina sérica e doença isquêmica do coração, cada diminuição de 1 g na hemoglobina estava associada a piora da hipertrofia ventricular esquerda e piora da mortalidade.[68]

Uma eritropoetina recombinante foi então bem recebida pela nefrologia no final dos anos 1980. Os ensaios clínicos de fase III para esse produto visavam a um nível de hematócrito entre 33% e 38%. No estudo multicêntrico, 33% dos pacientes em hemodiálise com hematócrito de pelo menos 30% no início mostraram que, com o aumento do hematócrito, houve eliminação das transfusões de sangue, melhora na qualidade de vida e controle da sobrecarga de ferro.[69] Esses resultados foram submetidos ao FDA, que aprovou a Epoetina alfa em junho de 1989, com uma meta de 30 a 33%. Em 1994, eles ampliaram sua meta para 30% a 36%.

Em 1993, o nível médio de hematócrito registrado no registro de dados do USRDS foi de 30,2%, ainda com 43% dos pacientes apresentando hematócrito abaixo desse valor. O Projeto Cooperativo Nacional de Anemia (*National Anemia Cooperative Project*) foi estabelecido em 1994 e estabeleceu a meta de hematócrito em 30%. Quando as diretrizes DOQI da NKF foram lançadas no outono de 1997, o hematócrito médio já era de 32,4% (USRDS). As diretrizes DOQI elevaram as metas para 33% a 36%. As medidas de desempenho clínico estabelecidas pela HCFA foram baseadas nessas diretrizes.

Em 1998 foi publicado o *Normal Hematocrit Study*. É a única evidência forte contra a normalização do hematócrito utilizando AEE. Nesse estudo de pacientes em diálise com doença cardíaca, 618 foram selecionados para receber AEE, com o objetivo de manter uma meta de 42% e os 615 restantes para manter uma meta de 30%. Embora o estudo nunca tenha alcançado significância estatística, foi encerrado quando o grupo-alvo de maior hematócrito apresentou maior mortalidade. Esse grupo também necessitou de mais ferro intravenoso e teve piores resultados de adequação. Entretanto, foi recomendado que os pacientes em diálise não tivessem como meta um nível de hematócrito normal.[70]

Apesar desse estudo, os oito anos seguintes viram um aumento constante no nível médio de hematócrito dos pacientes em diálise; em 2007, a hemoglobina média era 12 g/dL. O projeto Medidas de Desempenhos Clínicos (CPM – *Clinical Performance Measures*) também demonstrou que a proporção dos níveis de AEE/hemoglobina também aumentou durante os anos de 1998 a 2004, indicando um aumento na hiporresponsividade da EPO.[71]

Em 2000, a meta atualizada da diretriz KDOQI era 11-12 g/dL. O *Normal Hematocrit Study* foi desafiado por dados observacionais, como um estudo em 2002 realizado por Collins, cuja equipe relatou que o risco de morte não era diferente nos grupos que tinham maior (36%-39%) *vs.* menor (33% a < 36%) nível de hematócritos. O braço de hematócrito mais alto também tinha menor taxa de hospitalização, portanto custos mais baixos.[72] Ensaios clínicos randomizados para determinar os benefícios dos AEE foram iniciados.

Dois desses estudos, o *Create n*a Europa e o *Choir* nos EUA, foram relatados em novembro de 2006 e não conseguiram demonstrar vantagem em atingir níveis elevados de hemoglobina. Em ambos os ensaios, os indivíduos do estudo tinham como meta níveis de hemoglobina mais altos ou basais. Em 2006, a diretriz de anemia NKF KDOQI especificou uma meta > 11 g/dL e recomendou cautela ao manter a hemoglobina > 13 g/dL.

Os pacientes com meta de hemoglobina mais alta realmente mostraram pior desempenho no ensaio *Choir*, resultando em uma recomendação do FDA e uma audiência no Congresso no mês seguinte. Um "aviso de caixa-preta" do FDA foi revisado para permitir uma meta de hemoglobina de 10 a 12 g/dL. No início de 2007, a NKF revisou a diretriz KDOQI para especificar uma meta de hemoglobina entre 11 e 12 g/dL e recomendou que os níveis de hemoglobina não deveriam exceder 13 g/dL. Em 2009, o estudo *Treat* foi publicado. Foi um ensaio controlado randomizado comparando um braço placebo com um braço direcionado para atingir uma hemoglobina de 13 g/dL. Embora os resultados fossem semelhantes, o grupo com meta mais alta teve resultados ligeiramente piores. Em 2011, o *Medicare* realizou uma audiência do Medcac para determinar se o reembolso dos AEE precisava ser alterado. Em junho de 2011, o FDA modificou sua recomendação de rotulagem: retirou "os níveis alvo de hemoglobina de 10 a 12 g/dL" e substituiu por uma escrita que dizia que "pacientes que não estão em diálise devem iniciar o tratamento se queda do nível de hemoglobina < 10 g/dL". Para pacientes em diálise, foi sugerido que a dose fosse interrompida se a hemoglobina estivesse acima de 11 g/dL. No mês seguinte, o CMS afirmou que as novas diretrizes exigiriam a dose mais baixa para evitar transfusões de sangue e que os centros de diálise seriam penalizados se a hemoglobina excedesse 12 g/dL.

MARCO 13: DOENÇA RENAL CRÔNICA – DISTÚRBIO MINERAL E ÓSSEO (DRC-DMO) (2005)

Como parte da iniciativa KDIGO, foi realizada uma conferência de consenso para redefinir e classificar a osteodistrofia renal associada à doença avançada. O fósforo sérico emergiu como fator de risco independente para mortalidade na doença renal, e sua associação com calcificação vascular e mortalidade também foi estabelecida. As relações entre elevações de cálcio e fósforo, taxas de mortalidade e calcificação vascular extraesquelética estabeleceram a necessidade de uma classificação que englobasse todas as diversas manifestações desse processo patológico. O distúrbio foi definido como uma tríade de anormalidades laboratoriais, anormalidades ósseas e calcificação vascular. As morbidades foram identificadas como doenças cardiovasculares, fraturas e mortalidade. Isso abriu um campo de descobertas que nos permitiu visualizar a relação entre mineralização esquelética e vascular.[73-75]

CONCLUSÃO

Nos últimos 160 anos, viajamos pela história da diálise, desde sua descoberta até o que hoje é um procedimento de rotina que mantém milhares de pessoas vivas todos os dias. Essa jornada foi repleta de obstáculos e barreiras, mas para cada um deles houve um marco. Vimos como a invenção do celofane e da heparina tornou a diálise possível, e como o advento do desenvolvimento tecnológico em termoplásticos a tornou factível. A tecnologia é apenas uma parte da história que também inclui os cientistas brilhantes que fazem observações e descobertas surpreendentes, os legisladores que testemunham o lado humano do procedimento de diálise e criam políticas sólidas, e os empresários que uma vez expandiram a terapia de uma pequena sala em um hospital de Boston para um procedimento mundial que continuamente salva vidas. Os principais "atores" são pacientes como Sam Orenstein, Shep Glazer, Bill Litchfield e Peter Lundin. São pessoas que não deixaram a diálise impedi-las de seguir em frente com suas vidas. Elas inspiraram umas às outras, seus médicos e a nação. A lista de marcos não está completa. Com a tecnologia em alta, a distribuição de prêmios e incentivos para novas invenções e uma terapia que está longe de ser perfeita, devemos ver uma aceleração na inovação e antecipar mais marcos no horizonte.

REFERÊNCIAS

1. De Santo NG, Bisaccia C, De Santo RM, Perna AF, Manzo M, Di Stazio E, et al. Mariano Semmola (1831-1895): the effect of low protein diet in primary albuminuria. J Nephrol 2006;19(Suppl)10:S48-57.
2. Giovannetti S, Maggiore Q. A low-nitrogen diet with proteins of high biological value for severe chronic uraemia. Lancet 1964;1(7341):1000-3.
3. Eknoyan G. The wonderful apparatus of John Jacob Abel called the "artificial kidney". Semin Dial 2009;22(3):287-96.
4. Benedum J. [The early history of the artificial kidney]. Anasthesiol Intensivmed Notfallmed Schmerzther 2003;38(11):681-8.
5. Cameron JS. Practical haemodialysis began with cellophane and heparin: the crucial role of William Thalhimer (1884-1961). Nephrol Dial Transplant 2000;15(7):1086-91.
6. Kolff WJ. 50th anniversary ASAIO speech. Asaio j 2004;50(6):xxii-xxiii.
7. Epstein M. John P. Merrill: the father of nephrology as a specialty. Clin J Am Soc Nephrol 2009;4(1):2-8.
8. Guild WR, Harrison JH, Merrill JP, Murray J. Successful homotransplantation of the kidney in an identical twin. Trans Am Clin Climatol Assoc 1955;67:167-73.
9. Murray JE, Tilney NL, Wilson RE. Renal transplantation: a twenty-five year experience. Ann Surg 1976;184(5):565-73.
10. Fadem L, Fadem SZ. Bakelite: a revolutionary early plastic. Deco Echoes; 1996.
11. Scribner BH. A personalized history of chronic hemodialysis. Am J Kidney Dis 1990;16(6):511-9.
12. Shaldon S. 40 years of dialysis. Nephron Information Center; 2001.
13. Shaldon S, Silva H, Pomeroy J, Rae AI, Rosen SM. Percutaneous femoral venous catheterization and reusable dialysers in the treatment of acute renal failure. Trans Am Soc Artif Intern Organs 1964;10:133-5.
14. Cimino JE, Brescia MJ. Simple venipuncture for hemodialysis. N Engl J Med 1962;267:608-9.
15. Brescia MJ, Cimino JE, Appel K, Hurwich BJ. Chronic hemodialysis using venipuncture and a surgically created arteriovenous fistula. N Engl J Med 1966;275(20):1089-92.
16. Giacchino JL, Geis WP, Buckingham JM, Vertuno LL, Bansal VK. Vascular access: long-term results, new techniques. Arch Surg 1979;114(4):403-9.

17. Sutaria R, Gilbert JA. Single-centre experience of an early cannulation graft for haemodialysis access. J Vasc Access 2020;21(6):883-91.
18. Blagg CR. The first dialysis for chronic renal failure 50 years ago. Preface. Hemodial Int 2010;14(1):1-2.
19. Blagg CR. Belding Hibbard Scribner: better known as Scrib. Clin J Am Soc Nephrol 2010;5(12):2146-9.
20. Blagg CR. The early history of dialysis for chronic renal failure in the United States: a view from Seattle. Am J Kidney Dis 2007;49(3):482-96.
21. Rae AI, Rosen SM, Silva H, Pomeroy J, Bienenstock J, Shaldon S. Rehabilitation of terminal uraemic patients by periodic haemodialysis. Proc R Soc Med 1963;56(8):760-1.
22. Teschner M, Heidland A, Klassen A, Sebekova K, Bahner U. Georg Ganter: a pioneer of peritoneal dialysis and his tragic academic demise at the hand of the Nazi regime. J Nephrol 2004;17(3):457-60.
23. Odel HM, Ferris DO, Power MH. Peritoneal lavage as an effective means of extrarenal excretion; a clinical appraisal. Am J Med 1950;9(1):63-77.
24. Maxwell MH, Rockney RE, Kleeman CR, Twiss MR. Peritoneal dialysis. 1. Technique and applications. JAMA 1959;170(8):917-24.
25. Tenckhoff H, Schechter H. A bacteriologically safe peritoneal access device. Trans Am Soc Artif Intern Organs 1968;14:181-7.
26. Tenckhoff H, Shilipetar G, Van Paasschen WH, Swanson E. A home peritoneal dialysate delivery system. Trans Am Soc Artif Intern Organs 1969;15:103-7.
27. Tenckhoff H, Curtis FK. Experience with maintenance peritoneal dialysis in the home. Trans Am Soc Artif Intern Organs 1970;16:90-5.
28. Twardowski ZJ. History of peritoneal access development. Int J Artif Organs 2006;29(1):2-40.
29. Twardowski ZJ. History of hemodialyzers' designs. Hemodial Int 2008;12(2):173-210.
30. Shaldon S. 40 years of dialysis. Nephron Information Center; 2001.
31. Peitzman SJ. The flame photometer as engine of nephrology: a biography. Am J Kidney Dis 2010;56(2):379-86.
32. Broers H. Inventor of life, the story of W. J. Kolff, father of artificial organs. Montreal: B & V Media Publishers; 2007.
33. Kiil F. Development of a parallel-flow artificial kidney in plastics. Acta Chir Scand Suppl 1960;(Suppl)253:142-50.
34. Mclain EA, inventor; Dow Chemical Co, assignee. Wound hollow fiber permeability apparatus and process of making the same. USPTO; 1969.
35. Glater J. The early history of reverse osmosis membrane development. Desalination 1998;117(1):297-309.
36. Yang Z, Zhou Y, Feng Z, Rui X, Zhang T, Zhang Z. A review on reverse osmosis and nanofiltration membranes for water purification. Polymers (Basel) 2019;11(8).
37. M'cFeeley TL. The price of access. Nashua, New Jersey: MDL Press; 2001.
38. Alexander S. They decide who lives, who dies. Life Magazine 1962 Nov 9:102-25.
39. Satel S. The God Committee. American Enterprise Institute for Public Policy Research Internet. 2008 June 17, 2008. Disponível em: http://www.aei.org/article/28156.
40. Rettig RA. Special treatment, the story of Medicare's ESRD Entitlement. N Eng J Med 2011;364(7):596-8.
41. Foley RN, Parfrey PS, Morgan J, Barre PE, Campbell P, Cartier P, et al. Effect of hemoglobin levels in hemodialysis patients with asymptomatic cardiomyopathy. Kidney Int 2000;58(3):1325-35.
42. Medicine Io. Kidney Failure and the Federal Government. Rettig RA, Levinsky NG, editors. Washington, DC: The National Academies Press; 1991.
43. K/DOQI clinical practice guidelines on hypertension and antihypertensive agents in chronic kidney disease. Am J Kidney Dis 2004;43(5 Suppl 1):1-290.
44. Eknoyan G, Levin NW. Impact of the new K/DOQI guidelines. Blood Purif 2002;20(1):103-8.

45. K/DOQI clinical practice guidelines for chronic kidney disease: evaluation, classification, and stratification. Am J Kidney Dis 2002;39(2 Suppl 1):S1-266.
46. Eknoyan G. Meeting the challenges of the new K/DOQI guidelines. Am J Kidney Dis 2003;41(5 Suppl):3-10.
47. 2009 PFS Final Rule with Comment Period 19.90 MB US Government Printing Office; 2009. Disponível em: http://edocket.access.gpo.gov/2008/pdf/E8-26213.pdf.
48. Crowley ST, Meyer L. Sparking Innovation to improve the lives of people with kidney disease. Clin J Am Soc Nephrol 2017;12(9):1548-50.
49. Parsons FM, Hobson SM, Blagg CR, Mc CB. Optimum time for dialysis in acute reversible renal failure: description and value of an improved dialyser with large surface area. Lancet 1961;1(7169):129-34.
50. Scribner BH, Cole JJ, Ahmad S, Blagg CR. Why thrice weekly dialysis? Hemodial Int 2004;8(2):188-92.
51. Gotch FA, Sargent JA. A mechanistic analysis of the National Cooperative Dialysis Study (NCDS). Kidney Int 1985;28(3):526-34.
52. Pflederer BR, Torrey C, Priester-Coary A, Lau AH, Daugirdas JT. Estimating equilibrated Kt/V from an intradialytic sample: effects of access and cardiopulmonary recirculations. Kidney Int 1995;48(3):832-7.
53. Daugirdas JT. Simplified equations for monitoring Kt/V, PCRn, eKt/V, and ePCRn. Adv Ren Replace Ther 1995;2(4):295-304.
54. Priester-Coary A, Daugirdas JT. A recommended technique for obtaining the post-dialysis BUN. Semin Dial 1997;10(1):23-5.
55. Depner T, Daugirdas J, Greene T, Allon M, Beck G, Chumlea C, et al. Dialysis dose and the effect of gender and body size on outcome in the HEMO Study. Kidney Int 2004;65(4):1386-94.
56. Depner T, Beck G, Daugirdas J, Kusek J, Eknoyan G. Lessons from the Hemodialysis (HEMO) study: an improved measure of the actual hemodialysis dose. Am J Kidney Dis 1999;33(1):142-9.
57. Lowrie EG, Laird NM, Parker TF, Sargent JA. Effect of the hemodialysis prescription of patient morbidity: report from the National Cooperative Dialysis Study. N Engl J Med 1981;305(20):1176-81.
58. The national cooperative dialysis study. Kidney Int Suppl 1983(13):S1-122.
59. Morbidity and mortality of dialysis. NIH Consensus Statement Online 1993; 1993. p. 1-33.
60. Parker TF, 3rd, Husni L, Huang W, Lew N, Lowrie EG. Survival of hemodialysis patients in the United States is improved with a greater quantity of dialysis. Am J Kidney Dis 1994;23(5):670-80.
61. Eknoyan G, Beck GJ, Cheung AK, Daugirdas JT, Greene T, Kusek JW, et al. Effect of dialysis dose and membrane flux in maintenance hemodialysis. N Engl J Med 2002;347(25):2010-9.
62. Daugirdas JT, Greene T, Chertow GM, Depner TA. Can rescaling dose of dialysis to body surface area in the HEMO study explain the different responses to dose in women versus men? Clin J Am Soc Nephrol 2010;5(9):1628-36.
63. Daugirdas JT, Finn WF, Emmett M, Chertow GM. The phosphate binder equivalent dose. Semin Dial 2011;24(1):41-9.
64. Flythe JE, Curhan GC, Brunelli SM. Shorter length dialysis sessions are associated with increased mortality, independent of body weight. Kidney Int; 2012.
65. Daugirdas JT, Greene T, Depner TA, Levin NW, Chertow GM. Modeled urea distribution volume and mortality in the HEMO Study. Clin J Am Soc Nephrol 2011;6(5):1129-38.
66. Flythe JE, Kimmel SE, Brunelli SM. Rapid fluid removal during dialysis is associated with cardiovascular morbidity and mortality. Kidney Int 2011;79(2):250-7.
67. Harnett JD, Foley RN, Kent GM, Barre PE, Murray D, Parfrey PS. Congestive heart failure in dialysis patients: prevalence, incidence, prognosis and risk factors. Kidney Int 1995;47(3):884-90.
68. Foley RN. The impact of anemia on cardiomyopathy, morbidity, and mortality in end-stage renal disease. Am J Kidney Dis 1996;28:53-61.

69. Adamson JW, Eschbach JW. Management of the anaemia of chronic renal failure with recombinant erythropoietin. Q J Med 1989;73(272):1093-101.
70. Besarab A, Bolton WK, Browne JK, Egrie JC, Nissenson AR, Okamoto DM, et al. The effects of normal as compared with low hematocrit values in patients with cardiac disease who are receiving hemodialysis and epoetin. N Engl J Med 1998;339(9):584-90.
71. Wish JB. Past, present, and future of chronic kidney disease anemia management in the United States. Adv Chronic Kidney Dis 2009;16(2):101-8.
72. Collins AJ. Influence of target hemoglobin in dialysis patients on morbidity and mortality. Kidney Int Suppl 2002(80):44-8.
73. Moe SM. Vitamin D, cardiovascular disease, and survival in dialysis patients. J Bone Miner Res 2007;22(Suppl 2):V95-9.
74. Fadem SZ, Moe SM. Management of chronic kidney disease mineral-bone disorder. Adv Chronic Kidney Dis 2007;14(1):44-53.
75. Fadem SZ, Moe SM. Management of chronic kidney disease-mineral bone disorder. Adv Chronic Kidney Dis 2007;14(1):2.

2

Unidades de cuidados de transição e doença renal crônica em estágio terminal

Brendan Bowman

VISÃO GERAL

Mais de 120 mil americanos iniciam a diálise todos os anos. A ampla maioria desses pacientes receberá um tratamento limitado ou nenhum tratamento pré-dialítico. A transição da doença renal crônica (DRC) avançada para a doença renal crônica em estágio terminal (DRCT) é frequentemente súbita e difícil de prever. O resultado é que a maioria dos pacientes inicia a diálise com um cateter venoso central de alto risco e dentro de um centro de diálise ambulatorial ou em ambiente hospitalar. Os pacientes incidentes em diálise também sofrem de altas taxas de ansiedade, depressão e baixa literacia em saúde. O efeito cumulativo dessa situação é um subconjunto particularmente vulnerável de pacientes em diálise, com taxas de mortalidade e hospitalização acentuadamente mais elevadas nos primeiros meses de diálise em comparação com pacientes prevalentes. Os provedores e os profissionais de diálise têm respondido a esse cenário oferecendo programas de cuidados transicionais dedicados para facilitar as primeiras semanas e meses de DRCT. Uma unidade de cuidados de transição (UCT) proporciona múltiplas intervenções educacionais e clínicas realizadas por uma equipe interdisciplinar dedicada. O objetivo de uma UCT é a estabilização médica do paciente em paralelo com a educação e a capacitação, o que permite que esse indivíduo tome decisões verdadeiramente informadas sobre assuntos importantes, tais como opções de modalidades, acesso, transplante e cuidados conservadores. Tais intervenções podem aumentar significativamente a satisfação e o conforto do paciente com DRCT, ao mesmo tempo que aumentam a baixa taxa de adesão às terapias dialíticas domiciliares.

INTRODUÇÃO E HISTÓRICO

O advento da terapia renal substitutiva amplamente disponível nas décadas de 1960 e 1970 trouxe tratamento que salvou as vidas de milhares de pacientes que antes estavam fora do alcance dos cuidados médicos. Os componentes técnicos da diálise daquele período permanecem familiares ao médico moderno; entretanto, nosso atual paradigma de atendimento para novos pacientes em diálise pode parecer estranho para o profissional do passado. O objetivo histórico da terapia de diálise era a suave "reabilitação" do paciente em uma perspectiva holística; essencialmente, um retorno a uma vida quase normal, incluindo um emprego remunerado. De fato, as políticas que justificam o financiamento governamental do tratamento de diálise estimavam que 60% dos pacientes retornariam ao trabalho.[1]

Nos primórdios da terapia de diálise, grandes unidades ambulatoriais de diálise, dominantes em muitos países hoje, não eram a norma. O paciente era tratado em um programa intra-hospitalar de diálise, e a transição para a diálise ambulatorial significava, efetivamente, diálise domiciliar. A máquina em si era complexa, e os recursos de segurança deixavam muito a desejar. Esses fatos exigiam treinamento extenso para permitir que os pacientes administrassem com competência um tratamento ambulatorial. Enfermeiros renais dedicados, técnicos e nefrologistas forneciam atendimento individualizado e treinamento aos pacientes. Formava-se um forte vínculo terapêutico. Com o tempo, essa dinâmica necessariamente mudaria, pois o oferecimento da terapia dialítica em larga escala exigiu a consolidação de serviços em clínicas de diálise ambulatoriais dedicadas. Na década de 1970, a hemodiálise ambulatorial no centro de tratamento (*in-center*) era a modalidade dominante nos EUA.[2] Os cuidados ainda eram prestados por uma equipe altamente qualificada, sob a direção geral de um nefrologista. Entretanto, o atendimento em um centro altamente protocolizado não exigia o mesmo grau de conhecimento aprofundado do paciente. Dessa forma, o treinamento intensivo de pacientes que caracterizava os primeiros programas de diálise da década de 1960 desapareceu. Os pacientes eram capazes de iniciar uma terapia de diálise rápida e eficaz, mas os pacientes incidentes foram incluídos na população geral prevalente, com ofertas educacionais bastante homogêneas.

Reconhecendo que as taxas de adoção da terapia de diálise domiciliar estavam caindo durante as décadas de 1970 e 1980, médicos e enfermeiros do Northwest Kidney Centers estabeleceram uma "Unidade de Orientação para Hemodiálise" para promover a terapia domiciliar por meio da educação de apoio durante as primeiras semanas do início da diálise. O programa era caracterizado por intensa educação, liderada pela enfermagem por intermédio de uma equipe pequena, com duração de várias semanas e enfatizando o autocuidado domiciliar ou no centro de diálise. A unidade foi bem-sucedida em colocar a grande maioria dos pacientes em treinamento de terapia domiciliar e uma versão inicial de autocuidado no centro. A diálise ambulatorial típica no centro de diálise era a exceção, tendo sido escolhida por apenas 10 dos 93 participantes do primeiro ano.[3]

Na era moderna, muitas das mesmas justificativas apoiam a criação de programas dedicados de transição de DRCT. Os dados mais recentes dos EUA mostram a continuação de padrões de décadas passadas: poucos pacientes iniciam a diálise em terapia domiciliar, quase um terço dos pacientes a iniciam sem cuidados nefrológicos anteriores e aqueles que obtêm cuidados pré-diálise geralmente os recebem por menos de 12 meses.[4] Além disso, disparidades significantes persistem entre grupos socioeconômicos e étnicos, sendo as minorias significantemente menos propensas a receber cuidados de nefrologia antes do início da diálise.[5] Os cuidados de nefrologia pré-DRCT de longo prazo são importantes, pois geralmente estão associados a desfechos clínicos melhores, como taxas mais altas de início de diálise fora do hospital com uma fístula arteriovenosa (início ideal) e melhora na mortalidade do primeiro ano.[6] Mesmo em um ambiente de cuidados integrados altamente eficaz, os pacientes no primeiro mês de diálise experimentam maior custo, hospitalização e uma taxa de mortalidade 2 a 3 vezes maior do que os pacientes prevalentes no início.[4] Este período de risco tão alto sugere fortemente que os pacientes incidentes em diálise são um subconjunto ainda mais vulnerável da coorte geral de diálise e requerem cuidados especializados.

Apesar de um número crescente de pacientes receber algum grau de cuidados pré-diálise, a maioria não terá um "início ideal", definido como o início da diálise como paciente ambulatorial em um programa de diálise domiciliar ou em um programa no centro de diálise com fístula arteriovenosa (FAV) ou enxerto arteriovenoso (EAV) como acesso primário. Grande parte dessa oportunidade perdida é causada pela alta taxa inicial de uso de cateter venoso central (CVC). As taxas de uso de CVC em pacientes incidentes em diálise permaneceram, essencialmente, inalteradas por mais de uma década, em torno de 80%.[4] As razões para isso são complexas, mas um fator determinante pode ser a dificuldade em prever o tempo real de transição para a DRCT. Vários estudos analisaram as taxas pré-diálise de perda da taxa de filtração glomerular estimada (TFGe) e descobriram que os indivíduos com perda rápida/acelerada de TFGe nos meses anteriores ao início da diálise têm risco aumentado de uso de cateter e apresentam taxas mais altas de hospitalização e mortalidade no primeiro ano.[7,8] Esse rápido declínio em um paciente anteriormente estável é um quadro familiar ao nefrologista como injúria renal aguda na doença renal crônica (DRC). Uma vez no programa de diálise, a maioria dos pacientes fará a transição para uma FAV ou EAV no primeiro ano.[4] Entretanto, se iniciar a diálise com CVC é um "marcador" para o valor dos cuidados pré-diálise, o sistema de saúde tem alguns passos a dar. O desenvolvimento de equações de previsão de DRCT mais precisas, como a *Kidney Failure Risk Equation*, é um avanço empolgante, mas o efeito da incorporação de tais equações na preparação pré-diálise permanece em estudo.[9,10]

Para atender às necessidades complexas dos pacientes incidentes com níveis variados de cuidados pré-diálise, unidades de cuidados de transição (UCT) foram estabelecidas de formas variadas nos EUA e no Canadá.[11] O objetivo geral de um programa de UCT é o apoio e a educação do paciente em relação à diálise durante as vulneráveis primeiras semanas e meses de terapia. O resultado de um programa de UCT deve ser um paciente com um plano bem definido para substituição renal ou terapia de suporte baseado em uma estrutura de tomada de decisão compartilhada, um plano de acesso personalizado (se apropriado) e um entendimento básico de como cuidar de si mesmo na situação de DRCT. A Figura 1 fornece um exemplo conceitual de currículo e resultado de um programa de UCT. Um programa de UCT não é necessariamente uma intervenção em si, mas sim uma consolidação de múltiplas intervenções educacionais e de apoio comprovadas. Dessa forma – seja uma "UCT virtual" ou um local físico real –, a UCT fornece uma espécie de quadro organizador de intervenções. Embora as ferramentas de um programa de educação em diálise incidente possam ter evoluído da "Unidade de Orientação de Hemodiálise" original, há semelhanças com a UCT moderna: uma equipe dedicada, alta proporção equipe/paciente e atendimento individualizado em um ambiente empático e humanizado. O resultado final deve ser um paciente capacitado para tomar decisões sobre modalidade, acesso, transplante e cuidados de suporte.

ELEMENTOS DE UM PROGRAMA DE CUIDADOS DE TRANSIÇÃO

Pacientes: critérios de inclusão e exclusão

O componente mais importante de qualquer programa de diálise de transição é o paciente. Pacientes que iniciam a diálise têm altas taxas de ansiedade e depressão, enquanto aqueles com DRC avançada também sofrem de baixos níveis de literacia em saúde.[12,13] Dado o quadro vulnerável do paciente incidente, critérios amplos de inclusão para uma UCT parecem apropriados; entretanto, a fim de direcionar os benefícios educacionais, enquanto se preservam os recursos clínicos, é importante desenvolver critérios gerais de admissão. Por exemplo, um paciente incidente com déficits cognitivos graves que impedem sua capacidade de tomada de decisão obterá pouco benefício de uma UCT. No espectro oposto, um paciente altamente motivado que teve cuidados pré-diálise amplos em um programa de treinamento de terapia domiciliar de suporte também verá pouco benefício em uma UCT. Outras contraindicações relativas incluem: situação de vida instável/estado transitório, condições de saúde mental graves o suficiente para prejudicar o aprendizado, abuso ativo de substâncias, inclusão em um programa de cuidados paliativos, residência permanente em uma unidade de enfermagem especializada ou injúria renal aguda dependente de diálise. Fora dos cenários acima, a grande maioria dos pacientes incidentes deve ser elegível para inclusão em uma UCT. Essencialmente, todos os pacientes incidentes ainda não inscritos em um programa de treinamento em terapia domiciliar no início da diálise devem ser considerados para uma UCT.

Currículo educacional

As clínicas de diálise e os profissionais de nefrologia são obrigados a fornecer ensinamentos e aconselhamento a novos pacientes em diálise sobre doença renal e tópicos associados. Entretanto, os esforços educacionais muitas vezes se tornam ineficazes quando são reduzidos em favor de cuidados clínicos diretos. Simplesmente fornecer acesso à educação ou apostilas não produz uma trans-

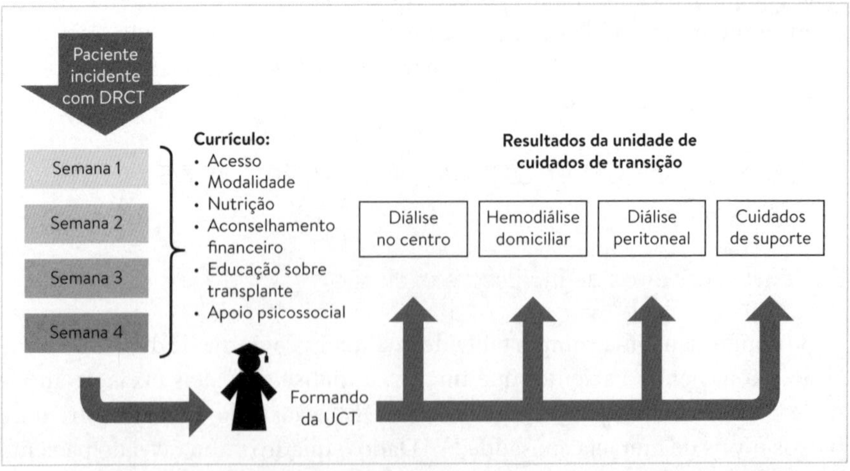

Figura 1 Diagrama de fluxo conceitual para um participante da unidade de cuidados de transição.

ferência efetiva de conhecimento, portanto a maneira pela qual a educação é fornecida é tão importante quanto o conteúdo em si. Mesmo entre aqueles que receberam educação e aconselhamento pré-diálise, os dados de pesquisas mostram altos níveis de insatisfação com a educação recebida anteriormente quando pesquisados após sua transição para DRCT.[14] Isso sugere que um currículo amplo (uma "redefinição educacional") é mais adequado para uma UCT. A eficácia da intervenção educacional fornecida deve ser avaliada por meio de ferramentas de avaliação intermitentes - normalmente questionários de conteúdo do paciente combinados com uma revisão dos desfechos clínicos dos pacientes da UCT.

As avaliações do envolvimento dos pacientes, tanto antes quanto após a intervenção educativa, devem ser realizadas. Poucas ferramentas para medir o envolvimento do paciente foram validadas especificamente em DRCT, mas existem muitas com extensa validação em outras doenças crônicas e boa correlação com melhores desfechos clínicos. Por exemplo, a ferramenta *Patient Activation Measures* (PAM) - um instrumento de nove perguntas foi selecionado como a principal ferramenta de avaliação do envolvimento do paciente para DRC e DRCT na Iniciativa de Avanço da Saúde Renal Americana (*Advancing American Kidney Health Initiative*).[15] Em geral, os seguintes tópicos mínimos devem ser abordados em um programa de UCT:

- Seguros e finanças da DRCT.
- Visão geral das terapias de diálise e efeitos colaterais/complicações.
- Nutrição na DRCT.
- Opções e cuidados de acesso para diálise.
- Opções de modalidade: prós e contras.
- Cuidados conservadores/de suporte.
- Transplante.

Os tópicos opcionais podem incluir: medicamentos comuns utilizados em diálise, experiência prática com equipamentos de diálise peritoneal e/ou máquinas de hemodiálise domiciliares e tempo com o par "mentor" em diálise (paciente "mais antigo").

Os provedores de diálise já provaram que intervenções educacionais dedicadas a DRCT incidente podem melhorar a aceitação da terapia domiciliar.[16,17] Infelizmente, muitos currículos educacionais são patenteados diversas vezes. Recursos já avaliados e disponíveis gratuitamente estão disponíveis em várias fontes respeitáveis, incluindo a National Kidney Foundation e o Medical Education Institute.[18,19] Este último produziu uma série de módulos educacionais recentemente atualizados com avaliações de pacientes associados. Um currículo educacional que esteja disponível em vários idiomas e em formato de áudio para pessoas com baixa taxa de alfabetização ou deficiência visual é o ideal.

Equipe

Como muitos elementos da UCT, a equipe pode ser bastante variável, dependendo da disponibilidade de pessoal e do local físico onde a UCT está instalada. Por exemplo, uma UCT com 1 a 2 cadeiras em um centro de diálise já existente pode recorrer à equipe da unidade existente; ao passo que uma UCT independente de alto volume pode ter uma equipe dedicada. Independentemente disso, é crucial que os membros da equipe tenham tempo adequado para fornecer suporte clínico e tarefas educacionais. Uma UCT típica inclui:

- Assistente social.
- Enfermeiro(a) de diálise.
- Nutricionista.
- Nefrologista.

Os membros opcionais da equipe incluem:

- Técnico de enfermagem de diálise.
- Enfermeiro(a) de práticas avançadas/assistente médico.
- Par "mentor" em diálise (paciente).
- Profissional de cuidados paliativos.
- Educador de transplante.
- Farmacêutico.

Embora indivíduos com conhecimento básico para ensinar em uma UCT possam ser encontrados no grupo de profissionais de diálise listados acima, também é possível fornecer ensino adequado com um grupo limitado de educadores. Por exemplo, um programa canadense impulsionou com sucesso o aumento da adoção de terapia domiciliar em pacientes em diálise de início urgente, utilizando uma enfermeira que realizava todas as sessões.[20] Além do conhecimento de base, é importante que funcionários regulares sejam dedicados à UCT. Isso permite a padronização do ensino, a melhoria contínua e a consistência. Idealmente, os membros da equipe também devem ter inteligência emocional para avaliar o melhor momento e os melhores métodos para abordar a educação do paciente individualmente, sessão por sessão. A capacidade de construir um relacionamento e a confiança no conjunto de tarefas clínicas são transportadas para uma relação educacional/de mentoria de confiança.

ASPECTOS OPERACIONAIS DE UM PROGRAMA DE CUIDADOS DE TRANSIÇÃO

Diálise e cronograma educacional

As principais decisões sobre a programação da UCT incluem o número de dias por semana em que um paciente estará no programa educacional, bem como a duração total do programa. Essas decisões serão altamente locais e específicas para a organização mantenedora da UCT. Os fatores organizacionais que devem ser considerados incluem: disponibilidade de pessoal, o tipo de máquina de diálise utilizada para o tratamento e aumento nos custos, se for considerado mais do que um esquema de diálise típico de três vezes por semana. As considerações clínicas incluem a acuidade dos pacientes em transição para a UCT, o grau antecipado de sobrecarga de fluidos e uremia ao entrar no programa e riscos potenciais de um longo intervalo interdialítico.

A programação mais simples da UCT é um plano típico de diálise três vezes por semana, no qual uma cadeira ou cadeiras de diálise são reservadas para pacientes incidentes. Nesse modelo, geralmente não há necessidade de utilizar pessoal para treinamento domiciliar, pois a máquina é uma máquina típica do centro de diálise. Os pontos fracos desse esquema incluem a exposição do paciente ao longo intervalo interdialítico – um período de alto risco de mortalidade e arritmias clinicamente significantes.[21] Outros programas utilizaram uma programação de 4 ou 5 dias por semana.[22] As vantagens desses programas incluem maior flexibilidade no modo educacional, capacidade de ultrafiltração mais suave e frequente, flexibilidade para utilizar máquinas de hemodiálise domiciliar e potencial para eliminar o longo intervalo interdialítico típica. As desvantagens incluem aumento das necessidades de pessoal, aumento dos custos devido a tratamentos extras e inconveniência para o paciente na forma de sessões extras de diálise. Uma programação típica da primeira semana para uma UCT de quatro dias por semana é mostrada na Tabela 1.

Outra decisão importante para os planejadores é a duração de um programa de UCT. De muitas maneiras, isso é impulsionado pelo número de tópicos necessários que os pacientes devem dominar antes da alta da UCT. A "Unidade de Orientação de Hemodiálise" original cobria não apenas os fundamentos da diálise, mas também combinava com o treinamento em hemodiálise domiciliar. Isso resultava em um programa de treinamento prolongado, com duração de 2 a 4 meses.[3] Um objetivo mais preciso – determinar a modalidade preferida do paciente enquanto o paciente é estabilizado clinicamente – pode permitir uma estada mais curta, de 3 a 4 semanas.

Tabela 1 Exemplo de cronograma da primeira semana – modelo de UCT de 4 sessões/semana

Número da sessão	Tarefas clínicas	Membros designados da equipe	Tarefas educacionais	Membros designados da equipe
1	Conciliação medicamentosa	Enfermeiro(a) de diálise/ farmacêutico de diálise	Avaliação da educação pré-diálise	Enfermeiro(a) de diálise
	Avaliação/ estabelecimento de peso alvo	Enfermeiro(a) de diálise/ nefrologista	Avaliação de literacia em saúde	Assistente social
	Finalizar a prescrição inicial	Enfermeiro(a) de diálise/ nefrologista	Noções básicas de cuidados de acesso da diálise	Enfermeiro(a) de diálise/especialista em acesso
2	Avaliação do peso alvo	Enfermeiro(a) de diálise/ nefrologista	Finanças/seguros e benefícios em diálise	Assistente social ou conselheiro financeiro
	Desenvolver planos iniciais de nutrição e prevenção de anemia	Enfermeiro(a) de diálise/ nefrologista/ nutricionista		
3	Avaliação do peso alvo	Enfermeiro(a) de diálise/ nefrologista	Expectativas de tratamento	Enfermeiro(a) de diálise
	Avaliação do acesso e *status* de encaminhamento a transplante	Enfermeiro(a) de diálise/ nefrologista	Efeitos colaterais e complicações	
4	Avaliação do peso alvo	Enfermeiro(a) de diálise/ nefrologista	Tópico adicional, se o paciente desejar, ou dia de recuperação para os tópicos 1 a 3, se tiverem sido perdidos	Nefrologista/ especialista em acesso
	Agilizar o encaminhamento ao acesso/ transplante, se necessário	Enfermeiro(a) de diálise/ nefrologista		

Fatores logísticos, como o número de estações (máquinas) e funcionários disponíveis *versus* o número anual previsto de pacientes incidentes elegíveis para a UCT, também devem desempenhar um papel na determinação da duração do programa.

Seleção da máquina de diálise

A seleção da máquina de diálise da UCT depende de fatores como o cronograma, a experiência da equipe e máquinas disponíveis de determinada organização.

Idealmente, uma UCT utilizaria uma máquina de diálise que pode se movimentar perfeitamente entre a diálise intra-hospitalar/ambulatorial e a domiciliar; entretanto, tal máquina não está disponível. Atualmente, os provedores escolhem entre máquinas típicas dos centros de diálise ou uma máquina de diálise domiciliar. Um cronograma de três vezes por semana exige a utilização de uma máquina aprovada para uso no centro (*in-center*), pois a necessidade de manter a adequação é fundamental. Para os provedores que optam por um esquema de 4 ou 5 sessões por semana, as máquinas de diálise domiciliar podem ser usadas como alternativa. Os benefícios do uso de máquinas de hemodiálise domiciliar são principalmente teóricos. Por exemplo, ao fornecer tratamentos de diálise em uma máquina de hemodiálise domiciliar, é possível que os pacientes fiquem menos intimidados e mais propensos a optar pela hemodiálise domiciliar. Isso poderia até reduzir os tempos de treinamento em hemodiálise domiciliar após a saída dos pacientes da UCT. Esses conceitos ainda precisam ser estudados com mais rigor. No entanto, uma série de casos de uma UCT de quatro dias por semana, com o intervalo interdialítico típico de um fim de semana, sugere que esse cronograma reduz de maneira significante o ganho de peso interdialítico durante o longo intervalo *versus* os mesmos pacientes quando levados para hemodiálise no centro.[23]

Método educacional

Os membros da equipe que atuam em uma UCT estão necessariamente atuando tanto na função clínica como na educacional. O principal educador é normalmente o(a) enfermeiro(a) de diálise, mas muitos outros fornecerão conhecimento especializado ao longo do curso de um paciente. Para evitar a duplicação de tópicos e efetivamente atribuir educadores aos tópicos, uma simples lista de verificação pode ser suficiente para manter os funcionários concentrados na tarefa. Ao consultar a lista de verificação de um paciente, um educador que entra em contato com o paciente no meio do curso pode revisar rapidamente quais tópicos foram abordados em sessões anteriores e permanecer no caminho certo. Durante o procedimento de admissão na UCT, a tarefa inicial é avaliar o interesse e o envolvimento do paciente com o programa, determinar suas prioridades e avaliar os níveis gerais de literacia em saúde. Como observado anteriormente, os pacientes em diálise frequentemente têm baixa literacia em saúde, e ferramentas simples de avaliação, com apenas 1 ou 2 perguntas, podem identificar aqueles que estão em risco.[24,25] Após a avaliação da admissão, pode-se criar um programa de educação personalizado que atenda às prioridades e ao estilo de aprendizado do paciente.

Para evitar sobrecarregar pacientes já ansiosos, uma meta de 2 a 3 tópicos por semana na UCT parece uma meta realista. As sessões educacionais podem utilizar vários tipos de mídia para referência, incluindo textos, panfletos ou educação baseada na *web* fornecida em *tablets*. De maneira ideal, a educação é ativa quando o educador se envolve com o paciente e utiliza técnicas validadas, tal como o método "ensinar de volta" (*teach back*). As sessões formais de ensino devem ser relativamente breves; *i.e.*, 30 minutos como diretriz razoável, para evitar exceder a capacidade de atenção de um aprendiz adulto potencialmente urêmico. Além do paciente, os parceiros de cuidados, tais como membros da família, devem ser convidados a participar de sessões de ensino presenciais, se os protocolos de controle de infecção permitirem. À medida que os pacientes progridem no currículo, uma ferramenta de avaliação para garantir que o conhecimento seja adquirido, como questionários de tópicos simples ou similares, pode ser suficiente para avaliar a eficácia do ensino. A prova geral de eficácia acontecerá em desfechos clínicos desafiadores, como taxas de adoção de terapia domiciliar, fora da UCT. Além disso, uma avaliação do envolvimento do paciente, por exemplo, a pesquisa PAM-9, pode ser útil antes e depois da experiência na UCT para avaliar melhorias no conforto do paciente com o autocuidado.

Tarefas clínicas

A maioria dos pacientes incidentes inicia a diálise no centro de hemodiálise.[4] Embora a maioria dos centros de diálise forneça protocolos para novos pacientes, uma UCT pode fornecer um direcionamento de atendimento aprimorado e estabilização médica acelerada no lugar dos protocolos-padrão de inicialização da unidade. Os objetivos do atendimento clínico em uma UCT convergem para a estabilização médica geral do paciente. Podem incluir:

- Estabelecimento do peso alvo.
- Conciliação medicamentosa.
- Redução de medicamentos para pressão arterial.
- Agilizar os encaminhamentos para acesso e transplante, caso clinicamente apropriado.
- Desenvolver e implementar planos de cuidados nutricionais e para prevenção de anemia.

O cuidado clínico ocorre em paralelo e é complementar às tarefas educativas. Por exemplo, a maioria dos pacientes chega com um CVC e precisa de um plano de acesso permanente após terem determinado sua modalidade dialítica de escolha. A seleção da modalidade pode ocorrer rapidamente após a conclusão dessa parte do currículo educacional. A equipe da UCT então auxilia na agilização da colocação do acesso permanente. Nesse cenário, não há necessidade de fornecer a transferência de cuidados a um coordenador de acesso vascular em separado, pois a equipe educacional e a equipe clínica são a mesma. Embora essas tarefas sejam comuns a todos os novos pacientes em diálise, o programa educacional da UCT reduz o período de tempo em que elas ocorrem. Ao utilizar uma pequena equipe de atendimento específica do programa, a padronização é alcançada e as melhores práticas, como a continuação de diuréticos e a adesão rigorosa à ultrafiltração prescrita, podem ser garantidas.

Uma área em que os planos de tratamento da UCT podem exigir modificações é a aplicação de diálise incremental para novos inícios. O conceito de diálise incremental sugere que um subconjunto de pacientes mantém um grau significativo de função renal residual e pode dialisar com segurança com frequência diminuída *versus* o esquema típico de três vezes por semana. Sugere-se que este tipo de início de diálise proporcione vantagens ao reduzir o decréscimo na qualidade de vida e os efeitos colaterais associados à terapia.[26] Um plano da UCT pode incorporar esse conceito de algumas maneiras diferentes. Primeiro, um paciente pode iniciar um programa de transição por determinado número de semanas e depois mudar para uma abordagem incremental de longo prazo. A curta duração de um esquema da UCT (4-8 semanas), juntamente com alta utilização de diuréticos e ultrafiltração suave, podem ajudar a prevenir a preocupante perda da função renal residual.[27] Outro método envolve a vinda do paciente à UCT para sessões incrementais planejadas (normalmente 2 vezes por semana), mas também para ocasiões "somente educativas", nas quais o paciente pode conviver com o educador designado para aquele dia, mas não recebe terapia de diálise. Em qualquer cenário, é importante que a UCT permaneça flexível para acomodar uma variedade de conceitos de inicialização de diálise centrados no paciente.

CONCLUSÃO

As unidades de cuidados de transição são um aspecto de um programa abrangente de transição para DRCT. Uma UCT fornece uma abordagem suave para pacientes que têm cuidados ineficazes ou nenhum cuidado pré-diálise. Como as conversões inesperadas de função renal normal, ou DRC, para DRCT continuarão a ocorrer, sempre haverá a necessidade de tais programas de início pós-diálise. Uma UCT, entretanto, deve fazer parte de um programa abrangente de transição. Ela pode ser mais bem pareada com uma clínica de DRC de alto risco dedicada e um programa de cuidados paliativos/de suporte para aqueles que optam por não fazer diálise. Nesse cenário, materiais educacionais e funcionários podem ser compartilhados, resultando em economia de escala e transferências mais tranquilas de pacientes.

Os provedores que consideram estabelecer uma UCT devem avaliar cuidadosamente as limitações e os custos de tais programas. Embora os programas de educação de inicialização pós-diálise tenham claramente demonstrado melhorias na aceitação da terapia domiciliar, os dados que suportam UCT totalmente integradas são originários principalmente de pequenas séries de casos retrospectivos. Isso se deve em parte ao fato de que esses programas geralmente são iniciados dentro de uma estrutura de melhoria de qualidade em que os dados são mantidos de forma interna nas organizações. Entretanto, dados limitados (principalmente de resumos) sugerem que os formandos da UCT podem adotar terapias domiciliares em 30% a 50%.[12,13] Os custos não são insignificantes e são mais bem abordados em estágios de planejamento. É importante considerar o volume esperado de pacientes e alocar a equipe adequadamente. As proporções efetivas de equipe-paciente/aluno são mais altas do que em um cenário de diálise habitual no centro. Além disso, dedicar uma metragem quadrada preciosa de um centro de diálise a uma UCT de baixo volume pode não ser um uso eficaz de recursos. Entretanto, em geral, as vantagens potenciais de uma UCT são significantes. A melhora na aceitação de diálise domiciliar e pacientes instruídos e capacitados para o autocuidado são desfechos de curto prazo. Melhorias em longo prazo podem ser vistas na forma de redução de hospitalizações e, espera-se, redução de mortalidade. À medida que a medicina avança para pagamentos baseados em desfechos, espera-se que o investimento em um programa de UCT seja contabilizado pela redução de custos em outras áreas. Isso ainda precisa ser avaliado; estudos de alta qualidade com desfechos de curto e longo prazo relacionados ao conceito de UCT são urgentemente necessários.

No futuro, a UCT poderá servir como um "centro" flexível para programas adicionais. Por exemplo, a diálise peritoneal de início urgente pode ser integrada em uma UCT. A UCT também pode servir como um "porto seguro" para indivíduos com falência de transplante ou uma oportunidade para cuidados temporários, quando pacientes em hemodiálise domiciliar sofrerem fadiga ou esgotamento do cuidador. Pacientes com injúria renal aguda têm melhores taxas de recuperação renal com protocolos dedicados, semelhantes aos conceitos de manejo de volume da UCT, e poderiam compartilhar a infraestrutura de uma UCT.[28]

REFERÊNCIAS

1. Institute of Medicine (US) Committee to Study Decision Making; Hanna KE, editor. Biomedical Politics. Washington (DC): National Academies Press (US); 1991. Origins of the Medicare Kidney Disease Entitlement: The Social Security Amendments of 1972. Disponível em: https://www.ncbi.nlm.nih.gov/books/NBK234191/.
2. United States Renal Data System. 2010 USRDS Annual Data Report: Atlas of chronic kidney disease and end-stage renal disease in the United States. National Institutes of Health, National Institute of Diabetes and Digestive and Kidney Diseases, Bethesda, MD; 2010.
3. Eschbach JW, Seymour M, Potts A, Clark M, Blagg CR. A hemodialysis orientation unit. Nephron 1983;33(2):106-10.
4. United States Renal Data System. 2019 USRDS Annual Data Report: Epidemiology of kidney disease in the United States. National Institutes of Health, National Institute of Diabetes and Digestive and Kidney Diseases, Bethesda, MD; 2019.
5. Purnell TS, Bae S, Luo X, Johnson M, Crews D, Cooper LA, et al. National trends in the association of race and ethnicity with predialysis nephrology care in the United States From 2005 to 2015. JAMA Netw Open 2020;3(8):e2015003.
6. Gillespie BW, Morgenstern H, Hedgeman E, Tilea A, Scholz N, Shearon T, et al. Nephrology care prior to end-stage renal disease and outcomes among new ESRD patients in the USA. Clin Kidney J 2015;8(6):772-80.
7. Chin AI, Nguyen TA, Dinesh KP, Morfin JA. Late acceleration of glomerular filtration rate decline is a risk for hemodialysis catheter use in patients with established nephrology chronic kidney disease care. Hemodial Int 2015;19(3):379-85.
8. Soohoo M, Streja E, Obi Y, Rhee CM, Gillen DL, Sumida K, et al. Predialysis kidney function and its rate of decline predict mortality and hospitalizations after starting dialysis. Mayo Clin Proc 2018;93(8):1074-85.
9. Harasemiw O, Drummond N, Singer A, Bello A, Komenda P, Rigatto C, et al. Integrating risk-based care for patients with chronic kidney disease in the community: study protocol for a cluster randomized trial. Can J Kidney Health Dis 2019;6:2054358119841611.
10. Green JA, Ephraim PL, Hill-Briggs FF, Browne T, Strigo TS, Hauer CL, et al. Putting patients at the center of kidney care transitions: Prepare now, a cluster randomized controlled trial. Contemp Clin Trials 2018;73:98-110.
11. Lockridge Jr R, Weinhand E, Kraus M, Schreiber M, Spry L, Tailor P, et al. A systematic approach to promoting home hemodialysis during end stage kidney disease. Kidney 360 2020;1(9):993-1001 10.34067/KID. 0003132020.
12. Ng HJ, Tan WJ, Mooppil N, Newman S, Griva K. Prevalence and patterns of depression and anxiety in hemodialysis patients: a 12-month prospective study on incident and prevalent populations. Br J Health Psychol 2015;20(2):374-95.
13. Taylor DM, Fraser SDS, Bradley JA, Bradley C, Draper H, Metcalfe W, et al. A systematic review of the prevalence and associations of limited health literacy in CKD. Clin J Am Soc Nephrol 2017;12(7):1070-84.
14. Fadem SZ. Satisfaction with renal replacement therapy and education: the American Association of Kidney Patients survey. Clin J Am Soc Nephrol 2011;6(3):605-12.
15. Centers for Medicare & Medicaid Services (CMS) Center for Medicare and Medicaid Innovation (CMMI) Kidney Care Choices (KCC) Model Request for Applications. Disponível em: https://innovation.cms.gov/files/x/kcc-rfa.pdf.
16. Wingard RL, Chan KE, Lazarus JM, Hakim RM. The “right” of passage: surviving the first year of dialysis. Clin J Am Soc Nephrol 2009;4(1):S114-S120.

17. Wilson SM, Robertson JA, Chen G, Goel P, Benner DA, Krishnan M, et al. The Impact (Incident management of patients, actions centered on treatment) program: a quality improvement approach for caring for patients initiating long-term hemodialysis. Am J Kidney Dis 2012;60(3):435-43.
18. National Kidney Foundation Treatment and Support. Disponível em: https://www.kidney. org/treatment-support.
19. Kidney School Learning Modules. Disponível em: https://kidneyschool.org/mods/.
20. Rioux JP, Cheema H, Bargman JM, Watson D, Chan CT. Effect of an in-hospital chronic kidney disease education program among patients with unplanned urgent-start dialysis. Clin J Am Soc Nephrol 2011;6(4):799-804.
21. Wong MC, Kalman JM, Pedagogos E, Toussaint N, Vohra JK, Sparks PB, et al. Temporal distribution of arrhythmic events in chronic kidney disease: highest incidence in the long interdialytic period. Heart Rhythm 2015;12:2047-55.
22. Morfín JA, Yang A, Wang E, Schiller B. Transitional dialysis care units: a new approach to increase home dialysis modality uptake and patient outcomes. Semin Dial 2018;31(1):82-7.
23. Bose S, Bowman BT, McPhatter L, Wentworth D, Daniel CL, Abdel-Rahman EM. A transitional start unit (TSU) improves home dialysis adoption by incident ESKD patients. American Society of Nephrology Kidney Week. Washington, DC; 2019.
24. Brice JH, Foster MB, Principe S, Moss C, Shofer FS, Falk RJ, et al. Single-item or two-item literacy screener to predict the S-TOFHLA among adult hemodialysis patients. Patient Educ Couns 2014;94(1):71-5.
25. Taylor DM, Bradley JA, Bradley C, et al. Limited health literacy in advanced kidney disease. Kidney Int 2016;90(3):685-95.
26. Kalantar-Zadeh K, Crowley ST, Beddhu S, Chen JLT, Daugirdas JT, Goldfarb DS, et al. Renal replacement therapy and incremental hemodialysis for veterans with advanced chronic kidney disease. Semin Dial 2017;30(3):251-61.
27. Li T, Wilcox CS, Lipkowitz MS, Gordon-Cappitelli J, Dragoi S. Rationale and strategies for preserving residual kidney function in dialysis patients. Am J Nephrol 2019;50(6):411-21.
28. Gautam SC, Brooks CH, Balogun RA, Xin W, Ma JZ, Abdel-Rahman EM. Predictors and outcomes of post-hospitalization dialysis dependent acute kidney injury. Nephron 2015;131(3):185-90.

3

Manejo da anemia em pacientes em diálise

Ana Flávia Moura, Joan A. Oliveira Moitinho, José H. R. Suassuna

VISÃO GERAL

A anemia é uma das principais manifestações da doença renal crônica. Tem alta incidência em pacientes em diálise e está associada a morbidade significativa. A fisiopatologia da anemia da doença renal é complexa, pois envolve vários mecanismos, sendo a deficiência de eritropoetina o principal deles. Para pacientes com doença renal crônica, a terapia com eritropoetina humana recombinante e a suplementação de ferro intravenoso (IV) trouxeram uma melhora notável na qualidade de vida e uma redução significativa nas necessidades de transfusão de sangue. No entanto, as estratégias atuais para o manejo da anemia não estão isentas de efeitos colaterais. A hiporresponsividade à terapia com eritropoetina e a eventual necessidade de hemotransfusão ainda fazem parte da rotina dos pacientes em diálise. Nas últimas décadas, vários estudos procuraram definir a meta ideal da hemoglobina, buscando o equilíbrio entre a capacidade ideal de transporte de oxigênio e os riscos de efeitos colaterais pelo tratamento excessivo. Pesquisas voltadas ao desenvolvimento de fármacos que não apenas estimulem a produção de eritropoetina, mas também interfiram no metabolismo do ferro, têm renovado as perspectivas de abordagens mais eficazes no controle da anemia da doença renal crônica.

INTRODUÇÃO

Geralmente se atribui a Richard Bright a descrição da anemia da doença renal crônica (DRC), embora ele apenas tenha sinalizado sobre a palidez da pele de seus pacientes.[1] A descrição original clínica e laboratorial da anemia na doença renal foi feita pelo Dr. Robert Christison, de Edimburgo, em 1839.[2] A anemia é uma das manifestações cardinais da doença renal crônica, estando associada ao aumento da mortalidade, hospitalização, insuficiência cardíaca e redução da qualidade de vida.[3-5] Ela afeta cerca de 75% dos pacientes no estágio 5 e até 90% daqueles em diálise.[6]

A patogênese da anemia na DRC é multifatorial (Quadro 1),[2,7] embora as causas predominantes sejam a redução da produção renal de eritropoetina e o comprometimento da absorção e utilização do ferro.[7,8] O hormônio hepcidina também desempenha um papel fundamental na patogênese da DRC. É produzido no fígado e eliminado principalmente pelos rins. A produção de hepcidina aumenta com a inflamação, em pacientes com DRC, e após uma sobrecarga de ferro, como em terapia de reposição de ferro IV.[9,10] Em níveis elevados, a hepcidina diminui a disponibilidade de ferro ligando-se à ferroportina (canal exportador de ferro) e induzindo sua endocitose e subsequente proteólise. Como a ferroportina é o único condutor para a transferência de ferro das células para o plasma, o ferro fica aprisionado nas reservas dos enterócitos (diminuindo a absorção intestinal de ferro), dos macrófagos (comprometendo a reciclagem do ferro dos glóbulos verme-

Quadro 1 Principais causas de anemia em pacientes com DRC
Deficiência de eritropoetina
Deficiência de ferro
Sangramento
Deficiência de vitamina B12/folato
Hemoglobinopatias
Hipotireoidismo
Hiperparatireoidismo
Subdose de diálise
Infecção ou inflamação
Malignidade
Desnutrição
Doenças da medula óssea
Hemólise
iECA/BRA
Baixa adesão à terapia

BRA: bloqueador do receptor de angiotensina; iECA: inibidor da enzima conversora de angiotensina.

lhos senescentes) e dos hepatócitos (impedindo a liberação de reservas de ferro).[10] Outros fatores, como desnutrição, toxicidade urêmica e a meia-vida reduzida dos eritrócitos, também contribuem para a patogênese da anemia na DRC.[3,11,12]

Até a década de 1990, o tratamento da anemia associada à DRC era baseado na reposição de ferro suplementada com terapia androgênica, com a maioria dos pacientes necessitando de transfusões de sangue.[6] A disponibilidade de eritropoetina humana recombinante (rHuEPO) mudou para sempre o manejo da anemia na DRC.[13,14] A administração regular de agentes estimulantes da eritropoiese (AEE) aumenta os níveis de hemoglobina (Hb), reduz a necessidade de transfusão e melhora a qualidade de vida.[15]

Na última década, vários estudos tentaram definir os níveis alvo de hemoglobina em pacientes com DRC, buscando o equilíbrio entre a capacidade ideal de transporte de oxigênio e os riscos de efeitos colaterais causados pelo tratamento excessivo.[16-18] Em 2017, 65% dos pacientes em hemodiálise (HD) e 56% daqueles em diálise peritoneal (DP) apresentavam níveis de hemoglobina dentro das metas estipuladas.[19]

Apesar do progresso inegável, o manejo da anemia na DRC ainda é um desafio.[20] Há esperança em novas abordagens para o tratamento clínico. Fármacos que exploram a interação regulatória entre o metabolismo do ferro e os estabilizadores do fator induzível por hipóxia (HIF – *hypoxia-inducible factor*), também conhecidos como inibidores da enzima prolil-hidroxilase induzida por hipóxia (HIF-PHI), estão surgindo como uma nova opção terapêutica para o tratamento da anemia associada à DRC.[21-23]

DIAGNÓSTICO E AVALIAÇÃO DA ANEMIA

A anemia é definida pelos níveis de concentração de hemoglobina abaixo de 13 g/dL para homens adultos e mulheres na pós-menopausa e abaixo de 12 g/dL para mulheres na pré-menopausa.[24] A anemia na DRC é geralmente normocrômica, normocítica e hipoproliferativa.[3] A deficiência de ferro é comum e pode ocorrer em mais de 50% dos pacientes em diálise.[25]

A anemia deve ser avaliada independentemente do estágio da DRC, a fim de identificar potenciais processos reversíveis que possam estar causando ou contribuindo para seu surgimento. A avaliação inicial inclui: hemograma completo e contagem de reticulócitos, ferritina sérica, saturação de transferrina (TSAT), níveis de vitamina B12 sérica e folato.[25] Ocasionalmente, pode ser necessária uma investigação mais abrangente, incluindo níveis séricos de albumina e alumínio, avaliação da tireoide e da paratireoide, testes de hemólise e, por vezes, biópsia da medula óssea, particularmente em pacientes com baixa resposta aos AEE.[11,25]

TRATAMENTO DE ANEMIA COM COMPOSTOS FERROSOS

Como em qualquer doença, o primeiro passo no tratamento da anemia é tentar determinar sua etiologia. Em pacientes com DRC, a deficiência de ferro deve ser sempre investigada antes do início do tratamento, pois é uma causa muito comum de hiporresponsividade aos AEE.

Além do comprometimento da absorção de ferro devido à produção de hepcidina mediada pela inflamação crônica, vários outros fatores podem contribuir para a depleção de ferro em pacientes com DRC: coleta de sangue frequentes para exames laboratoriais, sangramento gastrointestinal, interferência de medicamentos na absorção de ferro (p. ex., inibidores da bomba de prótons e quelantes de fósforo), sangramento associado a procedimentos cirúrgicos e de implantação de cateter e perda de sangue no circuito da diálise.[26-28]

A reposição de ferro é amplamente utilizada no tratamento da anemia em pacientes com doença renal crônica em estágio terminal (DRCT), sendo considerada um adjuvante essencial à terapia com AEE.[29] Estudos têm demonstrado consistentemente a superioridade da resposta da hemoglobina com a administração de ferro IV em comparação com a reposição oral, especialmente em pacientes em HD.[30] Além disso, a terapia com ferro IV permite uma redução na dose e a frequência de uso de AEE, com consequente impacto favorável no custo do tratamento.[31]

Além dos níveis de hemoglobina sérica, as decisões sobre a reposição de ferro dependem de dois parâmetros: a TSAT e a ferritina sérica.[25] Diretrizes concordam em um ponto de corte para início da terapia, mas o limite recomendado para a suspensão da terapia é bastante variado, principalmente em relação ao nível de ferritina.

As diretrizes KDIGO (*Kidney Disease Improving Global Outcomes*) sugerem as mesmas condições para iniciar a suplementação de ferro em pacientes em DP ou HD, utilizando ou não AEE: TSAT ≤ 30% e ferritina ≤ 500 ng/mL.[25] Uma vez iniciada a reposição de ferro, a TSAT e a ferritina devem ser avaliadas pelo menos a cada três meses para determinar ajustes de dose ou interrupção da reposição. Nos casos de início de uso ou ajuste da dose de um AEE, recomenda-se nova avaliação de ferritina e TSAT após trinta dias. Além disso, de acordo com as diretrizes, a hemoglobina deve ser medida mensalmente em todos os pacientes em diálise, e a suplementação de ferro deve ser suspensa em pacientes com TSAT > 30% e ferritina > 500 ng/mL.[25]

Um posicionamento de 2013 do grupo European Renal Best Practice recomendou que pacientes em hemodiálise, que não estejam recebendo AEE, devem receber suplementação de ferro se a TSAT < 25% e ferritina < 300 ng/mL. Para pacientes em DP e que não estejam recebendo AEE, o ferro pode ser administrado por via oral por 1 a 3 meses, porém pode ser convertido para terapia IV, em caso de resposta inadequada. Para aqueles já em uso de AEE, a suplementação de ferro IV foi recomendada para pacientes com TSAT < 30% e ferritina < 300 ng/mL, mas poderia ser mantida com níveis mais altos de ferritina, com base na avaliação individual. De acordo com essa diretriz, a reposição de ferro deve ser suspensa com TSAT > 30% e níveis de ferritina > 500 ng/mL.[32]

Em 2013, a revisão pela KDOQI (*Kidney Disease Outcomes Quality Initiative*) das recomendações da KDIGO concordou com o ponto de corte proposto pela KDIGO para o início da suplementação de ferro IV (TSAT ≤ 30% e ferritina ≤ 500 ng/mL, em HD ou DP). O limite superior para descontinuação de ferro IV não foi claramente definido, pois não havia evidências suficientes para estabelecer um ponto de corte de ferritina para descontinuação de ferro IV. Sua recomendação foi manter a suplementação de ferro IV sempre que a TSAT ≤ 30%, mesmo quando os níveis de ferritina já estivessem acima de 500 ng/mL.[33]

Em 2015, as diretrizes atualizadas do National Institute for Health and Care Excellence (Nice) para o manejo da anemia em pacientes com DRC afirmavam que o ferro IV deve ser iniciado em pacientes com TSAT < 20% e ferritina < 100 ng/mL. Em pacientes em hemodiálise, os marcadores dos níveis de ferro deveriam ser medidos a cada 1 a 3 meses. Para pacientes em DP, essa avaliação poderia ser feita trimestralmente.[34] A sugestão era que o ferro IV deve ser descontinuado sempre que a ferritina estiver acima de 800 ng/mL, e sua real necessidade deve ser questionada sempre que os níveis séricos de ferritina se tornam maiores que 500 ng/mL.[34]

O ferro pode ser potencialmente tóxico quando em sua forma livre. Estratégias agressivas de administração IV de ferro têm sido amplamente associadas a maiores chances de mortalidade, e de morbidade e mortalidade relacionadas à infecção.[35] Por essa razão, é importante evitar a suplementação excessiva, o que pode causar acúmulo tecidual de ferro. A maioria das diretrizes recomenda interromper a administração de ferro IV com níveis de ferritina entre 500 e 1.200 ng/mL.[35] Considera-se prudente suspender a terapia com ferro IV sempre que os níveis de ferritina atingirem níveis superiores a 800 ng/mL.

Compostos ferrosos

Os principais compostos disponíveis para suplementação de ferro IV são descritos na Tabela 1.

A sacarose de ferro tem uma baixa taxa de reações adversas e não requer uma dose de teste. Pode ser administrada não diluída como bólus IV a uma taxa de infusão de 1 mL/min ou diluída em solução salina. Nesse caso, recomenda-se diluir o frasco em 100 mL de solução salina com tempo de infusão de 15 minutos.[36]

Tabela 1 Ferro intravenoso

	Nome comercial	Formulação	Dosagem máxima	Tempo mínimo de administração
Sacarose de ferro	Venofer, Sucrofer, Hemacit, Noripurum, Ferropurum	20 mg/mL em ampolas de 2,5 ou 5 mL	200 mg	10-30 min
Ferro dextrano	Cosmofer	50 mg/mL em ampolas de 2, 5 ou 10 mL	20 mg/kg	4-6 h
Gluconato férrico de sódio	Ferrlecit	12,5 mg/mL em ampola de 5 mL	125 mg	10-60 min
Pirofosfato férrico	Triferic	5,44 mg/mL em ampolas de 5 ou 50 mL	110 mcg/L	Durante o procedimento de HD
Carboximaltose férrica	Ferinject ou Injectafer	50 mg/mL em ampolas de 2, 10 ou 20 mL	1.000 mg (até 200 mg se for paciente com DRC-HD)	15 min
Ferumoxitol	Feraheme	30 mg/mL em ampola de 17 mL	10 mg	15 min

DRC: doença renal crônica; HD: hemodiálise.
Fonte: adaptada de Roger SD. Practical considerations for iron therapy in the management of anemia in patients with chronic kidney disease. Clin Kidney J. 2017(1):i9-i15.

O ferro dextrano é utilizado com menos frequência devido ao maior risco de reações de hipersensibilidade graves. Por essa razão, ele necessita de uma dose de teste de 25 mg, infundida durante 5 minutos. O paciente deve permanecer em observação por 60 minutos, sendo os primeiros 15 minutos pós-infusão o período mais crítico. Pode ser administrado diluído em 500 a 1.000 mL de solução salina ou não ser diluído, com velocidade máxima de infusão de 50 mg/minuto.[37]

O gluconato férrico de sódio está menos associado a reações adversas do que os compostos mencionados anteriormente, não necessitando de dose de teste. Sua infusão não deve exceder 1 mL/minuto. Caso se opte pela não diluição, podem ser administrados até 125 mg por 10 minutos.[38]

Embora pouco utilizado, o pirofosfato férrico tem despertado interesse para uso em pacientes em diálise devido a sua capacidade de reduzir o fósforo sérico. Outra vantagem é que ele pode ser adicionado ao dialisato, além de apresentar baixo índice de reações adversas.[39,40] A dosagem recomendada é de uma ampola de 5 mL de solução de pirofosfato férrico para cada 2,5 galões de concentrado de bicarbonato. Deve ser administrado em cada procedimento de diálise enquanto os pacientes estiverem recebendo terapia de hemodiálise de manutenção. As soluções de hemodiálise devem ser utilizadas dentro de 24 horas da preparação da mistura de concentrado de bicarbonato.[39]

A carboximaltose férrica é um núcleo de hidróxido férrico estabilizado por uma carboximaltose. Não é necessária dose teste, devido ao seu baixo risco de reações de hipersensibilidade. Uma dose alta única de carboximaltose férrica pode ser infundida em um curto período de tempo.[41]

O oxi-hidróxido sucroférrico (OHS), um quelante de fósforo à base de ferro cujo uso foi ampliado desde 2014, foi recentemente aprovado pela Food and Drug Administration (FDA) dos EUA para o tratamento de pacientes em HD. Alguns estudos indicam um efeito favorável nos níveis de ferritina e saturação de transferrina após a administração de OHS.[42,43] Entretanto, o período de seguimento foi curto. Um estudo recente de longo prazo não mostrou diferenças significantes nos níveis de hemoglobina, ferritina e saturação de transferrina em comparação com outros quelantes de fósforo.[44] Ainda não está claro se a administração em longo prazo de OHS pode causar sobrecarga de ferro.

Complicações e segurança em longo prazo do ferro intravenoso

Os riscos associados ao uso prolongado de ferro IV ainda precisam de maiores investigações. O estudo *Pivotal* (*Proactive IV iron therapy in hemodialysis patients*) foi criado para avaliar a segurança de altas doses de ferro IV. Ele foi um grande ensaio clínico randomizado (ECR) multicêntrico, que recrutou 2.141 pacientes. O estudo *Pivotal* comparou um regime de alta dose (ferro administrado proativamente na dose de 400 mg mensais até uma TSAT de 40% ou ferritina sérica de 700 ng/mL) com um esquema de suplementação de baixa dose (reposição de ferro de rotina de 0-400 mg mensalmente com um alvo de TSAT de 20% e uma ferritina sérica de 200 ng/mL). Após 5 anos de seguimento (2013-2018), houve uma incidência significantemente menor de eventos cardiovasculares adversos maiores (MACE – *major adverse cardiovascular events*) no grupo do regime proativo. É importante ressaltar que a incidência de infecções foi semelhante nos dois grupos.[45]

Os achados do estudo *Pivotal* contrastam com vários outros estudos, nos quais foi demonstrado um pequeno aumento ou uma falta de associação entre o risco cardiovascular e um regime proativo.[46-50] Vale ressaltar que nenhum desses estudos utilizou Mace como desfecho clínico. Além disso, a possível associação entre altas doses de ferro IV e maior incidência de infecções foi frequentemente relatada.[46,50,51] Outras complicações associadas à suplementação de ferro IV incluem: reações de hipersensibilidade aguda, sobrecarga de ferro, exacerbação de estados inflamatórios crônicos e piora de infecções estabelecidas.

As reações de hipersensibilidade aguda associadas a infusões de ferro são raras, mas podem ser potencialmente fatais. Embora seus mecanismos não sejam totalmente conhecidos, acredita-se que o ferro possa ativar o sistema complemento por via alternativa, em um processo que pode ser desencadeado por predisposição genética ou por outros fatores não específicos.[52,53] Todos os compostos de ferro em uso corrente estão associados a reações de hipersensibilidade, cuja ocorrência é geralmente imprevisível. Por essa razão, o ferro IV deve ser administrado lentamente, respeitando a taxa de infusão recomendada para cada composto.[53]

A prescrição de ferro IV deve ser sempre individualizada, com o objetivo de administrar a menor dose para fornecer reservas adequadas para manter a eritropoiese, evitando a supersaturação, que pode potencializar a inflamação e levar à toxicidade de órgãos.[54-56]

Vários estudos sugerem a suspensão da suplementação de ferro IV em caso de infecções bacterianas. Isso ocorre porque a maioria dos patógenos humanos utiliza o ferro como substrato para seu crescimento. Assim, o aumento da disponibilidade de ferro sérico pode causar uma exacerbação do episódio infeccioso e afetar a resposta ao tratamento.[25,51,57,58]

Personalizar as recomendações das diretrizes é essencial para o sucesso da terapia proposta. A escolha da reposição de ferro IV e da dose prescrita depende da avaliação do conjunto de comorbidades e riscos apresentados por cada paciente e do tipo de terapia renal substitutiva.

PAPEL DOS AGENTES ESTIMULANTES DA ERITROPOIESE NA ANEMIA EM PACIENTES COM DRCT

Os AEE são elementos-chave no tratamento da anemia em pacientes com DRCT. Desde sua aprovação pela FDA em 1989, esses compostos mudaram completamente o cuidado dos pacientes em diálise, melhorando sua qualidade de vida e evitando a necessidade de transfusões de sangue regulares.[59] Entretanto, os níveis alvo de hemoglobina para o início e interrupção dos AEE variaram ao longo dos anos.[60-63]

Níveis alvo de hemoglobina

Antes da disponibilidade da rHuEPO, o tratamento da anemia em pacientes em diálise dependia de terapia androgênica e transfusões de sangue, geralmente indicadas quando os níveis de hematócrito caíam abaixo de 30%.[64] O estudo de fase III de 1989, que avaliou o efeito da rHuEPO na anemia associada à DRC, foi o prenúncio de uma nova era, quando registrou uma queda impressionante nas necessidades de transfusão de sangue, de 0,52 unidade por paciente por mês para menos de 0,03 unidade, após somente dois meses de terapia com AEE.[65]

Em sua aprovação original, a FDA recomendou um hematócrito alvo entre 30% e 33%, com a recomendação de suspender o tratamento sempre que ele ultrapassasse 36%.[66] Ao longo dos anos, a meta ideal de hematócrito/hemoglobina para pacientes em HD tem sido motivo de debate, abordada por vários estudos e diretrizes.[60-63] Argumentos a favor de metas mais altas, próximas às da população geral, incluíram melhora na qualidade de vida, melhor tolerância ao exercício, aumento da sobrevida, redução da progressão da DRC e regressão da hipertrofia ventricular esquerda.[60,62,67-72] Havia, entretanto, preocupações com os riscos potenciais causados por níveis mais altos de hemoglobina e aumento da viscosidade do sangue, incluindo o risco de eventos cardíacos e cerebrais trombóticos e redução da depuração de solutos.[73,74]

O estudo *Normal Hematocrit Study* (NHS) foi fundamental para o estabelecimento dos atuais níveis alvo de hemoglobina em pacientes em HD. Pacientes dependentes de diálise com insuficiência cardíaca congestiva ou doença cardíaca isquêmica foram alocados para um nível alvo de hemoglobina alto ou baixo (14 *vs.* 10 g/dL). O estudo foi interrompido antes de sua conclusão devido a uma maior taxa de eventos adversos no grupo de alta hemoglobina, incluindo trombose do acesso vascular, infarto agudo do miocárdio e morte cardiovascular.[8]

Após o NHS, a doença cardíaca tornou-se critério de exclusão em estudos que avaliaram eventos associados a alvos de hemoglobina mais elevados. Entretanto, vários outros ensaios clínicos e metanálises confirmaram as maiores chances de mortalidade geral e eventos trombóticos em pacientes em HD tratados para atingir níveis normais de hemoglobina, bem como a falta de benefícios significativos na qualidade de vida.[16,18,73,75,76] Com base nesses achados e com apenas pequenas variações em seus valores exatos, as principais diretrizes revisaram suas metas, com a recomendação de manter os níveis de hemoglobina acima de 9 g/dL, com um intervalo alvo entre 10 e 12 g/dL.[25,32-34] As diretrizes também foram unânimes em alertar sobre o risco aumentado de eventos trombóticos quando a Hb é mantida acima de 12 g/dL.

Recomendações de terapia com AEE

A decisão de iniciar ou não a terapia com AEE deve ser baseada na avaliação individual do paciente. Os riscos associados com o uso de AEE, como agravamento da hipertensão, eventos trombóticos associados à hiperviscosidade e o potencial para progressão tumoral, devem ser considerados à luz de seus benefícios conhecidos sobre as necessidades de transfusão de sangue, qualidade de vida e isquemia miocárdica relacionada à anemia.[59,68-70,73,74-78]

Todas as diretrizes atuais recomendam que as causas alternativas para anemia devem ser eliminadas antes de iniciar a terapia com AEE (Quadro 1). Por exemplo, em pacientes com DRC com anemia e deficiência de ferro, os AEE não devem ser iniciados sem o fornecimento de um substrato de ferro adequado. Os níveis séricos de hemoglobina devem ser monitorados mensalmente a fim de atingir a dose mínima de AEE para alcançar o nível de hemoglobina alvo e evitar ultrapassá-lo.

Após a avaliação individual dos riscos e benefícios, as diretrizes KDIGO aconselham iniciar o uso de AEE em pacientes com hemoglobina < 10 g/dL, sem permitir que os níveis caiam abaixo de 9 g/dL. Por outro lado, a continuação da terapia com AEE em pacientes com hemoglobina superior a 11,5 g/L não é considerada apropriada, sendo fortemente desencorajada em pacientes com hemoglobina > 13 g/dL. O intervalo alvo de manutenção é de 10 a 11,5 g/dL, com ajuste da dose de acordo com a resposta ao tratamento.[25,66]

O grupo KDOQI e a FDA divergem minimamente das recomendações da KDIGO. Há concordância no limiar para o início da terapia (Hb < 10 g/dL). Entretanto, com base no estudo NHS, o grupo KDOQI e a FDA recomendam uma meta de hemoglobina mais baixa, na faixa entre 10 e 11 g/dL.[8]

Ambas as iniciativas *European Renal Best Practice* e do Nice consideram os mesmos parâmetros para o início da terapia com AEE: hemoglobina < 10 g/dL, desde que os riscos e benefícios sejam devidamente avaliados. Entretanto, a hemoglobina alvo tem uma tolerância um pouco maior, variando entre 10 e 12 g/dL. Tal como acontece com as outras diretrizes, o uso de AEE em pacientes com hemoglobina superior a 13 g/dL não é endossado.[32,34]

Hiporresponsividade e falha da terapia com AEE

Mesmo com o fornecimento de AEE, há pacientes com baixa resposta ou mesmo falha em atingir as metas recomendadas. Alguns pacientes podem precisar de doses muito altas de AEE ou até mesmo transfusões de sangue. A definição de hiporresponsividade aos AEE varia entre as diretrizes. De acordo com a KDIGO, a hiporresponsividade aos AEE é diagnosticada quando há falta de resposta após um mês de tratamento com dose otimizada.[25] A KDOQI recomenda esperar pelo menos dois meses antes de considerar o paciente hiporresponsivo.[33]

O diagnóstico de hiporresponsividade à terapia com AEE deve sempre ser precedido por uma investigação minuciosa de causas alternativas da anemia. Estas últimas tornam o diagnóstico de resistência aos AEE temporário, exigindo uma reavaliação após a abordagem da comorbidade associada. O Quadro 1 apresenta um resumo dos diagnósticos alternativos associados a uma resposta insatisfatória à terapia com AEE.

Tanto em casos de hiporresponsividade primária quanto adquirida (necessidade de dois aumentos subsequentes de 50% da dose de um AEE após um período de estabilidade prévia da Hb), não é aconselhável aumentar ainda mais a dose de AEE além do dobro da dose usual.[25] Doses mais altas são caras, não apresentam vantagens associadas e podem aumentar os riscos associados à terapia com AEE.[25]

TRANSFUSÃO DE CONCENTRADO DE HEMÁCIAS

A transfusão de concentrado de hemácias (CH) está associada a potenciais efeitos adversos e é preferencialmente evitada em pacientes com DRCT.[25] Dentre seus riscos, podemos destacar o de infecções virais, bem como de contaminação bacteriana ou parasitária.[79-80] Também está associada a uma variedade de reações que incluem reações transfusionais febris não hemolíticas, lesão pulmonar aguda relacionada à transfusão (Trali – *transfusion-related acute lung injury*), sobrecarga circulatória associada à transfusão (Taco – *transfusion associated circulatory overload*), reações hemolíticas transfusionais agudas, reações transfusionais hemolíticas tardias (DHTR – *delayed hemolytic transfusion reactions*) e reações anafiláticas transfusionais.[80-85] Em pacientes com DRCT, deve ser dada ainda atenção especial aos efeitos adversos adicionais, como sobrecarga de ferro, hipercalemia e aloimunização.[79,80]

Embora a disponibilidade dos AEE tenha reduzido drasticamente a necessidade de transfusões repetidas de CH em pacientes com DRCT, as transfusões não foram totalmente eliminadas.[80] Durante 2016, nos EUA, pelo menos 16,6% dos pacientes em HD e 15,1% dos pacientes em DP receberam pelo menos uma transfusão de CH, devido a uma variedade de indicações.[19] As transfusões de CH ainda são necessárias em situações clínicas específicas, como hemorragia aguda grave e doença arterial coronariana instável, quando a correção pré-operatória da hemoglobina é necessária com urgência e quando a terapia com AEE não é eficaz (hemoglobinopatias, insuficiência da medula óssea, resistência à rHuEPO etc.). Nesta última situação, a recomendação é aderir a uma estratégia de transfusão restritiva que visa pacientes sintomáticos, em vez de um limiar arbitrário de hemoglobina.[25,32,86]

A aloimunização contra hemácias e/ou antígenos HLA é uma grande preocupação em pacientes com DRCT. Aloanticorpos para hemácias podem dificultar a localização de unidades de eritrócitos antígeno-negativos compatíveis, particularmente se múltiplos aloanticorpos estiverem presentes, e isso também pode aumentar o risco de DHTR.[80]

Em candidatos a transplante renal, as transfusões aumentam o risco de sensibilização aos antígenos HLA, levando ao aumento do tempo de espera para o transplante e a redução da sobrevida do enxerto.[79] Estratégias comumente utilizadas, como leucorredução de transfusões de hemácias, não parecem proteger potenciais candidatos a transplante renal contra a alossensibilização.[82] Portanto, sempre que possível, as transfusões de hemácias devem ser evitadas em pacientes elegíveis para transplante renal.

NOVAS TERAPIAS

Inibidores da prolil-hidroxilase do fator induzível por hipóxia

Os inibidores da prolil-hidroxilase do fator induzível por hipóxia (HIF-PHI), também conhecidos como estabilizadores do fator induzível por hipóxia (estabilizadores de HIF), são fármacos promissores para o tratamento da anemia relacionada à DRCT. Os medicamentos dessa nova classe incluem roxadustat, molidustat, daprodustat e vadadustat.[23,87-90] Os HIF-PHI agem imitando a resposta celular a níveis reduzidos de oxigênio, com um consequente aumento na atividade do HIF, que por sua vez ativa a produção endógena de EPO e, por fim, estimula a eritropoiese.[87,91] Além disso, os níveis de hepcidina são indiretamente diminuídos,[92,93] o que resulta em aumento da absorção de ferro intestinal e liberação de ferro de macrófagos e hepatócitos. Isso resulta em níveis aumentados de transferrina e melhor oferta de ferro para a medula óssea.[87,88]

Vários estudos de fase II controlados por placebo ou que os comparavam ao uso de rHuEPO demonstraram que os HIF-PHI são eficazes na manutenção de níveis adequados de hemoglobina e níveis reduzidos de hepcidina.[21,87,90,94-96] Ensaios de fase III em pacientes em HD também mostraram que esses medicamentos não são inferiores quando comparados à epoetina alfa e à darbopoetina.[97,98] Em um estudo em pacientes em DP, roxadustat foi eficaz na manutenção dos níveis de hemoglobina dentro da faixa estipulada, com um perfil de segurança favorável.[99] Esses agentes também podem eliminar o risco de desenvolver anticorpos de reação cruzada contra EPO.[100]

Os HIF-PHI são agentes orais, com custos de produção mais baixos, utilizados em esquemas de dosagem de 1 vez ao dia ou 3 vezes por semana e com provável impacto positivo na adesão ao tratamento.[100] Eles estimulam a produção intermitente de eritropoetina próxima ao nível fisiológico e, portanto, têm o potencial de evitar efeitos colaterais adversos observados com doses mais altas de AEE.[87,91,98,101] Além disso, o aumento da disponibilidade de ferro pode diminuir ou eliminar a necessidade de reposição de ferro via IV e seus efeitos colaterais associados.[87] Daprodustat e roxadustat também reduzem significativamente os níveis de lipoproteína de baixa densidade (LDL).[102,103]

Os potenciais efeitos adversos dos HIF-PHI incluem: aumento da pressão da artéria pulmonar, calcificação vascular, progressão tumoral, maior risco de trombose e hipercalemia.[104,105]

Proteínas de fusão recombinante (*activin receptor ligand traps*)

Ativinas são dímeros de cadeias do tipo beta que pertencem à superfamília do fator de crescimento transformador beta (TGF-beta, *transforming growth factor beta*).[106] Sotatercept e luspatercept são proteínas de fusão humanas recombinantes contendo o domínio extracelular do receptor de ativina humana IIA. Eles são capazes de se ligar e inibir a ativina e outros membros da superfamília TGF-beta, os quais também estão envolvidos na eritropoiese.[107,108] O mecanismo de ação subjacente ao aumento da produção e liberação de eritrócitos maduros é pouco compreendido. Aparentemente, ele está relacionado à inativação de proteínas solúveis da família TGF-beta. Além disso, pelo menos o sotatercept pode inibir a produção de hepcidina.[108] Em estudos de fase II controlados por placebo de sotatercept em pacientes com DRCT dependentes de HD, a resposta da hemoglobina foi discreta. Entretanto, houve uma tendência positiva na desaceleração da calcificação vascular.[109]

Terapia gênica com eritropoetina

Foram feitas tentativas para aumentar a produção de eritrócitos pela indução de EPO extrarrenal por transmissão de DNA em uma variedade de plataformas genéticas. A única que chegou à fase de ensaios clínicos empregou a tecnologia TARGT (*transduced autologous restorative gene therapy*), uma plataforma de fornecimento de proteína autóloga configurada como pequenos implantes dérmicos autólogos. Nos estudos de fase I e II, essa abordagem atingiu níveis de EPO que correspondiam à faixa fisiológica, com efeito sustentado.[110,111] Como as diretrizes atuais recomendam alvos de hemoglobina mais baixos e mais estreitos, a natureza imprecisa da resposta da EPO tornou essa abordagem menos atraente e os estudos clínicos estão atualmente interrompidos.

Outras abordagens

Várias abordagens com diferentes mecanismos de ação podem, no futuro, aumentar o arsenal terapêutico para pacientes com anemia relacionada à doença renal. Inibidores de Gata-2 que agem diminuindo a síntese de EPO, fármacos anti-hepcidina e agonistas/estabilizadores da ferroportina podem no futuro contribuir para um melhor manejo da anemia associada à DRC.[112-114]

CONCLUSÃO

O tratamento da anemia em pacientes em diálise com rHuEPO é um dos marcos na história da nefrologia. A aplicação clínica da EPO, associada à reposição adequada de ferro, melhorou a qualidade de vida e diminuiu a necessidade de hemotransfusões frequentes para milhões de pacientes. Apesar do notável sucesso, os efeitos adversos e a resistência aos AEE ainda podem ser uma limitação terapêutica para alguns pacientes. Os inibidores da prolil-hidroxilase do fator induzível por hipóxia parecem ser agentes promissores por regularem, de forma mais fisiológica, a produção de eritropoetina, além de permitir melhor manejo do metabolismo do ferro.

REFERÊNCIAS

1. Bright R. Cases and observations, illustrative of renal disease accompanied with the secretion of albuminous urine. Guys Hosp Rep 1836;2(1):1-64.
2. Cameron JS. Towards the millennium: a history of renal anaemia and the optimal use of epoetin. Nephrol Dial Transplant 1999;14(Suppl 2):10-21.
3. Babitt JL, Lin HY. Mechanisms of anemia in CKD. J Am Soc Nephrol 2012;23(10):1631-4.
4. Li S, Foley RN, Collins AJ. Anemia and cardiovascular disease, hospitalization, end stage renal disease, and death in older patients with chronic kidney disease. Int Urol Nephrol 2005;37(2):395-402.
5. Soni RK, Weisbord SD, Unruh ML. Health-related quality of life outcomes in chronic kidney disease. Curr Opin Nephrol Hypertens 2010;19(2):153-9.
6. Nair S, Trivedi M. Anemia management in dialysis patients: a PIVOT and a new path? Curr Opin Nephrol Hypertens 2020;29(3):351-5.
7. Nurko S. Anemia in chronic kidney disease: causes, diagnosis, treatment. Cleve Clin J Med 2006;73(3):289-97.
8. BESAsrab A, Bolton WK, Browne JK, Egrie JC, Nissenson AR, Okamoto DM, et al. The effects of normal as compared with low hematocrit values in patients with cardiac disease who are receiving hemodialysis and epoetin. N Engl J Med 1998;339(9):584-90.
9. Coyne DW. Hepcidin: clinical utility as a diagnostic tool and therapeutic target. Kidney Int 2011;80(3):240-4.
10. Panwar B, Gutierrez OM. Disorders of iron metabolism and anemia in chronic kidney disease. Semin Nephrol 2016;36(4):252-61.
11. Elliott J, Mishler D, Agarwal R. Hyporesponsiveness to erythropoietin: causes and management. Adv Chronic Kidney Dis 2009;16(2):94-100.
12. Nangaku M, Mimura I, Yamaguchi J, Higashijima Y, Wada T, Tanaka T. Role of uremic toxins in erythropoiesis-stimulating agent resistance in chronic kidney disease and dialysis patients. J Ren Nutr 2015;25(2):160-3.
13. Semenza GL, Wang GL. A nuclear factor induced by hypoxia via de novo protein synthesis binds to the human erythropoietin gene enhancer at a site required for transcriptional activation. Mol Cell Biol 1992;12(12):5447-54.

14. Takeuchi M, Kobata A. Structures and functional roles of the sugar chains of human erythropoietins. Glycobiology 1991;1(4):337-46.
15. Stone WJ, Graber SE, Krantz SB, Dessypris EN, O'Neil VL, Olsen NJ, et al. Treatment of the anemia of predialysis patients with recombinant human erythropoietin: a randomized, placebo-controlled trial. Am J Med Sci 1988; 296(3):171-9.
16. Drueke TB, Locatelli F, Clyne N, Eckardt KU, Macdougall IC, Tsakiris D, et al. Normalization of hemoglobin level in patients with chronic kidney disease and anemia. N Engl J Med 2006;355(20):2071-84.
17. Pfeffer MA, Burdmann EA, Chen CY, Cooper ME, de Zeeuw D, Eckardt KU, et al. A trial of darbepoetin alfa in type 2 diabetes and chronic kidney disease. N Engl J Med 2009;361(21):2019-32.
18. Singh AK, Szczech L, Tang KL, Barnhart H, Sapp S, Wolfson M, et al. Correction of anemia with epoetin alfa in chronic kidney disease. N Engl J Med 2006; 355(20):2085-98.
19. United States Renal Data System. Chapter 2: Clinical indicators and preventive care. USRDS Annual Data Report: Epidemiology of kidney disease in the United States. Bethesda, MD. National Institutes of Health, National Institute of Diabetes and Digestive and Kidney Diseases; 2018.
20. Barbieri C, Molina M, Ponce P, Tothova M, Cattinelli I, Ion Titapiccolo J, et al. An international observational study suggests that artificial intelligence for clinical decision support optimizes anemia management in hemodialysis patients. Kidney Int 2016;90(2):422-9.
21. Akizawa T, Tsubakihara Y, Nangaku M, Endo Y, Nakajima H, Kohno T, et al. Effects of daprodustat, a novel hypoxia-inducible factor prolyl hydroxylase inhibitor on anemia management in Japanese hemodialysis subjects. Am J Nephrol 2017;45(2):127-35.
22. Bernhardt WM, Wiesener MS, Scigalla P, Chou J, Schmieder RE, Gunzler V, et al. Inhibition of prolyl hydroxylases increases erythropoietin production in ESRD. J Am Soc Nephrol 2010;21(12):2151-6.
23. Haase VH. Regulation of erythropoiesis by hypoxia-inducible factors. Blood Rev 2013;27(1):41-53.
24. Nutritional anaemias. Report of a WHO scientific group. World Health Organ Tech Rep Ser 1968;405:5-37.
25. KDIGO Anemia Work Group. KDIGO Clinical Practice Guideline for Anemia in Chronic Kidney Disease. Kidney Int Suppl 2012;2(4):279-335.
26. Ganz T. Hepcidin and iron regulation, 10 years later. Blood 2011;117(17):4425-33.
27. Rosenblatt SG, Drake S, Fadem S, Welch R, Lifschitz MD. Gastrointestinal blood loss in patients with chronic renal failure. Am J Kidney Dis 1982;1(4):232-6.
28. Sargent JA, Acchiardo SR. Iron requirements in hemodialysis. Blood Purif 2004;22(1):112-23.
29. DOPPS. IV iron use. The DOPPS Practice Monitor. Disponível em: https://www. dopps.org/DPM/. Acessado em: 8 Set. 2020: DOPPS; 2020.
30. Shepshelovich D, Rozen-Zvi B, Avni T, Gafter U, Gafter-Gvili A. Intravenous versus oral iron supplementation for the treatment of anemia in CKD: an updated systematic review and meta-analysis. Am J Kidney Dis 2016;68(5):677-90.
31. Thamer M, Zhang Y, Kaufman J, Kshirsagar O, Cotter D, Hernan MA. Major declines in epoetin dosing after prospective payment system based on dialysis facility organizational status. Am J Nephrol 2014;40(6):554-60.
32. Locatelli F, Barany P, Covic A, De Francisco A, Del Vecchio L, Goldsmith D, et al. Kidney Disease: Improving Global Outcomes guidelines on anaemia management in chronic kidney disease: a European Renal Best Practice position statement. Nephrol Dial Transplant 2013;28(6):1346-59.
33. Kliger AS, Foley RN, Goldfarb DS, Goldstein SL, Johansen K, Singh A, et al. KDOQI US commentary on the 2012 KDIGO Clinical Practice Guideline for Anemia in CKD. Am J Kidney Dis 2013;62(5):849-59.
34. Padhi S, Glen J, Pordes BA, Thomas ME, Guideline Development G. Management of anaemia in chronic kidney disease: summary of updated Nice guidance. BMJ 2015;350:h2258.

35. Li X, Cole SR, Kshirsagar AV, Fine JP, Sturmer T, Brookhart MA. Safety of dynamic intravenous iron administration strategies in hemodialysis patients. Clin J Am Soc Nephrol 2019;14(5):728-37.
36. Hayat A. Safety issues with intravenous iron products in the management of anemia in chronic kidney disease. Clin Med Res 2008;6(3-4):93-102.
37. Sunder-Plassmann G, Horl WH. Safety aspects of parenteral iron in patients with end-stage renal disease. Drug Saf 1997;17(4):241-50.
38. Michael B, Coyne DW, Fishbane S, Folkert V, Lynn R, Nissenson AR, et al. Sodium ferric gluconate complex in hemodialysis patients: adverse reactions compared to placebo and iron dextran. Kidney Int 2002;61(5):1830-9.
39. Fishbane SN, Singh AK, Cournoyer SH, Jindal KK, Fanti P, Guss CD, et al. Ferric pyrophosphate citrate (Triferic) administration via the dialysate maintains hemoglobin and iron balance in chronic hemodialysis patients. Nephrol Dial Transplant 2015;30(12):2019-26.
40. Keating GM. Ferric carboxymaltose: a review of its use in iron deficiency. Drugs 2015;75(1):101-127.
41. Shah HH, Hazzan AD, Fishbane S. Ferric pyrophosphate citrate: a novel iron replacement agent in patients undergoing hemodialysis. Semin Nephrol 2016;36(2):124-9.
42. Floege J, Covic AC, Ketteler M, Mann JF, Rastogi A, Spinowitz B, et al. Long-term effects of the iron-based phosphate binder, sucroferric oxyhydroxide, in dialysis patients. Nephrol Dial Transplant 2015;30(6):1037-46.
43. Covic AC, Floege J, Ketteler M, Sprague SM, Lisk L, Rakov V, et al. Iron-related parameters in dialysis patients treated with sucroferric oxyhydroxide. Nephrol Dial Transplant 2017;32(8):1330-8.
44. Lioulios G, Stangou M, Sarafidis PA, Tsouchnikas I, Minasidis I, Vainas A, et al. Chronic therapy with sucroferric oxyhydroxide does not affect iron and anemia markers in dialysis patients. Blood Purif 2020;49(4):440-7.
45. Macdougall IC, White C, Anker SD, Bhandari S, Farrington K, Kalra PA, et al. Randomized trial comparing proactive, high-dose versus reactive, low-dose intravenous iron supplementation in hemodialysis (Pivotal): study design and baseline data. Am J Nephrol 2018;48(4):260-8.
46. Bailie GR, Larkina M, Goodkin DA, Li Y, Pisoni RL, Bieber B, et al. Data from the Dialysis outcomes and practice patterns study validate an association between high intravenous iron doses and mortality. Kidney Int 2015;87(1):162-8.
47. Hougen I, Collister D, Bourrier M, Ferguson T, Hochheim L, Komenda P, et al. Safety of intravenous iron in dialysis: a systematic review and meta-analysis. Clin J Am Soc Nephrol 2018;13(3):457-67.
48. Kshirsagar AV, Freburger JK, Ellis AR, Wang L, Winkelmayer WC, Brookhart MA. Intravenous iron supplementation practices and short-term risk of cardiovascular events in hemodialysis patients. PLoS One 2013;8(11):e78930.
49. Kuo KL, Hung SC, Lin YP, Tang CF, Lee TS, Lin CP, et al. Intravenous ferric chloride hexahydrate supplementation induced endothelial dysfunction and increased cardiovascular risk among hemodialysis patients. PLoS One 2012;7(12):e50295.
50. Miskulin DC, Tangri N, Bandeen-Roche K, Zhou J, McDermott A, Meyer KB, et al. Intravenous iron exposure and mortality in patients on hemodialysis. Clin J Am Soc Nephrol 2014;9(11):1930-9.
51. Brookhart MA, Freburger JK, Ellis AR, Wang L, Winkelmayer WC, Kshirsagar AV. Infection risk with bolus versus maintenance iron supplementation in hemodialysis patients. J Am Soc Nephrol 2013;24(7):1151-8.
52. Fadem SZ. Comprehensive review of iron therapy in chronic kidney disease. In: Moura-Neto JA, editor. Renal Replacement Therapy: Controversies and Future Trends. New York: Nova Science Publishers; 2018. p. 33-41.
53. Szebeni J, Fishbane S, Hedenus M, Howaldt S, Locatelli F, Patni S, et al. Hypersensitivity to intravenous iron: classification, terminology, mechanisms and management. Br J Pharmacol 2015;172(21):5025-36.

54. Gabrielsen JS, Gao Y, Simcox JA, Huang J, Thorup D, Jones D, et al. Adipocyte iron regulates adiponectin and insulin sensitivity. J Clin Invest 2012;122(10):3529-40.
55. Wish JB, Aronoff GR, Bacon BR, Brugnara C, Eckardt KU, Ganz T, et al. Positive iron balance in chronic kidney disease: how much is too much and how to tell? Am J Nephrol 2018;47(2):72-83.
56. Wlazlo N, van Greevenbroek MM, Ferreira I, Jansen EH, Feskens EJ, van der Kallen CJ, et al. Iron metabolism is associated with adipocyte insulin resistance and plasma adiponectin: the Cohort on diabetes and atherosclerosis maastricht (Codam) study. Diabetes Care 2013;36(2):309-15.
57. Cassat JE, Skaar EP. Iron in infection and immunity. Cell Host Microbe 2013;13(5):509-19.
58. Zitt E, Sturm G, Kronenberg F, Neyer U, Knoll F, Lhotta K, et al. Iron supplementation and mortality in incident dialysis patients: an observational study. PLoS One 2014;9(12):e114144.
59. Bazeley J, Wish JB. the evolution of target hemoglobin levels in anemia of chronic kidney disease. Adv Chronic Kidney Dis 2019;26(4):229-36.
60. Kuriyama S, Tomonari H, Yoshida H, Hashimoto T, Kawaguchi Y, Sakai O. Reversal of anemia by erythropoietin therapy retards the progression of chronic renal failure, especially in nondiabetic patients. Nephron 1997;77(2):176-85.
61. Roth D, Smith RD, Schulman G, Steinman TI, Hatch FE, Rudnick MR, et al. Effects of recombinant human erythropoietin on renal function in chronic renal failure predialysis patients. Am J Kidney Dis 1994;24(5):777-84.
62. Silberberg JS, Rahal DP, Patton DR, Sniderman AD. Role of anemia in the pathogenesis of left ventricular hypertrophy in end-stage renal disease. Am J Cardiol 1989;64(3):222-4.
63. Walls J. Haemoglobin: is more better? Nephrol Dial Transplant 1995;10(Suppl 2):56-61.
64. Eschbach JW, Egrie JC, Downing MR, Browne JK, Adamson JW. Correction of the anemia of end--stage renal disease with recombinant human erythropoietin: results of a combined phase I and II clinical trial. N Engl J Med 1987;316(2):73-8.
65. Eschbach JW, Abdulhadi MH, Browne JK, Delano BG, Downing MR, Egrie JC, et al. Recombinant human erythropoietin in anemic patients with end-stage renal disease: results of a phase III multicenter clinical trial. Ann Intern Med 1989;111(12):992-1000.
66. Procrit [package insert]. Thousand Oaks, CA: Amgen Inc.; 1993.
67. NKF-DOQI clinical practice guidelines for the treatment of anemia of chronic renal failure. National Kidney Foundation: Dialysis Outcomes Quality Initiative. Am J Kidney Dis 1997;30(4 Suppl 3):S192-240.
68. Auer J, Simon G, Stevens J, Griffiths P, Howarth D, Anastassiades E, et al. Quality of life improvements in CAPD patients treated with subcutaneously administered erythropoietin for anemia. Perit Dial Int 1992;12(1):40-2.
69. Paganini EP. In search of an optimal hematocrit level in dialysis patients: rehabilitation and quality--of-life implications. Am J Kidney Dis 1994;24(1 Suppl 1):S10-6; discussion S31-2.
70. Revicki DA, Brown RE, Feeny DH, Henry D, Teehan BP, Rudnick MR, et al. Health-related quality of life associated with recombinant human erythropoietin therapy for predialysis chronic renal disease patients. Am J Kidney Dis 1995;25(4):548-54.
71. Ritz E, Zeier M, Schneider P, Jones E. Cardiovascular mortality of patients with polycystic kidney disease on dialysis: is there a lesson to learn? Nephron 1994;66(2):125-8.
72. Silberberg J, Racine N, Barre P, Sniderman AD. Regression of left ventricular hypertrophy in dialysis patients following correction of anemia with recombinant human erythropoietin. Can J Cardiol 1990;6(1):1-4.
73. Foley RN, Curtis BM, Parfrey PS. Hemoglobin targets and blood transfusions in hemodialysis patients without symptomatic cardiac disease receiving erythropoietin therapy. Clin J Am Soc Nephrol 2008;3(6):1669-75.
74. Junor BJ. Hematocrit above 30% in continuous ambulatory peritoneal dialysis patients treated with erythropoietin is harmful. Perit Dial Int 1993;13(Suppl 2):S535-7.

75. Coyne DW. The health-related quality of life was not improved by targeting higher hemoglobin in the Normal Hematocrit Trial. Kidney Int 2012;82(2):235-41.
76. Phrommintikul A, Haas SJ, Elsik M, Krum H. Mortality and target haemoglobin concentrations in anaemic patients with chronic kidney disease treated with erythropoietin: a meta-analysis. Lancet 2007;369(9559):381-8.
77. Krapf R, Hulter HN. Arterial hypertension induced by erythropoietin and erythropoiesis-stimulating agents (ESAs). Clin J Am Soc Nephrol 2009;4(2):470-80.
78. Tonia T, Mettler A, Robert N, Schwarzer G, Seidenfeld J, Weingart O, et al. Erythropoietin or darbepoetin for patients with cancer. Cochrane Database Syst Rev 2012;12:Cd003407.
79. Brenner N, Kommalapati A, Ahsan M, Ganguli A. Red cell transfusion in chronic kidney disease in the United States in the current era of erythropoiesis stimulating agents. J Nephrol 2020;33(2):267-75.
80. Tanhehco YC, Berns JS. Red blood cell transfusion risks in patients with end-stage renal disease. Semin Dial 2012;25(5):539-44.
81. Alam A, Lin Y, Lima A, Hansen M, Callum JL. The prevention of transfusion-associated circulatory overload. Transfus Med Rev 2013;27(2):105-12.
82. Carson JL, Guyatt G, Heddle NM, Grossman BJ, Cohn CS, Fung MK, et al. Clinical Practice Guidelines from the AABB: Red Blood Cell Transfusion Thresholds and Storage. JAMA 2016;316(19):2025-35.
83. Kleinman S, Caulfield T, Chan P, Davenport R, McFarland J, McPhedran S, et al. Toward an understanding of transfusion-related acute lung injury: statement of a consensus panel. Transfusion 2004;44(12):1774-89.
84. Oakley FD, Woods M, Arnold S, Young PP. Transfusion reactions in pediatric compared with adult patients: a look at rate, reaction type, and associated products. Transfusion 2015;55(3):563-70.
85. Tobian AA, King KE, Ness PM. Transfusion premedications: a growing practice not based on evidence. Transfusion 2007;47(6):1089-96.
86. Obrador GT, Macdougall IC. Effect of red cell transfusions on future kidney transplantation. Clin J Am Soc Nephrol 2013;8(5):852-60.
87. BESAsrab A, Chernyavskaya E, Motylev I, Shutov E, Kumbar LM, Gurevich K, et al. Roxadustat (FG-4592): correction of anemia in incident dialysis patients. J Am Soc Nephrol 2016;27(4):1225-33.
88. BESAsrab A, Provenzano R, Hertel J, Zabaneh R, Klaus SJ, Lee T, et al. Randomized placebo-controlled dose-ranging and pharmacodynamics study of roxadustat (FG-4592) to treat anemia in nondialysis-dependent chronic kidney disease (NDD-CKD) patients. Nephrol Dial Transplant 2015;30(10):1665-73.
89. Flamme I, Oehme F, Ellinghaus P, Jeske M, Keldenich J, Thuss U. Mimicking hypoxia to treat anemia: HIF-stabilizer BAY 85-3934 (Molidustat) stimulates erythropoietin production without hypertensive effects. PLoS One 2014; 9(11):e111838.
90. Holdstock L, Meadowcroft AM, Maier R, Johnson BM, Jones D, Rastogi A, et al. Four-week studies of oral hypoxia-inducible factor-prolyl hydroxylase inhibitor GSK1278863 for treatment of anemia. J Am Soc Nephrol 2016;27(4):1234-44.
91. Hasegawa S, Tanaka T, Saito T, Fukui K, Wakashima T, Susaki EA, et al. The oral hypoxia-inducible factor prolyl hydroxylase inhibitor enarodustat counteracts alterations in renal energy metabolism in the early stages of diabetic kidney disease. Kidney Int 2020;97(5):934-50.
92. Dhillon S. Roxadustat: first global approval. Drugs 2019;79(5):563-72.
93. Locatelli F, Fishbane S, Block GA, Macdougall IC. Targeting hypoxia-inducible factors for the treatment of anemia in chronic kidney disease patients. Am J Nephrol 2017;45(3):187-99.
94. Haase VH, Chertow GM, Block GA, Pergola PE, deGoma EM, Khawaja Z, et al. Effects of vadadustat on hemoglobin concentrations in patients receiving hemodialysis previously treated with erythropoiesis-stimulating agents. Nephrol Dial Transplant 2019;34(1):90-9.

95. Macdougall IC, Akizawa T, Berns JS, Bernhardt T, Krueger T. Effects of molidustat in the treatment of anemia in CKD. Clin J Am Soc Nephrol 2019;14(1):28-39.
96. Provenzano R, BESAsrab A, Wright S, Dua S, Zeig S, Nguyen P, et al. Roxadustat (FG-4592) versus epoetin alfa for anemia in patients receiving maintenance hemodialysis: a phase 2, randomized, 6- to 19-week, open-label, active-comparator, dose-ranging, safety and exploratory efficacy study. Am J Kidney Dis 2016;67(6):912-24.
97. Akizawa T, Iwasaki M, Yamaguchi Y, Majikawa Y, Reusch M. Phase 3, randomized, double-blind, active-comparator (darbepoetin alfa) study of oral roxadustat in CKD patients with anemia on hemodialysis in Japan. J Am Soc Nephrol 2020;31(7):1628-39.
98. Chen N, Hao C, Liu BC, Lin H, Wang C, Xing C, et al. Roxadustat treatment for anemia in patients undergoing long-term dialysis. N Engl J Med 2019;381(11):1011-22.
99. Akizawa T, Otsuka T, Reusch M, Ueno M. Intermittent oral dosing of roxadustat in peritoneal dialysis chronic kidney disease patients with anemia: a randomized, phase 3, multicenter, open-label study. Ther Apher Dial 2020;24(2):115-25.
100. Sugahara M, Tanaka T, Nangaku M. Prolyl hydroxylase domain inhibitors as a novel therapeutic approach against anemia in chronic kidney disease. Kidney Int 2017;92(2):306-12.
101. Li ZL, Tu Y, Liu BC. Treatment of renal anemia with roxadustat: advantages and achievement. Kidney Dis (Basel) 2020;6(2):65-73.
102. Olson E, Demopoulos L, Haws TF, Hu E, Fang Z, Mahar KM, et al. Short-term treatment with a novel HIF-prolyl hydroxylase inhibitor (GSK1278863) failed to improve measures of performance in subjects with claudication-limited peripheral artery disease. Vasc Med 2014;19(6):473-82.
103. Provenzano R, BESAsrab A, Sun CH, Diamond SA, Durham JH, Cangiano JL, et al. Oral hypoxia--inducible factor prolyl hydroxylase inhibitor roxadustat (fg-4592) for the treatment of anemia in patients with CKD. Clin J Am Soc Nephrol 2016;11(6):982-91.
104. Mokas S, Lariviere R, Lamalice L, Gobeil S, Cornfield DN, Agharazii M, et al. Hypoxia-inducible factor-1 plays a role in phosphate-induced vascular smooth muscle cell calcification. Kidney Int 2016;90(3):598-609.
105. Sanghani NS, Haase VH. Hypoxia-inducible factor activators in renal anemia: current clinical experience. Adv Chronic Kidney Dis 2019;26(4):253-66.
106. Biggar P, Kim GH. Treatment of renal anemia: erythropoiesis stimulating agents and beyond. Kidney Res Clin Pract 2017;36(3):209-23.
107. Carrancio S, Markovics J, Wong P, Leisten J, Castiglioni P, Groza MC, et al. An activin receptor IIA ligand trap promotes erythropoiesis resulting in a rapid induction of red blood cells and haemoglobin. Br J Haematol 2014;165(6):870-82.
108. Jelkmann W. Activin receptor ligand traps in chronic kidney disease. Curr Opin Nephrol Hypertens 2018;27(5):351-7.
109. Coyne DW, Singh HN, Smith WT, Giuseppi AC, Connarn JN, Sherman ML, et al. Sotatercept safety and effects on hemoglobin, bone, and vascular calcification. Kidney Int Rep 2019;4(11):1585-97.
110. Blum S, Shapir N, Miari R, Lerner B, Koren B, Doenyas-Barak K, et al. TARGT gene therapy platform for correction of anemia in end-stage renal disease. N Engl J Med 2017;376(2):189-91.
111. Shapir N, Miari R, Blum S, Schwartz D, Chernin G, Neil GA, et al. Preclinical and preliminary clinical evaluation of genetically transduced dermal tissue implants for the sustained secretion of erythropoietin and interferon alpha. Hum Gene Ther Clin Dev 2015;26(4):216-27.
112. Locatelli F, Del Vecchio L, Luise MC. Current and future chemical therapies for treating anaemia in chronic kidney disease. Expert Opin Pharmacother 2017;18(8):781-8.
113. López-Gómez JM, Abad S, Vega A. New expectations in the treatment of anemia in chronic kidney disease. Nefrología (English Edition) 2016;36(3):232-6.
114. Schmid H, Jelkmann W. Investigational therapies for renal disease-induced anemia. Expert Opin Investig Drugs 2016;25(8):901-16.

4

Distúrbio mineral e ósseo na doença renal crônica e calcificação vascular

Anju Mohan, Stuart M. Sprague

VISÃO GERAL

Os distúrbios do metabolismo mineral e ósseo na doença renal crônica (DMO-DRC) são frequentemente encontrados durante o manejo de pacientes com DRC. O fenômeno sistêmico do DMO-DRC resulta em desarranjos no metabolismo mineral, distúrbios na mineralização óssea ou osteodistrofia renal e calcificação extraesquelética, resultando em significativa morbidade e mortalidade, especialmente complicações cardiovasculares. Classicamente, os distúrbios metabólicos incluem o eixo vitamina D-PTH, e, mais recentemente, FGF-23 e *Klotho* foram identificados como importantes reguladores. Este capítulo explora a interação complexa entre os hormônios e proteínas associados a minerais na DRC, juntamente com a fisiopatologia e os aspectos clínicos do DMO-DRC.

INTRODUÇÃO

Os três hormônios que desempenham um papel fundamental, juntamente com os rins, na manutenção das concentrações séricas normais de cálcio e fósforo são o fator de crescimento de fibroblastos 23 (FGF-23), o hormônio da paratireoide (PTH) e a 1,25-di-hidroxivitamina D, que é o metabólito ativo da vitamina D. Os quatro alvos primários para esses hormônios são ossos, rins, intestino e glândulas paratireoides. Os rins desempenham um papel crítico na manutenção da homeostase do cálcio e do fósforo, portanto desarranjos na homeostase mineral são comuns em pacientes com DRC. O desequilíbrio ocorre no início do desenvolvimento da DRC, e, quando os pacientes se aproximam da doença renal crônica em estágio terminal (DRCT), essas anormalidades são universalmente observadas. Com a progressão da DRC, o organismo tenta manter as concentrações séricas normais de cálcio e fósforo alterando a produção de FGF-23, PTH, 1,25-di-hidroxivitamina D e *Klotho* – uma enzima necessária para a ativação do FGF-23 em seu receptor. No devido tempo, as respostas compensatórias falham em manter a homeostase mineral normal. Isso resulta em (1) concentrações séricas alteradas de cálcio, fósforo, PTH, 1,25-di-hidroxivitamina D, FGF-23 e *Klotho*; (2) distúrbios na remodelação e mineralização óssea (tradicionalmente chamados de "osteodistrofia renal"); e (3) calcificação extraesquelética em tecidos moles e artérias. O termo distúrbio mineral e ósseo da doença renal crônica (DMO-DRC) foi definido em 2006 pela NKF-KDOQI (*National Kidney Foundation – Kidney Disease Outcomes Quality Initiative*) para descrever essa tríade de anormalidades.[1] Todos os três componentes do DMO-DRC estão associados ao aumento do risco de fraturas, doenças cardiovasculares e mortalidade em pacientes com DRC avançada. O tratamento do DMO-DRC concentra-se na prevenção e correção dessas anormalidades hormonais.

ANORMALIDADES NO METABOLISMO MINERAL

Cálcio, fosfato e 1,25-di-hidroxivitamina D

A homeostase do cálcio e do fosfato à medida que a DRC progride é complexa, e a desregulação do cálcio está diretamente relacionada à desregulação do fosfato sérico e da 1,25-di-hidroxivitamina D, que se desenvolve precocemente à medida que a doença renal progride. Com a progressão da doença renal, há uma tendência ao desenvolvimento de hipocalcemia e retenção de fosfato. No início do desenvolvimento da DRC, há diminuição da produção renal de 1,25-di-hidroxivitamina D, tanto como resultado da perda do parênquima renal quanto do aumento das concentrações de FGF-23, resultando em uma diminuição da atividade da 1-alfa-hidroxilase (CYP27B1) e na diminuição da absorção de cálcio gastrointestinal mediada pela vitamina D.[2-4]

A retenção de fosfato e, por fim, a hiperfosfatemia é outra anormalidade bioquímica que acompanha a progressão da DRC. Quando ocorre a resultante perda de néfrons, há redução no fosfato filtrado. O aumento da produção de FGF-23 e PTH promove fosfatúria nos néfrons remanescentes no início da

DRC; entretanto, a hiperfosfatemia eventualmente se desenvolve.[2-4] A própria hiperfosfatemia pode contribuir para a hipocalcemia, causando deposição de fosfato de cálcio na vasculatura ou tecidos extraesqueléticos e suprimindo ainda mais a atividade do CYP27B1.[4] Concentrações elevadas de fósforo também podem ter um efeito estimulador direto sobre a glândula paratireoide.[5] A regulação das concentrações séricas de cálcio, fosfato e 1,25-di-hidroxivitamina D é, assim, influenciada pelos hormônios circulantes, que compreendem o eixo PTH-vitamina D-FGF-23.[2,4]

Hormônio da paratireoide (PTH)

O principal papel fisiológico da glândula paratireoide é funcionar como um "calciostato".[6] Assim, o PTH secretado pelas principais células da glândula paratireoide atua na regulação das concentrações séricas de cálcio e fosfato. O PTH atua principalmente através do receptor do PTH (PTH1R), que é expresso em altas concentrações nos ossos e rins. Em mamíferos, o PTH1R está localizado em células da linhagem dos osteoblastos, onde aumenta a formação e a atividade dos osteoclastos através do ligante do ativador do receptor do fator nuclear-kappa-B (RANKL) e suas vias de receptores RANK.[7]

Para manter a homeostase do cálcio, o PTH atua aumentando a dissolução mineral óssea, liberando assim cálcio e fosfato, aumentando a absorção renal de cálcio e a excreção de fosfato, aumentando a atividade da enzima renal CYP27B1 para converter 25-hidroxivitamina D em 1,25-di-hidroxivitamina D e aumentando a absorção gastrointestinal de cálcio e fosfato indiretamente por meio de seus efeitos na síntese de 1,25-di-hidroxivitamina D.[8] A hipocalcemia estimula ainda mais a secreção de PTH, enquanto altas concentrações de cálcio fornecem um mecanismo de *feedback* negativo para o PTH. A ação do cálcio na glândula paratireoide é mediada por um receptor sensível ao cálcio (CaSR) expresso nas células principais.[9] Quando a hipocalcemia estimula o PTH, em curto prazo ocorre exocitose do PTH armazenado em grânulos, e a estimulação em longo prazo pode resultar em aumento do número de células que secretam PTH.[10] A expressão de CaSR mostrou ser reduzida pela deficiência de 1,25-di-hidroxivitamina D e estimulada pela administração de ativadores dos receptores da vitamina D (ARVD).[10]

O fosfato exerce um efeito estimulador no PTH pela estabilização do mRNA do PTH e, assim, aumenta a secreção quando ocorre hiperfosfatemia.[11] A 1,25-di-hidroxivitamina D é conhecida por exercer um *feedback* negativo sobre a secreção do PTH por intermédio da ligação dos receptores da vitamina D (RVD) da paratireoide e da supressão direta da transcrição do gene do PTH.[12,13] O FGF-23 também atua para inibir negativamente a secreção do PTH por meio da baixa expressão (*down-regulation*) do gene do PTH, da diminuição da secreção de PTH e da diminuição da proliferação das células do PTH por meio do receptor *Klotho*-FGF da paratireoide.[14]

FGF-23 e *Klotho*

FGF-23 é uma proteína de 32 kDa localizada no cromossomo 12p13.3 em seres humanos.[15] As principais fontes de FGF-23 são osteócitos e osteoblastos no esqueleto, mas baixas concentrações de valor incerto podem ser detectadas no núcleo talâmico ventrolateral, timo, intestino delgado e coração.[6,16] Ela causa excreção urinária de fosfato ao suprimir a expressão do cotransportador sódio/fosfato e cotransportadores Na-Pi 2a, nos túbulos proximais.[17,18] Ela também inibe a CYP27B1, resultando em diminuição das concentrações de 1,25-di-hidroxivitamina D e estimulando a 24-hidroxilase (CYP24), que converte tanto a 1,25-di-hidroxivitamina D quanto a 25-hidroxivitamina D em metabólitos inativos no túbulo renal proximal.[17,18] Verificou-se que, em pacientes com raquitismo hipofosfatêmico, as concentrações circulantes de FGF-23 mostravam um aumento de 10 a 20 vezes quando comparadas às concentrações de adultos saudáveis normais.[19,20] Assim, o excesso de FGF-23 resulta em perda renal de fosfato, baixas concentrações de 1,25-di-hidroxivitamina D e osteomalácia.[21-23] Enquanto, em contraste, a depleção de FGF-23 leva à hiperfosfatemia, altas concentrações de 1,25-di-hidroxivitamina D e calcificação dos tecidos moles.[24-26]

O FGF-23 exerce suas ações biológicas ligando-se ao receptor do fator de crescimento fibroblástico (principalmente FGFR-1) na presença de seu correceptor *Klotho*. As proteínas *Klotho* produzidas pelo rim podem ser encontradas ligadas à membrana, que atuam como correceptoras para o FGF-23, ou como proteínas solúveis. As proteínas *Klotho* determinam a especificidade tecidual do FGF-23.[15] A região N-terminal do FGF-23 liga-se ao FGFR e o ativa, enquanto a região C-terminal do FGF-23 interage com *Klotho*.[27,28] A forma solúvel de *Klotho*, que circula livremente, também demonstrou afetar a homeostase do cálcio. Ela pode aumentar a reabsorção de cálcio nos túbulos contorcidos distais e nos túbulos de conexão pela clivagem enzimática do domínio extracelular dos canais de cálcio TRPV5, que mantém esses canais de cálcio nas membranas celulares.[29,30] Isso resulta na entrada de cálcio nas células, diminuindo o gradiente eletroquímico. Elevações séricas da 1,25-di-hidroxivitamina D também podem regular a expressão de *Klotho*, que por sua vez funciona em conjunto com o FGF-23 para suprimir as concentrações de 1,25-di-hidroxivitamina D.[31] Tanto a progressão da DRC como a diminuição da 1,25-di-hidroxivitamina D resultam na diminuição da produção de *Klotho*, diminuindo assim a atividade do FGF-23 na glândula paratireoide.[31]

A secreção de FGF-23 é regulada por vários fatores, incluindo concentrações séricas de fosfato e 1,25-di-hidroxivitamina D. Gutierrez et al., em 2005, demonstraram que as concentrações de FGF-23 aumentam no início da DRC antes do desenvolvimento de anormalidades minerais séricas e estão independentemente associadas com fosfato sérico, excreção fracionada de fosfato e deficiência de calcitriol. Eles também demonstraram que o aumento de FGF-23 pode contribuir para manter as concentrações séricas de fosfato normais na presença do avanço da DRC, mas pode diminuir as concentrações de 1,25-di-hidroxivitamina D e, portanto, desempenhar um papel central na patogênese precoce do hiperparatireoidismo secundário (HPTS).[32] O PTH elevado tende a aumentar a concentração de FGF-23 no sangue, e o FGF-23 sérico diminui a secreção de PTH.[33,34] Entretanto, o efeito do FGF-23 na diminuição da secreção de PTH pode ser limitado pela diminuição de *Klotho*. Essa interação completa o eixo hormonal paratireoide-osso.[33]

Na hipofosfatemia pós-transplante, o FGF-23 pode estar contribuindo mais do que se pensava anteriormente. O FGF-23 está excessivamente aumentado no período pré-transplante, mas não exerce seus efeitos devido à falta de funcionamento renal. No entanto, após o transplante, o FGF-23 atua no aloenxerto para promover a perda renal de fosfato e suprimir a produção de 1,25-di-hidroxivitamina D, contribuindo para a hipofosfatemia pós-transplante.[35,36]

Resumo da resposta fisiológica

A resposta fisiológica à hiperfosfatemia é um sistema muito complexo de múltiplos circuitos de *feedback* integrados. A seguir, é apresentada a versão desconstruída dos circuitos que ocorrem para manter a homeostase do cálcio, fosfato e 1,25-di-hidroxivitamina D.

Circuito PTH-FGF-23-1,25-di-hidroxivitamina D

Tanto o PTH como o FGF-23 simulam a excreção de fosfato, mas têm efeitos diferentes no eixo da vitamina D. O PTH estimula a atividade do CYP27B1, aumentando assim a produção de 1,25-di-hidroxivitamina D, o que por sua vez retroalimenta negativamente a glândula paratireoide. Em contraste, o FGF-23 inibe o CYP27B1 e estimula o CYP24, diminuindo a produção e aumentando a degradação de 1,25-di-hidroxivitamina D, retroalimentando, então, para limitar a secreção adicional de FGF-23. Entretanto, tanto o PTH quanto a 1,25-di-hidroxivitamina D estimulam a produção de FGF-23.

Circuito fosfato-PTH-FGF-23

À medida que as concentrações de fosfato aumentam, tanto o PTH quanto o FGF-23 aumentam, causando a excreção urinária de fosfato pela baixa expressão dos transportadores de Na-Pi. O PTH, ao aumentar a reabsorção renal de cálcio, minimiza as chances de altas concentrações de cálcio e fosfato na urina durante o período em que se deseja aumentar a excreção de fosfato. O PTH estimula a secreção de FGF-23 dos osteócitos, e o FGF-23 aumentado inibe o PTH, diminuindo tanto a expressão do gene PTH quanto a secreção de PTH.[37,38] Entretanto, a diminuição de *Klotho* pode limitar a capacidade do FGF-23 de inibir a produção e a secreção de PTH.

Cálcio-PTH-FGF-23

Como mencionado acima, a hipocalcemia é um potente estimulador de PTH, e inibe a liberação de FGF-23.[39] Com a diminuição da expressão (*down-regulation*) do FGF-23, seu efeito inibitório no PTH e na 1,25-di-hidroxivitamina D é eliminado. Assim, os efeitos do PTH para manter o cálcio sérico normal seriam maximizados. Em contraste, a hipercalcemia estimula o FGF-23 e inibe diretamente a síntese de 1,25-di-hidroxivitamina D e a secreção de PTH.[40] O resultado é a diminuição da absorção intestinal de cálcio, reabsorção renal de cálcio e reabsorção óssea.

Hiperparatireoidismo secundário e terciário

O HPTS é inicialmente um processo adaptativo e, em muitos casos, acaba se tornando um processo mal adaptativo que ocorre em resposta ao declínio da função renal. Devido a esse declínio, há deficiência na excreção de fosfato e falha na formação de 1,25-di-hidroxivitamina D, levando à desregulação da homeostase do cálcio e fósforo. Isso leva a uma cascata de alterações que aumenta a síntese e a secreção de PTH e a hiperplasia da paratireoide, contribuindo para um ciclo vicioso.[41] Por definição, o HPTS é caracterizado por concentrações aumentadas de secreção de PTH, necessárias para a manutenção das concentrações séricas normais de cálcio no quadro de insuficiência renal. Esse aumento da estimulação do PTH é multifatorial, causado por hipocalcemia, diminuição da 1,25-di-hidroxivitamina D e hiperfosfatemia, que ocorre à medida que a doença renal progride.

Há estimulação contínua da glândula paratireoide por uma combinação de fosfato sérico elevado, cálcio ionizado diminuído e calcitriol reduzido, levando ao aumento da síntese e à liberação de PTH. Simultaneamente, o FGF-23 elevado diminui a expressão (*down-regulation*) do CYP27B1 renal residual, o que piora a deficiência de 1,25-di-hidroxivitamina D, agindo assim como um fator contribuinte para HPTS. Foram observadas correlações entre altas concentrações de FGF-23 em pacientes em diálise, HPTS refratário e aumento da mortalidade.[42,43]

Durante os estágios iniciais da insuficiência renal, vários estudos documentaram a redução da 1,25-di-hidroxivitamina D e o aumento das concentrações de PTH antes que houvesse qualquer alteração nos níveis séricos de cálcio e fósforo.[44-46] Na maioria dos pacientes, as concentrações de 1,25-di-hidroxivitamina D caem para o limite inferior da normalidade tardiamente no estágio 2 da DRC, e, quando a doença progride para o estágio 3 da DRC, muitos pacientes já apresentam níveis baixos de 1,25-di-hidroxivitamina D e concentrações elevadas de PTH. Esse aumento compensatório no PTH é principalmente devido ao baixo nível de vitamina D e não às mudanças substanciais no cálcio ou fosfato séricos.[47] Aproximadamente 40% dos pacientes com DRC estágio 3 e 70% com DRC estágio 4 apresentam concentrações elevadas de PTH.[47]

Embora se saiba que o FGF-23 diminui a secreção de PTH, a proliferação celular e aumenta o CaSR e o RVD na glândula paratireoide normal, ele não exerce esses efeitos nas glândulas paratireoides hiperplásicas.[14,48,49] Isso pode ser devido à expressão reduzida de FGFR1 e ao fato de a proteína *Klotho* estar acentuadamente reduzida em glândulas paratireoides hiperplásicas em humanos, em comparação com glândulas paratireoides normais.[50] Portanto, esse mecanismo impede o controle do hiperparatireoidismo pelo FGF-23 na presença de insuficiência renal.[49]

Como mencionado acima, o HPTS é acompanhado por hiperplasia da paratireoide.[51,52] A hiperfosfatemia aumenta a hiperplasia da paratireoide. Se não houver intervenções terapêuticas nesse momento, as glândulas paratireoides podem desenvolver áreas de alteração micronodular que podem progredir para adenomas macronodulares. Esse desenvolvimento de nodularidade é irreversível e, como mencionado, está associado à diminuição das concentrações de RVD e CaSR com o desenvolvimento da função autônoma.[53] As alterações nodulares observadas na glândula paratireoide geralmente são refratárias à terapia médica e podem justificar a paratireoidectomia. Em última análise, o hiperparatireoidismo prolongado resulta em aumento da remodelação óssea e perda de densidade óssea e integridade estrutural. Como resultado das alterações induzidas pela paratireoide, o excesso de reabsorção óssea leva à perda mineral óssea, promovendo a liberação de cálcio e fósforo dos ossos, aumentando o risco de calcificação vascular e visceral e o aumento do risco de complicações cardiovasculares e de mortalidade em pacientes em diálise.[54,55] Assim, intervenções para prevenir e/ou tratar o HPTS devem ser iniciadas precocemente em pacientes com DRC.

As intervenções terapêuticas para HPTS consistem no manejo da desregulação de cálcio, fosfato e 1,25-di-hidroxivitamina D. Entretanto, diminuir o PTH e controlar simultaneamente as concentrações séricas de cálcio e fósforo pode se tornar um desafio. As atuais modalidades de tratamento incluem o controle do equilíbrio de cálcio e fósforo por ingestão dietética, diálise e ARVD, como calcitriol, quelantes de fósforo e calcimiméticos.[53,56]

Os pacientes com DRC têm uma deficiência de calcitriol endógeno que pode ser tratada por meio do tratamento com calcitriol ou um de seus profármacos, alfacalcidol, doxercalciferol e calcifediol de liberação prolongada, ou outros ARVD, 22-oxacalcitriol e paricalcitol. Os esteróis ativos da vitamina D suprimem o PTH por meio de dois mecanismos: prevenindo o aumento da glândula paratireoide e diminuindo a síntese de PTH.[57-59] A ativação de RVD também pode diminuir o PTH indiretamente, aumentando o cálcio sérico e, assim, ativando o CaSR e estimulando diretamente a expressão de CaSR dentro da glândula paratireoide.[60] Entretanto, doses farmacológicas mais altas podem levar à hipercalcemia e hiperfosfatemia, o que pode levar a calcificações ectópicas ou vasculares.[61,62] Ainda, outro desafio é a preocupação com a resistência a compostos ativos da vitamina D em pacientes com hiperplasia nodular da glândula paratireoide.[63] O tamanho das glândulas paratireoides também pode desempenhar um papel, com glândulas moderadamente aumentadas sendo mais responsivas à vitamina D, enquanto as glândulas aumentadas são menos responsivas.[64-66]

A hiperfosfatemia está associada à mortalidade cardiovascular no HPTS.[67] O manejo da hiperfosfatemia é fundamental, por meio do controle dietético, do uso de quelantes orais de fósforo em pacientes com DRC e do tratamento dialítico em pacientes com DRCT. Sabe-se que a remoção do fosfato pela diálise é deficiente.[68] O uso de sais de cálcio aumenta o risco de hipercalcemia, calcifilaxia e calcificação vascular.[69] Embora os quelantes livres de cálcio sejam eficazes na redução do fósforo, eles não afetam as concentrações de PTH de maneira significante.[70] Portanto, os quelantes de fósforo têm utilidade limitada na terapia de HPTS, embora a hiperfosfatemia seja um fator importante na patogênese do HPTS inicial.

Calcimiméticos como cinacalcete e etecalcetide são moduladores alostéricos positivos de CaSR que podem reduzir as concentrações de PTH, aumentando a sensibilidade ao cálcio extracelular.[71] Vários estudos demonstraram que os calcimiméticos podem inibir o desenvolvimento e a progressão da hiperplasia da paratireoide.[72] A hipocalcemia é um efeito colateral comum, comumente tratado com o ajuste de dose ou pelo uso concomitante de ARVD em pacientes com HPTS moderado a grave.[73]

O hiperparatireoidismo terciário, comumente observado na DRC de longa duração e no pós-transplante renal, é caracterizado pela hipersecreção semiautônoma de PTH, levando à hipercalcemia. A etiologia é postulada como a expansão monoclonal de um clone de células da paratireoide, que adquiriu um ponto de ajuste alterado do receptor sensível ao cálcio (CaSR) daquele PTH continuamente secretado apesar das altas concentrações séricas de cálcio.[74] A apresentação clínica é semelhante ao hiperparatireoidismo primário e é dependente das concentrações séricas de cálcio e PTH. As características incluem diminuição da densidade mineral óssea (DMO), dor óssea, fraturas, prurido, nefrolitíase, calcificações vasculares, úlcera péptica, pancreatite, fraqueza muscular e diminuição da função do aloenxerto.[75]

A principal modalidade de tratamento é a cirurgia; as estratégias são divididas em paratireoidectomia subtotal ou total, com ou sem autotransplante.[76] A abordagem é determinada caso a caso e há evidências limitadas favorecendo um método sobre o outro. Em um estudo, os indivíduos submetidos à paratireoidectomia total apresentaram concentrações séricas mais baixas de cálcio e mais altas de fósforo sérico em comparação com aqueles submetidos a paratireoidectomia subtotal; portanto, a última abordagem é preferida, pois reduz o risco de hipocalcemia.[77] Em contraste, em outro estudo, a paratireoidectomia total sem autotransplante pareceu proteger contra doença persistente e recorrente.[78]

ANORMALIDADES NO *TURNOVER*, MINERALIZAÇÃO, VOLUME, CRESCIMENTO LINEAR E FORÇA ÓSSEOS

Osteodistrofia renal

A osteodistrofia renal é uma alteração da morfologia óssea em pacientes com DRC. É uma medida do componente esquelético do distúrbio sistêmico de DMO-DRC, quantificável por histomorfometria de biópsia óssea.[1] Tradicionalmente, cinco padrões histopatológicos principais foram descritos: osteíte fibrosa, lesão leve, osteomalácia, osteodistrofia urêmica mista e doença óssea adinâmica.

A remodelação óssea é um processo muito complexo e dinâmico, com fases distintas: reabsorção de osteoclastos, reversão, migração e diferenciação de pré-osteoblastos, formação da matriz osteoblástica, mineralização e estágio quiescente. O processo de remodelação em uma única unidade óssea pode levar de 3 a 6 meses. O ativador do receptor do fator nuclear kappa-B (RANK) está localizado nos osteoclastos, e o ligante de osteoprotegerina (OPG-L), nos osteoblastos. Estas últimas células secretam a proteína OPG, que pode se ligar ao OPG-L e inibir a ligação subsequente do OPG-L ao RANK nos osteoclastos, inibindo assim a reabsorção óssea. Alternativamente, se a produção de OPG estiver diminuída, o OPG-L pode se ligar ao RANK e induzir a reabsorção óssea.[79] Essa via é regulada por inúmeras citoquinas e hormônios, incluindo o PTH.

A deficiência de 1,25-di-hidroxivitamina D desempenha um papel importante na fisiopatologia da osteodistrofia renal. Como na DRCT, isso leva à diminuição da absorção intestinal de cálcio e fósforo e aumento da secreção de PTH.[80] A elevação persistente nas concentrações de PTH pode produzir um fenótipo anormal da função dos osteoblastos, com menos colágeno tipo 1 e maior produção de ligantes RANK do que osteoblastos anabólicos, levando à osteodistrofia com alto índice de *turnover* e reabsorção óssea excessiva. Assim, o hiperparatireoidismo secundário desempenha um papel importante na patogênese da osteíte fibrosa, doença óssea com alto *turnover*, caracterizada por fibrose medular causada por células semelhantes a fibroblastos que secretam tecido fibroso ocupando o espaço peritrabecular. A atividade de osteoclastos e osteoblastos aumenta, resultando em aumento da reabsorção e formação ósseas, esta última refletida pelo aumento da quantidade de osso osteoide e não lamelar, que é mais fraco do que sua contraparte lamelar. Isso é predominantemente encontrado nos osteons corticais (também chamados de sistemas haversianos) dos ossos longos. Em ossos longos, o aumento da reabsorção cortical tende a reduzir a massa óssea. Portanto, a osteíte fibrosa pode estar associada à osteopenia e ao risco de fraturas.[79,80] Embora o HPTS seja comum na insuficiência renal precoce, a osteíte fibrosa raramente é observada antes do desenvolvimento da DRCT.[81] A lesão leve é caracterizada por um discreto aumento da remodelação óssea, mas sem fibrose peritrabecular significante. É comumente vista antes do desenvolvimento da DRCT,[82] como resultado do hiperparatireoidismo secundário leve ou precoce ou após o tratamento do hiperparatireoidismo.

A osteomalácia é definida por baixas taxas de *turnover* ósseo, defeito na mineralização e acúmulo de osteoide (matriz óssea) não mineralizado. Tem sido predominantemente associada à intoxicação por alumínio ou por outros metais pesados como o ferro. As fontes de alumínio incluíam a água utilizada na diálise e quelantes de fósforo contendo alumínio.[83] A intoxicação por alumínio pode causar defeito na mineralização e aumento da síntese de matriz pelos osteoblastos existentes, mas com inibição em longo prazo da diferenciação dos osteoblastos, bem como inibição da função dos osteoclastos. A incidência de osteomalácia diminuiu com a eliminação da exposição ao alumínio em pacientes com DRCT, mas ainda ocorre, o que indica a existência de outros fatores, como deficiência grave de vitamina D, intoxicação por ferro e outros metais pesados e acidose metabólica.[80,81,84]

A osteodistrofia urêmica mista apresenta características de osteíte fibrosa e osteomalácia, caracterizada por alto *turnover* ósseo e defeitos de mineralização. Ela está presente em graus variados em diferentes indivíduos. A patogênese está relacionada ao HPTS, intoxicação por alumínio e outros fatores desconhecidos.[79-81]

Outra forma de doença óssea de baixo *turnover* é a doença óssea adinâmica (DOA), caracterizada por uma acentuada redução na formação óssea e atividade celular sem aumento na espessura dos osteoides.[81,85] Ela está associada a concentrações relativamente baixas de PTH após a paratireoidectomia, devido à exposição a altas concentrações de cálcio (quelantes de fósforo e fluido de dialisato) e ARVD ativos como calcitriol. Pacientes em diálise peritoneal têm risco aumentado devido à exposição prolongada à alta concentração de cálcio do dialisato peritoneal.[81,85,86] O significado clínico da DOA é controverso; entretanto, doenças de baixo *turnover* estão associadas a taxas aumentadas de fratura, controle frágil de cálcio, aumento da calcificação vascular e calcifilaxia.[87-90] Um estudo observacional prospectivo mostrou que, em pacientes que iniciam diálise, o nível normal do PTH foi associado a duas vezes o risco de mortalidade quando comparado a pacientes com concentrações de iPTH de três vezes o limite superior do normal.[91] Uma explicação foi o mau estado nutricional; no entanto, esses pacientes também podem apresentar alto risco de DOA e calcificações vasculares.[85]

Para diagnosticar adequadamente a osteodistrofia renal, é necessária uma biópsia óssea. Com as diretrizes atualizadas da NKF-KDOQI, a interpretação apropriada das biópsias ósseas não deve ser mais classificada descritivamente como descrito acima, mas deve ser baseada em três medidas quantitativas histológicas chave: *turnover*, mineralização e volume ósseos (sistema TMV).[1] O *turnover* seria baixo, normal ou aumentado, a mineralização normal ou anormal e o volume seria baixo, normal ou aumentado.[1,92] O tratamento da osteodistrofia renal envolve o controle das concentrações séricas de cálcio e fósforo para prevenir o hiperparatireoidismo grave e suas complicações. O controle de fósforo dietético associado ao uso dos quelantes de fósforo é essencial. Ao usar quelantes à base de cálcio, é apropriado equilibrar a necessidade de controlar o fósforo sérico, o produto cálcio × fósforo e o HPTS contra calcificações vasculares e o desenvolvimento de doença óssea adinâmica. O cálcio sérico deve ser mantido na extremidade superior dos limites normais para suprimir o PTH.[80] No entanto, se o paciente estiver recebendo quelantes de fósforo à base de cálcio, o cálcio do dialisato pode precisar de redução para evitar o desenvolvimento de hipercalcemia. A concentração de cálcio no dialisato pode ser reduzida para 1,25 mmol por litro, e isso deve permitir a ingestão oral suficiente de quelantes à base de cálcio.[93] O momento da ingestão do quelante à base de cálcio também é importante; se tomado entre as refeições, age mais como um suplemento de cálcio do que como um quelante de fósforo. Calcitriol e outros ARVD são usados para controlar o PTH, mas seu uso deve ser evitado na hiperfosfatemia devido à preocupação com o aumento do produto cálcio × fosfato e na doença óssea de baixo *turnover*. Vitamina D nutricional ou preparações de vitamina D, como o calcifediol de liberação prolongada, que estão associadas à menor incidência de hipercalcemia e hiperfosfatemia na DRC antes do início da diálise, podem auxiliar na prevenção da osteodistrofia.[94-96] As diretrizes KDIGO (*Kidney Disease: Improving Global Outcomes*) de 2017 não recomendam o uso uniforme de análogos ativos da vitamina D na DRC estágios 3 a 5 e só devem ser considerados no HPTS grave e progressivo.[97]

Osteopenia/osteoporose

A osteoporose é definida como uma condição de comprometimento da resistência óssea devido à baixa densidade mineral óssea e à má qualidade óssea e predispõe os indivíduos a risco aumentado de fraturas. Em comparação com a população geral, há alta incidência de fraturas vertebrais e de quadril (4,4 vezes maior) em pacientes com DRC.[98,99] A taxa de mortalidade também foi 2,4 vezes maior em populações com DRC após fraturas de quadril quando comparada à população geral.[99] Existem várias causas para a perda óssea em pacientes com DRC, incluindo fatores de risco tradicionais que se aplicam à população em geral, como idade, sexo, doença crônica, baixo índice de massa corporal e fatores específicos da uremia e seu tratamento. Fatores específicos da DRC, incluindo, mas não limitados a: maior tempo de diálise, doença óssea metabólica, concentrações de PTH (concentrações mais baixas estão associadas a maior risco de fraturas), amiloidose relacionada à microglobulina beta-2, intoxicação por alumínio, hipogonadismo, necrose avascular e acidose crônica.[100-102]

As diretrizes KDIGO de 2017 recomendam o uso de absorciometria de raios x de dupla energia para avaliar o risco de fratura em pacientes com DMO-DRC e/ou fatores de risco para osteoporose.[97] O escore T da Organização Mundial de Saúde (OMS) também pode ser utilizado para a classificação de risco de fratura, pois vários estudos longitudinais demonstraram que os escores T tiveram desempenho semelhante em pacientes com ou sem DRC.[103-106] A biópsia óssea é o padrão ouro para avaliação da osteodistrofia renal, sendo recomendada em pacientes quando há dúvidas sobre o tipo de doença óssea entre outras indicações. Em contraste com as diretrizes KDIGO de 2009, em 2017 a exigência de biópsia óssea antes do início da terapia antirreabsortiva foi removida.[56] Isso provavelmente ocorreu devido ao número limitado de centros com experiência na realização de biópsias ósseas, juntamente com evidências crescentes de que as terapias antirreabsortivas são eficazes em pacientes com DRC G3a a G3b e G4. Entretanto, é aconselhável que a osteodistrofia renal subjacente seja abordada primeiro.[56]

O primeiro passo no tratamento da osteoporose associada à DRC é o manejo do DMO-DRC por meio do tratamento da deficiência de vitamina D, hiperfosfatemia e hiperparatireoidismo. A concentração de 25-hidroxivitamina D > 30 ng/mL demonstrou otimizar a mineralização em pacientes com DRCT.[107] Em um estudo de pacientes em diálise, o cinacalcete não apenas reduziu as concentrações de PTH e a taxa de formação óssea, mas normalizou efetivamente a histologia óssea em uma parte da população até a conclusão do estudo.[108] Estratégias não farmacológicas com benefícios comprovados na osteoporose devem ser adaptadas para todos os pacientes, independentemente de seu estado da DRC, e incluem suplementação adequada de cálcio e vitamina D, cessação do tabagismo, exercícios com pesos, prevenção de quedas, melhora da nutrição e ingestão moderada de álcool.[109]

O manejo farmacológico destinado ao tratamento da osteoporose inclui agentes antirreabsortivos e agentes anabólicos. Os agentes antirreabsortivos, que inibem a reabsorção óssea mediada por osteoclastos, podem ser úteis na prevenção de perda óssea e de fraturas em pacientes com doença óssea com *turnover* normal a alto. Eles incluem calcitonina, estrogênios, moduladores seletivos de receptores de estrogênio, bisfosfonatos e denosumabe. Os bisfosfonatos, eliminados principalmente pelos rins, são evitados em doenças ósseas adinâmicas ou de baixo *turnover* e com TFGe < 30 mL/minuto devido ao acúmulo excessivo e resultante sobressupressão da remodelação óssea. Os bisfosfonatos intravenosos, especialmente o ácido zoledrônico, podem causar uma lesão tubular simulando necrose tubular aguda e está possivelmente relacionado à dose e à taxa de administração.[110-112] Alguns estudos sugeriram sua segurança em TFGe, variando de 15 a 59 mL/minuto/1,73 m^2 quando a disfunção renal é causada por fatores relacionados à idade e sem DMO-DRC.[109,113] O uso de bisfosfonatos nos estágios 4 e 5 da DRC seria um uso *off-label,* e, se administrado, a administração deve ser realizada muito lentamente (p. ex., durante um período de 60 minutos).[112] O denosumabe é um anticorpo monoclonal contra o ativador do receptor do ligante de NF-kB e não é eliminado pelos rins; portanto, pode ser utilizado com segurança na DRC sem preocupação com o acúmulo. O principal efeito adverso é a hipocalcemia com aumento reativo do PTH, exigindo pós-tratamento, monitoramento rigoroso e manejo com suplementação de vitamina D e cálcio e banho de dialisato com alto teor de cálcio.[114-116] Os agentes osteoanabólicos são formas de PTH recombinante ou peptídeo relacionado ao PTH. Esses agentes aumentam o *turnover* ósseo e o DMO na doença adinâmica ou de baixo *turnover* ósseo e devem ser evitados na doença de alto *turnover* ósseo por hiperparatireoidismo.[109] A teriparatida é o primeiro agente osteoanabólico aprovado pela FDA, e foi considerado seguro em populações com DRC e eficaz em termos de melhora das densidades minerais ósseas.[117-119] A abaloparatida é um análogo peptídico relacionado ao hormônio da paratireoide mais recente e acredita-se que seja mais anabólico que a teriparatida, mas ainda não foi estudada em pacientes com DRC.[109] Finalmente, o romosozumabe, um anticorpo monoclonal para esclerostina, é um novo agente anabólico que constitui um tratamento anabólico eficaz, mas também ainda não foi avaliado em pacientes com DRC.[109]

CALCIFICAÇÃO EXTRAESQUELÉTICA

Calcificação vascular

É bem estabelecido o fato de que a mortalidade cardiovascular é a principal causa de morte na população com DRC.[120] Uma vez que a presença de fatores de risco tradicionais, como hipertensão, envelhecimento, tabagismo, diabetes e metabolismo lipídico anormal, não explica totalmente a propensão à doença cardiovascular, a presença de outra fisiopatologia que contribui para isso tem sido postulada.[121,122] Muitos estudos demonstraram que alta porcentagem de pacientes com DRC apresentava calcificações vasculares, enfatizando seu impacto na alta morbidade e mortalidade nessa população.[123,124]

A calcificação vascular é definida como a deposição inadequada e patológica de minerais na forma de sais de fosfato de cálcio nos tecidos vasculares.[125] Existem dois tipos distintos de calcificações vasculares com base em sua localização e associação com a formação de placa aterosclerótica. Um tipo afeta a túnica íntima e ocorre dentro das placas ateroscleróticas. O outro afeta a túnica média. As consequências dos dois tipos de calcificação diferem entre si.[126] As lesões da túnica íntima comprometem o lúmen das artérias e bloqueiam o suprimento sanguíneo em estágios avançados. Essas lesões ateroscleróticas estão associadas a distúrbios no metabolismo de lípides, inflamação e necrose celular.[126,127] A calcificação aterosclerótica é irregular e descontínua, vista de forma mais proeminente em lesões maiores e mais maduras. O conteúdo de cálcio nas lesões ateroscleróticas é maior em pacientes em diálise em comparação com pessoas da mesma idade com função renal normal.[128] À medida que as lesões progridem, ocorre a osteogênese, que inclui a indução de osteoblastos e a formação de osso lamelar.[129] O segundo tipo de calcificação, a calcificação da túnica média ou esclerose de Mönkeberg, é comumente observado em pacientes com DRC e diabetes *mellitus*. Aqui, a deposição mineral ocorre em toda a túnica média, que é rica em colágeno elástico e resulta em aumento da rigidez vascular, redução da complacência dos vasos e aumento da pressão arterial sistólica, levando à hipertrofia ventricular esquerda e à redução do fluxo sanguíneo da artéria coronária durante a diástole.[126,130]

Tradicionalmente, pensava-se que a calcificação vascular era um processo passivo com fosfato sérico elevado e deposição de produto cálcio × fosfato resultante de plasma supersaturado.[55,131,132] Embora a desregulação do metabolismo do cálcio e do fósforo desempenhe um papel crítico, estudos recentes mostraram que a calcificação é um processo mais ativo e complexo, que se assemelha à formação óssea esquelética, com reguladores-chave da formação óssea e proteínas estruturais ósseas expressas nas camadas arteriais médias e nas placas ateroscleróticas calcificadas.[129]

Fisiopatologia da calcificação vascular

Alterações fenotípicas nas células do músculo liso vascular

A formação de calcificação vascular ectópica assemelha-se muito à formação fisiológica óssea. As células musculares lisas vasculares (CMLV) são de origem mesenquimal e, sob estresse, podem se diferenciar em diferentes células mesenquimais como osteoblastos, condrócitos ou adipócitos. Nos locais de calcificação, as CMLV sofrem alteração fenotípica e tornam-se semelhantes às células formadoras ósseas. Em seguida, há diminuição da expressão de genes específicos do músculo liso, como alfa-actina de músculo liso (SM – *smooth muscle*) e SM22-alfa.[125] Simultaneamente, essas células aumentam a expressão de proteínas reguladoras da mineralização que normalmente estão confinadas ao osso e à cartilagem.[133,134] Essas proteínas incluem o fator de transcrição relacionado ao runt tipo 2 (RUNX2), Osterix, MSX2 e o fator de transcrição SRY-BOX-9 (SOX9), que induzem a diferenciação de CMLV para um fenótipo osteocondrocítico.[135,136] As CMLV são capazes de produzir vesículas de matriz que, em circunstâncias normais, contêm inibidores de mineralização, como a proteína Gla de matriz (MGP) e a Fetuína-A.[137] Juntamente com alto cálcio extracelular e baixa concentração de inibidores de mineralização, as vesículas da matriz servem como locais de nucleação para hidroxiapatita.[138,139] A fonte de fósforo para potencializar o crescimento dos cristais é fornecida pela fosfatase alcalina contida nas vesículas.[140] O RUNX2 é um componente crucial para a transdiferenciação das CMLV, na ausência do qual a alteração morfológica e a mineralização não ocorrem.[125]

Degradação de elastina

A elastina é abundante na parede da aorta. Em estudos com animais, a quebra da elastina na situação de uremia e alto nível de cálcio-fosfato aumenta o risco de calcificação das CMLV.[141] As metaloproteinases de matriz (MPM), especificamente MPM-2 e MPM-9, são suprarreguladas (*up-regulated*) na DRC e degradam a elastina.[142] Essa degradação da elastina induz a superexpressão de TGF-beta, que está envolvido na diferenciação de osteoblastos e também acelera a calcificação de CMLV.[142]

Equilíbrio anormal de cálcio e fosfato

O ambiente urêmico contém numerosos fatores que permitem o início e a progressão da calcificação vascular. Modelos *in vitro* e animais demonstraram que o início da calcificação requer aumento da captação de cálcio e fosfato pelas CMLV. A entrada de fosfato ocorre por meio de cotransportadores de fosfato dependentes de sódio, PiT-1 e PiT-2.[144] A captação de cálcio por CMLV é regulada por CaSR e canais de cálcio dependentes de voltagem. A exposição *in vitro* de CMLV ao cálcio extracelular elevado pode diminuir a expressão do CaSR.[145] A perda de CaSR pode levar ao aumento da calcificação das CMLV, enquanto o uso de calcimiméticos pode melhorar a calcificação.[146]

Influência de toxinas urêmicas

A uremia aumenta a expressão de RUNX2 e sua proteína alvo, osteopontina (OPN), independentemente da concentração sérica de fosfato. A proteína morfogenética óssea-2 (BMP-2 – *bone morphogenic protein*-2), crucial na sinalização relacionada à atividade transcricional de RUNX2 e na transformação osteoblástica de CMLV, também está aumentada em condições urêmicas. Assim, em comparação com indivíduos não urêmicos, o soro urêmico promove a mineralização de CMLV.[147,148]

Inibidores da mineralização osteocondrogênica ectópica

Além da osteogênese ectópica, a falta de inibidores da calcificação desempenha um papel importante por trás da calcificação vascular. A proteína Gla de matriz (MGP) é uma proteína de ligação mineral que depende da vitamina K para que o processo de gama carboxilação seja totalmente funcional.[149] A MGP liga-se à BMP-2 para mediar a diferenciação osteoblástica de CMLV e inibe a atividade de BMP-2 na diferenciação de células mesenquimais.[150] A MGP também se liga aos cristais de cálcio e inibe o crescimento dos cristais.[151] Assim, a MGP tem um papel na manutenção do fenótipo normal das CMLV e na prevenção de sua diferenciação osteoblástica. A consequência do tratamento com varfarina para aumentar o risco de arteriolopatia urêmica calcificada pode estar relacionada ao distúrbio das funções da MGP.[129]

Osteopontina (OPN)

É normalmente encontrada em ossos e dentes, e atua inibindo os cristais de apatita e promovendo a função dos osteoclastos.[152] Estudos em animais *in vivo* com camundongos nulos para OPN não calcificaram espontaneamente, mas a calcificação pareceu ter sido sinergisticamente aumentada quando esses camundongos foram cruzados com camundongos nulos para MGP.[153] A OPN normalmente não é encontrada na vasculatura, mas é observada em altas concentrações nas artérias calcificadas, potencialmente para neutralizar o processo de calcificação.[154]

Osteoprotegerina (OPG)

Produzida por osteoblastos e outros tipos celulares, incluindo a parede celular arterial, a OPG atua como um potente inibidor da diferenciação de osteoclastos. A OPG serve como um receptor *decoy* ou "chamariz", e se liga ao RANKL, impedindo que esse ligante se conecte ao seu receptor, RANK.[155] Inúmeros modelos de camundongos deficientes em OPG mostraram calcificação vascular progressiva.[156,157]

Fetuína-A

Produzida principalmente no fígado, a fetuína-A é uma glicoproteína que se liga a íons de cálcio e hidroxiapatita. Diferentemente da MGP, OPN e OPG, que são todos fatores locais, a fetuína-A é um inibidor circulante da calcificação vascular. Como mencionado anteriormente, vesículas de matriz de CMLV tornam-se o nicho da nucleação mineral. As CMLV podem absorver a fetuína-A do soro em suas vesículas da matriz e reverter a capacidade das vesículas de formar cristais de hidroxiapatita.[137]

Pirofosfato (PPi)

Outro importante inibidor da formação de hidroxiapatita normalmente é produzido nas CMLV pela hidrólise de nucleotídeos trifosfatos pela família de nucleotídeo pirofosfatases/fosfodiesterases (NPP), principalmente por NPP-1. A inativação de NPP-1 pode levar à calcificação da túnica média devido à falta de PPi, observada na calcificação arterial infantil idiopática.[158,159]

Papel do FGF 23-*Klotho*

Como discutido anteriormente, o FGF-23 regula a homeostase do fosfato e suprime a síntese de 1,25-di-hidroxivitamina D no rim agindo via *Klotho*. Em estudos com animais, a falta de FGF-23 ou *Klotho* causou calcificação vascular medial.[160] Foi demonstrado que o FGF-23 e *Klotho* estão presentes em CMLV.[161] O aumento da expressão dos cotransportadores de sódio-fosfato, Pit1/2 e RUNX2 foi observado em animais deficientes em *Klotho*. Isso sugere que a ausência de *Klotho* promove a captação de fosfato pelas CMLV e a progressão da diferenciação osteocondrocítica.[161]

O papel da vitamina D

Os ARVD são amplamente utilizados para o tratamento do hiperparatireoidismo secundário; entretanto, há dados conflitantes sobre seus efeitos na vasculatura. As CMLV expressam o RVD e também possuem CYP27A1 (25-hidroxilase) e CYP27B1; portanto, a vitamina D pode ser utilizada de forma autócrina/parácrina.[162] A 1,25-di-hidroxivitamina D faz a *up-regulation* da expressão do RVD em CMLV, e sabe-se que a ativação do RVD modula a proliferação e a diferenciação celular. Os ARVD estimulam a calcificação pelo aumento da expressão de RUNX2, Osterix e osteocalcina e também do aumento do influxo de cálcio nas CMLV.[163-165] Em contraste, vários estudos também demonstraram o aumento de fatores inibitórios de calcificação, como MGP e osteopontina, pela vitamina D.[166] O FGF-23, como mencionado anteriormente, também desempenha um papel vital na regulação da vitamina D, pois diminui a expressão (*down-regulation*) do CYP27B1 renal, reduzindo assim a produção de 1,25-di-hidroxivitamina D, enquanto aumenta o CYP24, resultando na inativação de 1,25-di-hidroxivitamina D.[17,18]

Os modelos animais de DRC em que a administração de calcitriol resultou em calcificação vascular foram realizados com doses supraterapêuticas.[163,164] Assim, foi sugerido que, com o uso de doses terapêuticas, para suprimir o PTH sem hipercalcemia e hiperfosfatemia sistêmicas, a calcificação vascular pode não ocorrer.[167] No entanto, em modelos animais urêmicos, os ARVD tiveram efeitos diferenciais na calcificação. Comparado ao paricalcitol, o doxercalciferol induziu calcificação vascular substancial, possivelmente devido aos efeitos do doxercalciferol no aumento do produto cálcio × fosfato e na indução de RUNX2 e osteocalcina, promovendo a diferenciação osteoblástica.[164,168] Na população geral, níveis séricos baixos de 1,25-di-hidroxivitamina D têm sido associados a risco aumentado de calcificação vascular.[169] Vários estudos observacionais notaram um benefício de sobrevida na DRC com o uso de análogos da vitamina D, que é independente das concentrações séricas de cálcio, fosfato e PTH.[170-174] Estudos clínicos e *in vitro* também mostraram que concentrações baixas e altas de vitamina D têm efeitos vasculares anormais, sugerindo uma associação bimodal entre vitamina D e medidas vasculares.[175,176] Mais investigações são necessárias para determinar os níveis de ARVD e dosagem ideais para pacientes com DRC.

Calcifilaxia

A calcifilaxia ou arteriolopatia urêmica calcificante (AUC) é caracterizada por calcificação vascular, causando oclusão de microvasos no tecido adiposo subcutâneo e na derme, o que resulta em lesões isquêmicas intensamente dolorosas.[177] Tipicamente observada na DRCT, ela tem uma taxa de incidência anual de 35 casos por 10 mil pacientes em diálise nos EUA.[178] Esse distúrbio também pode ser observado nos estágios iniciais de DRC, injúria renal aguda ou pós-transplante renal.[179-181]

As manifestações clínicas incluem lesões cutâneas dolorosas graves, incluindo livedo reticular, púrpura reticulada, placas violáceas ou nódulos endurecidos, que mostram má cicatrização e são complicados por ulcerações com infecções secundárias.[182] A sepse das feridas resultantes é considerada uma causa comum de morte, além de insuficiência renal progressiva, infarto do miocárdio e falência múltipla de órgãos.[183,184] A calcifilaxia pode ser classificada como urêmica (em pacientes com DRCT) ou não urêmica (em pacientes com função renal normal ou em estágios mais iniciais da DRC); central (p. ex., no abdome ou coxas) ou periférico (limitado a locais periféricos como dedos); não ulcerada ou ulcerada (vista em fases posteriores).[177] Pacientes com calcifilaxia urêmica têm maior distribuição central de lesões e também um pior prognóstico em comparação com calcifilaxia não urêmica, possivelmente devido a diferenças nas condições coexistentes.[178,185]

O mecanismo exato da patogênese permanece incerto. O produto elevado de cálcio x fósforo está associado a um risco aumentado, juntamente com obesidade, diabetes *mellitus*, hiperparatireoidismo e uso de varfarina.[177] Observou-se que aproximadamente 45% dos pacientes em diálise que apresentaram AUC tinham concentrações de PTH abaixo da faixa alvo recomendada. Isso sugeriu o uso excessivo de análogos de cálcio e vitamina D, levando à doença óssea adinâmica, que pode exacerbar a deposição extraesquelética de cálcio.[90,179] O uso de varfarina, ou antagonista da vitamina K, tem sido considerado um importante fator de risco para AUC, com cerca de 40 a 50% dos pacientes com AUC tendo sido tratados com varfarina.[179,186] Isso ocorre provavelmente devido à inibição da carboxilação da MGP, um processo dependente da vitamina K.[149]

O diagnóstico é feito principalmente de forma clínica, e, embora a biópsia seja o método padrão de confirmação, sua utilidade tem sido debatida na rotina da prática clínica devido à preocupação com o desenvolvimento de úlceras e infecções que não cicatrizam.[187] Os cuidados de suporte incluem controle da dor e tratamento de feridas. O debridamento das feridas é útil na remoção de tecidos necróticos e na prevenção de infecções. Entretanto, nem todos os pacientes conseguem tolerar o debridamento da ferida devido à dor e a preocupações com sua cicatrização. Portanto, a decisão de debridar deve ser tomada caso a caso. Em um estudo retrospectivo de 64 pacientes com AUC, o debridamento cirúrgico sugeriu melhora da sobrevida entre os pacientes.[184]

A oxigenoterapia hiperbárica pode ser usada como adjuvante para auxiliar na cicatrização de feridas. Em um estudo retrospectivo com 34 pacientes, principalmente com lesões periféricas, que foram submetidos a tratamento com oxigenoterapia hiperbárica, 58% apresentaram melhora nos escores da ferida, com mais da metade desses pacientes apresentando cicatrização completa.[188] A correção da hipercalcemia e da hiperfosfatemia é de vital importância. Em pacientes com DRCT, aumentar a duração ou a frequência das sessões de diálise pode ajudar no controle do fósforo e do cálcio, bem como na cicatrização de feridas.[189]

A principal modalidade farmacológica utilizada no tratamento da AUC é o tiossulfato de sódio, e uma dose típica é de 25 g em 100 mL de solução administrada por via intravenosa 3 vezes por semana durante os últimos 30 a 60 minutos da hemodiálise. Os efeitos benéficos desse medicamento têm sido atribuídos a suas propriedades antioxidantes e vasodilatadoras, juntamente com a inibição da calcificação dos adipócitos e o bloqueio da capacidade dos adipócitos de induzir a calcificação das células musculares lisas vasculares.[190,191]

Vários estudos retrospectivos mostraram efeitos benéficos, mas os ensaios de controle randomizados ainda estão em andamento.[192,193] Os efeitos adversos incluem náusea, hipotensão, sobrecarga de volume, prolongamento do intervalo QT, hipocalcemia e acidose metabólica. Uma abordagem intralesional pode potencialmente evitar os efeitos colaterais e foi sugerida por meio de relatos de casos para pacientes com doença inicial e limitada.[194]

A intervenção precoce deve ser considerada quando houver suspeita do diagnóstico de AUC, e medidas de suporte, incluindo a descontinuação do antagonista da vitamina K, devem ser consideradas. As modalidades de tratamento devem ser consideradas caso a caso, com uma compreensão clara das limitações dos dados disponíveis.

CONCLUSÃO

Os sistemas hormonais (FGF-23, vitamina D, PTH) são fortemente regulados por vários mecanismos de *feedback* para manter a homeostase óssea e mineral. Tem havido uma crescente conscientização sobre o papel desempenhado pelo distúrbio mineral e ósseo na contribuição para a mortalidade cardiovascular. O objetivo da terapia deve incluir a intervenção precoce em pacientes com DRC, a fim de prevenir a progressão da doença óssea e complicações atribuídas à calcificação extraesquelética e vascular. Atualmente, os métodos empregados para atingir as metas incluem modificação da dieta, monitoramento laboratorial frequente e intervenções farmacológicas. No entanto, ainda há muito conhecimento a ser adquirido quanto ao diagnóstico oportuno dos distúrbios minerais e ósseos. O sucesso das atuais intervenções terapêuticas requer mais estudos clínicos controlados.

REFERÊNCIAS

1. Moe S, Drueke T, Cunningham J, Goodman W, Martin K, Olgaard K, et al. Definition, evaluation, and classification of renal osteodystrophy: a position statement from Kidney Disease: Improving Global Outcomes (KDIGO). Kidney Int 2006;69(11):1945-53.
2. Blau JE, Collins MT. The PTH-vitamin D-FGF23 axis. Rev Endocr Metab Disord 2015;16(2):165-74.
3. Slatopolsky E, Delmez JA. Pathogenesis of secondary hyperparathyroidism. Nephrol Dial Transplant 1996;11 Suppl 3:130-5.
4. Kalantar-Zadeh K, Shah A, Duong U, Hechter RC, Dukkipati R, Kovesdy CP. Kidney bone disease and mortality in CKD: revisiting the role of vitamin D, calcimimetics, alkaline phosphatase, and minerals. Kidney Int Suppl 2010(117):S10-21.
5. Naveh-Many T, Rahamimov R, Livni N, Silver J. Parathyroid cell proliferation in normal and chronic renal failure rats: the effects of calcium, phosphate, and vitamin D. J Clin Invest 1995;96(4):1786-93.
6. Bergwitz C, Juppner H. Regulation of phosphate homeostasis by PTH, vitamin D, and FGF23. Annu Rev Med 2010;61:91-104.
7. Esbrit P, Alcaraz MJ. Current perspectives on parathyroid hormone (PTH) and PTH-related protein (PTHrP) as bone anabolic therapies. Biochem Pharmacol 2013;85(10):1417-23.
8. Andress DL, Coyne DW, Kalantar-Zadeh K, Molitch ME, Zangeneh F, Sprague SM. Management of secondary hyperparathyroidism in stages 3 and 4 chronic kidney disease. Endocr Pract 2008;14(1):18-27.
9. Brown EM, Hebert SC. A cloned Ca(2+)-sensing receptor: a mediator of direct effects of extracellular Ca2+ on renal function? J Am Soc Nephrol 1995;6(6):1530-40.
10. Hruska KA, Choi ET, Memon I, Davis TK, Mathew S. Cardiovascular risk in chronic kidney disease (CKD): the CKD-mineral bone disorder (CKD-MBD). Pediatr Nephrol 2010;25(4):769-78.
11. Nechama M, Ben-Dov IZ, Silver J, Naveh-Many T. Regulation of PTH mRNA stability by the calcimimetic R568 and the phosphorus binder lanthanum carbonate in CKD. Am J Physiol Renal Physiol 2009;296(4):F795-800.
12. Delmez JA, Tindira C, Grooms P, Dusso A, Windus DW, Slatopolsky E. Parathyroid hormone suppression by intravenous 1,25-dihydroxyvitamin D: a role for increased sensitivity to calcium. J Clin Invest 1989;83(4):1349-55.
13. Ritter CS, Brown AJ. Direct suppression of Pth gene expression by the vitamin D prohormones doxercalciferol and calcidiol requires the vitamin D receptor. J Mol Endocrinol 2011;46(2):63-6.
14. Ben-Dov IZ, Galitzer H, Lavi-Moshayoff V, Goetz R, Kuro-o M, Mohammadi M, et al. The parathyroid is a target organ for FGF23 in rats. J Clin Invest 2007;117(12): 4003-8.
15. Komaba H, Fukagawa M. FGF23-parathyroid interaction: implications in chronic kidney disease. Kidney Int 2010;77(4):292-8.
16. Yamashita T, Yoshioka M, Itoh N. Identification of a novel fibroblast growth factor, FGF-23, preferentially expressed in the ventrolateral thalamic nucleus of the brain. Biochem Biophys Res Commun 2000;277(2):494-8.
17. Shimada T, Hasegawa H, Yamazaki Y, Muto T, Hino R, Takeuchi Y, et al. FGF-23 is a potent regulator of vitamin D metabolism and phosphate homeostasis. J Bone Miner Res 2004;19(3):429-35.
18. Shimada T, Yamazaki Y, Takahashi M, Hasegawa H, Urakawa I, Oshima T, et al. Vitamin D receptor-independent FGF23 actions in regulating phosphate and vitamin D metabolism. Am J Physiol Renal Physiol 2005;289(5):F1088-95.

19. Yamazaki Y, Okazaki R, Shibata M, Hasegawa Y, Satoh K, Tajima T, et al. Increased circulatory level of biologically active full-length FGF-23 in patients with hypophosphatemic rickets/osteomalacia. J Clin Endocrinol Metab 2002;87(11):4957-60.
20. Isakova T, Gutierrez OM, Wolf M. A blueprint for randomized trials targeting phosphorus metabolism in chronic kidney disease. Kidney Int 2009;76(7):705-16.
21. Consortium A. Autosomal dominant hypophosphataemic rickets is associated with mutations in FGF23. Nat Genet 2000;26(3):345-8.
22. Shimada T, Mizutani S, Muto T, Yoneya T, Hino R, Takeda S, et al. Cloning and characterization of FGF23 as a causative factor of tumor-induced osteomalacia. Proc Natl Acad Sci USA 2001;98(11):6500-5.
23. Larsson T, Marsell R, Schipani E, Ohlsson C, Ljunggren O, Tenenhouse HS, et al. Transgenic mice expressing fibroblast growth factor 23 under the control of the alpha1(I) collagen promoter exhibit growth retardation, osteomalacia, and disturbed phosphate homeostasis. Endocrinology 2004;145(7):3087-94.
24. Shimada T, Kakitani M, Yamazaki Y, Hasegawa H, Takeuchi Y, Fujita T, et al. Targeted ablation of Fgf23 demonstrates an essential physiological role of FGF23 in phosphate and vitamin D metabolism. J Clin Invest 2004;113(4):561-8.
25. Sitara D, Razzaque MS, Hesse M, Yoganathan S, Taguchi T, Erben RG, et al. Homozygous ablation of fibroblast growth factor-23 results in hyperphosphatemia and impaired skeletogenesis, and reverses hypophosphatemia in Phex-deficient mice. Matrix Biol 2004;23(7):421-32.
26. Benet-Pages A, Orlik P, Strom TM, Lorenz-Depiereux B. An FGF23 missense mutation causes familial tumoral calcinosis with hyperphosphatemia. Hum Mol Genet 2005;14(3):385-90.
27. Goetz R, Beenken A, Ibrahimi OA, Kalinina J, Olsen SK, Eliseenkova AV, et al. Molecular insights into the klotho-dependent, endocrine mode of action of fibroblast growth factor 19 subfamily members. Mol Cell Biol 2007;27(9):3417-28.
28. Yamazaki Y, Tamada T, Kasai N, Urakawa I, Aono Y, Hasegawa H, et al. Anti-FGF23 neutralizing antibodies show the physiological role and structural features of FGF23. J Bone Miner Res 2008;23(9):1509-18.
29. Leunissen EH, Nair AV, Bull C, Lefeber DJ, van Delft FL, Bindels RJ, et al. The epithelial calcium channel TRPV5 is regulated differentially by klotho and sialidase. J Biol Chem 2013;288(41):29238-46.
30. Chang Q, Hoefs S, van der Kemp AW, Topala CN, Bindels RJ, Hoenderop JG. The beta-glucuronidase klotho hydrolyzes and activates the TRPV5 channel. Science 2005;310(5747):490-3.
31. Hu MC, Kuro-o M, Moe OW. Klotho and chronic kidney disease. Contrib Nephrol 2013;180:47-63.
32. Gutierrez O, Isakova T, Rhee E, Shah A, Holmes J, Collerone G, et al. Fibroblast growth factor-23 mitigates hyperphosphatemia but accentuates calcitriol deficiency in chronic kidney disease. J Am Soc Nephrol 2005;16(7):2205-15.
33. Lavi-Moshayoff V, Wasserman G, Meir T, Silver J, Naveh-Many T. PTH increases FGF23 gene expression and mediates the high-FGF23 levels of experimental kidney failure: a bone parathyroid feedback loop. Am J Physiol Renal Physiol 2010;299(4): F882-9.
34. Burnett-Bowie SM, Henao MP, Dere ME, Lee H, Leder BZ. Effects of hPTH(1-34) infusion on circulating serum phosphate, 1,25-dihydroxyvitamin D, and FGF23 levels in healthy men. J Bone Miner Res 2009;24(10):1681-5.
35. Bhan I, Shah A, Holmes J, Isakova T, Gutierrez O, Burnett SM, et al. Post-transplant hypophosphatemia: tertiary "hyper-phosphatoninism"? Kidney Int 2006;70(8):1486-94.
36. Evenepoel P, Naesens M, Claes K, Kuypers D, Vanrenterghem Y. Tertiary "hyperphosphatoninism" accentuates hypophosphatemia and suppresses calcitriol levels in renal transplant recipients. Am J Transplant 2007;7(5):1193-200.
37. Liu N, Nguyen L, Chun RF, Lagishetty V, Ren S, Wu S, et al. Altered endocrine and autocrine metabolism of vitamin D in a mouse model of gastrointestinal inflammation. Endocrinology 2008;149(10):4799-808.

38. Latus J, Lehmann R, Roesel M, Fritz P, Braun N, Ulmer C, et al. Analysis of alpha-klotho, fibroblast growth factor-, vitamin-D and calcium-sensing receptor in 70 patients with secondary hyperparathyroidism. Kidney Blood Press Res 2013;37(1):84-94.
39. Renkema KY, Velic A, Dijkman HB, Verkaart S, van der Kemp AW, Nowik M, et al. The calcium-sensing receptor promotes urinary acidification to prevent nephrolithiasis. J Am Soc Nephrol 2009;20(8):1705-13.
40. Xue Y, Xiao Y, Liu J, Karaplis AC, Pollak MR, Brown EM, et al. The calcium-sensing receptor complements parathyroid hormone-induced bone turnover in discrete skeletal compartments in mice. Am J Physiol Endocrinol Metab 2012;302(7):E841-51.
41. Slatopolsky E, Brown A, Dusso A. Pathogenesis of secondary hyperparathyroidism. Kidney Int Suppl 1999;73:S14-9.
42. Nakanishi S, Kazama JJ, Nii-Kono T, Omori K, Yamashita T, Fukumoto S, et al. Serum fibroblast growth factor-23 levels predict the future refractory hyperparathyroidism in dialysis patients. Kidney Int 2005;67(3):1171-8.
43. Kazama JJ, Sato F, Omori K, Hama H, Yamamoto S, Maruyama H, et al. Pretreatment serum FGF-23 levels predict the efficacy of calcitriol therapy in dialysis patients. Kidney Int 2005;67(3):1120-5.
44. Kates DM, Sherrard DJ, Andress DL. Evidence that serum phosphate is independently associated with serum PTH in patients with chronic renal failure. Am J Kidney Dis 1997;30(6):809-13.
45. Pitts TO, Piraino BH, Mitro R, Chen TC, Segre GV, Greenberg A, et al. Hyperparathyroidism and 1,25-dihydroxyvitamin D deficiency in mild, moderate, and severe renal failure. J Clin Endocrinol Metab 1988;67(5):876-81.
46. Reichel H, Deibert B, Schmidt-Gayk H, Ritz E. Calcium metabolism in early chronic renal failure: implications for the pathogenesis of hyperparathyroidism. Nephrol Dial Transplant 1991;6(3):162-9.
47. Levin A, Bakris GL, Molitch M, Smulders M, Tian J, Williams LA, et al. Prevalence of abnormal serum vitamin D, PTH, calcium, and phosphorus in patients with chronic kidney disease: results of the study to evaluate early kidney disease. Kidney Int 2007;71(1):31-8.
48. Galitzer H, Ben-Dov IZ, Silver J, Naveh-Many T. Parathyroid cell resistance to fibroblast growth factor 23 in secondary hyperparathyroidism of chronic kidney disease. Kidney Int 2010;77(3):211-8.
49. Canalejo R, Canalejo A, Martinez-Moreno JM, Rodriguez-Ortiz ME, Estepa JC, Mendoza FJ, et al. FGF23 fails to inhibit uremic parathyroid glands. J Am Soc Nephrol 2010;21(7):1125-35.
50. Komaba H, Goto S, Fujii H, Hamada Y, Kobayashi A, Shibuya K, et al. Depressed expression of Klotho and FGF receptor 1 in hyperplastic parathyroid glands from uremic patients. Kidney Int 2010;77(3):232-8.
51. Parfitt AM. The hyperparathyroidism of chronic renal failure: a disorder of growth. Kidney Int 1997;52(1):3-9.
52. Slatopolsky E, Finch J, Denda M, Ritter C, Zhong M, Dusso A, et al. Phosphorus restriction prevents parathyroid gland growth: high phosphorus directly stimulates PTH secretion in vitro. J Clin Invest 1996;97(11):2534-40.
53. Cunningham J, Locatelli F, Rodriguez M. Secondary hyperparathyroidism: pathogenesis, disease progression, and therapeutic options. Clin J Am Soc Nephrol 2011;6(4):913-21.
54. Block GA, Hulbert-Shearon TE, Levin NW, Port FK. Association of serum phosphorus and calcium x phosphate product with mortality risk in chronic hemodialysis patients: a national study. Am J Kidney Dis 1998;31(4):607-17.
55. Ganesh SK, Stack AG, Levin NW, Hulbert-Shearon T, Port FK. Association of elevated serum PO(4), Ca x PO(4) product, and parathyroid hormone with cardiac mortality risk in chronic hemodialysis patients. J Am Soc Nephrol 2001;12(10):2131-8.
56. Kidney Disease: Improving Global Outcomes CKDMBDUWG. KDIGO 2017 Clinical Practice Guideline Update for the Diagnosis, Evaluation, Prevention, and Treatment of Chronic Kidney Disease-Mineral and Bone Disorder (CKD-MBD). Kidney Int Suppl (2011) 2017;7(1):1-59.

57. Cozzolino M, Lu Y, Finch J, Slatopolsky E, Dusso AS. p21WAF1 and TGF-alpha mediate parathyroid growth arrest by vitamin D and high calcium. Kidney Int 2001;60(6):2109-17.
58. Dusso A, Cozzolino M, Lu Y, Sato T, Slatopolsky E. 1,25-Dihydroxyvitamin D downregulation of TGFalpha/EGFR expression and growth signaling: a mechanism for the antiproliferative actions of the sterol in parathyroid hyperplasia of renal failure. J Steroid Biochem Mol Biol 2004;89-90(1-5):507-11.
59. Silver J, Naveh-Many T, Mayer H, Schmelzer HJ, Popovtzer MM. Regulation by vitamin D metabolites of parathyroid hormone gene transcription in vivo in the rat. J Clin Invest 1986;78(5):1296-301.
60. Brown AJ, Zhong M, Finch J, Ritter C, McCracken R, Morrissey J, et al. Rat calcium-sensing receptor is regulated by vitamin D but not by calcium. Am J Physiol 1996;270(3 Pt 2):F454-60.
61. Brown AJ, Dusso AS, Slatopolsky E. Vitamin D analogues for secondary hyperparathyroidism. Nephrol Dial Transplant 2002;17 Suppl 10:10-9.
62. Walling MW. Intestinal Ca and phosphate transport: differential responses to vitamin D3 metabolites. Am J Physiol 1977;233(6):E488-94.
63. Rodriguez M, Caravaca F, Fernandez E, Borrego MJ, Lorenzo V, Cubero J, et al. Parathyroid function as a determinant of the response to calcitriol treatment in the hemodialysis patient. Kidney Int 1999;56(1):306-17.
64. Fukagawa M, Kitaoka M, Yi H, Fukuda N, Matsumoto T, Ogata E, et al. Serial evaluation of parathyroid size by ultrasonography is another useful marker for the long-term prognosis of calcitriol pulse therapy in chronic dialysis patients. Nephron 1994;68(2):221-8.
65. Tominaga Y, Kohara S, Namii Y, Nagasaka T, Haba T, Uchida K, et al. Clonal analysis of nodular parathyroid hyperplasia in renal hyperparathyroidism. World J Surg 1996;20(7):744-50; discussion 50-2.
66. Fukuda N, Tanaka H, Tominaga Y, Fukagawa M, Kurokawa K, Seino Y. Decreased 1,25-dihydroxyvitamin D3 receptor density is associated with a more severe form of parathyroid hyperplasia in chronic uremic patients. J Clin Invest 1993;92(3):1436-43.
67. Block GA, Raggi P, Bellasi A, Kooienga L, Spiegel DM. Mortality effect of coronary calcification and phosphate binder choice in incident hemodialysis patients. Kidney Int 2007;71(5):438-41.
68. Hou SH, Zhao J, Ellman CF, Hu J, Griffin Z, Spiegel DM, et al. Calcium and phosphorus fluxes during hemodialysis with low calcium dialysate. Am J Kidney Dis 1991;18(2):217-24.
69. Meric F, Yap P, Bia MJ. Etiology of hypercalcemia in hemodialysis patients on calcium carbonate therapy. Am J Kidney Dis 1990;16(5):459-64.
70. Bleyer AJ, Burke SK, Dillon M, Garrett B, Kant KS, Lynch D, et al. A comparison of the calcium-free phosphate binder sevelamer hydrochloride with calcium acetate in the treatment of hyperphosphatemia in hemodialysis patients. Am J Kidney Dis 1999;33 (4):694-701.
71. Cunningham J, Floege J, London G, Rodriguez M, Shanahan CM. Clinical outcomes in secondary hyperparathyroidism and the potential role of calcimimetics. NDT Plus 2008;1(Suppl 1):i29-i35.
72. Colloton M, Shatzen E, Miller G, Stehman-Breen C, Wada M, Lacey D, et al. Cinacalcet HCl attenuates parathyroid hyperplasia in a rat model of secondary hyperparathyroidism. Kidney Int 2005;67(2):467-76.
73. Block GA, Zeig S, Sugihara J, Chertow GM, Chi EM, Turner SA, et al. Combined therapy with cinacalcet and low doses of vitamin D sterols in patients with moderate to severe secondary hyperparathyroidism. Nephrol Dial Transplant 2008;23(7):2311-8.
74. Jamal SA, Miller PD. Secondary and tertiary hyperparathyroidism. J Clin Densitom 2013;16(1):64-8.
75. Gilat H, Feinmesser R, Vinkler Y, Morgenstern S, Shvero J, Bachar G, et al. Clinical and operative management of persistent hyperparathyroidism after renal transplantation: a single-center experience. Head Neck 2007;29(11):996-1001.
76. Schlosser K, Endres N, Celik I, Fendrich V, Rothmund M, Fernandez ED. Surgical treatment of tertiary hyperparathyroidism: the choice of procedure matters! World J Surg 2007;31(10):1947-53.
77. Hsieh TM, Sun CK, Chen YT, Chou FF. Total parathyroidectomy versus subtotal parathyroidectomy in the treatment of tertiary hyperparathyroidism. Am Surg 2012;78(5):600-6.

78. Sadideen HM, Taylor JD, Goldsmith DJ. Total parathyroidectomy without autotransplantation after renal transplantation for tertiary hyperparathyroidism: long-term follow-up. Int Urol Nephrol 2012;44(1):275-81.
79. Moe SM. Vascular calcification and renal osteodystrophy relationship in chronic kidney disease. Eur J Clin Invest 2006;36 Suppl 2:51-62.
80. Hruska KA, Teitelbaum SL. Renal osteodystrophy. N Engl J Med. 1995;333(3):166-74.
81. Sprague SM. The role of the bone biopsy in the diagnosis of renal osteodystrophy. Semin Dial 2000;13(3):152-5.
82. Coen G, Mazzaferro S, Ballanti P, Sardella D, Chicca S, Manni M, et al. Renal bone disease in 76 patients with varying degrees of predialysis chronic renal failure: a cross-sectional study. Nephrol Dial Transplant 1996;11(5):813-9.
83. Pierides AM, Edwards WG, Jr., Cullum UX, Jr., McCall JT, Ellis HA. Hemodialysis encephalopathy with osteomalacic fractures and muscle weakness. Kidney Int 1980;18(1):115-24.
84. Coen G, Manni M, Addari O, Ballanti P, Pasquali M, Chicca S, et al. Metabolic acidosis and osteodystrophic bone disease in predialysis chronic renal failure: effect of calcitriol treatment. Miner Electrolyte Metab 1995;21(6):375-82.
85. Elder G. Pathophysiology and recent advances in the management of renal osteodystrophy. J Bone Miner Res 2002;17(12):2094-105.
86. Dabbagh S. Renal osteodystrophy. Curr Opin Pediatr 1998;10(2):190-6.
87. Piraino B, Chen T, Cooperstein L, Segre G, Puschett J. Fractures and vertebral bone mineral density in patients with renal osteodystrophy. Clin Nephrol 1988;30(2):57-62.
88. Kurz P, Monier-Faugere MC, Bognar B, Werner E, Roth P, Vlachojannis J, et al. Evidence for abnormal calcium homeostasis in patients with adynamic bone disease. Kidney Int 1994;46(3):855-61.
89. Hutchison AJ, Whitehouse RW, Freemont AJ, Adams JE, Mawer EB, Gokal R. Histological, radiological, and biochemical features of the adynamic bone lesion in continuous ambulatory peritoneal dialysis patients. Am J Nephrol 1994;14(1):19-29.
90. Mawad HW, Sawaya BP, Sarin R, Malluche HH. Calcific uremic arteriolopathy in association with low turnover uremic bone disease. Clin Nephrol 1999;52(3):160-6.
91. Avram MM, Mittman N, Myint MM, Fein P. Importance of low serum intact parathyroid hormone as a predictor of mortality in hemodialysis and peritoneal dialysis patients: 14 years of prospective observation. Am J Kidney Dis 2001;38(6):1351-7.
92. Sprague SM, Bellorin-Font E, Jorgetti V, Carvalho AB, Malluche HH, Ferreira A, et al. Diagnostic accuracy of bone turnover markers and bone histology in patients with CKD treated by dialysis. Am J Kidney Dis 2016;67(4):559-66.
93. Slatopolsky E, Weerts C, Norwood K, Giles K, Fryer P, Finch J, et al. Long-term effects of calcium carbonate and 2.5 mEq/liter calcium dialysate on mineral metabolism. Kidney Int 1989;36(5):897-903.
94. Hamdy NA, Kanis JA, Beneton MN, Brown CB, Juttmann JR, Jordans JG, et al. Effect of alfacalcidol on natural course of renal bone disease in mild to moderate renal failure. BMJ 1995;310(6976):358-63.
95. Zisman AL, Hristova M, Ho LT, Sprague SM. Impact of ergocalciferol treatment of vitamin D deficiency on serum parathyroid hormone concentrations in chronic kidney disease. Am J Nephrol 2007;27(1):36-43.
96. Sprague SM, Crawford PW, Melnick JZ, Strugnell SA, Ali S, Mangoo-Karim R, et al. Use of extended-release calcifediol to treat secondary hyperparathyroidism in stages 3 and 4 chronic kidney disease. Am J Nephrol 2016;44(4):316-25.
97. Ketteler M, Block GA, Evenepoel P, Fukagawa M, Herzog CA, McCann L, et al. Executive summary of the 2017 KDIGO Chronic Kidney Disease-Mineral and Bone Disorder (CKD-MBD) Guideline Update: what's changed and why it matters. Kidney Int 2017;92(1):26-36.
98. Atsumi K, Kushida K, Yamazaki K, Shimizu S, Ohmura A, Inoue T. Risk factors for vertebral fractures in renal osteodystrophy. Am J Kidney Dis 1999;33(2):287-93.

99. Coco M, Rush H. Increased incidence of hip fractures in dialysis patients with low serum parathyroid hormone. Am J Kidney Dis 2000;36(6):1115-21.
100. Stehman-Breen C. Osteoporosis and chronic kidney disease. Semin Nephrol 2004;24(1):78-81.
101. Stein MS, Packham DK, Ebeling PR, Wark JD, Becker GJ. Prevalence and risk factors for osteopenia in dialysis patients. Am J Kidney Dis 1996;28(4):515-22.
102. Alem AM, Sherrard DJ, Gillen DL, Weiss NS, Beresford SA, Heckbert SR, et al. Increased risk of hip fracture among patients with end-stage renal disease. Kidney Int 2000;58(1):396-9.
103. Yenchek RH, Ix JH, Shlipak MG, Bauer DC, Rianon NJ, Kritchevsky SB, et al. Bone mineral density and fracture risk in older individuals with CKD. Clin J Am Soc Nephrol 2012;7(7):1130-6.
104. Iimori S, Mori Y, Akita W, Kuyama T, Takada S, Asai T, et al. Diagnostic usefulness of bone mineral density and biochemical markers of bone turnover in predicting fracture in CKD stage 5D patients: a single-center cohort study. Nephrol Dial Transplant 2012;27(1):345-51.
105. West SL, Lok CE, Langsetmo L, Cheung AM, Szabo E, Pearce D, et al. Bone mineral density predicts fractures in chronic kidney disease. J Bone Miner Res 2015;30(5): 913-9.
106. Naylor KL, Garg AX, Zou G, Langsetmo L, Leslie WD, Fraser LA, et al. Comparison of fracture risk prediction among individuals with reduced and normal kidney function. Clin J Am Soc Nephrol 2015;10(4):646-53.
107. Coen G, Mantella D, Manni M, Balducci A, Nofroni I, Sardella D, et al. 25-hydroxyvitamin D levels and bone histomorphometry in hemodialysis renal osteodystrophy. Kidney Int 2005;68(4):1840-8.
108. Behets GJ, Spasovski G, Sterling LR, Goodman WG, Spiegel DM, De Broe ME, et al. Bone histomorphometry before and after long-term treatment with cinacalcet in dialysis patients with secondary hyperparathyroidism. Kidney Int 2015;87(4):846-56.
109. Khairallah P, Nickolas TL. Management of Osteoporosis in CKD. Clin J Am Soc Nephrol 2018;13(6):962-9.
110. Markowitz GS, Fine PL, Stack JI, Kunis CL, Radhakrishnan J, Palecki W, et al. Toxic acute tubular necrosis following treatment with zoledronate (Zometa). Kidney Int 2003;64(1):281-9.
111. Saad F, Gleason DM, Murray R, Tchekmedyian S, Venner P, Lacombe L, et al. A randomized, placebo-controlled trial of zoledronic acid in patients with hormone-refractory metastatic prostate carcinoma. J Natl Cancer Inst 2002;94(19):1458-68.
112. Miller PD. Bone disease in CKD: a focus on osteoporosis diagnosis and management. Am J Kidney Dis 2014;64(2):290-304.
113. Jamal SA, Bauer DC, Ensrud KE, Cauley JA, Hochberg M, Ishani A, et al. Alendronate treatment in women with normal to severely impaired renal function: an analysis of the fracture intervention trial. J Bone Miner Res 2007;22(4):503-8.
114. Block GA, Bone HG, Fang L, Lee E, Padhi D. A single-dose study of denosumab in patients with various degrees of renal impairment. J Bone Miner Res 2012;27(7): 1471-9.
115. Chen CL, Chen NC, Hsu CY, Chou KJ, Lee PT, Fang HC, et al. An open-label, prospective pilot clinical study of denosumab for severe hyperparathyroidism in patients with low bone mass undergoing dialysis. J Clin Endocrinol Metab 2014;99(7):2426-32.
116. Festuccia F, Jafari MT, Moioli A, Fofi C, Barberi S, Amendola S, et al. Safety and efficacy of denosumab in osteoporotic hemodialysed patients. J Nephrol 2017;30(2):271-9.
117. Miller PD, Schwartz EN, Chen P, Misurski DA, Krege JH. Teriparatide in postmenopausal women with osteoporosis and mild or moderate renal impairment. Osteoporos Int 2007;18(1):59-68.
118. Cejka D, Kodras K, Bader T, Haas M. Treatment of hemodialysis-associated adynamic bone disease with teriparatide (PTH1-34): a pilot study. Kidney Blood Press Res 2010;33(3):221-6.
119. Sumida K, Ubara Y, Hoshino J, Mise K, Hayami N, Suwabe T, et al. Once-weekly teriparatide in hemodialysis patients with hypoparathyroidism and low bone mass: a prospective study. Osteoporos Int 2016;27(4):1441-50.
120. Foley RN, Parfrey PS. Cardiovascular disease and mortality in ESRD. J Nephrol 1998;11(5):239-45.

121. London GM, Guerin AP, Marchais SJ, Metivier F, Pannier B, Adda H. Arterial media calcification in end-stage renal disease: impact on all-cause and cardiovascular mortality. Nephrol Dial Transplant 2003;18(9):1731-40.
122. Wilson PW, Kauppila LI, O'Donnell CJ, Kiel DP, Hannan M, Polak JM, et al. Abdominal aortic calcific deposits are an important predictor of vascular morbidity and mortality. Circulation 2001;103(11):1529-34.
123. Blacher J, Guerin AP, Pannier B, Marchais SJ, London GM. Arterial calcifications, arterial stiffness, and cardiovascular risk in end-stage renal disease. Hypertension 2001;38(4):938-42.
124. Rodriguez Garcia M, Naves Diaz M, Cannata Andia JB. Bone metabolism, vascular calcifications and mortality: associations beyond mere coincidence. J Nephrol 2005;18(4):458-63.
125. Paloian NJ, Giachelli CM. A current understanding of vascular calcification in CKD. Am J Physiol Renal Physiol 2014;307(8):F891-900.
126. Goodman WG, London G, Amann K, Block GA, Giachelli C, Hruska KA, et al. Vascular calcification in chronic kidney disease. Am J Kidney Dis 2004;43(3):572-9.
127. Berliner JA, Navab M, Fogelman AM, Frank JS, Demer LL, Edwards PA, et al. Atherosclerosis: basic mechanisms. Oxidation, inflammation, and genetics. Circulation 1995;91(9):2488-96.
128. Schwarz U, Buzello M, Ritz E, Stein G, Raabe G, Wiest G, et al. Morphology of coronary atherosclerotic lesions in patients with end-stage renal failure. Nephrol Dial Transplant 2000;15(2):218-23.
129. Mizobuchi M, Towler D, Slatopolsky E. Vascular calcification: the killer of patients with chronic kidney disease. J Am Soc Nephrol 2009;20(7):1453-64.
130. London GM, Marchais SJ, Guerin AP, Metivier F, Adda H. Arterial structure and function in end-stage renal disease. Nephrol Dial Transplant 2002;17(10):1713-24.
131. Block GA, Klassen PS, Lazarus JM, Ofsthun N, Lowrie EG, Chertow GM. Mineral metabolism, mortality, and morbidity in maintenance hemodialysis. J Am Soc Nephrol 2004;15(8):2208-18.
132. Cozzolino M, Dusso AS, Slatopolsky E. Role of calcium-phosphate product and bone-associated proteins on vascular calcification in renal failure. J Am Soc Nephrol 2001;12(11):2511-6.
133. Shroff R, Long DA, Shanahan C. Mechanistic insights into vascular calcification in CKD. J Am Soc Nephrol 2013;24(2):179-89.
134. Shanahan CM, Cary NR, Salisbury JR, Proudfoot D, Weissberg PL, Edmonds ME. Medial localization of mineralization-regulating proteins in association with Monckeberg's sclerosis: evidence for smooth muscle cell-mediated vascular calcification. Circulation 1999;100(21):2168-76.
135. Tyson KL, Reynolds JL, McNair R, Zhang Q, Weissberg PL, Shanahan CM. Osteo/chondrocytic transcription factors and their target genes exhibit distinct patterns of expression in human arterial calcification. Arterioscler Thromb Vasc Biol 2003;23(3):489-94.
136. Shanahan CM, Cary NR, Metcalfe JC, Weissberg PL. High expression of genes for calcification-regulating proteins in human atherosclerotic plaques. J Clin Invest 1994;93(6):2393-402.
137. Reynolds JL, Skepper JN, McNair R, Kasama T, Gupta K, Weissberg PL, et al. Multifunctional roles for serum protein fetuin-a in inhibition of human vascular smooth muscle cell calcification. J Am Soc Nephrol 2005;16(10):2920-30.
138. Reynolds JL, Joannides AJ, Skepper JN, McNair R, Schurgers LJ, Proudfoot D, et al. Human vascular smooth muscle cells undergo vesicle-mediated calcification in response to changes in extracellular calcium and phosphate concentrations: a potential mechanism for accelerated vascular calcification in ESRD. J Am Soc Nephrol 2004;15(11):2857-67.
139. Kapustin AN, Davies JD, Reynolds JL, McNair R, Jones GT, Sidibe A, et al. Calcium regulates key components of vascular smooth muscle cell-derived matrix vesicles to enhance mineralization. Circ Res 2011;109(1):e1-12.
140. Genge BR, Wu LN, Wuthier RE. In vitro modeling of matrix vesicle nucleation: synergistic stimulation of mineral formation by annexin A5 and phosphatidylserine. J Biol Chem 2007;282(36):26035-45.

141. Pai A, Leaf EM, El-Abbadi M, Giachelli CM. Elastin degradation and vascular smooth muscle cell phenotype change precede cell loss and arterial medial calcification in a uremic mouse model of chronic kidney disease. Am J Pathol 2011;178(2):764-73.
142. Lee JS, Basalyga DM, Simionescu A, Isenburg JC, Simionescu DT, Vyavahare NR. Elastin calcification in the rat subdermal model is accompanied by up-regulation of degradative and osteogenic cellular responses. Am J Pathol 2006;168(2):490-8.
143. Pai AS, Giachelli CM. Matrix remodeling in vascular calcification associated with chronic kidney disease. J Am Soc Nephrol 2010;21(10):1637-40.
144. Jono S, McKee MD, Murry CE, Shioi A, Nishizawa Y, Mori K, et al. Phosphate regulation of vascular smooth muscle cell calcification. Circ Res 2000;87(7):E10-7.
145. Molostvov G, James S, Fletcher S, Bennett J, Lehnert H, Bland R, et al. Extracellular calcium-sensing receptor is functionally expressed in human artery. Am J Physiol Renal Physiol 2007;293(3):F946-55.
146. Alam MU, Kirton JP, Wilkinson FL, Towers E, Sinha S, Rouhi M, et al. Calcification is associated with loss of functional calcium-sensing receptor in vascular smooth muscle cells. Cardiovasc Res 2009;81(2):260-8.
147. Moe SM, Duan D, Doehle BP, O'Neill KD, Chen NX. Uremia induces the osteoblast differentiation factor Cbfa1 in human blood vessels. Kidney Int 2003;63(3):1003-11.
148. Chen NX, Duan D, O'Neill KD, Wolisi GO, Koczman JJ, Laclair R, et al. The mechanisms of uremic serum-induced expression of bone matrix proteins in bovine vascular smooth muscle cells. Kidney Int 2006;70(6):1046-53.
149. Luo G, Ducy P, McKee MD, Pinero GJ, Loyer E, Behringer RR, et al. Spontaneous calcification of arteries and cartilage in mice lacking matrix GLA protein. Nature 1997;386(6620):78-81.
150. Yao Y, Shahbazian A, Bostrom KI. Proline and gamma-carboxylated glutamate residues in matrix Gla protein are critical for binding of bone morphogenetic protein-4. Circ Res 2008;102(9):1065-74.
151. Roy ME, Nishimoto SK. Matrix Gla protein binding to hydroxyapatite is dependent on the ionic environment: calcium enhances binding affinity but phosphate and magnesium decrease affinity. Bone 2002;31(2):296-302.
152. Scatena M, Liaw L, Giachelli CM. Osteopontin: a multifunctional molecule regulating chronic inflammation and vascular disease. Arterioscler Thromb Vasc Biol 2007;27(11):2302-9.
153. Speer MY, McKee MD, Guldberg RE, Liaw L, Yang HY, Tung E, et al. Inactivation of the osteopontin gene enhances vascular calcification of matrix Gla protein-deficient mice: evidence for osteopontin as an inducible inhibitor of vascular calcification in vivo. J Exp Med 2002;196(8):1047-55.
154. Kaartinen MT, Murshed M, Karsenty G, McKee MD. Osteopontin upregulation and polymerization by transglutaminase 2 in calcified arteries of Matrix Gla protein-deficient mice. J Histochem Cytochem 2007;55(4):375-86.
155. Yasuda H, Shima N, Nakagawa N, Mochizuki SI, Yano K, Fujise N, et al. Identity of osteoclastogenesis inhibitory factor (OCIF) and osteoprotegerin (OPG): a mechanism by which OPG/OCIF inhibits osteoclastogenesis in vitro. Endocrinology 1998;139(3):1329-37.
156. Bennett BJ, Scatena M, Kirk EA, Rattazzi M, Varon RM, Averill M, et al. Osteoprotegerin inactivation accelerates advanced atherosclerotic lesion progression and calcification in older ApoE-/- mice. Arterioscler Thromb Vasc Biol 2006;26(9): 2117-24.
157. Orita Y, Yamamoto H, Kohno N, Sugihara M, Honda H, Kawamata S, et al. Role of osteoprotegerin in arterial calcification: development of new animal model. Arterioscler Thromb Vasc Biol 2007;27(9):2058-64.
158. Harmey D, Hessle L, Narisawa S, Johnson KA, Terkeltaub R, Millan JL. Concerted regulation of inorganic pyrophosphate and osteopontin by akp2, enpp1, and ank: an integrated model of the pathogenesis of mineralization disorders. Am J Pathol 2004;164(4):1199-209.
159. Rutsch F, Ruf N, Vaingankar S, Toliat MR, Suk A, Hohne W, et al. Mutations in ENPP1 are associated with "idiopathic" infantile arterial calcification. Nat Genet 2003;34(4):379-81.

160. Razzaque MS, Sitara D, Taguchi T, St-Arnaud R, Lanske B. Premature aging-like phenotype in fibroblast growth factor 23 null mice is a vitamin D-mediated process. FASEB J 2006;20(6):720-2.
161. Hu MC, Shi M, Zhang J, Quinones H, Griffith C, Kuro-o M, et al. Klotho deficiency causes vascular calcification in chronic kidney disease. J Am Soc Nephrol 2011;22(1):124-36.
162. Holick MF. Vitamin D deficiency. N Engl J Med 2007;357(3):266-81.
163. Shalhoub V, Shatzen E, Henley C, Boedigheimer M, McNinch J, Manoukian R, et al. Calcification inhibitors and Wnt signaling proteins are implicated in bovine artery smooth muscle cell calcification in the presence of phosphate and vitamin D sterols. Calcif Tissue Int 2006;79(6):431-42.
164. Wu-Wong JR, Noonan W, Ma J, Dixon D, Nakane M, Bolin AL, et al. Role of phosphorus and vitamin D analogs in the pathogenesis of vascular calcification. J Pharmacol Exp Ther 2006;318(1):90-8.
165. Zebger-Gong H, Muller D, Diercke M, Haffner D, Hocher B, Verberckmoes S, et al. 1,25-Dihydroxyvitamin D3-induced aortic calcifications in experimental uremia: up-regulation of osteoblast markers, calcium-transporting proteins and osterix. J Hypertens 2011;29(2):339-48.
166. Rebsamen MC, Sun J, Norman AW, Liao JK. 1alpha,25-dihydroxyvitamin D3 induces vascular smooth muscle cell migration via activation of phosphatidylinositol 3-kinase. Circ Res 2002;91(1):17-24.
167. Mathew S, Lund RJ, Chaudhary LR, Geurs T, Hruska KA. Vitamin D receptor activators can protect against vascular calcification. J Am Soc Nephrol 2008;19(8):1509-19.
168. Mizobuchi M, Finch JL, Martin DR, Slatopolsky E. Differential effects of vitamin D receptor activators on vascular calcification in uremic rats. Kidney Int 2007;72(6):709-15.
169. Watson KE, Abrolat ML, Malone LL, Hoeg JM, Doherty T, Detrano R, et al. Active serum vitamin D levels are inversely correlated with coronary calcification. Circulation 1997;96(6):1755-60.
170. Kalantar-Zadeh K, Kuwae N, Regidor DL, Kovesdy CP, Kilpatrick RD, Shinaberger CS, et al. Survival predictability of time-varying indicators of bone disease in maintenance hemodialysis patients. Kidney Int 2006;70(4):771-80.
171. Shoji T, Shinohara K, Kimoto E, Emoto M, Tahara H, Koyama H, et al. Lower risk for cardiovascular mortality in oral 1alpha-hydroxy vitamin D3 users in a haemodialysis population. Nephrol Dial Transplant 2004;19(1):179-84.
172. Teng M, Wolf M, Lowrie E, Ofsthun N, Lazarus JM, Thadhani R. Survival of patients undergoing hemodialysis with paricalcitol or calcitriol therapy. N Engl J Med 2003;349(5):446-56.
173. Teng M, Wolf M, Ofsthun MN, Lazarus JM, Hernan MA, Camargo CA, Jr., et al. Activated injectable vitamin D and hemodialysis survival: a historical cohort study. J Am Soc Nephrol 2005;16(4):1115-25.
174. Tentori F, Hunt WC, Stidley CA, Rohrscheib MR, Bedrick EJ, Meyer KB, et al. Mortality risk among hemodialysis patients receiving different vitamin D analogs. Kidney Int 2006;70(10):1858-65.
175. London GM, Guerin AP, Verbeke FH, Pannier B, Boutouyrie P, Marchais SJ, et al. Mineral metabolism and arterial functions in end-stage renal disease: potential role of 25-hydroxyvitamin D deficiency. J Am Soc Nephrol 2007;18(2):613-20.
176. Shroff R, Egerton M, Bridel M, Shah V, Donald AE, Cole TJ, et al. A bimodal association of vitamin D levels and vascular disease in children on dialysis. J Am Soc Nephrol 2008;19(6):1239-46.
177. Nigwekar SU, Thadhani R, Brandenburg VM. Calciphylaxis. N Engl J Med 2018;379(4):399-400.
178. Nigwekar SU, Zhao S, Wenger J, Hymes JL, Maddux FW, Thadhani RI, et al. A nationally representative study of calcific uremic arteriolopathy risk factors. J Am Soc Nephrol 2016;27(11):3421-9.
179. Brandenburg VM, Kramann R, Rothe H, Kaesler N, Korbiel J, Specht P, et al. Calcific uraemic arteriolopathy (calciphylaxis): data from a large nationwide registry. Nephrol Dial Transplant 2017;32(1):126-32.
180. Honda Y, Endo Y, Tanizaki H, Fujisawa A, Kitoh A, Miyachi Y, et al. Calciphylaxis associated with acute renal failure in multicentric Castleman's disease. Eur J Dermatol 2015;25(5):497-9.
181. Vanparys J, Sprangers B, Sagaert X, Kuypers DR. Chronic wounds in a kidney transplant recipient with moderate renal impairment. Acta Clin Belg 2013;68(2):128-31.

182. Sprague SM. Painful skin ulcers in a hemodialysis patient. Clin J Am Soc Nephrol 2014;9(1):166-73.
183. Nigwekar SU, Wolf M, Sterns RH, Hix JK. Calciphylaxis from nonuremic causes: a systematic review. Clin J Am Soc Nephrol 2008;3(4):1139-43.
184. Weenig RH, Sewell LD, Davis MD, McCarthy JT, Pittelkow MR. Calciphylaxis: natural history, risk factor analysis, and outcome. J Am Acad Dermatol 2007;56(4):569-79.
185. Fine A, Zacharias J. Calciphylaxis is usually non-ulcerating: risk factors, outcome and therapy. Kidney Int 2002;61(6):2210-7.
186. Santos PW, He J, Tuffaha A, Wetmore JB. Clinical characteristics and risk factors associated with mortality in calcific uremic arteriolopathy. Int Urol Nephrol 2017;49(12):2247-56.
187. Brandenburg VM, Evenepoel P, Floege J, Goldsmith D, Kramann R, Massy Z, et al. Lack of evidence does not justify neglect: how can we address unmet medical needs in calciphylaxis? Nephrol Dial Transplant 2016;31(8):1211-9.
188. An J, Devaney B, Ooi KY, Ford S, Frawley G, Menahem S. Hyperbaric oxygen in the treatment of calciphylaxis: a case series and literature review. Nephrology (Carlton) 2015;20(7):444-50.
189. Baldwin C, Farah M, Leung M, Taylor P, Werb R, Kiaii M, et al. Multi-intervention management of calciphylaxis: a report of 7 cases. Am J Kidney Dis 2011;58(6):988-91.
190. Sowers KM, Hayden MR. Calcific uremic arteriolopathy: pathophysiology, reactive oxygen species and therapeutic approaches. Oxid Med Cell Longev 2010;3(2):109-21.
191. Chen NX, O'Neill K, Akl NK, Moe SM. Adipocyte induced arterial calcification is prevented with sodium thiosulfate. Biochem Biophys Res Commun 2014;449(1):151-6.
192. Zitt E, Konig M, Vychytil A, Auinger M, Wallner M, Lingenhel G, et al. Use of sodium thiosulphate in a multi-interventional setting for the treatment of calciphylaxis in dialysis patients. Nephrol Dial Transplant 2013;28(5):1232-40.
193. Nigwekar SU, Brunelli SM, Meade D, Wang W, Hymes J, Lacson E, Jr. Sodium thiosulfate therapy for calcific uremic arteriolopathy. Clin J Am Soc Nephrol 2013;8(7):1162-70.
194. Strazzula L, Nigwekar SU, Steele D, Tsiaras W, Sise M, Bis S, et al. Intralesional sodium thiosulfate for the treatment of calciphylaxis. JAMA Dermatol 2013;149(8):946-9.

5

Doença renal crônica em estágio terminal e malignidade

Harini Bejjanki, Omar Mamlouk, Biruh T. Workeneh

VISÃO GERAL

A incidência de câncer é alta em pacientes com doença renal crônica em estágio terminal (DRCT) em comparação com a população em geral. Estudos de base populacional mostram uma taxa de incidência padronizada (TIP) significativamente aumentada para todos os cânceres na população em diálise dos Estados Unidos em comparação com a população geral. Vários estudos mostraram que o risco de câncer é maior no primeiro ano de início da diálise, inclusive entre pacientes mais jovens. Existem variações demográficas significativas na incidência e risco de câncer. O risco de câncer de rim (TIP 3,6, CI 3,5-3,8) e bexiga (TIP 1,5, CI 1,4-1,6) teve aumento relativamente maior em pacientes mais jovens que em pacientes mais velhos e aumento maior em pacientes do sexo feminino (rim: TIP 4,6, CI 4,3-4,9; bexiga: TIP 2,7, CI 2,4-2,9) que pacientes do sexo masculino (rim: TIP 3,2, CI 3,0-3,4; bexiga: TIP 1,3, CI 1,2-1,3). Há uma variação significativa na TIP de câncer em pacientes em diálise, dependendo das áreas geográficas. O risco foi mais elevado para câncer de rim/pelve renal (TIP 4,03, CI 95% 3,88-4,19) e bexiga (TIP 1,57, CI 95% 1,51-1,64) em pacientes em diálise do *Medicare* dos EUA. Aumento do risco de câncer incidente foi observado em pacientes em diálise com falha de transplante anterior. A TIP durante a diálise após a falha do transplante permaneceu significativamente elevada para leucemia, câncer de pulmão, cânceres relacionados ao rim e ao trato urinário e câncer de tireoide, com incidência de câncer de tireoide significativamente maior. A prevalência de vários vírus oncogênicos, como hepatite B e C, é alta em pacientes com DRCT. Quando ajustado para idade, sexo e comorbidades, os pacientes com DRCT tiveram um risco 2,41 (CI 95% 1,83-3,16) maior de qualquer câncer relacionado ao papilomavírus humano em comparação com os controles da população. As recomendações atuais desaconselham o rastreamento de câncer de rotina em pacientes em diálise com "expectativa de vida limitada e sem sinais ou sintomas". No entanto, a terapia de diálise regular é uma oportunidade excepcional para a detecção precoce de certas malignidades, como câncer de rim e da tireoide, que é frequentemente investigada no programa de diagnóstico de hiperparatireoidismo. Os desafios para o rastreamento do câncer em pacientes em diálise incluem calcificações vasculares em pacientes em diálise, altas taxas de falso-positivos e interpretação de mamografia em mulheres com DRCT, o que pode ser mais difícil. Os marcadores tumorais (MT) são testes simples e facilmente mensuráveis no diagnóstico e no manejo clínico de pacientes com câncer. No entanto, a cinética dos MT na disfunção renal muitas vezes leva a resultados falso-positivos. Não há diretrizes clínicas consistentes para o rastreamento de câncer pré-transplante em potenciais receptores de transplante renal sem história prévia de malignidade. Pode ser necessário implementar protocolos de rastreamento de câncer de rotina em unidades de diálise em avaliação de transplante. O modelo emergente de rastreamento personalizado do câncer para a população em geral também pode beneficiar pacientes em diálise.

INTRODUÇÃO

Vários estudos mostraram que a incidência de câncer é decididamente maior em pacientes com doença renal em estágio terminal (DRCT) em comparação com a população geral.[1-10] A hipótese de que há um fator adicional em pacientes com taxa de filtração glomerular (TFG) mais baixa que pode resultar em câncer é apoiada pelos achados de Lowrance et al., que encontraram em um estudo de coorte retrospectivo de 1.190.538 adultos sem evidência prévia de malignidade que a TFGe era independente e progressivamente associada a um risco aumentado de câncer renal (taxa de risco 2,28, CI 95% 1,78-2,92 para TFGe < 30).[11] Estudos de base populacional mostram de forma recorrente uma taxa de incidência padronizada (TIP) significativamente aumentada, que indica a taxa de cânceres observados *versus* esperados para todos os cânceres na população em diálise em comparação com a população geral (Tabela 1).[1,12] Entre os pacientes adultos dos EUA inscritos no programa DRCT do *Medicare*, a TIP para câncer foi de 1,42 (CI 95% 1,41-1,43).[3] Esses achados foram confirmados de forma mais ampla por estudos na Austrália e na Nova Zelândia,[1,13] na Itália, na Coreia, em Taiwan, na Singapura, em Hong Kong e na Alemanha (Tabela 2). Várias teorias foram propostas para explicar a discrepância. Função prejudicada do sistema imune e de mecanismos de reparo do DNA, defesa antioxidante reduzida, acúmulo de carcinógenos em parte por causa da diminuição da eliminação renal, infecções crônicas e estado inflamatório crônico são encontrados com mais frequência em pacientes com DRCT do que na população em geral. Esses efeitos podem atuar de forma coordenada para acelerar a transformação maligna e a formação do tumor.[14]

Embora os pacientes em diálise tenham apresentado risco maior de certos tipos de câncer, não há diferença significativa para cada risco de câncer entre as modalidades de diálise (hemodiálise ou diálise peritoneal).[1,15] Além disso, fatores associados ao tratamento dialítico, como reações de bioincompatibilidade por causa de membranas ativadoras do complemento e medicações imunossupressoras usadas durante o transplante renal prévio sem sucesso, também podem contribuir para a transformação maligna.[16]

Tabela 1 Taxa de incidência padronizada de cânceres selecionados em pacientes com DRCT nos Estados Unidos com base nos dados do United States Renal Data System (USRDS) e do *Medicare**

TIP > 5	TIP 2-5	TIP 1-2	TIP < 1
Mieloma múltiplo	Colo do útero	TIP de cânceres gerais (1,2-1,4)	Mama (*Medicare* DRCT)
	Rim	Língua	Corpo do útero
	Tireoide	TGI: do estômago, intestinal, do fígado, colorretal, do pâncreas	Próstata (*Medicare* DRCT)
		Anogenital: outro genital feminino, pênis, escroto	
		Hematológicos: linfoma não Hodgkin, linfoma Hodgkin, leucemia	
		Pulmão, bexiga, mama (USRDS), próstata (USRDS DRCT)	

* O *Medicare* é um programa federal de seguro-saúde que financia hospitais e cuidados médicos para idosos nos Estados Unidos.
DRCT: doença renal crônica em estágio terminal; TGI: trato gastrointestinal; TIP: taxa de incidência padronizada.

Tabela 2 TIP com base no local do câncer e no país

Local do câncer	País	TIP [IC 95%]	Número de pacientes com DRCT/método de estudo
Rim Trato urinário (rim e bexiga)	Hong Kong[22] Pacientes do *Medicare* dos EUA[3] Alemanha[20] USRDS dos Estados Unidos[1] Coreia[25]	12,28 [8,44-17,08] 4,03 [3,88-4,19] 3,60 (3,45-3,76) 3,7 [3,5-3,9] 4,7 [2,4-8,1]	6.254/estudo de coorte multicêntrico 482.510/estudo de coorte retrospectivo 521.404/coorte retrospectiva do banco de dados USRDS 5.235/estudo de coorte prospectivo observacional
Mama	Austrália e Nova Zelândia[1] Europa[1] USRDS dos Estados Unidos[1] Pacientes do *Medicare* dos EUA[3]	1,5 [1,1-2,0] 1 [0,9-1] 0,8 [0,8-0,9] 1,42 [1,38-1,47]	13.497/registro retrospectivo de coorte-diálise 296.903/coorte retrospectiva do registro europeu de diálise 521.404/banco de dados USRDS retrospectivo 482.510/estudo de coorte retrospectivo
Bexiga	Taiwan[22] *Medicare* dos EUA[3] USRDS dos Estados Unidos[1]	8,2 [6,7-9,9] 1,57 [1,51-1,64] 1,4 [1,3-1,5]	92.348/estudo de coorte de base populacional 482.510/estudo de coorte retrospectivo 521.404/banco de dados USRDS retrospectivo
Fígado	Taiwan[22]	1,4 [1,2-1,5]	92.348/estudo de coorte de base populacional
Vulva	Austrália[29]	4,2 [0,4-11,9]	7.605 pacientes de diálise/coorte retrospectiva banco de dados australiano e neozelandês
Cérvice uterina	Austrália e Nova Zelândia[1] Europa[1] USRDS dos Estados Unidos[1]	4 [2,4-6,6] 1,6 [1,3-1,8] 2,5 [2,2-2,8]	13.497/registro retrospectivo de coorte-diálise 296.903/coorte retrospectivo do registro europeu de diálise 521.404/banco de dados USRDS retrospectivo
Língua	Singapura[6]	5,01 [1,62-15,53]	6.254/estudo de coorte multicêntrico

(continua)

Tabela 2 TIP com base no local do câncer e no país (*continuação*)

Local do câncer	País	TIP [IC 95%]	Número de pacientes com DRCT/método de estudo
Próstata	Michigan, EUA[12] USRDS dos Estados Unidos[1] *Medicare* dos EUA[3] Itália[2]	TIP aumentada 0,7 [0,6-0,7] 1,06 [1,03-1,09] 0,89 [0,62-1,23]	4.161/coorte de registro de câncer de Michigan 521.404/banco de dados USRDS retrospectivo 482.510/estudo de coorte retrospectivo 3.407/estudo de coorte de base populacional
Pulmão/ brônquios	Pacientes do *Medicare* EUA[3] Austrália/Nova Zelândia[1] Europa[1] USRDS dos Estados Unidos[1] Itália[2]	1,28 [1,25-1,32] 1,4 [1,1-1,8] 0,9 [0,8-0,9] 1,1 [1,1-1,2] 1,09 [0,74-1,55]	482.510/estudo de coorte retrospectivo 13.497/registro retrospectivo de coorte-diálise 296.903/coorte retrospectiva – registro europeu de diálise 521.404/banco de dados retrospectivo USRDS 3.407/estudo de coorte de base populacional
Cólon e reto	Pacientes do *Medicare* EUA[3] Itália[2]	1,27 [1,23-1,30] 0,85 [0,56-1,24]	482.510/estudo de coorte retrospectivo 3.407/estudo de coorte de base populacional
Não melanoma de pele	Itália[2]	1,81 [1,46-2,22]	3.407/estudo de coorte de base populacional

DRCT: doença renal crônica em estágio terminal; TGI: trato gastrointestinal; TIP: taxa de incidência padronizada; USRDS: United States Renal Data System.

INCIDÊNCIA E FATORES DE RISCO PARA CÂNCER EM PACIENTES COM DOENÇA RENAL CRÔNICA EM ESTÁGIO TERMINAL (DRCT)

Idade

Uma análise mais profunda mostra que vários determinantes são importantes para o desenvolvimento do câncer na população com DRCT e a análise epidemiológica mostra que a idade é um fator significante. O estudo mais extenso dos Estados Unidos, com 482.510 pacientes em diálise pelo *Medicare*, mostrou incidência cumulativa de 5 anos de qualquer câncer de

9,48% (IC 95% 9,39-9,57) e foi maior para pacientes em diálise com idade mais avançada.[3] Essa descoberta foi apoiada por alguns outros estudos, em que a idade mais avançada foi associada a maior risco de novo câncer em pacientes com DRCT.[17-20] Um estudo[21] descobriu que os escores TIP mais altos eram observados em pacientes de meia-idade (35-50 anos). Curiosamente, a maioria dos estudos confirmou que pacientes jovens em diálise (idade < 35 anos) apresentam risco excepcionalmente alto de câncer incidente na DRCT, e o risco diminuiu com a idade.[1,2,4-6,10,21-23] Heidland et al.[24] postularam que o risco aumentado de câncer em pacientes mais jovens em diálise pode ser atribuído a um curso mais rápido de promoção e progressão tumoral e diminuição da predisposição para desenvolver anticorpos por causa de infecções virais oncogênicas em pacientes mais velhos em diálise. A sobrevida esperada dos pacientes idosos em diálise é inferior a 10 anos e pode ser significantemente reduzida pela presença de DRCT, comorbidades cardiovasculares e fragilidade. Como resultado, esses pacientes podem morrer mais cedo, antes do desenvolvimento do câncer. Por causa da menor expectativa de vida e das comorbidades, os pacientes idosos em diálise são menos propensos a realizar exames de rastreamento de câncer ou procedimentos diagnósticos invasivos que os idosos da população geral. A consequência é que os cânceres podem ser subestimados em pacientes idosos com DRCT, especialmente aqueles com baixo estado funcional.

O número de anos em diálise (*dialysis vintage*), surpreendentemente, não está diretamente correlacionado com a incidência de câncer. A incidência de câncer foi a mais alta no primeiro ano de diálise, com base em várias pesquisas.[2,6,10,22,23] Isso pode ocorrer pelo aumento da vigilância durante os primeiros anos de diálise. Os pacientes são tipicamente mais jovens quando a diálise é iniciada, e a incidência cumulativa de início da diálise é menor em idades mais avançadas.[25,26] Embora a incidência de câncer seja maior no primeiro ano, alguns estudos mostram que a diálise em longo prazo surge como fator de risco para todos os cânceres.[17]

Raça/etnia

A raça e a etnia refletem a codificação genética e, em muitas sociedades, afetam o *status* socioeconômico. O estudo mais extenso realizado nos Estados Unidos mostrou que a incidência cumulativa de cinco anos de qualquer câncer era de 9,48% (IC 95% 9,39-9,57) e foi maior para subgrupos específicos: não brancos, não hispânicos.[3] Outros estudos que fornecem informações sobre o impacto da raça/etnia limitada à DRCT estão entrelaçados com a geografia, que será explorado.

Geografia

A geografia afeta a incidência e o padrão de câncer que se desenvolve em pacientes com DRCT. Em regiões com taxas de câncer igualmente altas, a frequência e o padrão de distribuição dos tumores variam (ver a Tabela 2).[3,6,21-23,27] Isso pode explicar as diferenças nas taxas de tipos específicos de câncer; alguns estudos mostraram que o câncer renal apresentava o maior risco[2,22] (TIP 12,28, IC 95% 8,44-17,08); outros mostraram que o câncer de bexiga teve a TIP (TIP 8,2, IC 95% 6,7-9,9) e a frequência mais altas (21,2%), sendo o câncer de fígado o segundo mais alto (TIP 1,4, IC 95% 1,2-1,5).[23] Nos Estados Unidos, o risco foi mais elevado para câncer de rim/pelve renal (TIP 4,03, IC 95% 3,88-4,19) e bexiga (TIP 1,57, IC 95% 1,51-1,64) em pacientes em diálise do *Medicare* dos EUA.[3] Uma TIP alta foi observada para câncer de rim (3,70 [3,5-3,9]), do colo do útero (2,5 [2,2-2,8]), mieloma múltiplo (5,2 [5-5,3]) e da tireoide e de outros órgãos endócrinos (2,4 [2,1- 2.8]).[1]

Um estudo de coorte multicêntrico em mais de 6 mil pacientes asiáticos em diálise entre 1994 e 2014 em Hong Kong comparou a incidência de câncer em pacientes em diálise com a população em geral. A TIP foi mais alta para o câncer de rim, seguido por câncer de língua e do colo do útero.[22] Os três locais com maior risco de câncer em pacientes em diálise em Hong Kong em comparação com a população em geral são rim, língua e mieloma múltiplo em outro estudo.[6] Outro estudo de base populacional analisou dados de 92.348 pacientes crônicos em diálise em Taiwan entre 1997-2008. Nesse estudo, o câncer de bexiga apresentou a maior TIP, seguido pelo câncer de fígado.[23] Pacientes em diálise no Japão apresentaram excesso de câncer de fígado, colorretal, bexiga e rim.[10] Um estudo coreano de 14.382 pacientes mostra o câncer colorretal como o local de câncer primário mais comum em homens e mulheres. Em comparação com pacientes da Austrália e da Nova Zelândia, a incidência de carcinoma de células renais (CCR) foi maior e a de câncer de células transicionais (CCT) foi menor em pacientes japoneses ($p < 0{,}001$).[28] Em pacientes com DRCT na Coreia, o local de câncer mais comum foi o trato gastrointestinal (TGI) (51%), seguido pelo trato urinário (20%), pelo pulmão (8%) e pela tireoide (7%).[19] As malignidades dos órgãos digestivos foram frequentes e constituíram 56% de todas as malignidades em pacientes japoneses com DRCT.[10]

Um estudo de coorte europeu de base populacional observou risco elevado de câncer de rim, não melanoma de pele, cavidade oral e sarcoma de Kaposi em pacientes mais jovens em diálise no primeiro ano do início da diálise.[2] Aumento do risco de câncer de fígado e rim, tireoide, linfoma e mieloma múltiplo foi observado em pacientes italianos em um pequeno estudo.[29] Um risco aumentado de câncer de rim, bexiga, próstata, fígado, cavidade oral e faringe e laringe, bem como dos sistemas linfático e hematopoiético, foi encontrado em pacientes com DRCT do Norte da Baviera.[21] Em pacientes em diálise na Austrália e na Nova Zelândia, o câncer de vulva ocorreu mais comumente do que o esperado (2 observados, 0,48 esperado), dando uma TIP de 4,2 (CI 95% 0,4-11,9).[30] Investigações adicionais são necessárias para avaliar o risco de câncer em pacientes com DRCT nas várias regiões da África e do Oriente Médio.

Etiologia

Não parece haver nenhuma associação particular entre o risco excessivo de câncer e a etiologia subjacente da DRCT, com algumas exceções.[29] Na população japonesa em diálise, o CCR é mais comum que o carcinoma de células transicionais (CCT) da bexiga. A doença renal primária foi glomerulonefrite crônica em pacientes com CCR (68,4%) e nefropatia diabética em pacientes com CCT (43,8%, $p = 0,002$).[28] Outras etiologias da DRCT, como a nefropatia dos Bálcãs e o excesso de câncer renal nessas condições, eram de origem urotelial.[1]

Doença renal cística adquirida

O padrão de risco aumentado para câncer de parênquima renal em pacientes em diálise é consistente com a causa pela doença renal cística adquirida.[1] A doença renal cística adquirida é um fator de risco conhecido para CCR, com cistos visíveis observados em exames de imagem após três anos de diálise.[31] O desenvolvimento de cistos renais adquiridos corresponde à duração da diálise, e aproximadamente 2 a 7% dos pacientes em diálise com cistos adquiridos desenvolvem CCR.[32,33] Além disso, o CCR que surge em rins nativos de pacientes transplantados parece apresentar muitas características clínicas, patológicas e de resultado favoráveis em comparação com aqueles diagnosticados em pacientes apenas em diálise.[32] Enquanto alguns médicos sugerem rastreamento de rotina com estudos de imagem para pacientes com duração da diálise maior que três anos, essa abordagem não se mostrou custo-efetiva em razão da baixa expectativa de vida.[34,35] As sociedades norte-americanas e europeias de transplante profissional recomendam o rastreamento de candidatos a transplante renal para doença renal cística adquirida, mas as diretrizes sobre quem deve ser rastreado não são claras. A diretriz da Sociedade Americana de Transplante (AST – American Society of Transplantation) recomenda o rastreamento de pacientes em alto risco de carcinoma de células renais, mas não define "alto risco".[36]

Comorbidades

A doença hepática crônica é um fator de risco significante para hepatoma e outras malignidades.[17] Diabetes *mellitus* (DM) é um fator de risco para câncer na população geral, e a causa mais comum de DRCT. No entanto, se a DM está especificamente associada de forma independente com maior incidência em pacientes com DRCT, isso não está totalmente caracterizado. Entretanto, alguns estudos sugeriram menor incidência para não diabéticos em comparação com diabéticos.[27] Em última análise, parece que a DRC subjacente pode ser fator de risco independente para a malignidade.[20,37]

Uma TIP alta para câncer urotelial ocorre em nefropatias tóxicas (principalmente nefropatia analgésica).[1] O abuso prolongado de analgésicos é um fator de risco para CCT da bexiga, ureter, rim e pelve renal.[38] O uso prolongado de ciclofosfamida oral, frequentemente utilizada para certas doenças renais primárias e doenças reumáticas, é fator de risco conhecido para câncer de bexiga.[39] Há preocupações semelhantes com o uso de agentes biológicos, como o rituximabe.

História de transplante prévio

Foi observado aumento do risco de câncer incidente em pacientes em diálise com falha de transplante prévio.[7] A TIP durante a diálise após a falha do transplante permaneceu significantemente elevada para leucemia, câncer de pulmão, câncer relacionado ao rim, trato urinário e tireoide – com a incidência de câncer de tireoide substancialmente maior, de 6,77 (2,64-17,39).[40] As TIP para a maioria dos tipos de câncer não estavam aumentadas antes do transplante, sugerindo que a imunossupressão pode ser responsável pelo aumento do risco.[13] O excesso de risco de câncer nos pacientes ocorreu após o transplante e não durante a diálise em uma coorte de 4.178 pacientes submetidos à terapia de substituição renal, dos quais 3.592 foram tratados apenas com diálise e 1.821 submetidos a transplantes subsequentemente.[41]

Vírus oncogênicos

Quando ajustado para idade, sexo e comorbidades, os pacientes com DRCT tiveram risco 2,41 (IC 95% 1,83-3,16) maior que qualquer câncer relacionado ao papilomavírus humano (HPV – *human papilomavirus*) potencialmente evitável por vacina em comparação aos controles populacionais.[42] A prevalência de DNA do HPV em amostras cervicais em mulheres dependentes de diálise é significativamente maior (20%) em comparação com os controles normais (4,5%).[43]

Foi descrita a reativação da infecção pelo vírus Epstein-Barr (EBV) durante a terapia de hemodiálise em longo prazo.[44] A suscetibilidade a vírus oncogênicos no paciente em diálise tem sido associada à imunodeficiência urêmica, caracterizada por uma função deficiente dos monócitos com um defeito de ativação das células T resultando em imunovigilância reduzida.[45]

Os Centros de Controle e Prevenção de Doenças (CDC – Centers for Disease Control and Prevention) recomendam a vacinação contra o vírus da hepatite B (HBV) para todos os pacientes suscetíveis em hemodiálise crônica.[46] Nos Estados Unidos, a incidência de infecção por HBV em pacientes em hemodiálise diminuiu em aproximadamente 95% desde o início da vacinação contra a hepatite B. A taxa de incidência anual de HBV em pacientes em diálise tem se mantido estável desde 1995 (0,12% em 2002). A prevalência de HBV nos Estados Unidos foi estimada em aproximadamente 0,4% na população geral,[47] com uma taxa de prevalência (por soropositividade de HBsAg) de 1% em pacientes em diálise.[48] A prevalência do vírus da hepatite C (HCV) na população em hemodiálise excede a da população geral, com aproximadamente 10% dos pacientes no recente estudo DOPPS (*Dialysis Outcomes and Practice Patterns Study*).[49] Sabe-se que a infecção pelo HCV e as infecções crônicas por hepatite B têm sido associadas ao câncer hepatocelular (CHC).[50] A diretriz KDIGO (*Kidney Disease: Improving Global Outcomes*) recomenda o rastreamento de todos os pacientes para infecção por HCV no início da hemodiálise no centro de diálise ou na transferência de outro centro ou modalidade de diálise (grau 1A) e no início da diálise peritoneal ou hemodiálise domiciliar (grau 2D). A KDIGO recomenda testar a infecção por HBV antes da diálise (não graduada). Se o antígeno de superfície da hepatite B (HbsAg) estiver presente, o paciente deve ser submetido à avaliação para terapia de HBV (não graduada).[51]

RASTREAMENTO DE CÂNCER NA DOENÇA RENAL CRÔNICA EM ESTÁGIO TERMINAL (DRCT)

Recomendações sobre o rastreamento para DRCT e pacientes transplantados são publicadas por três organizações dos Estados Unidos: a USPSTF (United States Preventive Services Task Force), KDIGO e AST.[52,53] Em 2012, como parte da campanha *Choosing Wisely: An initiative of the American Board of Internal Medicine Foundation*, a Sociedade Americana de Nefrologia (ASN – American Society of Nephrology) recomendou contra o rastreamento de rotina do câncer em pacientes em diálise com "expectativa de vida limitada e sem sinais ou sintomas".[54] O rastreamento de rotina do câncer parece ser excessivo na população com DRCT por causa da falta de abordagem individual centrada no paciente e da falta de diretrizes.[55,56] Estudos anteriores sugeriram que o rastreamento do câncer na população em diálise não é custo-efetivo.[57] Entretanto, subgrupos de pacientes em diálise, como candidatos a transplante renal, podem se beneficiar do rastreamento.[58]

A terapia de diálise regular é uma oportunidade única para a detecção precoce de certas malignidades, como câncer de rim e tireoide, que é frequentemente investigada no programa de diagnóstico de hiperparatireoidismo. Portanto, uma melhor vigilância pode ser o motivo da elevação excessiva da TIP, pelo menos em parte. No entanto, numerosos estudos mostram que a uremia por si só é um fator promotor vital de malignidades.[14]

Limitações do rastreamento de rotina

As mulheres que recebem diálise têm risco de adquirir câncer de mama semelhante a outras mulheres, mas uma maior taxa de mortalidade por todas as causas por causa das comorbidades associadas.[59,60] É incerto se o rastreamento de rotina é custo-efetivo em mulheres em diálise. A presença de calcificações vasculares em pacientes em diálise leva a altas taxas de resultados falso-positivos, e a interpretação da mamografia em mulheres com DRCT pode ser mais difícil. A análise de Wong et al. demonstrou a relação de custo-benefício do rastreamento do câncer de mama em mulheres australianas em diálise de manutenção entre as idades de 50 e 69 anos.[61] Uma diferença de um câncer de mama foi evitada pelo rastreamento, com um custo incremental estimado de US$ 109.852/anos de vida reais salvos. Lamentavelmente, a redução absoluta na mortalidade por câncer de mama foi de 0,1%, com um ganho líquido na expectativa de vida de 1,3 dia.[61] Um estudo colaborativo internacional que analisou 372 mil mulheres em diálise não encontrou aumento no risco de câncer de mama entre mulheres nos registros americanos e europeus, mas observou uma TIP de 1,5 (aumento de 50%) nas mulheres do registro australiano.[1] Ter como objetivo a mamografia de rastreamento de acordo com a expectativa de vida nas mulheres em diálise pode ser benéfico.[62]

A observação complica o rastreamento do câncer colorretal, pois as pacientes em diálise têm taxa aumentada de sangramento oculto, o que pode ser atribuído a solutos urêmicos, desenvolvimento de angiodisplasia e uso de anticoagulação. As taxas mais altas de sangramento gastrointestinal na DRCT podem resultar em maior número de exames de sangue oculto nas fezes do que na população geral. Isso pode resultar na detecção precoce de câncer colorretal em pacientes com DRCT do que na população em geral.[18,63] De acordo com as recomendações baseadas na idade da USPSTF, os pacientes em diálise entre 50 e 75 anos se qualificam para rastreamento com base apenas na idade. Entretanto, a expectativa de vida dos pacientes em diálise com idade superior a 50 anos é inferior a 10 anos, de acordo com os dados do USRDS.[64] Por causa disso, na campanha *Choosing Wisely* da ABIM, a ASN, em 2012, recomendou contra o rastreamento de rotina do câncer em pacientes em diálise de manutenção "com expectativa de vida limitada e sem sinais ou sintomas".[54] Portanto, a decisão de rastrear o câncer colorretal deve ser individualizada, pois pode ser apropriada em pacientes com sobrevida prolongada esperada e potencial de transplante.[56]

A TIP para câncer do colo do útero em pacientes com DRCT é alta, independentemente da região (Tabela 2). Os outros cânceres relacionados ao papilomavírus humano (HPV), como o câncer de língua, também são elevados na população com DRCT.[6] Imunogenicidade da vacina recombinante contra HPV em crianças e adultos jovens com DRC e em diálise mostrou uma resposta de anticorpos de 100% para todos os quatro genótipos de HPV em um estudo de coorte. A resposta de anticorpos foi excelente e sustentada.[65] No entanto, não existe nenhuma recomendação específica do Advisory Committee on Immunization Practices (ACIP – Comitê Consultivo sobre Práticas de Imunização) para esta vacina para pacientes em diálise ou pacientes com doença renal crônica.[46] Estudos que avaliaram os achados do papanicolau em pacientes com falência renal crônica em comparação com a população normal mostraram que a DRC não foi um fator preditivo para o câncer do colo do útero.[66]

Os marcadores tumorais (MT) são testes simples e facilmente mensuráveis no diagnóstico e no manejo clínico de pacientes com câncer. No entanto, a cinética dos MT na insuficiência renal geralmente leva a resultados falso-positivos (Tabela 3).[67] Indicações para mensuração e variações nos níveis de MT podem depender da massa molecular e, nos casos em que os MT são afetados pela diálise, sua utilidade não é clara.

O antígeno prostático específico total (PSA – *prostate-specific antigen*) é provavelmente válido em pacientes com DRCT.[19-21] Ainda assim, as taxas de PSA livre e as proporções PSA livre/total são menos úteis, pois o PSA livre aumenta com a hemoconcentração e as membranas de diálise de alto fluxo afetam sua depuração.[68] Enquanto alguns estudos mostraram uma TIP significantemente aumentada para câncer de próstata,[12] outros não mostraram aumento consistente na população com DRCT.[1] A Sociedade Americana de Câncer (ACS – American Cancer Society) recomenda o rastreamento por meio do PSA para homens acima de 50 anos com risco médio e com expectativa de vida de pelo menos mais 10 anos, o que elimina a maioria dos pacientes em diálise com base apenas na idade. A ACS recomenda o rastreamento precoce para homens mais jovens com alto risco.[69] As recomendações da ACS podem ser aplicáveis a pacientes em diálise mais jovens ou pacientes com expectativa de vida superior a 10 anos ou elegíveis para transplante. Isso é particularmente importante, pois o banco de dados SEER (*Surveillance, Epidemiology, and End*

Tabela 3 Significado dos marcadores tumorais na DRCT

Marcador tumoral	Massa molecular	CKD	Hemodiálise	Diálise peritoneal	Indicações
tPSA	33 KdA	Diminuído[84] Sem mudanças[85] Aumentado[36,86]	Sem mudanças[85]	NA	Rastreamento do câncer de próstata, diagnóstico, monitoramento do tratamento, recidiva[109]
fPSA	33 kDa	Aumentado[87-89]	Aumentado[85]	NA	Rastreamento do câncer de próstata, diagnóstico, monitoramento do tratamento, recidiva[109]
Cromogranina A	49 kDa	Aumentado[90-93]	Aumentado[91,93]	Aumentado[91,93]	Tumores neuroendócrinos – diagnóstico, acompanhamento[110]
Alfafetoproteína	65 kDa	Sem mudanças[94]	Sem mudanças[104]	Sem mudanças[94]	Diagnóstico de câncer de fígado
Microglobulina beta-2	11,8 kDa	Aumentado[95]	Elevado em HD de baixo fluxo. Diminuído em HD de alto fluxo[105]	Níveis aumentados, mas mais baixos em comparação com a HD[107]	Elevado em distúrbios linfoproliferativos
CA 15-3 (MUC-1)	120-225 kDa	Sem mudanças[96,97]	Sem mudanças[96,97] Aumentado[100,104]	NA	Vigilância no tratamento do câncer de mama metastático[111]
CA 125	90kDa	Sem mudanças[98,99]	Sem mudanças[99]	Aumentado[99,108]	Câncer de ovário[112]
CA 19-9	72,2 kDa	Sem mudanças[97,100] Aumentado[101,102]	NA	NA	Câncer colorretal
hCG	36,7 kDa	Elevado[103]	Elevado[106]	Elevado[106]	Diagnóstico da doença trofoblástica gestacional, estadiamento, acompanhamento, recidiva[113]

Results) sugeriu que os cânceres colorretais eram significantemente mais propensos a serem diagnosticados mais cedo no grupo com DRCT estratificado por local do câncer. Em contraste, os cânceres de próstata eram substancialmente mais propensos a serem diagnosticados em um estágio posterior.[18] O rastreamento de rotina do câncer de próstata na população com DRCT não é custo-efetiva e não parece ser suficientemente sensível na detecção precoce do câncer de próstata.[57,70]

Enquanto alguns estudos mostraram risco significantemente reduzido de câncer de pulmão em pacientes em diálise,[23] outros mostraram aumento da TIP (Tabela 2).[3,13] Similar ao que acontece com outros rastreamentos de câncer, os riscos e benefícios individuais do rastreamento devem ser utilizados para orientar o rastreamento.

Rastreamento de câncer em pacientes com doença renal crônica em estágio terminal (DRCT) aguardando transplante

As diretrizes clínicas sugerem um período de espera livre de recorrência de câncer de 2 a 5 anos, dependendo do tipo de malignidade antes do transplante renal.[39,71-73] Entretanto, não há diretrizes clínicas consistentes para rastreamento de câncer pré-transplante em potenciais receptores de transplante renal sem história prévia de malignidade. As diretrizes de prática clínica da Austrália, da Europa, do Canadá e dos EUA recomendam o rastreamento de acordo com as recomendações da população geral.[74-77] O rastreamento e o tratamento eficazes do câncer antes do transplante podem reduzir o risco de falha do enxerto e malignidade pós-transplante. É geralmente aceito que a imunossupressão aumenta a morbidade e a mortalidade associadas ao câncer.[77]

PROGNÓSTICO E DESFECHOS CLÍNICOS

Consultas médicas frequentes para pacientes em diálise podem fornecer uma oportunidade para a detecção precoce de malignidades, apesar das baixas taxas de rastreamento de câncer nessa população, particularmente em pacientes jovens em diálise. Portanto, é uma questão ambígua se os pacientes em diálise estão em desvantagem em termos de diagnóstico de câncer. A probabilidade de estágio não localizado no diagnóstico foi semelhante para pacientes com DRCT *versus* a população geral padronizada pelo SEER ou indivíduos-controle pareados do *Medicare*. Ao estratificar por local do câncer, os cânceres colorretais foram significantemente mais propensos a serem diagnosticados mais cedo no grupo com DRCT, enquanto os cânceres de próstata foram substancialmente mais propensos a serem diagnosticados em um estágio posterior.[18]

O aumento do acesso e da interação com os profissionais médicos pode ser compensado pela inércia criada pelas recomendações e resultados divergentes em pacientes com DRCT, o que é difícil de medir com precisão.

Nos Estados Unidos, a expectativa de vida média dos pacientes em diálise com idade maior que 50 anos é inferior a 10 anos e entre os pacientes diabéticos é inferior a seis anos (dados do USRDS). Estudos mostraram incidência significantemente maior de malignidades nas populações mais jovens em diálise, sugerindo que o rastreamento deve ser individualizado. A análise dos dados do USRDS de 2015-2017, levando em consideração a causa primária de mortalidade, idade, sexo, raça, etnia e causa primária da DRCT, mostrou que a maior mortalidade (37,2%) foi causada por parada cardíaca, enquanto a morte atribuível à malignidade foi de 3,8%.[78] A taxa de mortalidade foi maior em homens (4,1 *vs.* 3,4), com idade superior a 75 anos e norte-americanos brancos. A sobrevida de pacientes com câncer não foi diferente da de pacientes não oncológicos em diálise pareados por idade e sexo, exceto em pacientes com neoplasias hematológicas que tiveram redução significante na sobrevida. Portanto, os dados sugerem que, para a maioria dos cânceres, pode não existir uma vantagem de sobrevida em pacientes com história de câncer quando comparados a pacientes pareados sem malignidade.

No entanto, outros estudos internacionais realizados fora dos EUA encontraram resultados contrastantes com os dados do USRDS. Utilizando a taxa de mortalidade padronizada (TMP) na população geral, que foi obtida para cada classe de sexo e idade, foi calculado o risco relativo de morte por câncer em pacientes em diálise. O risco relativo em pacientes em diálise estava significantemente aumentado, sendo 2,48 ($p < 0,05$) para homens e 3,99 ($p < 0,05$) para mulheres no Japão.[79] A mortalidade por malignidades foi 2,9 vezes maior em pacientes em diálise e 1,7 vez maior em receptores de transplante que na população geral de Taiwan.[5] A prevalência de CCR em pacientes em diálise é 41 vezes maior que na população geral.[34] O CCR que surge em rins nativos de pacientes transplantados parece apresentar muitas características clínicas, patológicas e de desfecho favoráveis, em comparação com aqueles diagnosticados em pacientes apenas em diálise.[35]

A mortalidade pode ser estimada por meio de uma ferramenta de expectativa de vida de mortalidade de seis meses. Essa ferramenta prognóstica foi desenvolvida por Cohen et al. em resposta à necessidade de ter informações prognósticas sobre a sobrevida de pacientes em tratamento crônico de hemodiálise.[80] Essa ferramenta combina fatores atuariais e a previsão de sobrevida do clínico para criar um modelo validado que estima a mortalidade de seis meses em pacientes em hemodiálise.[81] O prognóstico para pacientes com DRCT pode ser calculado utilizando o Índice de Comorbidade de Charlson (CCI) e a albumina sérica.[82,83] Com base na literatura médica referenciada, o CCI é tão bom quanto ou melhor que outras ferramentas prognósticas para pacientes com DRCT e é mais fácil de utilizar fora do ambiente de pesquisa do que o Índice de Doenças Coexistentes (ICED – *Index of Coexistent Diseases*).[82]

Os pacientes com DRCT precisam ser avaliados individualmente, considerando fatores de risco de câncer, *status* do transplante, redução absoluta na mortalidade, ganho líquido na expectativa de vida, custos por unidade de benefício de sobrevida (*costs per unit of survival benefit*) e, o mais importante, sobrevida esperada para prosseguir com o rastreamento do câncer de forma custo-efetiva.

CONCLUSÃO

Os pacientes com DRCT são vulneráveis e não são estranhos a complicações graves, sendo o desenvolvimento de câncer uma grave ameaça. As evidências clínicas publicadas não fornecem um guia robusto sobre o rastreamento custo-efetivo e a identificação do câncer em estágios iniciais, em que as chances de sobrevivência são maiores. As recomendações gerais são vagas, deixando para o provedor de serviços a implementação dos melhores protocolos de rastreamento de câncer de rotina nos centros de diálise. Os pacientes com DRCT submetidos à avaliação para transplante têm uma abordagem mais uniforme e abrangente para o rastreamento do câncer. Como o rastreamento do câncer adota um modelo personalizado de rastreamento do câncer que incorpora a medicina de precisão, parece que os pacientes com DRCT têm muito do que se beneficiar, dada a abordagem inconsistente do câncer nessa população.

PÉROLAS CLÍNICAS

- A incidência de câncer é alta em pacientes com DRCT em comparação com a população geral.
- A incidência de câncer pode ser maior durante o primeiro ano de diálise.
- Na população com DRCT dos EUA, a maior incidência observada foram os cânceres de rim, bexiga, colo do útero, tireoide e mieloma múltiplo.
- A doença renal cística adquirida é um fator de risco conhecido para o carcinoma das células renais. A AST recomenda o rastreamento de pacientes em alto risco de carcinoma de células renais para doença renal cística adquirida.
- O aumento do risco de câncer incidente foi observado em pacientes em diálise com falha de transplante anterior, com incidência de câncer de tireoide significantemente maior.
- Os pacientes com DRCT têm risco aumentado para cânceres relacionados a vírus oncogênico, como cânceres relacionados ao HPV.

- A prevalência de infecção por hepatite B e hepatite C, que são causas reconhecidas de carcinoma hepatocelular, é alta em pacientes com DRCT, e os pacientes devem ser rastreados antes de iniciar a diálise.
- A terapia regular de diálise e o processo de avaliação de transplante representam uma oportunidade para a detecção precoce de certas malignidades.
- A presença de calcificações vasculares em pacientes em diálise leva a altas taxas de resultados falso-positivos e interpretação errônea de mamografias em mulheres com DRCT.
- As maiores taxas de hemorragia gastrointestinal na DRCT podem resultar em taxas mais altas de exames de sangue oculto nas fezes que a população em geral. Isso pode resultar em detecção precoce de câncer colorretal em pacientes com DRCT em comparação com a população em geral.
- As taxas de PSA livre e proporções PSA livre/total são menos úteis, uma vez que o PSA livre aumenta com hemoconcentração, e as membranas de diálise de alto fluxo afetam sua depuração, o que pode ser a razão pela qual os cânceres de próstata foram significantemente mais propensos a serem diagnosticados em um estágio posterior.
- Marcadores tumorais (MT) são testes simples e facilmente mensuráveis no diagnóstico e no manejo clínico de pacientes com câncer. Entretanto, a cinética dos MT no comprometimento renal frequentemente leva a resultados falso-positivos.
- O modelo emergente de rastreamento personalizado do câncer para a população em geral é um desenvolvimento encorajador, mas precisará ser validado para pacientes em diálise.

REFERÊNCIAS

1. Maisonneuve P, Agodoa L, Gellert R, Stewart JH, Buccianti G, Lowenfels AB, et al. Cancer in patients on dialysis for end-stage renal disease: an international collaborative study. Lancet 1999;354(9173):93-9.
2. Taborelli M, Toffolutti F, Del Zotto S, Clagnan E, Furian L, Piselli P, et al. Increased cancer risk in patients undergoing dialysis: a population-based cohort study in North-Eastern Italy. BMC Nephrol 2019;20(1):107.
3. Butler AM, Olshan AF, Kshirsagar AV, Edwards JK, Nielsen ME, Wheeler SB, et al. Cancer incidence among US Medicare ESKD patients receiving hemodialysis, 1996-2009. Am J Kidney Dis 2015;65(5):763-72.
4. Pan HC, Sun CY, Wu IW, Tsai TL, Sun CC, Lee CC. Higher risk of malignant neoplasms in young adults with end-stage renal disease receiving haemodialysis: A nationwide population-based study. Nephrology (Carlton) 2019;24(11):1165-71.
5. Lin MY, Kuo MC, Hung CC, Wu WJ, Chen LT, Yu ML, et al. Association of dialysis with the risks of cancers. PLoS One 2015;10(4):e0122856.
6. Loy EY, Choong HL, Chow KY. Cancer among end-stage renal disease patients on dialysis. Ann Acad Med Singap 2013;42(12):640-5.

7. Chung CJ, Huang CY, Tsai HB, Muo CH, Chung MC, Chang CH, et al. Sex differences in the development of malignancies among end-stage renal disease patients: a nationwide population-based follow-up study in Taiwan. PLoS One 2012;7(9):e44675.
8. Janus N, Launay-Vacher V, Ferrero JM, Thariat J. Risk of cancer in patients following chronic dialysis and kidney graft. Bull Cancer 2012;99(3):285-93.
9. Stewart JH, Vajdic CM, van Leeuwen MT, Amin J, Webster AC, Chapman JR, et al. The pattern of excess cancer in dialysis and transplantation. Nephrol Dial Transplant 2009;24(10):3225-31.
10. Inamoto H, Ozaki R, Matsuzaki T, Wakui M, Saruta T, Osawa A. Incidence and mortality patterns of malignancy and factors affecting the risk of malignancy in dialysis patients. Nephron 1991;59(4):611-7.
11. Lowrance WT, Ordoñez J, Udaltsova N, Russo P, Go AS. CKD and the risk of incident cancer. J Am Soc Nephrol 2014 Oct;25(10):2327-34.
12. Port FK, Ragheb NE, Schwartz AG, Hawthorne VM. Neoplasms in dialysis patients: a population--based study. Am J Kidney Dis 1989;14(2):119-23.
13. Vajdic CM, McDonald SP, McCredie MR, van Leeuwen MT, Stewart JH, Law M, et al. Cancer incidence before and after kidney transplantation. JAMA 2006;296(23):2823-31.
14. Vamvakas S, Bahner U, Heidland A. Cancer in end-stage renal disease: potential factors involved. Am J Nephrol 1998;18(2):89-95.
15. Lee YC, Hung SY, Wang HK, Lin CW, Wang HH, Chang MY, et al. Is there different risk of cancer among end-stage renal disease patients undergoing hemodialysis and peritoneal dialysis? Cancer Med 2018;7(2):485-98.
16. Vamvakas S, Bahner U, Heidland A. Increased cancer incidence in terminal kidney failure: potential pathogenetic mechanisms. Schweiz Med Wochenschr 1997;127(14):597-604.
17. Chien CC, Han MM, Chiu YH, Wang JJ, Chu CC, Hung CY, et al. Epidemiology of cancer in end-stage renal disease dialysis patients: a national cohort study in Taiwan. J Cancer 2017;8(1):9-18.
18. Taneja S, Mandayam S, Kayani ZZ, Kuo YF, Shahinian VB. Comparison of stage at diagnosis of cancer in patients who are on dialysis versus the general population. Clin J Am Soc Nephrol 2007;2(5):1008-13.
19. Lee JE, Han SH, Cho BC, Park JT, Yoo TH, Kim BS, et al. Cancer in patients on chronic dialysis in Korea. J Korean Med Sci 2009;24 Suppl:S95-S101.
20. Wong G, Hayen A, Chapman JR, Webster AC, Wang JJ, Mitchell P, et al. Association of CKD and cancer risk in older people. J Am Soc Nephrol 2009;20(6):1341-50.
21. Teschner M, Garte C, Rückle-Lanz H, Mäder U, Stopper H, Klassen A, et al. Incidence and spectrum of malignant disease among dialysis patients in North Bavaria. Dtsch Med Wochenschr 2002;127(47):2497-502.
22. Cheung CY, Chan GC, Chan SK, Ng F, Lam MF, Wong SS, et al. Cancer incidence and mortality in chronic dialysis population: a multicenter cohort study. Am J Nephrol 2016;43(3):153-9.
23. Lin HF, Li YH, Wang CH, Chou CL, Kuo DJ, Fang TC. Increased risk of cancer in chronic dialysis patients: a population-based cohort study in Taiwan. Nephrol Dial Transplant 2012;27(4):1585-90.
24. Heidland A, Bahner U, Vamvakas S. Incidence and spectrum of dialysis-associated cancer in three continents. Am J Kidney Dis 2000;35(2):347-51; discussion 52-3.
25. Liu Y, Wang L, Han X, Wang Y, Sun X, Jiang H, et al. The profile of timing dialysis initiation in patients with end-stage renal disease in china: a cohort study. Kidney Blood Press Res 2020;45(2):180-93.
26. Kurella Tamura M, Desai M, Kapphahn KI, Thomas IC, Asch SM, Chertow GM. Dialysis versus medical management at different ages and levels of kidney function in veterans with advanced CKD. J Am Soc Nephrol 2018;29(8):2169-77.
27. Yoo KD, Lee JP, Lee SM, Park JY, Lee H, Kim DK, et al. Cancer in Korean patients with end-stage renal disease: a 7-year follow-up. PLoS One. 2017;12(7):e0178649.
28. Satoh S, Tsuchiya N, Habuchi T, Ishiyama T, Seimo K, Kato T. Renal cell and transitional cell carcinoma in a Japanese population undergoing maintenance dialysis. J Urol 2005;174(5):1749-53.

29. Buccianti G, Maisonneuve P, Ravasi B, Cresseri D, Locatelli F, Boyle P. Cancer among patients on renal replacement therapy: a population-based survey in Lombardy, Italy. Int J Cancer 1996;66(5):591-3.
30. Fairley CK, Sheil AG, McNeil JJ, Ugoni AM, Disney AP, Giles GG, et al. The risk of ano-genital malignancies in dialysis and transplant patients. Clin Nephrol 1994;41(2):101-5.
31. Ishikawa I. Renal cell carcinoma in chronic hemodialysis patients – a 1990 questionnaire study in Japan. Kidney Int Suppl 1993;41:S167-9.
32. Gigante M, Neuzillet Y, Patard JJ, Tillou X, Thuret R, Branchereau J, et al. Renal cell carcinoma (RCC) arising in native kidneys of dialyzed and transplant patients: are they different entities? BJU Int 2012;110(11 Pt B):E570-3.
33. Levine E, Slusher SL, Grantham JJ, Wetzel LH. Natural history of acquired renal cystic disease in dialysis patients: a prospective longitudinal CT study. AJR Am J Roentgenol 1991;156(3):501-6.
34. Grantham JJ. Acquired cystic kidney disease. Kidney Int 1991;40(1):143-52.
35. Fick GM, Gabow PA. Hereditary and acquired cystic disease of the kidney. Kidney Int 1994;46(4):951-64.
36. Kasiske BL, Ramos EL, Gaston RS, Bia MJ, Danovitch GM, Bowen PA, et al. The evaluation of renal transplant candidates: clinical practice guidelines. Patient Care and Education Committee of the American Society of Transplant Physicians. J Am Soc Nephrol 1995;6(1):1-34.
37. Cengiz K. Increased incidence of neoplasia in chronic renal failure (20-year experience). Int Urol Nephrol 2002;33(1):121-6.
38. Stewart JH, Buccianti G, Agodoa L, Gellert R, McCredie MR, Lowenfels AB, et al. Cancers of the kidney and urinary tract in patients on dialysis for end-stage renal disease: analysis of data from the United States, Europe, and Australia and New Zealand. J Am Soc Nephrol 2003;14(1):197-207.
39. van den Brand JA, van Dijk PR, Hofstra JM, Wetzels JF. Cancer risk after cyclophosphamide treatment in idiopathic membranous nephropathy. Clin J Am Soc Nephrol 2014;9(6):1066-73.
40. van Leeuwen MT, Webster AC, McCredie MR, Stewart JH, McDonald SP, Amin J, et al. Effect of reduced immunosuppression after kidney transplant failure on risk of cancer: population based retrospective cohort study. BMJ 2010;340:c570.
41. Birkeland SA, Løkkegaard H, Storm HH. Cancer risk in patients on dialysis and after renal transplantation. Lancet 2000;355(9218):1886-7.
42. Skov Dalgaard L, Fassel U, Østergaard LJ, Jespersen B, Schmeltz Søgaard O, Jensen-Fangel S. Risk of human papillomavirus-related cancers among kidney transplant recipients and patients receiving chronic dialysis--an observational cohort study. BMC Nephrol 2013;14:137.
43. Fairley CK, Chen S, Tabrizi SN, McNeil J, Becker G, Walker R, et al. Prevalence of HPV DNA in cervical specimens in women with renal transplants: a comparison with dialysis-dependent patients and patients with renal impairment. Nephrol Dial Transplant 1994;9(4):416-20.
44. Winkelspecht B, Mueller-Lantzsch N, Köhler H. Serological evidence for reactivation of EBV infection due to uraemic immunodeficiency. Nephrol Dial Transplant 1997;12(10):2099-104.
45. Köhler H, Girndt M, Dumann H, Klingel R. The immune defect in kidney failure. II. The mechanisms of the "uremic" immune defect]. Dtsch Med Wochenschr 1993;118(21):790-5.
46. Chi C, Priti P, Pilishvili T, Moore M, Murphy T, Strikas R. Guideline for vaccinating dialysis and chronic kidney disease patients (updated Dec 2012) 2015. Disponível em: https://www.cdc. gov/vaccines/pubs/downloads/dialysis-guide-2012.pdf.
47. Kim WR. Epidemiology of hepatitis B in the United States. Hepatology 2009;49(5 Suppl):S28-34.
48. Finelli L, Miller JT, Tokars JI, Alter MJ, Arduino MJ. National surveillance of dialysis-associated diseases in the United States, 2002. Semin Dial 2005;18(1):52-61.
49. Jadoul M, Bieber BA, Martin P, Akiba T, Nwankwo C, Arduino JM, et al. Prevalence, incidence, and risk factors for hepatitis C virus infection in hemodialysis patients. Kidney Int 2019;95(4):939-47.

50. Tsukuma H, Hiyama T, Tanaka S, Nakao M, Yabuuchi T, Kitamura T, et al. Risk factors for hepatocellular carcinoma among patients with chronic liver disease. N Engl J Med 1993;328(25):1797-801.
51. Gordon CE, Berenguer MC, Doss W, Fabrizi F, Izopet J, Jha V, et al. Prevention, diagnosis, evaluation, and treatment of hepatitis C virus infection in chronic kidney disease: synopsis of the kidney disease: Improving Global Outcomes 2018 Clinical Practice Guideline. Ann Intern Med 2019;171(7):496-504.
52. Kasiske BL, Cangro CB, Hariharan S, Hricik DE, Kerman RH, Roth D, et al. The evaluation of renal transplantation candidates: clinical practice guidelines. Am J Transplant 2001;1(Suppl 2):3-95.
53. Chadban SJ, Ahn C, Axelrod DA, Foster BJ, Kasiske BL, Kher V, et al. KDIGO clinical practice guideline on the evaluation and management of candidates for kidney transplantation. Transplantation 2020;104(4S1 Suppl 1):S11-S103.
54. American Society of Nephrology. ASN – Routine cancer screening for dialysis patients. 2012. Disponível em: https://www.choosingwisely.org/clinician-lists/american-society-nephrology-routine-cancer-screening-for-dialysis-patients/.
55. Thorsteinsdottir B, Hickson LJ, Ramar P, Reinalda M, Krueger NW, Crowson CS, et al. High rates of cancer screening among dialysis patients seen in primary care a cohort study. Prev Med Rep 2018;10:176-83.
56. Carlos CA, McCulloch CE, Hsu CY, Grimes B, Pavkov ME, Burrows NR, et al. Colon cancer screening among patients receiving dialysis in the United States: are we choosing wisely? J Am Soc Nephrol 2017;28(8):2521-8.
57. Chertow GM, Paltiel AD, Owen WF, Lazarus JM. Cost-effectiveness of cancer screening in end-stage renal disease. Arch Intern Med 1996;156(12):1345-50.
58. LeBrun CJ, Diehl LF, Abbott KC, Welch PG, Yuan CM. Life expectancy benefits of cancer screening in the end-stage renal disease population. Am J Kidney Dis 2000;35(2):237-43.
59. Castellanos MR, Paramanathan K, El-Sayegh S, Forte F, Buchbinder S, Kleiner M. Breast cancer screening in women with chronic kidney disease: the unrecognized effects of metastatic soft-tissue calcification. Nat Clin Pract Nephrol 2008;4(6):337-41.
60. Castellanos M, Varma S, Ahern K, Grosso SJ, Buchbinder S, D'Angelo D, et al. Increased breast calcifications in women with ESKD on dialysis: implications for breast cancer screening. Am J Kidney Dis 2006;48(2):301-6.
61. Wong G, Howard K, Chapman JR, Craig JC. Cost-effectiveness of breast cancer screening in women on dialysis. Am J Kidney Dis 2008;52(5):916-29.
62. Walter LC, Lindquist K, O'Hare AM, Johansen KL. Targeting screening mammography according to life expectancy among women undergoing dialysis. Arch Intern Med 2006;166(11):1203-8.
63. Bini EJ, Kinkhabwala A, Goldfarb DS. Predictive value of a positive fecal occult blood test increases as the severity of CKD worsens. Am J Kidney Dis 2006;48(4):580-6.
64. United States Renal Data System. USRDS Mortality 2018 report.
65. Nelson DR, Neu AM, Abraham A, Amaral S, Batisky D, Fadrowski JJ. Immunogenicity of human papillomavirus recombinant vaccine in children with CKD. Clin J Am Soc Nephrol 2016;11(5):776-84.
66. Haberal AN, Bilezikçi B, Ozen O, Yalçinkaya C, Arat Z, Kuşçu E, et al. Pap smear findings in chronic renal failure patients compared with the normal population according to Bethesda 2001. Diagn Cytopathol 2008;36(11):776-9.
67. Coppolino G, Bolignano D, Rivoli L, Mazza G, Presta P, Fuiano G. Tumour markers and kidney function: a systematic review. Biomed Res Int 2014;2014:647541.
68. Djavan B, Shariat S, Ghawidel K, Güven-Marberger K, Remzi M, Kovarik J, et al. Impact of chronic dialysis on serum PSA, free PSA, and free/total PSA ratio: is prostate cancer detection compromised in patients receiving long-term dialysis? Urology 1999;53(6):1169-74.

69. ACS. American Cancer Society Recommendations for Prostate Cancer Early Detection. Disponível em: https://www.cancer.org/cancer/prostate-cancer/detection-diagnosis-staging/acs-recommendations.html.
70. Khairullah QT, Pamatmat SD, Chatha M, Provenzano R, Telang D, Temple M. Early detection of prostate cancer in the ESKD population. Clin Nephrol 2004;61(5):308-15.
71. Knoll G, Cockfield S, Blydt-Hansen T, Baran D, Kiberd B, Landsberg D, et al. Canadian Society of Transplantation consensus guidelines on eligibility for kidney transplantation. CMAJ 2005;173(10):1181-4.
72. Batabyal P, Chapman JR, Wong G, Craig JC, Tong A. Clinical practice guidelines on wait-listing for kidney transplantation: consistent and equitable? Transplantation 2012;94(7):703-13.
73. Campbell S, Pilmore H, Gracey D, Mulley W, Russell C, McTaggart S. KHA-CARI guideline: recipient assessment for transplantation. Nephrology (Carlton) 2013;18(6):455-62.
74. Group ERBPTGD. ERBP Guideline on the management and evaluation of the kidney donor and recipient. Nephrol Dial Transplant 2013;28(Suppl 2):ii1-71.
75. Abbud-Filho M, Adams PL, Alberú J, Cardella C, Chapman J, Cochat P, et al. A report of the Lisbon Conference on the care of the kidney transplant recipient. Transplantation 2007;83(8 Suppl):S1-22.
76. Pham PT, Pham PA, Pham PC, Parikh S, Danovitch G. Evaluation of adult kidney transplant candidates. Semin Dial 2010;23(6):595-605.
77. Penn I. Evaluation of transplant candidates with pre-existing malignancies. Ann Transplant. 1997;2(4):14-7.
78. USRDS. USRDS Mortality 2018 report. Disponível em: https://www.ajkd.org/article/S0272-6386(18)31131-4/pdf.
79. Iseki K, Osawa A, Fukiyama K. Evidence for increased cancer deaths in chronic dialysis patients. Am J Kidney Dis 1993;22(2):308-13.
80. Cohen LM, Ruthazer R, Moss AH, Germain MJ. Predicting six-month mortality for patients who are on maintenance hemodialysis. Clin J Am Soc Nephrol 2010;5(1):72-9.
81. Cohen. Hemodialysis mortality tool – 6 months. Disponível em: https://qxmd.com/calculate/calculator_135/6-month-mortality-on-hd.
82. Beddhu S, Bruns FJ, Saul M, Seddon P, Zeidel ML. A simple comorbidity scale predicts clinical outcomes and costs in dialysis patients. Am J Med 2000;108(8):609-13.
83. Goldwasser P, Mittman N, Antignani A, Burrell D, Michel MA, Collier J, et al. Predictors of mortality in hemodialysis patients. J Am Soc Nephrol 1993;3(9):1613-22.
84. Tzanakis I, Kazoulis S, Girousis N, Kagia S, Spandidakis V, Karefillakis N, et al. Prostate-specific antigen in hemodialysis patients and the influence of dialysis in its levels. Nephron 2002 Feb;90(2):230-3.
85. Bruun L, Björk T, Lilja H, Becker C, Gustafsson O, Christensson A. Percent-free prostate specific antigen is elevated in men on haemodialysis or peritoneal dialysis treatment. Nephrol Dial Transplant 2003 Mar;18(3):598-603.
86. Wada Y, Nakanishi J, Takahashi W, Kai N, Nakayama Y, Yamashita Y, et al. Mass screening for prostate cancer in patients with end-stage renal disease: a comparative study. BJU Int 2006 Oct;98(4):794-7.
87. Bruun L, Savage C, Cronin AM, Hugosson J, Lilja H, Christensson A. Increase in percent free prostate-specific antigen in men with chronic kidney disease. Nephrol Dial Transplant 2009 Apr;24(4):1238-41.
88. Joseph DA, Thompson T, Saraiya M, Werny DM. Association between glomerular filtration rate, free, total, and percent free prostate-specific antigen. Urology 2010 Nov;76(5):1042-6.
89. Tarhan F, Orçun A, Küçükercan I, Camursoy N, Kuyumcuoglu U. Effect of hemodialysis on serum complexed prostate-specific antigen levels. Scand J Urol Nephrol 2007;41(5):382-6.

90. Takiyyuddin MA, Cervenka JH, Hsiao RJ, Barbosa JA, Parmer RJ, O'Connor DT. Chromogranin A. Storage and release in hypertension. Hypertension 1990 Mar;15(3):237-46.
91. Tramonti G, Ferdeghini M, Annichiarico C, Norpoth M, Donadio C, Bianchi R, et al. Relationship between renal function and blood level of chromogranin A. Ren Fail 2001 Jul;23(3-4):449-57.
92. Hsiao RJ, Mezger MS, O'Connor DT. Chromogranin A in uremia: progressive retention of immunoreactive fragments. Kidney Int 1990 Mar;37(3):955-64.
93. Castoldi G, Antolini L, Bombardi C, Perego L, Mariani P, Viganò MR, et al. Oxidative stress biomarkers and chromogranin A in uremic patients: effects of dialytic treatment. Clin Biochem 2010 Dec;43(18):1387-92.
94. Lye WC, Tambyah P, Leong SO, Lee EJ. Serum tumor markers in patients on dialysis and kidney transplantation. Adv Perit Dial Conf Perit Dial 1994;10:109-11.
95. Acchiardo S, Kraus AP, Jennings BR. Beta 2-microglobulin levels in patients with renal insufficiency. Am J Kidney Dis 1989 Jan;13(1):70-4.
96. Cases A, Filella X, Molina R, Ballesta AM, Lopez-Pedret J, Revert L. Tumor markers in chronic renal failure and hemodialysis patients. Nephron 1991;57(2):183-6.
97. Filella X, Cases A, Molina R, Jo J, Bedini JL, Revert L, et al. Tumor markers in patients with chronic renal failure. Int J Biol Markers 1990 Jun;5(2):85-8.
98. Menzin AW, Kobrin S, Pollak E, Goodman DB, Rubin SC. The effect of renal function on serum levels of CA 125. Gynecol Oncol 1995 Sep;58(3):375-7.
99. Buys SS, Partridge E, Black A, Johnson CC, Lamerato L, Isaacs C, et al. Effect of screening on ovarian cancer mortality: the Prostate, Lung, Colorectal and Ovarian (PLCO) Cancer Screening Randomized Controlled Trial. JAMA 2011 Jun 8;305(22):2295-303.
100. Zeferos N, Digenis GE, Christophoraki M, Alexopoulos I, Kostakis A, Gyftaki H, et al. Tumor markers in patients undergoing hemodialysis or kidney transplantation. Nephron 1991;59(4):618-20.
101. Xiaofang Y, Yue Z, Xialian X, Zhibin Y. Serum tumour markers in patients with chronic kidney disease. Scand J Clin Lab Invest 2007;67(6):661-7.
102. Arik N, Adam B, Akpolat T, Haşil K, Tabak S. Serum tumour markers in renal failure. Int Urol Nephrol 1996;28(4):601-4.
103. Soni S, Menon MC, Bhaskaran M, Jhaveri KD, Molmenti E, Muoio V. Elevated human chorionic gonadotropin levels in patients with chronic kidney disease: case series and review of literature. Indian J Nephrol 2013 Nov;23(6):424-7.
104. Tzitzikos G, Saridi M, Filippopoulou T, Makri A, Goulioti A, Stavropoulos T, et al. Measurement of tumor markers in chronic hemodialysis patients. Saudi J Kidney Dis Transplant 2010 Jan;21(1):50-3.
105. Küchle C, Fricke H, Held E, Schiffl H. High-flux hemodialysis postpones clinical manifestation of dialysis-related amyloidosis. Am J Nephrol. 1996;16(6):484-8.
106. Haninger-Vacariu N, Herkner H, Lorenz M, Säemann M, Vychytil A, Jansen M, et al. Exclusion of pregnancy in dialysis patients: diagnostic performance of human chorionic gonadotropin. BMC Nephrol 2020 Feb 28;21(1):70.
107. Scalamogna A, Imbasciati E, De Vecchi A, Castelnovo C, Pagliari B, De Cristofaro V, et al. Beta-2 microglobulin in patients on peritoneal dialysis and hemodialysis. Perit Dial. Int J Int Soc Perit Dial 1989;9(1):37-40.
108. Mojahedi MJ, Hami M, Shakeri M-T, Hekmat R. Influence of dialysis duration, peritoneal transport parameters, and gender on effluent CA125 concentration in patients on peritoneal dialysis. Iran J Kidney Dis 2007 Oct;1(2):78-81.
109. Botchorishvili G, Matikainen MP, Lilja H. Early prostate-specific antigen changes and the diagnosis and prognosis of prostate cancer. Curr Opin Urol 2009 May;19(3):221-6.
110. Dayer-Métroz MD, Wollheim CB, Seckinger P, Dayer JM. A natural interleukin 1 (IL-1) inhibitor counteracts the inhibitory effect of IL-1 on insulin production in cultured rat pancreatic islets. J Autoimmun 1989 Apr;2(2):163-71.

111. Al-Azawi D, Kelly G, Myers E, McDermott EW, Hill ADK, Duffy MJ, et al. CA 15-3 is predictive of response and disease recurrence following treatment in locally advanced breast cancer. BMC Cancer 2006 Sep 5;6:220.
112. Singh AP, Senapati S, Ponnusamy MP, Jain M, Lele SM, Davis JS, et al. Clinical potential of mucins in diagnosis, prognosis, and therapy of ovarian cancer. Lancet Oncol 2008 Nov;9(11):1076-85.
113. Kohorn EI. The new FIGO 2000 staging and risk factor scoring system for gestational trophoblastic disease: description and critical assessment. Int J Gynecol 2001 Feb;11(1):73-7.

6

Depuração de ureia pela diálise e metas de depuração

Andrew Davenport

VISÃO GERAL

A ureia, uma pequena molécula nitrogenada, é retida em pacientes com disfunção renal e tem sido usada há muitos anos como biomarcador da doença renal crônica. Como sua produção é dependente do *turnover* proteico, a ureia é utilizada em pacientes em diálise, tanto como biomarcador de depuração dialítica quanto como marcador nutricional – como marcador substituto (*surrogate*) da ingestão de proteína dietética. Existem metas clínicas aceitas para a depuração de ureia por sessão de hemodiálise, que agora foram adaptadas para pacientes que utilizam esquemas de hemodiálise incrementais, mais frequentes e também para diálise peritoneal. Entretanto, deve-se considerar que, enquanto a falha em atingir a depuração adequada de ureia aumenta o risco de piores desfechos, o simples alcance de um alvo clínico de depuração de ureia não garante que os pacientes estão sendo adequadamente dialisados, pois outros solutos que se acumulam na falência renal crônica não têm a mesma distribuição e depuração na diálise que a ureia.

INTRODUÇÃO

Os produtos residuais do metabolismo celular se acumulam em pacientes com doença renal crônica. A ureia é o produto mais reconhecido do metabolismo celular, sendo gerada a partir da quebra de proteínas em aminoácidos e posterior reciclagem de aminoácidos no ciclo da ureia. Embora haja debate quanto à toxicidade absoluta da ureia, ela é utilizada na prática clínica como medida substituta de moléculas azotêmicas retidas, sendo a remoção de ureia pela diálise utilizada como estimativa da depuração de moléculas azotêmicas.

DEPURAÇÃO DE UREIA PELA DIÁLISE

A ureia é uma pequena molécula sem carga que é gerada pelo metabolismo intracelular. Na água do plasma, a ureia é rapidamente depurada por difusão durante os tratamentos de diálise. A depuração difusiva torna-se mais eficiente pelo gradiente de concentração gerado pelos fluxos de sangue e dialisato em contracorrente, aumentando a área de superfície do dialisador, *design* do dialisador para maximizar a área de contato do sangue e do dialisato, fibras capilares de diâmetro mais estreito e composição de fibras capilares projetada para minimizar a resistência a passagem de solutos. Cada dialisador vem com as medidas do fabricante de depuração de ureia *ex-vivo* (Ko) em diferentes velocidades de bomba de sangue (Qb) e dialisato (Qd) para dialisadores de diferentes áreas de superfície (A); no entanto, essa depuração laboratorial (KoA) é maior do que a alcançada na prática clínica, já que não é derivada de experimentos usando sangue humano. Para a diálise peritoneal (DP), a difusão da ureia depende da área de superfície efetiva, que depende do fluxo sanguíneo capilar peritoneal e intestinal, do volume de enchimento do ciclo e do tempo de permanência.

Embora a ureia se difunda rapidamente da água do plasma durante a passagem pelo dialisador, as concentrações plasmáticas de ureia caem durante os primeiros 30 minutos da sessão de hemodiálise e então atingem um platô, pois a maior parte da ureia é intracelular e se move do compartimento intracelular para o extracelular através de transportadores de ureia; como esse transporte é mais lento que a depuração de ureia pelo dialisador, as concentrações séricas de ureia caem. Assim, em velocidades de bomba de sangue mais lentas (< 300 mL/minuto), a depuração de ureia é dependente do fluxo sanguíneo enquanto em velocidades de bomba de sangue > 300 mL/minuto, a depuração de ureia pode ser aumentada com o aumento da área de superfície do dialisador, até que a depuração se torne limitada pela transferência de ureia dos compartimentos intracelulares para os extracelulares.

DEPURAÇÃO DO DIALISADOR POR SESSÃO

O *National Cooperative Dialysis Study* (*NCDS*) foi o primeiro estudo prospectivo de hemodiálise a examinar o efeito da depuração de ureia, randomizando pacientes para um alvo de nitrogênio ureico do sangue (NUS) com média de tempo menor e maior por 12 meses. Esse foi um estudo relativamente pequeno, com cerca de 150 pacientes, que eram mais jovens do que as coortes de diálise contemporâneas, com comorbidade mínima, que revisou a desistência de pacientes do estudo devido a decisão do médico ou internação hospitalar. Embora não tenha havido diferença na mortalidade, mais pacientes no grupo com nível médio de NUS ao longo do tempo (TAC – *time-averaged concentration*) mais alto desistiram do estudo. O NUS TAC exigiu um mínimo de três amostras de sangue. Gotch e Sargent, posteriormente, desenvolveram o conceito de depuração de ureia do dialisador (KoA, que foi abreviado para K), com base em duas amostras de sangue, obtidas pré e pós-diálise, e o tempo da sessão de diálise (t). Para permitir a comparação entre os pacientes, a depuração de ureia do dialisador foi ajustada ao volume de água corporal (V), sendo a água corporal estimada a partir de medidas antropométricas derivadas de indivíduos saudáveis.

ALVOS DE KT/V UREIA

Gotch e Sargent relataram inicialmente que pacientes com Kt/V ureia de 0,9 por sessão ou menos tinham maior risco de abandonar o estudo *NCDS*. Ao longo do tempo, por consenso, as metas de Kt/V ureia por sessão foram constantemente aumentadas para 1,2 e depois para 1,4.

Um segundo estudo prospectivo, o estudo *Hemodialysis* (*Hemo*), comparou o resultado de 1.850 pacientes randomizados para um *single-pool* Kt/V (spKt/V ou Kt/V de compartimento único) ureia médio de 1,32 *versus* 1,53 por sessão e não relatou nenhum benefício óbvio com o Kt/V ureia mais alto por sessão. Assim, os centros de diálise têm uma meta de 1,4 para garantir que a maioria dos pacientes atinja um spKt/V > 1,3 por sessão.

MODELOS DE KT/V UREIA PARA HEMODIÁLISE

O modelo mais simples de depuração de ureia do dialisador é calcular a taxa de redução de ureia (URR – *urea reduction ratio*), comparando a queda nas concentrações de ureia pré e pós-diálise (ver equações). A URR não leva em consideração qualquer depuração de ureia adicional do fluido removido por ultrafiltração. Isso levou ao desenvolvimento de uma série de modelos para o Kt/V ureia. O modelo mais simples é o *single-pool* Kt/V (spKt/V), que admite que a ureia é distribuída igualmente por todo o corpo e removida, de forma igual, de todos os compartimentos do corpo durante a sessão de diálise. No entanto, a distribuição do fluxo de sangue muda durante a diálise à medida que o suprimento sanguíneo para os músculos, pele e órgãos internos diminui, pois o sangue se acumula preferencialmente nos vasos de capacitância venosa maiores. Ao final da sessão de diálise, a concentração de ureia no sangue começa a aumentar rapidamente à medida que o suprimento sanguíneo para os músculos e órgãos internos é restaurado, e a ureia se redistribui entre os compartimentos do corpo. Para compensar esse efeito rebote da ureia, várias técnicas foram desenvolvidas para padronizar a maneira como as amostras de sangue devem ser coletadas no final da sessão de diálise. Os métodos de "fluxo interrompido" (*stop flow*) e "fluxo lento" (*slow flow*) reduzem os fluxos de sangue e dialisato para permitir um reequilíbrio da ureia e, assim, minimizar o efeito do fenômeno de rebote da ureia. Para superar o efeito rebote da ureia, uma segunda geração de modelos de Kt/V foi desenvolvida, denominada Kt/V equilibrado (eKt/V) – projetada para compensar a remoção diferencial de ureia dos diferentes compartimentos do corpo.

URR = (concentração de ureia pré – concentração de ureia pós) × 100/concentração de ureia pré

Single-pool Kt/V: spKt/V

spKt/V = −logaritmo natural (1-URR)

Equação de primeira geração

spKt/V = −ln((Concentração de ureia pós / concentração de ureia pré) − 0,008 × t − 1 × UF/W),

t: duração da sessão de diálise, em horas

UF: volume de ultrafiltração, L

W: peso pós-diálise, kg

Equação Kt/V de segunda geração

spKt/V = −ln((concentração de ureia pós / concentração de ureia pré) − 0,008 × t) + (4-3,5 × R) × UF/W

R = URR

Kt/V equilibrado

Método de ajuste de taxa:

eKt/V = spKt/V − 0,6 (spKt/V)/tempo em horas + 0,03

KT/V UREIA PARA AJUSTAR A FREQUÊNCIA DE HEMODIÁLISE

As equações spKt/V e eKt/V por sessão são baseadas na premissa de que os pacientes estão dialisando três vezes por semana, e as amostras de sangue são coletadas antes e ao final da sessão de diálise no meio da semana. Entretanto, a prática clínica mudou ao longo do tempo, com alguns pacientes agora dialisando com menos frequência, enquanto outros podem estar dialisando quatro ou mais vezes por semana, com tempos variados de sessões de diálise. Assim, para permitir o estabelecimento de metas de diálise de Kt/V e a comparação entre pacientes dialisando com horários variados, foi introduzido o conceito de Kt/V padrão (stdKt/V), no qual o stdKt/V é calculado a partir de stdK multiplicado pelo tempo (10.080 minutos por semana) e ajustado por V.

Kt/V padrão

$$\text{stdKt/V} = \frac{10.080 \times \dfrac{1 - e^{-\text{eKt/V}}}{t}}{\dfrac{1 - e^{-\text{eKt/V}}}{\text{eKt/V}} + \dfrac{10.080}{\text{Ft}} - 1}$$

t: tempo de tratamento, minutos; V: volume pós-diálise modelado de compartimento duplo (*two-pool*), mL; F: frequência do tratamento por semana.

Depuração de ureia urinária (Kr)

$$\text{Depuração de ureia urinária (Kr)} = \frac{U \times V}{P}$$

U: concentração de nitrogênio ureico urinário da amostra de urina interdialítica (mg/dL); V: taxa de excreção do volume urinário durante a coleta interdialítica (mL/minuto); P: concentração média de nitrogênio ureico sérico durante a coleta interdialítica (mg/dL).

Modelo de volume variável, com Kr

$$\text{stdKt/V} = \frac{\text{Eq. 6}}{1 - \dfrac{0{,}74}{F}\left[\dfrac{Uf}{V}\right]} + Kr\,\frac{10.080}{V}$$

Uf: ganho de fluido semanal entre diálises, mL; F: frequência de tratamento por semana.

UTILIZANDO A MÁQUINA DE DIÁLISE PARA ESTIMAR A DEPURAÇÃO DE UREIA

Diferentes fabricantes de máquinas de diálise adaptaram diferentes tecnologias para estimar a depuração de ureia do dialisador, denominada depuração *online*. Na temperatura corporal, o sódio e a ureia têm coeficientes de difusão muito semelhantes (Na+: 1,94 x 10 - 5 cm^2/s, ureia: 2,20 x 10 –5 cm^2/s), apesar de diferirem em peso molecular e carga elétrica. As máquinas de diálise medem a condutividade do dialisato; portanto, ao detectar mudanças na condutividade do dialisato fresco e gasto em resposta a um pulso de aumento do sódio do dialisato fresco, a máquina pode fazer uma estimativa da difusão do sódio e, por inferência, da depuração da ureia. A repetição das medidas durante a diálise em intervalos permite uma estimativa da depuração de ureia do dialisador. Para evitar o ganho de sódio, os pulsos de mudança no sódio do dialisato fresco alternam-se entre uma concentração de sódio aumentada e, depois, diminuída. Uma estratégia alternativa tem sido medir a ureia no dialisato "gasto" ou usado (*spent dialysate*), pela absorbância da luz ultravioleta (UV), utilizando sensores ópticos projetados para detectar a absorbância da banda UV-C: diodos emissores de luz a 280 nm - 100 nm.

ESTIMANDO A DEPURAÇÃO EM PACIENTES EM DIÁLISE PERITONEAL

Enquanto a ureia e a creatinina caem com a hemodiálise, as concentrações séricas de ureia e creatinina tendem a permanecer relativamente constantes durante a terapia com diálise peritoneal. Como a maioria dos pacientes em diálise peritoneal é capaz de urinar, tradicionalmente a depuração em pacientes em diálise peritoneal é calculada como uma depuração peritoneal e urinária semanal combinada. Diferentemente da hemodiálise, não houve estudo prospectivo randomizado equivalente para comparar diferentes alvos da depuração de ureia ou creatinina. Dessa forma, diferentes comitês de diretrizes clínicas sugeriram alvos diferentes. O KDIGO (*Kidney Disease Improving Global Outcomes*) não fornece uma meta semanal de depuração de creatinina, mas aconselha uma meta semanal de Kt/V ureia > 1,7. O European Renal Best Practice Group recomenda uma meta de depuração de creatinina semanal > 45 L/1,73 m^2 para pacientes tratados com cicladoras de diálise peritoneal automatizada (DPA) e Kt/V ureia semanal > 1,7 para todos as modalidades de diálise peritoneal. A United Kingdom Renal Association recomenda uma depuração de creatinina por semana > 50 L/1,7 3m^2 e Kt/V ureia semanal > 1,7.

Entretanto, é importante lembrar que a depuração peritoneal de ureia e creatinina não é equivalente à depuração da função renal residual. Estudos observacionais têm enfatizado a importância da função renal residual, em vez da depuração peritoneal, na manutenção do cuidado clínico de pacientes tratados por diálise peritoneal.

Equações para diálise peritoneal

Urina

Litros de creatinina depurada por semana
(LCrU por semana) = ((24 h Ur × 7/SeUr) + (24 h UCr × 7/SeCr))/2
Kt/V ureia urinária semanal = litros de creatinina depurados por semana/V

Peritoneal

Litros de creatinina peritoneal depurada por
semana (LCrP semanal) = 24 h PCr × 7/SeCr
Kt/V ureia peritoneal por semana = (PUr × 7)/(SeUr × V)

Depurações combinadas

Litros totais de creatinina depurada por
semana/1,73 m^2 = ((LCrP semanal) + (LCrU semanal)) × 1,73/ASC
Kt/V ureia total por semana = (Kt/V ureia urinária
por semana) + (Kt/V ureia peritoneal por semana)

UUr: ureia urinária; UCr: creatinina urinária; SeUr: ureia sérica; SeCr: creatinina sérica; PUr: ureia do dialisato peritoneal; PCr: creatinina do dialisato peritoneal; ASC: área de superfície corporal.

DIÁLISE INCREMENTAL PARA DEPURAÇÕES DE SOLUTO

Como muitos pacientes agora iniciam diálise com função renal residual, isso levou à prática de diálise incremental para pacientes em diálise peritoneal e hemodiálise. Enquanto as depurações urinárias têm sido tradicionalmente utilizadas para estimar a depuração total em pacientes em diálise peritoneal, apenas um número limitado de centros de hemodiálise solicita aos pacientes a coleta de urina de 24 horas. Enquanto a depuração combinada de ureia e creatinina urinária é usada para estimar a depuração em pacientes de diálise peritoneal, como a depuração do dialisador é avaliada apenas em termos da depuração de ureia, as coletas urinárias são usadas para calcular somente a depuração de ureia urinária (Kr) em pacientes em hemodiálise. O Kr é então ajustado ao volume de distribuição de ureia para estimar a depuração renal urinária equivalente (EKRc), que é chamada de função renal residual (KRU).

A diretriz de adequação da KDOQI de 2006 desaconselha a redução da dose de hemodiálise administrada a pacientes com KRU < 2 mL/minuto/1,73 m^2. Igualmente, deve-se considerar o *status* do volume e a reserva cardiovascular ao considerar a diálise incremental; portanto, os esquemas de diálise menos frequentes não são recomendados para pacientes com débito urinário residual < 600 mL/dia, ou aqueles com função cardíaca reduzida ou com grandes ganhos de peso interdialíticos (≥ 3,5%). A KDOQI sugeriu que, para pacientes com KRU > 2 mL/minuto/1,73 m^2 em esquemas de 2 vezes por semana, deve-se buscar uma meta de spKt/V ureia por sessão de 1,93 para uma sessão de 3,5 horas e 1,68 para uma sessão de 4 horas. Para um KRU > 3 mL/minuto/1,73 m^2, um stdKt/V ureia equivalente a 1,2 por 3,5 horas.

Como 1 mL/minuto de depuração de ureia do dialisador não é biologicamente equivalente a 1 mL/minuto de depuração renal residual, não se pode simplesmente adicionar a depuração de ureia residual ao longo do tempo (KRU) à depuração de ureia em diálise ao longo do tempo (Kd ureia), pois isso subestimaria a contribuição da KRU para a depuração geral. Existem métodos propostos para adicionar Kd ureia à KRU, convertendo a Kd ureia intermitente em uma KRU contínua equivalente ou vice-versa. Um desses métodos propostos foi converter Kd ureia em uma depuração contínua equivalente e, depois, combiná-la com KRU.

DEPURAÇÃO DE UREIA RENAL EQUIVALENTE

A depuração de ureia renal equivalente (EKR ureia, mL/min) é a razão entre a taxa de geração líquida de ureia e a concentração de ureia ao longo do tempo (TAC ureia, mg/mL). Para comparar a depuração de ureia renal média e a depuração de ureia de diálise entre pacientes, a EKR ureia deve ser padronizada para um volume de ureia (V, L) de 40 L, sendo então denominada EKR corrigida (EKRc, mL/minuto/40 L). O mesmo ajuste pode ser utilizado para padronizar a KRU para um volume de ureia de 40 L, obtendo a Kr corrigida (Krc, mL/minuto/40 L).

Para prescrever o Kt/V ureia correspondente à Krc e ajustar para o número de sessões de diálise por semana, as diretrizes clínicas europeias aconselham o uso do normograma de Casino e Lopez (em Figura) ou uma estimativa utilizando:

$$\text{EKRc 3 vezes por semana} = 1 + (10 \times \text{eKt/V ureia} + \text{Krc})$$
$$\text{EKRc 2 vezes por semana} = 1 + (6 \times \text{eKt/V ureia} + \text{Krc})$$

Essa EKRc alvo foi derivada da obtenção de um eKt/V ureia 3 vezes por semana de 1,2 (obtido de um eKt/V ureia de 1,16, que foi a dose padrão utilizada no estudo *Hemo*), que se aproxima de 13 mL/minuto/40 L. Esse alvo é ligeiramente superior à EKRc alvo de 11 mL/minuto/40 L obtida em estudos anteriores.

DIÁLISE AUMENTADA

Embora os pacientes que iniciam a diálise possam começar com menos hemodiálise do que o paradigma padrão do esquema de 4 horas 3 vezes por semana, à medida que a função renal residual é perdida, a depuração do dialisador precisa ser aumentada adequadamente. Esse aumento na diálise é denominado "diálise aumentada", e, quando os pacientes se tornam anúricos, a diálise aumentada inclui aumentar a frequência dos esquemas de diálise, ampliar a duração da sessão e introduzir outras técnicas para melhorar a depuração de outros solutos azotêmicos, como hemodiafiltração, dialisadores de maior permeabilidade, técnicas de adsorção ou deslocamento projetadas para aumentar a depuração de solutos de tamanho médio e solutos ligados a proteínas para compensar a perda da função renal residual.

ERROS NO CÁLCULO DE KT/V

A falha em permitir tempo suficiente para a ureia se reequilibrar ao coletar a amostra de sangue pós-diálise resultará em uma concentração de ureia pós-diálise mais baixa e, portanto, uma estimativa inflada de Kt/V ureia do dialisador.

O V é tradicionalmente estimado por meio de equações antropométricas baseadas em indivíduos saudáveis. A composição corporal muda naturalmente com a idade, sexo e etnia, e, como o músculo contém mais água do que gordura, isso leva a uma superestimação de V em pacientes grandes e obesos e a uma subestimação de V em pacientes pequenos e mulheres. Assim, se todos os pacientes atingissem o mesmo Kt/V alvo, nem todos os pacientes receberiam a mesma quantidade de depuração do dialisador. Homens pequenos receberiam relativamente menos depuração de dialisador do que homens maiores, e mulheres receberiam menos depuração de dialisador do que homens. Na população geral, os obesos mórbidos têm maior risco de mortalidade e as mulheres sobrevivem aos homens, mas na população em hemodiálise os obesos mórbidos sobrevivem aos pacientes com índice de massa corporal normal, e as mulheres têm sobrevida semelhante ou inferior à dos homens. A análise do estudo *Hemo* mostrou que as mulheres randomizadas para o alvo mais alto de Kt/V ureia em uma sessão tiveram maior sobrevida.

Os métodos de depuração *online* tendem a superestimar as depurações do dialisador, pois os métodos baseados na detecção de alterações na difusão de sódio são intermitentes, portanto podem não perceber quedas na velocidade da bomba de sangue ou no fluxo do dialisato entre as medidas, e o método de absorbância de UV tende a medir outras moléculas contendo nitrogênio, além da ureia.

Nem todos os pacientes podem fornecer, ou estão dispostos a fornecer, uma coleta de urina de 24 horas, devido a vários motivos, incluindo incontinência urinária e inconveniência. Da mesma forma, nem toda urina pode ser coletada com precisão e, ainda, pode variar com a ingestão de líquidos e a atividade física. Além disso, para pacientes em hemodiálise, o débito urinário e a excreção de ureia urinária diminuem nas 24 horas imediatamente após a sessão de hemodiálise e, então, começam a aumentar. Dessa forma, as coletas de urina feitas após uma sessão de diálise irão subestimar a função renal residual, e o momento da coleta de urina em relação às sessões de diálise precisa ser padronizado. Embora tenha havido tentativas de derivar equações medindo beta-2-microglobulina sérica, proteína beta-trace e cistatina C isoladamente ou em combinações, para fornecer uma estimativa da função renal residual em vez de depender de coletas urinárias, elas ainda não foram aprovadas para a prática clínica.

DEPURAÇÃO CONVECTIVA DO DIALISADOR

A diálise é predominantemente uma técnica difusiva e, como tal, é mais eficaz na eliminação de pequenos solutos. Como os solutos pequenos podem não ser os mais tóxicos dos produtos residuais do metabolismo celular, outras técnicas são necessárias para remover solutos maiores. Isso pode ser alcançado utilizando dialisadores com poros maiores; entretanto, à medida que o tamanho dos poros aumenta, os pacientes correm o risco de perder também pequenas proteínas e albumina. Uma alternativa é introduzir a depuração convectiva aplicando uma pressão hidrostática externa que conduz a água através da membrana do dialisador, de acordo com a permeabilidade hidráulica do dialisador – que difere com a composição e estrutura da membrana do dialisador. Enquanto a ureia (peso molecular = 64 daltons) se move 18 vezes mais rápido por difusão do que a beta-2-microglobulina (peso molecular = 11.800 daltons), a depuração convectiva será igual para ambas, desde que tanto a ureia quanto a beta-2-microglobulina possam passar pela membrana do dialisador. O fluxo do dialisador agora é definido de acordo com a depuração da beta-2-microglobulina, de modo que os dialisadores de alto fluxo permitem maior depuração de beta-2-microglobulina do que os de baixo fluxo.

Durante um tratamento padrão de hemodiálise haverá alguma troca convectiva se houver ultrafiltração. Além disso, dependendo da permeabilidade hidráulica do dialisador, pode haver "diafiltração interna" – o que pode chegar a 6-9 L durante uma sessão de diálise de 4 horas. Provavelmente devido a essa "diafiltração interna", estudos que compararam a hemodiafiltração de alto fluxo com a hemodiálise de alto fluxo não mostraram grande vantagem de sobrevida para a hemodiafiltração. Vale ressaltar que o único estudo projetado com altos volumes convectivos, visando 23 L/sessão, demonstrou benefício de sobrevida com hemodiafiltração de alto volume.

INTERPRETANDO A ADEQUAÇÃO EM PACIENTES EM HEMODIÁLISE

Deve-se lembrar que o Kt/V é uma medida da depuração de ureia do dialisador, e, como tal, é apenas um componente da prescrição dialítica. Com o tempo, a meta aumentou por consenso de 0,9 para 1,2 e, então, para 1,4. A ureia é uma pequena molécula sem carga que é facilmente removida por difusão. Como outros produtos residuais do metabolismo são maiores, podem ser carregados e transferidos do compartimento intracelular para o compartimento extracelular a uma taxa mais lenta, ligados à proteína no plasma, a depuração desses solutos por diálise tende a ser muito menos eficiente quando comparada à depuração da ureia. Dessa forma, simplesmente atingir uma meta de depuração de ureia pelo dialisador em uma sessão ou na diálise peritoneal não implica necessariamente uma depuração adequada das toxinas urêmicas residuais. Por outro lado, a falha em atingir a meta de depuração de ureia significaria uma depuração ainda menor de outras toxinas urêmicas.

MÉTODOS ALTERNATIVOS DE AVALIAÇÃO DA ADEQUAÇÃO DA DEPURAÇÃO DO DIALISADOR

A geração de produtos residuais do metabolismo depende do gasto energético total (GET), que inclui tanto a taxa metabólica basal (TMB) quanto o gasto energético da atividade física (GEAF). A TMB depende do tamanho físico dos pacientes e está intimamente alinhada com a área da superfície corporal (ASC). A reanálise do estudo *Hemo* mostrou que, quando a dose de diálise administrada (Kt) foi ajustada para ASC, os pacientes que receberam maior Kt/ASC tiveram maior sobrevida. A maioria dos pacientes em diálise na América do Norte e na Europa é idosa e apresenta morbidade adicional, de modo que o GEAF geralmente é apenas marginalmente maior que a TMB. No entanto, para pacientes mais jovens, em forma e saudáveis, o GEAF é muito maior. Estudos relataram que, quando o Kt é ajustado para o GET, os pacientes que recebem a maior dose de diálise têm maior sobrevida em comparação com aqueles com menor Kt/GET. Estudos de composição corporal mostram que o GEAF está intimamente alinhado com a massa muscular apendicular, que também está associada à ASC.

Assim, de maneira ideal, o GET seria potencialmente um melhor ajuste de escala para Kt; entretanto, se não estiver disponível, a ASC já seria uma evolução em relação ao V tradicional.

RESUMO: AJUSTANDO METAS DE KT/V PARA PACIENTES INDIVIDUAIS

Embora o conceito de um Kt/V alvo fosse "oferecer uma dose equivalente de diálise para todos os pacientes", existem vários fatores de confusão importantes, e, dessa forma, alguns grupos de pacientes recebem uma dose de diálise maior do que outros. Portanto, é importante reconhecer que alguns grupos de pacientes requerem uma dose maior de diálise, acima do Kt/V de sessão alvo, para se proteger contra a administração de uma dose efetiva de diálise mais baixa. Os grupos com maior risco de receber menos diálise e que, como tal, exigem um Kt/V acima da meta incluem mulheres, homens pequenos, pacientes com menos comorbidades e aqueles que são fisicamente ativos e trabalham.

REFERÊNCIAS

Casino FG, Lopez T. The equivalent renal urea clearance: a new parameter to assess dialysis dose. Nephrol Dial Transplant 1996 Aug;11(8):1574-81.

Daugirdas JT, Greene T, Rocco MV, Kaysen GA, Depner TA, Levin NW, et al. Effect of frequent hemodialysis on residual kidney function. Kidney Int 2013 May;83(5):949-58.

European Best Practice Guidelines Expert Group on Hemodialysis ERA. Section I. Measurement of renal function, when to refer and when to start dialysis. Nephrol Dial Transplant 2002;17(Suppl 7):7-15.

Gotch FA, Sargent JA. A mechanistic analysis of the National Cooperative Dialysis Study (NCDS). Kidney Int 1985;28:526-34.

Hanson JA, Hulbert-Shearon TE, Ojo AO, Port F K, Wolfe RA, Agodoa LY, et al. Prescription of twice-weekly hemodialysis in the USA. Am J Nephrol 1999;19(6):625-33.

Hemodialysis Adequacy Work G. Clinical practice guidelines for hemodialysis adequacy, update 2006. Am J Kidney Dis 2006 Jul;48(Suppl 1):S2-90.

Lin X, Yan Y, Ni Z, Gu L, Zhu M, Dai H, et al. Clinical outcome of twice-weekly hemodialysis patients in shanghai. Blood Purif 2012;33(1-3):66-72.

Lowrie EG, Laird NM, Parker TF, Sargent JA. Effect of the hemodialysis prescription of patient morbidity: report from the National Cooperative Dialysis Study. N Engl J Med 1981 Nov 12;305(20):1176-81.

Maduell F, Moreso F, Pons M, et al. High-efficiency postdilution online hemodiafiltration reduces all-cause mortality in hemodialysis patients. J Am Soc Nephrol 2013;24:487-97.

Meyer TW, Sirich TL, Fong KD, et al. Kt/Vurea and nonurea small solute levels in the hemodialysis study. J Am Soc Nephrol 2016;27(11):3469-78.

National Kidney Foundation. KDOQI Clinical Practice Guideline for Hemodialysis Adequacy: 2015 update. Am. J Kidney Dis 2015 Nov;66(5):884-930.

Obi Y, Rhee CM, Mathew AT, Shah G, Streja E, Brunelli SM, et al. Residual kidney function decline and mortality in incident hemodialysis patients. J Am Soc Nephrol 2016 Dec;27(12):3758-68.

Obi Y, Streja E, Rhee CM, Ravel V, Amin AN, Cupisti A, et al. Incremental hemodialysis, residual kidney function, and mortality risk in incident dialysis patients: a cohort study. Am J Kidney Dis 2016 Aug;68(2):256-265.

Rocco MV, Lockridge RS, Jr., Beck GJ, Eggers PW, Gassman JJ, Greene T, et al. The effects of frequent nocturnal home hemodialysis: the Frequent Hemodialysis Network Nocturnal Trial. Kidney Int 2011 Nov;80(10):1080-91.

Shafi T, Jaar BG, Plantinga LC, Fink NE, Sadler JH, Parekh RS, et al. Association of residual urine output with mortality, quality of life, and inflammation in incident hemodialysis patients: the Choices for Healthy Outcomes in Caring for End-Stage Renal Disease (Choice) study. Am J Kidney Dis 2010 Aug;56(2):348-58.

Tangvoraphonkchai K, Davenport A. Increasing haemodialytic clearances as residual renal function declines: an incremental approach. Blood Purif 2017;44(3):217-26.

Tangvoraphonkchai K, Davenport A. Incremental haemodialysis – a European perspective. Semin Dial 2017 May; 30(3):270-6.

Tattersall JE, DeTakats D, Chamney P, Greenwood RN, Farrington K. The post-hemodialysis rebound: predicting and quantifying its effect on Kt/V. Kidney Int 1996 Dec;50(6):2094-102.

Termorshuizen F, Dekker FW, van Manen JG, Korevaar JC, Boeschoten EW, Krediet RT, et al. Relative contribution of residual renal function and different measures of adequacy to survival in hemodialysis patients: an analysis of the Netherlands Cooperative Study on the Adequacy of Dialysis (NECOSAD)-2. J Am Soc Nephrol 2004 Apr;15(4):1061-70.

Wang AY, Lai KN. The importance of residual renal function in dialysis patients. Kidney Int 2006 May;69(10):1726-32.

Watson PE, Watson ID, Batt RD. Total body water volumes for adult males and females estimated from simple anthropometric measurements. Am J Clin Nutr 1980 Jan;33(1):27-39.

7

Fadiga em pacientes em diálise

Federica Picariello, Hugh Rayner, Andrew Mooney,
Joseph Chilcot, James Tattersall

VISÃO GERAL

A maioria das pessoas tratadas com diálise experimenta fadiga, que é definida como uma sensação subjetiva de cansaço extremo, exaustão e fraqueza que não está relacionada à atividade e ao esforço e não é aliviada pelo repouso e pela recuperação. Os pacientes e seus cuidadores consideram a fadiga um dos sintomas mais importantes que afetam sua qualidade de vida. É mais comum em pacientes em diálise do que em outras condições de longo prazo, como câncer e doenças cardíacas; entretanto, a fadiga experimentada é semelhante. Pacientes que sofrem de fadiga tendem a ter piores resultados clínicos, incluindo hospitalização e morte. A fadiga é um sintoma complexo e multifatorial. Fatores ligados diretamente à doença (precipitantes) provavelmente a desencadeiam, enquanto fatores psicológicos (perpetuadores) podem mantê-la ao longo do tempo. Pacientes com doença renal crônica são urêmicos, mesmo quando tratados com diálise. A uremia resulta em neuropatia e desnutrição e está associada a inflamação e doença vascular. Esses fatores, por sua vez, estão associados a anormalidades funcionais e estruturais do músculo que resultam em fraqueza e contribuem para a fadiga. As pessoas tratadas com diálise geralmente são idosas e apresentam comorbidades, como diabetes ou doenças cardíacas, em que a fadiga é mais provável. A idade e as comorbidades estão associadas ao sofrimento psicológico, o que também predispõe à fadiga. O processo de diálise em si pode contribuir para a fadiga por meio da inflamação, da perda de aminoácidos na hemodiálise e da perda de albumina na diálise peritoneal; tudo isso pode causar perda de massa muscular (sarcopenia). O desequilíbrio de solutos e fluidos que afeta o cérebro é outra possível causa de fadiga após uma sessão de hemodiálise. A diálise é demorada e pode exigir deslocamentos e um início de dia muito cedo. A redução do tempo disponível para descanso, recreação e atividades essenciais pode, por si só, ser cansativa, independentemente dos mecanismos fisiopatológicos ou psicopatológicos. A maneira como as pessoas pensam sobre seus sintomas e sua doença renal de forma mais geral pode amplificar emoções negativas e determinar como elas lidam com a fadiga. Excesso de descanso, evitação ou padrões inconsistentes de atividade e descanso e afastamento de atividades sociais e favoritas podem piorar a fadiga. Esses comportamentos podem levar ao descondicionamento, aumento da excitação fisiológica e a um padrão de sono interrompido, contribuindo para um ciclo de piora da fadiga. Como a fadiga tem muitas causas inter-relacionadas, é improvável que responda a uma intervenção única. Diferentes abordagens devem ser consideradas, abordando tanto os fatores precipitantes como os perpetuadores da fadiga. Uma abordagem individualizada baseada em múltiplas intervenções e guiada pela compreensão das causas pode melhorar significativamente a qualidade de vida dos pacientes em diálise.

INTRODUÇÃO

Os pacientes em diálise descrevem sua fadiga em termos como "não tenho energia alguma... sinto que tenho uma carga grande e pesada sobre mim e estou tão cansado".[1] Ela pode ser constante ou limitada ao período pós-diálise. A primeira é semelhante à fadiga relatada por pessoas com outras condições de longo prazo. A fadiga pós-diálise é um pouco diferente, estando relacionada ao tratamento dialítico. Uma pessoa pode experimentar ambas as formas, com piora da fadiga constante nas horas após a hemodiálise.

Atualmente, não há diretrizes publicadas para o manejo da fadiga em pacientes tratados com diálise. Além disso, não há métodos recomendados para diagnosticar ou quantificar a fadiga e relativamente poucos ensaios clínicos randomizados (ECR) de intervenções nesse grupo de pacientes. Os ensaios que foram feitos são pequenos em tamanho ou inconclusivos em relação aos desfechos. Várias maneiras diferentes foram usadas para quantificar a fadiga, o que dificulta a comparação ou a agregação de resultados.

A fadiga em pacientes tratados com diálise geralmente persiste após as causas, como anemia, depressão e insuficiência cardíaca, terem sido adequadamente tratadas. Uma combinação de fatores pode ser responsável, dificultando a determinação de prioridades para o tratamento. O tratamento de uma causa pode exacerbar outra; por exemplo, a remoção do excesso de líquido para aliviar a insuficiência cardíaca pode resultar em desidratação e hipotensão no final da diálise.

A fadiga é perpetuada por um ciclo de consequências emocionais e fisiológicas negativas.[2] Está associado à depressão, à frustração, aos distúrbios do sono e à perda de motivação para se engajar em comportamentos de promoção da saúde. Esses efeitos psicológicos podem ter consequências físicas negativas que, por sua vez, aumentam a fadiga. Intervenções para interromper esse ciclo podem reduzir o impacto da fadiga.

Vamos explorar esses aspectos com mais detalhes neste capítulo.

A IMPORTÂNCIA DA FADIGA

Em um estudo do Standardized Outcomes in Nephrology (SONG), mais de 1.000 participantes classificaram 34 resultados da hemodiálise em ordem de importância.[3,4] O grupo de participantes incluía pacientes, cuidadores/familiares, nefrologistas, cirurgiões, enfermeiros, assistentes sociais, psicólogos, nutricionistas, farmacêuticos, formuladores de políticas, pesquisadores e representantes da indústria com experiência ou interesse em hemodiálise. Uma metodologia formal Delphi foi utilizada para alcançar o consenso entre os participantes. A fadiga, definida como "sentir-se cansado, sem energia por semanas na maior parte do tempo", foi um dos cinco resultados mais importantes a serem utilizados em futuros ensaios clínicos.

No estudo HEMO, 1.798 pacientes prevalentes em hemodiálise foram estudados por até seis anos. A fadiga, avaliada por questionários repetidos, foi fortemente associada à mortalidade.[5] Um estudo observacional mais recente de 174 pacientes em diálise também descobriu que a fadiga estava associada a aumento do risco de mortalidade e redução da probabilidade de transplante.[6]

O impacto da fadiga na qualidade de vida dos pacientes tratados com diálise foi recentemente revisado.[7] Os pacientes descrevem a fadiga como um fator altamente desagradável, debilitante e destrutivo das experiências normais da vida das seguintes maneiras:

- O sintoma da fadiga é desagradável por si só.
- O tempo de recuperação pós-diálise aumenta a carga da doença e reduz o tempo para aproveitar a vida.
- Incapacita a participação em atividades rotineiras.
- Reduz a capacidade de participar da vida familiar e manter relacionamentos.
- Gera o medo de ser visto como preguiçoso.
- Cria a preocupação em falhar em atender às expectativas.

A PREVALÊNCIA DA FADIGA EM PACIENTES TRATADOS COM DIÁLISE

Em dois estudos recentes, um total de mais de 1.400 pessoas tratadas com hemodiálise retornou questionários relatando seus sintomas.[8] A fadiga foi relatada por 89% e 77% dos participantes e foi o sintoma mais comumente relatado em ambos os estudos. Em uma revisão sistemática anterior de 59 estudos, a fadiga foi o sintoma mais comum, relatado por uma média de 71% dos pacientes tratados com diálise em todos os estudos.[9] A prevalência variou entre 12% e 97%, provavelmente em razão das diferenças na forma como a fadiga foi definida e medida nos estudos individuais. Em um estudo de pacientes com doença renal crônica que utilizou entrevistas e questionários estruturados, a fadiga foi o sintoma mais comumente relatado[10] e 56% dos participantes relataram fadiga sem ser solicitado especificamente, com mais 28% relatando quando solicitado.

Em estudos perguntando especificamente sobre a fadiga após o tratamento de diálise, 66% dos pacientes relataram fadiga pós-diálise.[11] O tempo médio para se recuperar do tratamento foi de três horas, com 10% dos pacientes demorando mais de 12 horas. A duração da recuperação se correlacionou com a gravidade da fadiga.

FATORES ASSOCIADOS À FADIGA NA POPULAÇÃO GERAL

A fadiga é relatada por cerca de 10% da população. A maioria dessas pessoas tem condições de longo prazo, como esclerose múltipla, câncer, artrite reumatoide, doença inflamatória intestinal, lúpus eritematoso sistêmico e doença renal crônica. Uma minoria não tem nenhuma condição associada e é diagnosticada com síndrome da fadiga crônica/encefalomielite miálgica (SFC/EM). As características comuns à fadiga associada a todas essas condições incluem inflamação, distúrbios da função muscular e pensamentos e comportamentos negativos específicos.

Inflamação

Marcadores de inflamação estão associados à prevalência e à gravidade da fadiga. Animais saudáveis aos quais foram administradas citocinas pró-inflamatórias entram em um estado de atividade e apetite reduzidos e evitam o contato com outros animais.[12] A fadiga pode ter sido desencadeada pela inflamação e evoluiu para conservar energia, evitar o risco de lesões e reduzir a propagação da infecção entre os animais.

Há evidências de que as alterações comportamentais e psicológicas decorrentes da fadiga (falta de exercício,[13] isolamento social,[14] sofrimento psicológico[15]) podem induzir a inflamação. Assim, a inflamação pode fazer parte de um ciclo em que é a causa e a consequência, amplificando e perpetuando a fadiga.

Disfunção muscular

A fadiga está quase sempre associada a anormalidades morfológicas dos músculos que são típicas do desuso. Essas incluem redução da massa muscular (sarcopenia), infiltração de gordura e redução relativa no número de fibras musculares do tipo II, de contração rápida. A força muscular e a capacidade de realizar exercícios sustentados ou de repetição estão reduzidas de forma correspondente. Essas anormalidades ocorrem normalmente com o envelhecimento, mas são mais avançadas em comparação com indivíduos de idade semelhante que não apresentam fadiga. Geralmente não está claro se elas precedem e causam a fadiga, mas elas certamente contribuem para tal e são exacerbadas pela resultante falta de exercício.[16]

Depressão e ansiedade

A fadiga está associada à depressão e à ansiedade, que podem ser uma causa e/ou consequência da fadiga. O mau humor e o afastamento das interações sociais e das atividades favoritas podem ser física e mentalmente desgastantes, enquanto as restrições impostas pela fadiga nas atividades do dia a dia podem contribuir para o mau humor e a ansiedade.

A depressão está associada a um risco aumentado de hospitalização,[17] aumentando assim a carga da doença. Tanto a depressão como a fadiga estão associadas à mortalidade por todas as causas em pacientes em diálise.[5] O isolamento social e a pobreza são fatores de risco para fadiga, depressão e ansiedade.

O tratamento com medicamentos antidepressivos não é útil para a fadiga, a menos que a depressão também esteja presente. Da mesma forma, os tratamentos psicológicos direcionados à depressão são insuficientes para lidar com a fadiga; melhoras mais significativas podem ser obtidas após tratamentos psicológicos especificamente direcionados à fadiga.[18]

Distúrbios do sono

A percepção dos pacientes sobre a qualidade do sono está fortemente associada à fadiga.[19] Pessoas com fadiga normalmente interrompem o sono à noite e tendem a dormir por alguns períodos durante o dia. Dormir durante o dia pode ser uma consequência da redução da atividade e pode reduzir a necessidade de dormir à noite. A perda resultante da qualidade e do ritmo normal do sono contribui para a fadiga.

Depressão, ansiedade e processos de pensamento potencialmente negativos contribuem para os distúrbios do sono. Tirar cochilos diurnos, ter hábitos irregulares e estímulo mental na hora de dormir, como assistir a vídeos e programas de TV, podem piorar a fadiga. As condições físicas que podem interromper o sono incluem apneia do sono, dor, falta de ar e síndrome das pernas inquietas.

Fatores cognitivo-comportamentais

Wessely et al. propuseram um modelo cognitivo-comportamental biopsicossocial para explicar a fadiga associada a condições de longo prazo.[20] Os precipitantes relacionados à doença de base, como anemia e diálise, podem desencadear fadiga; a forma como os pacientes reagem cognitiva, emocional e comportamentalmente aos sintomas iniciais pode piorar e perpetuar a fadiga ao longo do tempo.

Por exemplo, uma pessoa pode acreditar que a fadiga está causando danos a seu corpo, pensamentos esses que levam à ansiedade e ao mau humor. A pessoa pode descansar para tentar reduzir os danos causados ao corpo, mas o descanso excessivo pode, por sua vez, evocar pensamentos de incapacidade de ser ativo e de nunca melhorar.

O descondicionamento, uma complicação insidiosa do repouso, pode diminuir a resistência e aumentar a sensação de fadiga. A má qualidade do sono e a excitação fisiológica relacionada à ansiedade podem continuar o ciclo vicioso da fadiga.

Respostas cognitivas à fadiga incluem[21]

- Catastrofização – pensamentos obsessivos e irracionais antecipando o pior resultado possível.

- Crenças sobre danos – a percepção de que a fadiga está prejudicando o corpo.
- Evitar o medo – acredita-se que a atividade esteja causando danos físicos.
- Evitar constrangimentos – o paciente tem vergonha de seus sintomas.
- Foco nos sintomas – o paciente está constantemente pensando em sintomas associados.

Comportamentos negativos em resposta à fadiga incluem[21]

- Descanso e evitar atividade física e exercício, contribuindo para o descondicionamento muscular e disfunção.
- Comportamento "tudo ou nada" – padrões inconsistentes de atividade e descanso com episódios de excesso de esforço seguido de repouso excessivo.
- Evitar o contato social.

Os fatores psicológicos na fadiga provavelmente são comuns à maioria das condições de longo prazo.[22-24] O tipo de doença crônica explica apenas 11% da variação na gravidade da fadiga, enquanto fatores como sexo feminino, idade, problemas motivacionais e de concentração, dor, distúrbios do sono, função física, atividade reduzida e menor autoeficácia em relação à fadiga explicam 55%. A interação entre o tipo de doença crônica e os fatores transdiagnósticos explica mais 6%.[25]

Em pacientes tratados com hemodiálise, os fatores cognitivos e comportamentais desempenham um papel dominante na gravidade da fadiga e no comprometimento funcional. As crenças negativas dos pacientes relacionadas ao humor e a comportamentos negativos estão associadas à gravidade da fadiga e explicam 36% da variação na gravidade da fadiga.[26] Da mesma forma, humor, crenças de dano, comportamentos de evitação e gravidade da fadiga explicam 44% da variação no comprometimento funcional relacionado à fadiga. As crenças de dano predizem o aumento do comprometimento funcional relacionado à fadiga ao longo do tempo.[2]

As crenças que os pacientes têm sobre sua doença renal também podem desempenhar um papel negativo.[27] Essas incluem:

- Identidade – como os sintomas são sentidos e atribuídos à doença.
- Causa – crenças sobre as causas da doença.
- Linha do tempo – crenças sobre a duração da doença, podendo ser cíclica, aguda ou crônica.
- Consequência – crenças sobre o impacto da doença.
- Controle/cura – crenças sobre a controlabilidade ou curabilidade da doença.

Pacientes que possuem uma identidade de doença grave e têm crenças de consequências mais fortes são mais propensos a sofrer de fadiga.[28,29]

FADIGA EM PACIENTES TRATADOS COM DIÁLISE

Em uma pesquisa com 87 pacientes com doença renal crônica que não eram tratados com diálise (TFGe $\leq$ 45 mL/min/1,73 m^2) e 86 tratados com diálise, a prevalência e gravidade da fadiga foi similar em ambos os grupos.[19] A prevalência e a gravidade da fadiga são semelhantes em pacientes tratados com diálise peritoneal e hemodiálise. No estudo HEMO, os pacientes em diálise com tempos de tratamento mais longos apresentaram menor gravidade da fadiga. Isso sugere que a diálise não é o único gatilho da fadiga e que os gatilhos fisiopatológicos podem ser afetados pela terapia de substituição renal. A fadiga também pode persistir após o transplante renal, afetando cerca de metade dos receptores com função estável.[30]

A uremia grave causa neuropatia motora e desnutrição proteica. Entretanto, não foi encontrado nenhum biomarcador de uremia que se correlacionasse com fadiga em pacientes que são adequadamente tratados com diálise. A fadiga é mais comum e mais grave em pacientes em diálise com níveis mais baixos de ureia e creatinina, por causa de sua relação com desnutrição e perda de massa muscular.[31] A fadiga também é comum em pacientes tratados com sucesso no transplante renal,[26] apesar da ausência de uremia.

Fatores ligados à fadiga na população em geral, como condições de longo prazo, inflamação e disfunção muscular, aplicam-se igualmente aos pacientes tratados com diálise. Além disso, comorbidades relacionadas à uremia, como sobrecarga hídrica, anemia, hiperparatireoidismo e neuropatia, podem contribuir para a fadiga.

A uremia induz a perda de massa muscular, especialmente quando há também desnutrição e/ou inflamação.[32,33] A massa muscular total e a massa mitocondrial são reduzidas.[34] As fibras de contração rápida (tipo II) são perdidas, como encontrado na situação de desuso.[35] A neuropatia está presente com frequência, às vezes independentemente de anormalidades musculares, em especial, em pacientes com diabetes.

A fadiga está associada à qualidade do sono subjetivamente ruim e à sonolência durante o dia, mas não à qualidade do sono medida objetivamente.[19] A má qualidade do sono pode não ser necessariamente um gatilho de fadiga, mas provavelmente contribui para o ciclo vicioso de fadiga em pacientes tratados com diálise.

FADIGA PÓS-DIÁLISE

Muitos pacientes tratados com hemodiálise experimentam aumento da fadiga após uma sessão de diálise.[36] Esse sintoma pode ser medido simplesmente fazendo a pergunta: "Quanto tempo você leva para se recuperar de uma sessão de diálise?".

O estudo DOPPS (*Dialysis Outcomes and Practice Patterns Study*) investigou o tempo de recuperação da diálise.[37] Um total de 68% dos pacientes relatou tempo de recuperação de pelo menos 2 horas e 10% levaram mais de 12 horas. Pacientes com idade mais avançada, período de diálise mais longo, índice de massa corporal mais alto, diabetes e transtorno psiquiátrico tinham provavelmente um tempo de recuperação mais longo. Dos fatores relacionados ao tratamento, maior ganho de peso interdialítico, maior duração da sessão de diálise e menor concentração de sódio do dialisato foram associados a maior tempo de recuperação. O tempo de recuperação foi correlacionado com o aumento dos sintomas de insuficiência renal e do escore de carga da doença renal e com piores escores nos componentes mental e físico do questionário de qualidade de vida relacionada à saúde. Em outro estudo recente, o tempo de recuperação foi associado a medidas de sofrimento psicológico.[38]

Um maior tempo de recuperação também foi associado a maiores riscos de hospitalização e mortalidade. Os pacientes que relataram tempo de recuperação > 12 horas tiveram uma taxa de primeira hospitalização 22% maior e uma taxa de mortalidade 47% maior que aqueles com tempo de recuperação entre 2 e 6 horas.

Como o tempo de recuperação é tão simples de medir e fortemente ligado aos principais desfechos, ele deve ser usado como uma medida importante dos desfechos da diálise em estudos de pesquisa e cuidados clínicos de rotina.

Pode-se esperar que a fadiga após a diálise seja causada pelo desequilíbrio de fluidos e solutos durante o processo de diálise. No entanto, isso não foi confirmado por estudos clínicos. A alta taxa de ultrafiltração foi associada a tempos de recuperação mais curtos em um estudo,[39] enquanto o oposto foi mostrado em outro.[40] Da mesma forma, em um estudo controlado randomizado, a redução do desequilíbrio de solutos pela redução da taxa de fluxo sanguíneo não reduziu o tempo de recuperação.[41]

A diálise diária e noturna[42] demonstrou reduzir o tempo de recuperação da diálise em comparação com a diálise convencional três vezes por semana. Ambas as técnicas reduzem os níveis de pico de toxinas urêmicas e sobrecarga de fluidos, e a diálise noturna reduz o desequilíbrio de solutos e fluidos.

Ter uma concentração de sódio no dialisato < 140 mmol/L foi associado a um maior tempo de recuperação, mesmo após levar em conta as diferenças no ganho de peso interdialítico. Essa associação foi mais forte ao comparar as unidades de diálise que utilizaram a mesma concentração de sódio do dialisato para todos os seus pacientes. Os pacientes dessas unidades recebem uma concentração de sódio principalmente de acordo com o local de residência e não por qualquer motivo clínico, tornando a associação com o tempo de recuperação mais convincente.

A concentração mais alta de sódio no dialisato reduz os deslocamentos osmóticos através da barreira hematoencefálica que causam desequilíbrio cerebral. A associação de tempos de recuperação mais longos com concentrações mais baixas sugere que os sintomas podem ser, em parte, uma manifestação dos efeitos da diálise no cérebro. Ainda não foi realizado um ensaio controlado do efeito de diferentes concentrações de sódio do dialisato na fadiga após a diálise.

DIAGNÓSTICO E MEDIDA DA FADIGA

A fadiga experimentada por pacientes tratados com diálise é tipicamente avaliada utilizando medidas que foram avaliadas na população em geral.[24] A medida da fadiga é um desafio, pois é de natureza complexa e subjetiva. Até o momento, não existe uma medida objetiva de fadiga "padrão-ouro"; em vez disso, diferentes questionários de autorrelato estão disponíveis para capturar as percepções de fadiga dos pacientes e seu impacto.[4,43]

Uma medida ideal da fadiga precisa ser simples, concisa e ter um período de lembrança inferior a quatro semanas. Ela deve se concentrar no impacto da fadiga na vida da pessoa e capturar as características peculiares da fadiga relacionadas à diálise. Atualmente, tal medida não existe, tornando difícil distinguir fatores associados à fadiga geral daqueles específicos à fadiga relacionada à diálise.[4]

Uma revisão sistemática de 123 estudos de pacientes com insuficiência renal encontrou 43 maneiras diferentes de medir a fadiga. O instrumento mais utilizado em pacientes tratados com diálise é a subescala de vitalidade do SF-36.[44] Outros questionários validados[45] incluem a *Fatigue Severity Scale* (Escala de Gravidade da Fadiga), com 9 perguntas,[46] a escala EORTC QLQ-FA12, que contém 12 perguntas[47] e o *Chalder Fatigue Questionnaire* (Questionário de Fadiga de Chalder), com 11 perguntas.[48]

Crenças e comportamentos potencialmente negativos em resposta à fadiga podem ser capturados pelo Questionário de Respostas Cognitivas e Comportamentais aos Sintomas (*Cognitive and Behavioral Responses to Symptoms Questionnaire* - CBRQ).[49]

MEDIDAS NEUROMUSCULARES

A massa muscular como proporção da massa corporal total pode ser medida usando espectroscopia de bioimpedância (*bioimpedance spectroscopy* - BIS). Essa técnica analisa a impedância de uma corrente elétrica em uma faixa de frequências que flui entre os eletrodos no pulso e no tornozelo. Um modelo de composição corporal é necessário em pacientes em diálise para levar em conta as variações no conteúdo de fluidos. A BIS pode ser realizada à beira do leito e é adequada para cuidados clínicos de rotina. Além disso, ela fornece uma medida do volume de qualquer sobrecarga ou depleção de fluido.

A ultrassonografia pode ser usada para medir a área da seção transversal do músculo reto femoral. Essa medida mostrou estar fortemente correlacionada com a massa muscular calculada pela BIS.[50]

A força de preensão manual pode ser facilmente medida à beira do leito e reflete a função neuromuscular mais geral. A redução da força de preensão manual está associada ao aumento da mortalidade.[51]

Se for detectada perda ou fraqueza muscular, a ingestão de proteínas deve ser avaliada. A ingestão é calculada com base na taxa de aparecimento de nitrogênio ureico. Na diálise peritoneal, esse é medido após coletas cronometradas de urina e fluido de DP; na hemodiálise é utilizada a taxa de aumento da concentração sérica de ureia entre as sessões de hemodiálise. Em um paciente anúrico tratado por diálise, uma ingestão adequada de proteínas resulta no aumento da concentração sérica de ureia em cerca de 10 mmol/L/dia.

A neuropatia é detectada e quantificada por meio de estudos de condução nervosa.

ABORDANDO UMA PESSOA QUE RECLAMA DE FADIGA

Os médicos tendem a negligenciar a fadiga. Em um estudo de receptores de transplante de rim, 59% dos pacientes experimentaram fadiga, mas isso só foi documentado nos registros médicos de 13%.[52]

A melhor maneira de se considerar a fadiga é como um fenômeno biopsicossocial multifatorial complexo. Os fatores que desencadeiam a fadiga diferem daqueles que a mantêm ao longo do tempo. A complexidade da condição e o plano de manejo elaborado para abordar esses fatores precisam ser explicados cuidadosamente.

O paciente deve ser avaliado quanto a condições subjacentes potencialmente modificáveis, como desnutrição, inflamação, depressão, dose inadequada de diálise, hiperparatireoidismo, insuficiência cardíaca, anemia, hiper ou hipotireoidismo, hipo ou hipertensão, sobrecarga de fluido, desidratação e controle deficiente do diabetes.

O paciente também deve ser avaliado para avaliar o máximo possível seus sintomas, suas prioridades e suas expectativas. Um processo empático de tentar entender o problema do ponto de vista do paciente provavelmente trará benefícios psicológicos.[53]

É importante não fazer juízo de valor sobre os resultados das avaliações objetivas e subjetivas da fadiga. Na maioria dos casos, não será possível estabelecer com certeza a causa da fadiga. Mesmo quando há forte suspeita de fatores psicológicos ou comportamentais, não será possível descartar efeitos da doença subjacente ou de seu tratamento. O tratamento precisa ser adaptado às aspirações e às prioridades do próprio paciente, não às referências clínicas universais. Por exemplo, é improvável que a tentativa de aumentar a força muscular por meio de um programa de exercícios seja eficaz se o paciente não considerar a fraqueza muscular um problema.

De maneira ideal, o paciente identificará atividades ou funções que gostaria de realizar, mas que são impedidas por sua fadiga. Os resultados dos testes subjetivos e objetivos podem então ser utilizados para informar ao paciente quais são as barreiras físicas e psicológicas relevantes a serem superadas.

É importante ajudar o paciente a desenvolver estratégias de enfrentamento a fim de minimizar as consequências negativas da fadiga em sua função e qualidade de vida. Em uma pesquisa com pacientes com câncer e fadiga, o conselho mais comum fornecido pelos profissionais de saúde foi descansar e relaxar.[54] Longe de ajudar, isso pode levar a um maior descondicionamento e piorar e perpetuar a fadiga.

Com a maioria dos pacientes, deve ser possível planejar intervenções para ajudá-los a superar as barreiras que identificaram. Mesmo que isso não seja possível, as intervenções que são uma distração agradável ainda valem a pena (Figura 1).

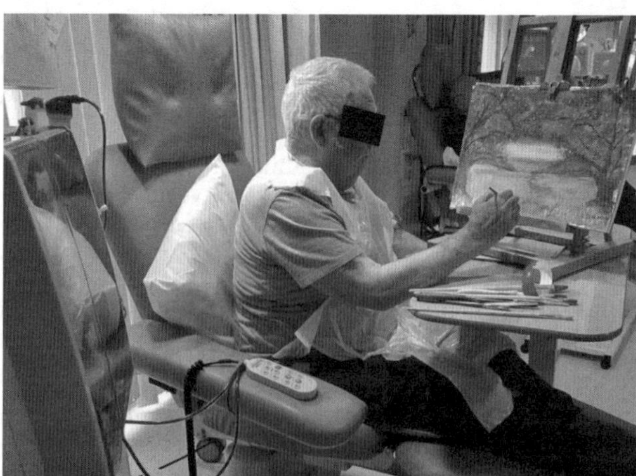

Figura 1 Criar trabalhos de arte durante a hemodiálise é uma distração agradável do tratamento e pode restaurar a sensação de realização.

TRATAMENTOS POTENCIAIS PARA FADIGA CRÔNICA EM PACIENTES TRATADOS COM DIÁLISE

Mudanças na modalidade da diálise

Uma vez que sua prevalência e gravidade são semelhantes em pacientes tratados com hemodiálise e diálise peritoneal, não há benefício consistente na mudança de modalidade se o paciente estiver estável. Uma mudança para hemodiálise melhorada, como diálise noturna longa e/ou diálise diária, pode reduzir o tempo necessário para recuperação após a diálise e ajudar a reduzir a tendência de hipotensão sintomática durante a diálise. Entretanto, a diálise noturna deve ser evitada em pacientes que ainda eliminam quantidades significativas de urina, pois pode acelerar a perda da função renal residual.

Se a carga psicológica da hemodiálise hospitalar for considerada fator contribuinte da fadiga, pode valer a pena considerar uma mudança para a diálise domiciliar.

A diálise em casa impõe demandas diferentes ao paciente em comparação com o tratamento hospitalar. A diálise domiciliar evita viagens e dá aos pacientes mais controle sobre seu tratamento. A diálise hospitalar facilita a interação social, o apoio e a ajuda no tratamento. Cada uma terá um potencial diferente para influenciar a fadiga, dependendo da personalidade e dos relacionamentos do paciente.

A diálise inadequada resulta em anorexia, desnutrição, neuropatia e perda muscular, todas causas de fadiga. Com modernas máquinas de hemodiálise e dialisadores, é relativamente fácil atingir a dose de diálise recomendada. Com a diálise convencional três vezes por semana, não há benefício em aumentar a dose acima das metas recomendadas (Kt/V > 1,2; volume de sangue processado = peso corporal ideal). Uma dose adequada pode ser mais difícil de alcançar com a diálise peritoneal em um paciente anúrico.

Correção da anemia

Em pacientes com anemia, aumentar a concentração de hemoglobina para 10 g/dL melhora a fadiga. Pequenas melhorias adicionais podem ser obtidas aumentando a concentração acima de 10 g/dL em pacientes mais jovens e mais ativos. A fadiga não melhora com o aumento da hemoglobina acima de 12 g/dL.[55]

Mesmo que o paciente não esteja anêmico, a deficiência de ferro real e funcional ainda deve ser corrigida. A deficiência de ferro está associada à fadiga em pacientes em diálise que não são anêmicos[56] e, em pessoas com doenças cardíacas, a correção da deficiência de ferro melhora a fadiga.

Ajustes na dieta ou suplementos nutricionais podem ser necessários para corrigir deficiências nutricionais. Entretanto, a suplementação não específica na ausência de deficiência comprovada não melhora a fadiga.[57]

Agentes farmacológicos

Uma revisão de tratamentos farmacológicos, incluindo L-carnitina, hormônio do crescimento, decanoato de nandrolona e vitamina C, em pacientes em diálise concluiu que esses medicamentos não podem ser recomendados para a prevenção da fadiga, e o alívio completo e prolongado da fadiga é raro.[58]

Exercício físico

Pacientes em diálise são comumente menos ativos fisicamente que o normal, e o grau de inatividade correlaciona-se com medidas objetivas de força e função muscular. Entrevistas estruturadas de pacientes em diálise revelam múltiplas barreiras para aumentar a atividade física, além da redução da força muscular.[59] Essas barreiras incluem fadiga, medo de cair, falta de motivação e medo do exercício piorar sua condição.

Os pacientes tratados com diálise peritoneal têm atividade física reduzida de forma semelhante aos tratados com hemodiálise.[60] Pacientes tratados com diálise peritoneal podem ser mais propensos a acreditar que o exercício é prejudicial à sua saúde, inclusive que pode causar vazamentos peritoneais.

O treinamento físico pode melhorar a força e a massa muscular,[61] mas pode ser inadequado para pacientes com multimorbidades, deficiências e outras contraindicações. Para manter o benefício, o exercício precisa fazer parte do estilo de vida normal; portanto, deve ser aprazível e não depender de instalações ou recursos inacessíveis.[62]

Pode ser difícil começar a se exercitar, ainda mais com uma condição crônica e progressiva. O exercício precisa ser selecionado de acordo com as necessidades e os recursos pessoais para torná-lo mais aprazível e sustentável em longo prazo. Nos casos em que a motivação é um problema, sugere-se uma abordagem combinada de exercício e terapia psicológica.[59]

Apesar da falta de fortes evidências de que o exercício melhora as medidas objetivas da função muscular, uma metanálise da literatura concluiu que as intervenções para aumentar a atividade física reduziram os sintomas subjetivos, incluindo síndrome das pernas inquietas, depressão e fadiga, em pessoas tratadas por hemodiálise e diálise peritoneal.[63] Recomendam-se esquema de 20 a 60 minutos por dia de exercícios aeróbicos contínuos, em 3 a 5 dias por semana, e exercícios de resistência de intensidade moderada em 2 a 3 dias por semana. A literatura sobre fadiga em pacientes com esclerose múltipla indica que os mecanismos pelos quais o exercício melhora a fadiga podem variar de acordo com o tipo de exercício, e a escolha precisa ser informada pelas necessidades e pelas preferências do paciente.[64]

Tratamento de distúrbios do sono

Uma revisão Cochrane identificou 67 estudos sobre o tratamento de distúrbios do sono em pacientes tratados com diálise.[65] Os tratamentos incluíram técnicas de relaxamento, exercícios, acupressão, terapia cognitivo-comportamental (TCC), higiene do sono ou educação comportamental de saúde, suporte telefônico, reflexologia, terapia de luz, música, aromaterapia e massagem. Os medicamentos incluíram benzodiazepínicos, terapia com agonistas dopaminérgicos e melatonina. Embora alguns dos estudos tenham relatado benefícios, as evidências foram fracas ou inconsistentes. Uma revisão e metanálise anterior[66] concluiu que a TCC foi eficaz e que a acupressão ou o exercício podem ser úteis para melhorar a qualidade do sono. Em dois estudos-piloto, a TCC para a qualidade do sono levou a pequenas, mas significantes, melhoras na fadiga em pacientes em diálise.[67,68]

A apneia obstrutiva do sono é comum em pacientes tratados com diálise; pode-se esperar que sua correção tenha múltiplos benefícios, incluindo fadiga. No entanto, as evidências são limitadas a um único relato de caso[69] e um estudo de oxigenoterapia em 40 pacientes tratados com diálise peritoneal.[70] Mais estudos são necessários nessa área.

Exercício mente-corpo

As técnicas de exercício mente-corpo combinam o movimento do corpo com a concentração mental. Esses incluem dança, tai chi chuan, ioga e Qigong.[71] Metanálises de seu uso em pacientes com câncer e esclerose múltipla mostraram que esses eram seguros e moderadamente eficazes na redução de sintomas, incluindo a fadiga.[72,73] Entretanto, eles ainda não foram estudados em pacientes renais.

Terapia cognitivo-comportamental

A terapia cognitivo-comportamental (TCC) foi originalmente desenvolvida para o tratamento de transtornos de humor.[74] É uma terapia de fala personalizada e tempo-limitada, baseada na premissa de que é a interpretação dos eventos e as tentativas subsequentes de enfrentamento que importam, em vez dos próprios eventos. O protocolo da TCC voltado para fadiga difere daquele para transtornos de humor, com foco em pensamentos negativos em relação à fadiga, abordando rotinas de atividades inconsistentes e aumentando gradualmente a atividade diária.

A TCC é eficaz em uma variedade de condições, particularmente condições autoimunes e inflamatórias, nas quais as intervenções farmacológicas não demonstram benefício de forma consistente.[75] Os protocolos da TCC podem precisar ser adaptados para pacientes com comprometimento cognitivo. A TCC combinada com exercícios gradativos é mais eficaz que a TCC ou exercícios isolados em pacientes com câncer,[76,77] embora os benefícios sobre a fadiga em longo prazo permaneçam incertos.

Há poucos estudos[78] sobre intervenções psicológicas para a fadiga, e especificamente a TCC, em indivíduos com insuficiência renal. Uma revisão sistemática encontrou evidências promissoras de benefício, particularmente em pacientes que atingiram os limiares diagnósticos para fadiga,[65] apoiada por um pequeno ensaio randomizado controlado de viabilidade de intervenção na fadiga baseada em TCC em pacientes tratados com hemodiálise.[79] As análises de mediação da TCC apoiam a teoria de que os fatores cognitivo-comportamentais perpetuam a fadiga.[80,81] Mudanças nas percepções negativas da fadiga foram os principais mediadores de sua redução, em vez de mudanças na ansiedade e na depressão.[79]

Os pacientes tratados com hemodiálise já têm alta carga de tratamento, por isso é importante realizar essas intervenções de maneira flexível e atraente.

POTENCIAIS TRATAMENTOS PARA FADIGA PÓS-HEMODIÁLISE

A mudança da diálise convencional três vezes por semana para diálise noturna ou diária pode reduzir o tempo de recuperação, de uma média de 4 horas para 30 minutos. A hemodiálise domiciliar três vezes por semana apresenta tempos de recuperação mais curtos que o tratamento em uma unidade de diálise, uma média de 30 *versus* 55 minutos. O sofrimento psicológico causado pela diálise pode ser reduzido pelo autocuidado em casa. O impacto da fadiga pós-diálise pode ser reduzido agendando a diálise no final do dia.[82] A mudança da hemodiálise para a diálise peritoneal eliminaria qualquer sofrimento por causa do procedimento de hemodiálise, incluindo o tempo de recuperação pós-diálise.

Ter mais função renal residual está associado a um tempo de recuperação mais curto.[83] Isso pode ser alcançado evitando episódios de hipotensão durante a diálise, desidratação pós-diálise, diálise intensiva e medicamentos nefrotóxicos. A diálise incremental, que inclui a função renal residual na dose total de diálise e reduz a quantidade de diálise necessária, está associada a tempos de recuperação mais curtos. Aumentar o tempo de diálise pode ser útil para pacientes anúricos, enquanto a diálise mais longa pode ser contraproducente para aqueles que ainda produzem urina.[84]

Episódios de hipotensão durante a diálise podem ser evitados por intermédio de um alvo preciso do peso seco e pela redução da necessidade de ultrafiltração, por exemplo, restrição de sal na dieta. A espectroscopia de bioimpedância pode ser útil para determinar o peso alvo correto.[85]

CONCLUSÃO

Apesar de sua alta prevalência e impacto na qualidade e duração de vida dos pacientes em diálise, a fadiga é muitas vezes negligenciada. Os nefrologistas podem relutar em discutir a fadiga com os pacientes pela falta de confiança em seu diagnóstico ou de conhecimento de tratamentos eficazes. Isso precisa mudar.

O manejo da fadiga é desafiador pela falta de avaliações regulares da fadiga usando uma medida validada em pacientes tratados com diálise e pela interação de uma infinidade de possíveis fatores precipitantes e perpetuadores que diferem entre os pacientes. É improvável que haja uma única intervenção eficaz; cada paciente precisa de uma avaliação e de regime de tratamento individualizados.

Simplesmente focar a atenção na fadiga é um primeiro passo importante para melhorar a qualidade de vida dos pacientes tratados com diálise.

REFERÊNCIAS

1. Picariello F, Moss-Morris R, Macdougall IC, Chilcot J. "It's when you're not doing too much you feel tired": A qualitative exploration of fatigue in end-stage kidney disease. Br J Health Psychol 2018 May;23(2):311-33.
2. Picariello F, Norton S, Moss-Morris R, Macdougall IC, Chilcot J. A prospective study of fatigue trajectories among in-centre haemodialysis patients. Br J Health Psychol 2020 Feb;25(1):61-88.
3. Evangelidis N, Tong A, Manns B, Hemmelgarn B, Wheeler DC, Tugwell P, et al.; Standardized Outcomes in Nephrology-Hemodialysis (SONG-HD) Initiative. Developing a set of core outcomes for trials in hemodialysis: an International Delphi Survey. Am J Kidney Dis 2017 Oct;70(4):464-75.
4. Ju A, Unruh M, Davison S, Dapueto J, Dew MA, Fluck R, et al.; SONG-HD Fatigue Workshop Collaborators. Establishing a core outcome measure for fatigue in patients on hemodialysis: a Standardized Outcomes in Nephrology-Hemodialysis (SONG-HD) Consensus Workshop Report. Am J Kidney Dis 2018 Jul;72(1):104-12.
5. Jhamb M, Pike F, Ramer S, Argyropoulos C, Steel J, Dew MA, et al. Impact of fatigue on outcomes in the hemodialysis (HEMO) study. Am J Nephrol 2011;33(6):515-23.

6. Picariello F, Norton S, Moss-Morris R, Macdougall IC, Chilcot J. Fatigue in prevalent haemodialysis patients predicts all-cause mortality and kidney transplantation. Ann Behav Med 2019 May 3;53(6):501-14.
7. Jacobson J, Ju A, Baumgart A, Unruh M, O'Donoghue D, Obrador G, et al. Patient perspectives on the meaning and impact of fatigue in hemodialysis: a systematic review and thematic analysis of qualitative studies. Am J Kidney Dis 2019 Aug;74(2):179-92.
8. Rhee EP, Guallar E, Hwang S, Kim N, Tonelli M, Moe SM, et al. Prevalence and persistence of uremic symptoms in incident dialysis patients. Kidney360 2020 Feb;1(2):86-92.
9. Murtagh FE, Addington-Hall J, Higginson IJ. The prevalence of symptoms in end-stage renal disease: a systematic review. Adv Chronic Kidney Dis 2007;14(1):82-99.
10. James G, Nyman E, Fitz-Randolph M, Niklasson A, Hedman K, Hedberg J, et al. Characteristics, symptom severity, and experiences of patients reporting chronic kidney disease in the PatientsLikeMe online health community: retrospective and qualitative study. J Med Internet Res. 2020 Jul 15;22(7):e18548.
11. Bossola M, Di Stasio E, Monteburini T, Parodi E, Ippoliti F, Bonomini M, et al. Intensity, duration, and frequency of post-dialysis fatigue in patients on chronic haemodialysis. J Ren Care 2020 Jun;46(2):115-23.
12. Munshi S, Parrilli V, Rosenkranz JA. Peripheral anti-inflammatory cytokine Interleukin-10 treatment mitigates interleukin-1β – induced anxiety and sickness behaviors in adult male rats. Behav Brain Res 2019 Oct 17;372:112024.
13. Cabral-Santos C, de Lima Junior EA, Fernandes IMDC, Pinto RZ, Rosa-Neto JC, Bishop NC, et al. Interleukin-10 responses from acute exercise in healthy subjects: A systematic review. J Cell Physiol 2019 Jul;234(7):9956-65.
14. Ahmadian AJ, Lin JE, Neylan TC, Woolley JD, O'Donovan A, Cohen BE. Social integration and inflammation in individuals with and without posttraumatic stress disorder. Brain Behav Immun 2020 Oct;89:168-74.
15. Slavich GM, Irwin MR. From stress to inflammation and major depressive disorder: a social signal transduction theory of depression. Psychol Bull 2014 May;140(3):774-815.
16. McCormick R, Vasilaki A. Age-related changes in skeletal muscle: changes to life-style as a therapy. Biogerontology 2018;19(6):519-36.
17. Lacson E Jr, Bruce L, Li NC, Mooney A, Maddux FW. Depressive affect and hospitalization risk in incident hemodialysis patients. Clin J Am Soc Nephrol 2014 Oct 7;9(10):1713-9.
18. Kangas M, Bovbjerg DH, Montgomery GH. Cancer-related fatigue: a systematic and meta-analytic review of non-pharmacological therapies for cancer patients. Psychol Bull 2008 Sep;134(5):700-41.
19. Jhamb M, Liang K, Yabes J, Steel JL, Dew MA, Shah N, et al. Prevalence and correlates of fatigue in chronic kidney disease and end-stage renal disease: are sleep disorders a key to understanding fatigue? Am J Nephrol 2013;38(6):489-95.
20. Wessely S, Butler S, Chalder T, David A. The cognitive behavioural management of the post-viral fatigue syndrome. In: Mowbret JR, Mowbrey J (eds.). Postviral fatigue syndrome. Chichester: John Wiley & Sons; 1991. p.305-34.
21. Moss-Morris R. Symptom perceptions, illness beliefs and coping in chronic fatigue syndrome. J Mental Health 2005;14:3:223-35.
22. van Kessel K, Moss-Morris R. Understanding multiple sclerosis fatigue: a synthesis of biological and psychological factors. J Psychosom Res. 2006 Nov;61(5):583-5.
23. Hewlett S, Chalder T, Choy E, Cramp F, Davis B, Dures E, et al. Fatigue in rheumatoid arthritis: time for a conceptual model. Rheumatology (Oxford) 2011 Jun;50(6):1004-6.
24. Bower JE. Cancer-related fatigue-mechanisms, risk factors, and treatments. Nat Rev Clin Oncol 2014 Oct;11(10):597-609.

25. Menting J, Tack CJ, Bleijenberg G, Donders R, Droogleever Fortuyn HA, Fransen J, et al. Is fatigue a disease-specific or generic symptom in chronic medical conditions? Health Psychol 2018 Jun;37(6):530-43.
26. Chilcot J, Moss-Morris R, Artom M, Harden L, Picariello F, Hughes H, et al. Psychosocial and clinical correlates of fatigue in haemodialysis patients: the importance of patients' illness cognitions and behaviours. Int J Behav Med 2016 Jun;23(3):271-81.
27. Leventhal H, Nerenz DR, Purse J. Illness representations and coping with health threats. In: Baum A, Taylor SE, Singer JE (eds.). Handbook of psychology and health. Hillsdale, NJ: Lawrence Erlbaum; 1984. p.219-52.
28. Picariello F, Moss-Morris R, Macdougall IC, Chilcot AJ. The role of psychological factors in fatigue among end-stage kidney disease patients: a critical review. Clin Kidney J 2017 Feb;10(1):79-88.
29. Timmers L, Thong M, Dekker FW, Boeschoten EW, Heijmans M, Rijken M, et al.; Netherlands Cooperative Study on the Adequacy of Dialysis (NECOSAD) Study Group. Illness perceptions in dialysis patients and their association with quality of life. Psychol Health 2008;23(6):679-90.
30. Bossola M, Pepe G, Vulpio C. Fatigue in kidney transplant recipients. Clin Transplant 2016 Nov;30(11):1387-93.
31. Jhamb M, Argyropoulos C, Steel JL, Plantinga L, Wu AW, Fink NE, et al.; Choices for Healthy Outcomes in Caring for End-Stage Renal Disease (CHOICE) Study. Correlates and outcomes of fatigue among incident dialysis patients. Clin J Am Soc Nephrol 2009 Nov;4(11):1779-86.
32. Cheema B, Abas H, Smith B, O'Sullivan AJ, Chan M, Patwardhan A, et al. Investigation of skeletal muscle quantity and quality in end-stage renal disease. Nephrology (Carlton) 2010 Jun;15(4):454-63.
33. Johansen KL, Shubert T, Doyle J, Soher B, Sakkas GK, Kent-Braun JA. Muscle atrophy in patients receiving hemodialysis: effects on muscle strength, muscle quality, and physical function. Kidney Int 2003;63(1):291-7.
34. Watson EL, Baker LA, Wilkinson TJ, Gould DW, Graham-Brown MPM, Major RW, et al. Reductions in skeletal muscle mitochondrial mass are not restored following exercise training in patients with chronic kidney disease. FASEB J 2020 Jan;34(1):1755-67.
35. Sawant A, Garland SJ, House AA, Overend TJ. Morphological, electrophysiological, and metabolic characteristics of skeletal muscle in people with end-stage renal disease: a critical review. Physiother Can 2011 Summer;63(3):355-76.
36. Alvarez L, Brown D, Hu D, Chertow GM, Vassalotti JA, Prichard S. Intradialytic symptoms and recovery time in patients on thrice-weekly in-center hemodialysis: a cross-sectional online survey. Kidney Med 2019;2(2):125-30.
37. Rayner HC, Zepel L, Fuller DS, Morgenstern H, Karaboyas A, Culleton BF, et al. Recovery time, quality of life, and mortality in hemodialysis patients: the Dialysis Outcomes and Practice Patterns Study (DOPPS). Am J Kidney Dis 2014 Jul;64(1):86-94.
38. Yoowannakul S, Tangvoraphonkchai, K, Davenport A. Patient-reported intra-dialytic symptoms and post-dialysis recovery times are influenced by psychological distress rather than dialysis prescription. Ren Replace Ther 2019;5:14.
39. Bossola M, Di Stasio E, Monteburini T, Parodi E, Ippoliti F, Cenerelli S, et al. Recovery time after hemodialysis is inversely associated with the ultrafiltration rate. Blood Purif. 2019;47(1-3):45-51.
40. Hussein WF, Arramreddy R, Sun SJ, Reiterman M, Schiller B. Higher ultrafiltration rate is associated with longer dialysis recovery time in patients undergoing conventional hemodialysis. Am J Nephrol 2017;46(1):3-10.
41. Duggal V, Hussein WF, Reiterman M, Sun SJ, Abra GE, Schiller B. The effect of blood flow rate on dialysis recovery time in patients undergoing maintenance hemodialysis: A prospective, parallel-group, randomized controlled trial. Hemodial Int 2019;23(2):223-9.

42. Ok E, Duman S, Asci G, Tumuklu M, Sertoz OO, Kajikcioglu M, et al. Comparison of 4- and 8-h dialysis sessions in thrice-weekly in-centre haemodialysis: a prospective, case-controlled study. Nephrol Dial Transplant 2011;26(4):1287-96.
43. Whitehead L. The measurement of fatigue in chronic illness: a systematic review of unidimensional and multidimensional fatigue measures. J Pain Symptom Manage 2009 Jan;37(1):107-28.
44. Ju A, Unruh ML, Davison SN, Dapueto J, Dew MA, Fluck R, et al. Patient-reported outcome measures for fatigue in patients on hemodialysis: a systematic review. Am J Kidney Dis 2018 Mar;71(3):327-43.
45. Hewlett S, Dures E, Almeida C. Measures of fatigue: Bristol Rheumatoid Arthritis Fatigue Multi-Dimensional Questionnaire (BRAF MDQ), Bristol Rheumatoid Arthritis Fatigue Numerical Rating Scales (BRAF NRS) for severity, effect, and coping, Chalder Fatigue Questionnaire (CFQ), Checklist Individual Strength (CIS20R and CIS8R), Fatigue Severity Scale (FSS), Functional Assessment Chronic Illness Therapy (Fatigue) (FACIT-F), Multi-Dimensional Assessment of Fatigue (MAF), Multi-Dimensional Fatigue Inventory (MFI), Pediatric Quality Of Life (PedsQL) Multi-Dimensional Fatigue Scale, Profile of Fatigue (ProF), Short Form 36 Vitality Subscale (SF-36 VT), and Visual Analog Scales (VAS). Arthritis Care Res (Hoboken) 2011 Nov;63 Suppl 11:S263-86.
46. Krupp LB, LaRocca NG, Muir-Nash J, Steinberg AD. The fatigue severity scale. Application to patients with multiple sclerosis and systemic lupus erythematosus. Arch Neurol 1989;46:1121-3.
47. Kecke S, Ernst J, Einenkel J, Singer S, Hinz A. Psychometric properties of the fatigue questionnaire EORTC QLQ-FA12 in a sample of female cancer patients. J Pain Symptom Manage 2017;54(6):922-8.
48. Chalder T, Berelowitz G, Pawlikowska T, Watts L, Wessely S, Wright D, et al. Development of a fatigue scale. J Psychosom Res 1993;37:147-53.
49. Ryan EG, Vitoratou S, Goldsmith KA, Chalder T. Psychometric properties and factor structure of a long and shortened version of the cognitive and behavioural responses questionnaire. Psychosom Med 2018 Feb/Mar;80(2):230-7.
50. Matsuzawa R, Yamamoto S, Suzuki Y, Imamura K, Harada M, Matsunaga A, et al. The clinical applicability of ultrasound technique for diagnosis of sarcopenia in hemodialysis patients. Clin Nutr 2020 Aug 1:S0261-5614(20)30390-3.
51. Hwang SH, Lee DH, Min J, Jeon JY. Handgrip strength as a predictor of all-cause mortality in patients with chronic kidney disease undergoing dialysis: a meta-analysis of prospective cohort studies. J Ren Nutr 2019;29(6):471-9.
52. Chan W, Bosch JA, Jones D, Kaur O, Inston N, Moore S, et al. Predictors and consequences of fatigue in prevalent kidney transplant recipients. Transplantation 2013 Dec 15;96(11):987-94.
53. Riess H. The science of empathy. J Patient Exp 2017 Jun;4(2):74-7.
54. Stone P, Ream E, Richardson A, Thomas H, Andrews P, Campbell P, et al. Cancer-related fatigue – a difference of opinion? Results of a multicentre survey of healthcare professionals, patients and caregivers. Eur J Cancer Care (Engl) 2003 Mar;12(1):20-7.
55. Johansen KL, Finkelstein FO, Revicki DA, Evans C, Wan S, Gitlin M, et al. Systematic review of the impact of erythropoiesis-stimulating agents on fatigue in dialysis patients. Nephrol Dial Transplant 2012 Jun;27(6):2418-25.
56. Motonishi S, Tanaka K, Ozawa T. Iron deficiency associates with deterioration in several symptoms independently from hemoglobin level among chronic hemodialysis patients. PLoS One 2018 Aug 2;13(8):e0201662.
57. Fukuda S, Koyama H, Kondo K, Fujii H, Hirayama Y, Tabata T, et al. Effects of nutritional supplementation on fatigue, and autonomic and immune dysfunction in patients with end-stage renal disease: a randomized, double-blind, placebo-controlled, multicenter trial. PLoS One 2015 Mar 6;10(3):e0119578.
58. Bossola M, Vulpio C, Tazza L. Fatigue in chronic dialysis patients. Semin Dial 2011 Sep-Oct;24(5):550-5.

59. Sutherland S, Penfold R, Doherty A, Milne Z, Dawes H, Pugh C, et al. A cross-sectional study exploring levels of physical activity and motivators and barriers towards physical activity in haemodialysis patients to inform intervention development. Disabil Rehabil 2019 Oct 24:1-7.
60. Painter PL, Agarwal A, Drummond M. Physical Function and Physical Activity in Peritoneal Dialysis Patients. Perit Dial Int 2017 Nov-Dec;37(6):598-604.
61. Regolisti G, Sabatino A, Fiaccadori E. Exercise in patients on chronic hemodialysis: current evidence, knowledge gaps and future perspectives. Curr Opin Clin Nutr Metab Care 2020 May;23(3):181-9.
62. Sherwood NE, Jeffery RW. The behavioral determinants of exercise: implications for physical activity interventions. Annu Rev Nutr 2000;20:21-44.
63. Thangarasa T, Imtiaz R, Hiremath S, Zimmerman D. Physical activity in patients treated with peritoneal dialysis: a systematic review and meta-analysis. Can J Kidney Health Dis. 2018 Jun 18;5:2054358118779821.
64. Langeskov-Christensen M, Bisson EJ, Finlayson ML, Dalgas U. Potential pathophysiological pathways that can explain the positive effects of exercise on fatigue in multiple sclerosis: A scoping review. J Neurol Sci 2017 Feb 15;373:307-20.
65. Natale P, Ruospo M, Saglimbene VM, Palmer SC, Strippoli GF. Interventions for improving sleep quality in people with chronic kidney disease. Cochrane Database Syst Rev 2019 May 26;5(5):CD012625.
66. Yang B, Xu J, Xue Q, Wei T, Xu J, Ye C, et al. Non-pharmacological interventions for improving sleep quality in patients on dialysis: systematic review and meta-analysis. Sleep Med Rev 2015 Oct;23:68-82.
67. Chen HY, Cheng IC, Pan YJ, Chiu YL, Hsu SP, Pai MF, et al. Cognitive-behavioral therapy for sleep disturbance decreases inflammatory cytokines and oxidative stress in hemodialysis patients. Kidney Int 2011 Aug;80(4):415-22.
68. Chen HY, Chiang CK, Wang HH, Hung KY, Lee YJ, Peng YS, et al. Cognitive-behavioral therapy for sleep disturbance in patients undergoing peritoneal dialysis: a pilot randomized controlled trial. Am J Kidney Dis 2008 Aug;52(2):314-23.
69. Park KS, Chang JH, Kang EW. Effects of 12 months of continuous positive airway pressure therapy on cognitive function, sleep, mood, and health-related quality of life in a peritoneal dialysis patient with obstructive sleep apnea. Kidney Res Clin Pract 2018;37(1):89-93.
70. Kumagai T, Ishibashi Y, Kawarazaki H, Kawarazaki W, Shimizu H, Kaname S, et al. Effects of nocturnal oxygen therapy on sleep apnea syndrome in peritoneal dialysis patients. Clin Nephrol 2008 Oct;70(4):332-9.
71. Boehm K, Ostermann T, Milazzo S, Büssing A. Effects of yoga interventions on fatigue: a meta--analysis. Evid Based Complement Alternat Med 2012;2012:124703.
72. Duan L, Xu Y, Li M. Effects of mind-body exercise in cancer survivors: a systematic review and meta-analysis. Evid Based Complement Alternat Med 2020;2020:7607161.
73. Senders A, Wahbeh H, Spain R, Shinto L. Mind-body medicine for multiple sclerosis: a systematic review. Autoimmune Dis 2012;2012:567324.
74. Beck, J. S. Cognitive behavior therapy: Basics and beyond. 2. ed. New York, NY: Guilford; 2011.
75. Hulme K, Safari R, Thomas S, Mercer T, White C, Van der Linden M, et al. Fatigue interventions in long term, physical health conditions: a scoping review of systematic reviews. PLoS One 2018 Oct 12;13(10):e0203367.
76. Abrahams HJG, Gielissen MFM, Braamse AMJ, Bleijenberg G, Buffart LM, Knoop H. Graded activity is an important component in cognitive behavioral therapy to reduce severe fatigue: results of a pragmatic crossover trial in cancer survivors. Acta Oncol 2019 Dec;58(12):1692-8.
77. Bernard P, Romain AJ, Caudroit J, Chevance G, Carayol M, Gourlan M, et al. Cognitive behavior therapy combined with exercise for adults with chronic diseases: systematic review and meta--analysis. Health Psychol 2018 May;37(5):433-50.

78. Picariello F, Hudson JL, Moss-Morris R, Macdougall IC, Chilcot J. Examining the efficacy of social--psychological interventions for the management of fatigue in end-stage kidney disease (ESKD): a systematic review with meta-analysis. Health Psychol Rev 2017 Jun;11(2):197-216.
79. Picariello F, Moss-Morris R, Norton S, Macdougall IC, Da Silva-Gane M, Farrington K, et al. Feasibility Trial of Cognitive Behavioral Therapy for Fatigue in Hemodialysis (BReF Intervention). J Pain Symptom Manage 2020 Oct 14:S0885-3924(20)30800-9.
80. Knoop H, van Kessel K, Moss-Morris R. Which cognitions and behaviours mediate the positive effect of cognitive behavioural therapy on fatigue in patients with multiple sclerosis? Psychol Med 2012 Jan;42(1):205-13.
81. van den Akker LE, Beckerman H, Collette EH, Knoop H, Bleijenberg G, Twisk JW, et al.; TREFAMS-ACE study group. Cognitive behavioural therapy for MS-related fatigue explained: a longitudinal mediation analysis. J Psychosom Res 2018 Mar;106:13-24.
82. Rayner HC. How do we improve the quality of life of haemodialysis patients? Now that's a good question. Am J Nephrol 2017;46(1):1-2.
83. Jayanti A, Foden P, Morris J, Brenchley P, Mitra S; BASIC-HHD study group. Time to recovery from haemodialysis: location, intensity and beyond. Nephrology (Carlton) 2016 Dec;21(12):1017-26.
84. Kraus MA, Kansal S, Copland M, Komenda P, Weinhandl ED, Bakris GL, et al. Intensive hemodialysis and potential risks with increasing treatment. Am J Kidney Dis 2016 Nov;68(5S1):S51-8.
85. Keane DF, Baxter P, Lindley E, Rhodes L, Pavitt S. Time to reconsider the role of relative blood volume monitoring for fluid management in hemodialysis. ASAIO J 2018 Nov/Dec;64(6):812-8.

8

Redução de internações e reinternações em pacientes com doença renal crônica em estágio terminal

Fahad Aziz, Madhukar Misra

VISÃO GERAL

Pacientes com doença renal crônica em estágio terminal têm alto risco de hospitalizações e reinternações frequentes. Essas internações frequentes estão associadas à má qualidade de vida, ao aumento da mortalidade e da morbidade e uma carga de custos considerável para o sistema de saúde. Vários fatores estão associados a essas internações, incluindo sobrecarga volêmica crônica, condições cardíacas subjacentes, deficiências nutricionais, anemia e depressão. Uma abordagem multidisciplinar é necessária para reduzir as hospitalizações. No ambiente ambulatorial, tanto os nefrologistas como as unidades de diálise podem desempenhar papel crucial na identificação desses fatores de risco, o que pode levar à redução das internações. Além disso, a coordenação meticulosa dos cuidados após a alta hospitalar pode reduzir ainda mais as hospitalizações em pacientes em diálise.

INTRODUÇÃO

Hospitalizações e reinternações em 30 dias de pacientes com doença renal crônica em estágio terminal (DRCT) continuam sendo um fardo importante para a saúde e estão associados à má qualidade de vida.[1] Os pacientes em diálise apresentam taxas de mortalidade e hospitalização significantemente maiores em comparação com a população geral.[2,3] O manejo coordenado e direcionado de comorbidades complexas de pacientes em diálise pode reduzir de maneira significativa suas hospitalizações e melhorar não apenas a qualidade de vida, mas também sua mortalidade.

Entre os pacientes em diálise, os indivíduos que estão iniciando o tratamento representam o grupo mais vulnerável, com aumento significante de utilização dos serviços de saúde.[4-9] Vários estudos mostraram que as taxas de hospitalização e reinternação são mais altas durante os primeiros três meses, especialmente na primeira semana após o início da diálise.[10-14] Atenção especial deve ser dada à educação adequada dos pacientes que são novos na diálise. Além disso, a coordenação entre nefrologistas, médicos de cuidados primários e unidades de diálise pode evitar hospitalizações desnecessárias. Altas prematuras, manejo inadequado durante a hospitalização ou acompanhamentos inadequados pós-alta hospitalar podem ser responsáveis por essas reinternações frequentes em pacientes com DRCT.[15,16]

A utilização da diálise pelos idosos também vem aumentando gradativamente nas últimas duas décadas.[8,17] Chan et al. mostraram que aproximadamente 80% dos novos pacientes com DRCT tinham mais de 65 anos.[13] Esses pacientes idosos em diálise apresentam taxas de mortalidade muito maiores quando comparados à população pareada por idade.[18,19] Com o aumento da morbidade e mortalidade preexistente em pacientes idosos, o início da diálise está associado a riscos ainda maiores de hospitalizações e reinternações. É crucial identificar os pacientes que estão em maior risco de hospitalizações e reinternações. A prevenção de hospitalizações frequentes em pacientes idosos não diminui apenas sua mortalidade, mas também aumenta sua qualidade de vida.

De acordo com o *United States Renal Data System* (USRDS), o tratamento da DRCT representa 6% dos custos do *Medicare*.[1,20] Trinta e oito por cento dos fundos do *Medicare* para DRCT são gastos em serviços de internação.[1,19] Compreender os fatores associados às hospitalizações e às internações recorrentes pode reduzir essa considerável carga de custos. A maioria dos fatores associados a hospitalizações frequentes pode ser gerenciada em ambientes ambulatoriais, melhorando a comunicação e a coordenação do cuidado entre todos os médicos que cuidam de pacientes com DRCT. Além disso, esses pacientes precisam ser monitorados de perto por suas unidades de diálise.

O objetivo deste capítulo é descrever as intervenções essenciais e o planejamento de coordenação necessários para reduzir as hospitalizações e reinternações em pacientes com DRCT. Vários fatores associados a internações frequentes também serão descritos.

A MAGNITUDE DO PROBLEMA: HOSPITALIZAÇÃO DE PACIENTES COM DRCT

Pacientes com DRCT têm risco maior de hospitalização em comparação com outros pacientes com condições médicas crônicas, incluindo insuficiência cardíaca congestiva, doença pulmonar ou câncer.[21] De acordo com os dados do USRDS, os pacientes com DRCT são internados no hospital quase duas vezes por ano, em média. Desses pacientes, 35% são readmitidos no hospital dentro de 30 dias após a primeira alta.[22] A hospitalização de pacientes com DRCT diminuiu ligeiramente nos últimos dez anos. Em 2015, as taxas ajustadas de admissão de pacientes em hemodiálise (HD) e diálise peritoneal (DP) diminuíram para 1,7 por pessoa por ano, em comparação com 2,1 em 2006, o que representa uma redução de 19% na taxa de hospitalização.[22] Entretanto, isso continua a ser um fardo significante por causa dos custos adicionais de saúde.

Usando o banco de dados do USDRS, Lovasik et al. examinaram todos os pacientes adultos dos EUA com diagnóstico de DRCT de 2005 a 2011. Cerca de 800 mil pacientes iniciaram o tratamento de DRCT durante o período do estudo. Aproximadamente 70% desses pacientes fizeram pelo menos uma visita ao departamento de emergência durante o período do estudo. Mais da metade (55%) de todos os pacientes com DRCT visitaram o departamento de emergência durante a primeira diálise. A hipercalemia e a sobrecarga hídrica foram as duas complicações mais evitáveis relacionadas à DRCT, representando 1,2% dos atendimentos de emergência. Quase metade dos pacientes com DRCT que fizeram uma visita ao departamento de emergência foram internados no hospital. Os três diagnósticos mais comuns na internação foram complicações no acesso à hemodiálise (12,6%), sepse (7,8%) e insuficiência cardíaca congestiva (2,2%).[23]

Utilizando dados do registro nacional, Plantinga et al. analisaram os principais motivos de reinternações durante 30 dias em pacientes com DRCT. Eles descobriram que 23% das hospitalizações foram seguidas de reinternação. Quase metade dessas internações foi associada a edema pulmonar. Duração da diálise < 1 ano (OR = 2,32, IC95% 1,14-1,22), doença pulmonar obstrutiva crônica (OR = 1,34, IC95% 1,29-1,38), não adesão à diálise (OR = 1,53, IC95% 1,41-1,64) e insuficiência cardíaca congestiva (OR = 1,85, IC95% 1,77-1,93) foram associados ao aumento da incidência de edema pulmonar em pacientes com DRCT.[24]

Hickson et al. examinaram taxas, causas, momento e preditores de reinternações em 30 dias de pacientes adultos em diálise. Eles descobriram que 31% dos pacientes tiveram ≥ 1 hospitalização e 15% tiveram ≥ 2 reinternações. A taxa de reinternação foi de 1,1% por pessoa por dia após a alta, e as maiores taxas ocorreram ≤ 5 dias após a internação índice. A taxa de reinternação cumulativa geral foi de 33,8% no 30º dia. Os diagnósticos de reinternação mais comuns incluíram problemas cardíacos (22%), distúrbios vasculares (19%) e infecções (13%). Eles também descobriram que idade mais jovem no início da diálise, incapacidade de deambular, maior número de hospitalizações anteriores e maior duração da diálise estavam associados a maiores taxas de reinternação em análises multivariáveis.[25]

Quinn et al. analisaram as taxas de hospitalização entre as duas modalidades primárias de diálise (hemodiálise *versus* diálise peritoneal). O grupo hemodiálise apresentou tendência a maiores taxas de hospitalizações. Doenças cardiovasculares, complicações infecciosas e cirurgias eletivas foram os motivos mais comuns de internações hospitalares. Eles concluíram que é improvável que a utilização de diálise peritoneal resulte em um aumento da taxa de hospitalizações.[26]

Em um estudo recente, Tanaka et al. compararam pacientes em terapia combinada de diálise peritoneal e hemodiálise (DP + HD) com pacientes em hemodiálise (HD) isoladamente, calculando o risco de hospitalização para cada um. Após o ajuste para dados demográficos de base, a incidência cumulativa de hospitalização não foi significantemente diferente entre os dois grupos ($p = 0,36$). No entanto, os pacientes em DP + HD apresentaram maior risco de complicações relacionadas ao acesso da diálise do que os pacientes em HD.[27]

Vários estudos mostraram que essas hospitalizações repetidas em pacientes com DRCT estão associadas a um aumento significante da morbidade e mortalidade. Shimizu et al. mostraram que um maior número cumulativo de internações em pacientes com DRCT está associado a um aumento na mortalidade pós-alta. A categoria de hospitalização por causa específica de "doença infecciosa" apresentou impacto na mortalidade semelhante ao da internação por "câncer". Eles sugeriram que atenção especial deve ser dada para reduzir hospitalizações evitáveis nesses pacientes, a fim de reduzir sua mortalidade.[28]

Os estudos mencionados demonstram claramente que a população de pacientes com DRCT apresenta risco aumentado para hospitalizações e reinternações. As hospitalizações frequentes não são apenas uma carga significativa para os custos de saúde, mas também estão associadas ao aumento da mortalidade, da morbidade e da má qualidade de vida. A identificação dos fatores associados ao aumento da incidência de hospitalização pode reduzir o número de internações, melhorando a mortalidade e a qualidade de vida dos pacientes em qualquer forma de diálise. O Quadro 1 destaca os fatores individuais que podem ser responsáveis pelo aumento do risco de hospitalizações e reinternações frequentes em pacientes com DRCT.

Quadro 1 Fatores associados a internações frequentes e reinternações

A. Sobrecarga volêmica crônica
B. Problemas no acesso da diálise
C. Anemia
D. Deficiências nutricionais
E. Doenças cardiovasculares
F. Depressão

SOBRECARGA VOLÊMICA CRÔNICA

Sobrecarga volêmica crônica está associada ao aumento da mortalidade e hospitalização na população com DRCT

Pacientes em HD de manutenção apresentam risco significantemente maior de doença arterial coronariana prematura, morte súbita cardíaca por arritmias e insuficiência cardíaca congestiva (ICC) em comparação com a população geral.[29-31] Embora a ICC tenha múltiplas causas, a sobrecarga volêmica crônica (SVC – *chronic fluid overload*) em pacientes com DRCT desempenha papel significante em sua causa. Vários estudos mostraram que a SVC em pacientes com DRCT está associada ao aumento da mortalidade.[32,33] A avaliação inadequada do peso seco está associada não apenas a desfechos cardiovasculares adversos, mas também a aumentos substanciais nos custos de saúde em pacientes em diálise.[34-37] De acordo com uma estimativa, o custo médio por episódio para o tratamento de SVC é de cerca de 6.372 dólares americanos.[38] Uma pesquisa de padrões de prática em unidades de diálise em toda a Grã-Bretanha relatou que apenas 22% das unidades tinham qualquer política documentada de manejo de fluidos. Das unidades pesquisadas, 77% sentiram que havia necessidade real de manejo baseado em evidências do volume e da estimativa do peso seco.[39]

A SVC tem seu começo nos estágios iniciais da doença renal crônica (DRC). Hung et al. avaliaram 338 pacientes com doença renal crônica (DRC) estágios III-V e descobriram que apenas 48% dos pacientes eram euvolêmicos. Dos pacientes com sobrecarga volêmica, 52% apresentaram dificuldade em controlar a pressão arterial e aumento de eventos cardiovasculares.[40] Além disso, verificou-se que a hipertensão volume-dependente estava associada a um número muito maior de eventos adversos CV em comparação com a hipertensão não volume-dependente. A sobrecarga volêmica pré-diálise é muito comum em pacientes em HD de manutenção.[41,42]

A SVC está associada a maior mortalidade. Em uma coorte de 269 pacientes prevalentes em HD, a taxa de risco para SVC como um preditor essencial e independente de mortalidade ficou atrás apenas da diabetes.[43] Um estudo observacional de 39.566 pacientes incidentes em HD em 26 países avaliou a associação da sobrecarga volêmica cumulativa basal e de um ano com a mortalidade por todas as causas. A SVC estava presente em 46% dos pacientes, com base em critérios predefinidos. Tanto a exposição basal como a cumulativa à SVC foram associadas a maior risco de mortalidade em todos os estratos da PA. Os autores relataram que o risco de mortalidade da SVC é comparável à presença de doença coronariana ou aumento de idade superior a 12 anos.[44] Em suma, a SVC é amplamente prevalente em pacientes com DRCT e está associada à hipertensão, à hipertrofia ventricular esquerda e à redução da complacência arterial. Todos esses fatores podem desempenhar papel na maior mortalidade e nas frequentes hospitalizações e reinternações observadas em pacientes com SVC.

ESTRATÉGIAS PARA O MANEJO DA SOBRECARGA VOLÊMICA CRÔNICA

As hospitalizações relacionadas à SVC podem ser evitáveis com melhores práticas de manejo de fluidos nas unidades de diálise. Algumas medidas relevantes incluem as que serão descritas a seguir.

Avaliação e ajuste do "peso seco"

O conceito de "peso seco" é tão antigo quanto a própria diálise. A definição de "peso seco" evoluiu nas últimas cinco décadas.[45] Inicialmente, ele foi definido como o peso alcançado pela redução da pressão arterial a níveis hipotensivos durante a ultrafiltração.[46] Mais tarde, na década de 1990, "peso seco" foi definido como o peso corporal ao final da diálise, no qual um paciente poderia permanecer normotenso até a próxima diálise, idealmente sem o uso de medicamentos anti-hipertensivos.[47] Por fim, Sinha et al. definiram "peso seco" como o menor peso pós-diálise tolerado alcançado por meio de uma mudança gradual no peso pós-diálise no qual há sinais ou sintomas mínimos de hipovolemia ou hipervolemia.[48] O exame físico é uma ferramenta de avaliação inadequada para a avaliação do volume. A presença de crepitações pulmonares, isoladas ou com edema podal, tem sido relatada como uma estimativa deficiente do edema pulmonar intersticial.[49]

Independentemente da discussão, é essencial perceber que existem várias vantagens em atingir o peso seco (e, portanto, melhor controle de volume) em pacientes em HD, que incluem: melhor controle da pressão arterial, melhora da massa ventricular esquerda e redução das internações com exacerbação da ICC (Quadro 2).

Quadro 2 Vantagens do melhor controle volêmico em pacientes com doença renal crônica em estágio terminal (DRCT)

Melhor controle da pressão arterial
Episódios de exacerbação da insuficiência cardíaca congestiva reduzidos
Melhora da hipertrofia ventricular esquerda
Número reduzido de internações por sobrecarga volêmica
Aumento da qualidade de vida
Diminuição da mortalidade

Otimização da prescrição de hemodiálise ambulatorial

Existem inúmeras razões pelas quais os pacientes tendem a ter SVC. As barreiras potenciais na prevenção da SVC incluem monitoramento e ajuste infrequentes da prescrição de diálise e peso seco; falta de aconselhamento dietético; sessões curtas de HD por causa da hipotensão e de cólicas; resistência do paciente ao ajuste de tempo, frequência das sessões de HD ou ambos; e falta de reembolso para sessões adicionais de HD e outros custos associados. Algumas estratégias possíveis para melhorar a remoção de fluidos são apresentadas a seguir (Quadro 3).

Quadro 3 Estratégias para melhorar a diálise ambulatorial
Diálises mais frequentes
Duração mais longa da sessão de hemodiálise
Melhora da tolerância à sessão de hemodiálise

Diálises mais frequentes

A SVC é uma causa significante de anormalidades ventriculares esquerdas em pacientes em HD. A melhora na massa e na função do ventrículo esquerdo diminui a morbidade e a mortalidade associadas às anormalidades do ventrículo esquerdo. O estudo FHN comparou a HD frequente à HD convencional e relatou benefícios clinicamente significantes para o desfecho composto coprimário de morte ou alteração de 12 meses na massa ventricular esquerda.[50]

Duração mais longa da sessão de hemodiálise

Muitos estudos observacionais mostraram que sessões de diálise mais curtas estão associadas a piores resultados em termos de aumento da morbidade e da mortalidade.[51-53]. Flythe et al. compararam pacientes com sessões de diálise prescritas com mais ou menos 240 minutos. Eles relataram que sessões de diálise mais curtas estavam associadas a maior mortalidade ajustada, apesar da depuração de ureia adequada.[54]

Melhorando a tolerância à sessão de hemodiálise

Como a hipotensão intradialítica é uma complicação comum da ultrafiltração e pode levar a desfechos clínicos adversos, qualquer estratégia para minimizar os episódios hipotensivos deve ajudar no manejo da SVC. Um estudo comparando a hemodiafiltração *online* de alta eficiência (OL-HDF) com a HD convencional de alto fluxo relatou significantemente menos episódios de hipotensão no braço OL-HDF, destacando assim seu papel na melhora da tolerância à sessão. O grupo OL-HDF também mostrou redução de 30% na mortalidade por todas as causas.[55]

As evidências citadas reforçam o conceito de que a atenção redobrada à sobrecarga volêmica e ao "peso seco" ao final de cada tratamento dialítico, bem como orientação sobre restrição de sal, podem evitar muitas internações e reinternações relacionadas ao volume. Além disso, ao reduzir inúmeras complicações cardiovasculares associadas à SVC, podemos reduzir a incidência de hospitalizações e reinternações frequentes nesses pacientes.

PROBLEMAS COM O ACESSO DA DIÁLISE

O acesso adequado na diálise crônica é fundamental para a sobrevivência dos pacientes com DRCT. Problemas com o acesso da diálise são frequentemente associados a internações e reinternações frequentes (Quadro 4).

De acordo com uma estimativa, mais de 20% das hospitalizações de pacientes em hemodiálise nos EUA estão relacionadas a questões de acesso,[56] o que constitui um encargo financeiro considerável para o sistema de saúde. A tendência ao encaminhamento tardio para o nefrologista não está apenas associada ao aumento do custo, mas também à hospitalização de curto prazo para o início da diálise ao estabelecer um acesso temporário.[57]

Xue et al. verificaram que as taxas brutas de mortalidade em um ano foram de 24,9%, 27,2%, 28,2% e 41,5% para pacientes com fístulas simples, enxertos venosos autólogos, enxertos sintéticos e cateteres de hemodiálise, respectiva-

Quadro 4 Problemas de acesso associados a hospitalizações frequentes

Cateteres de diálise tunelizados temporários	Fístula arteriovenosa (FAV) e enxertos arteriovenosos (EAV)
Infecções da corrente sanguínea	Estenose da FAV
Infecções do túnel	Trombose de FAV
Infecções no local de saída	Maturação retardada da FAV
Má colocação dos cateteres	Estenose de EAV
Cateteres não funcionais	Trombose de EAV
	Infecções de EAV

mente. Curiosamente, pacientes com fístulas tiveram a menor probabilidade de morte ($p < 0,0001$) em comparação com enxertos (HR = 1,160, IC95% 1,084-1,241) ou cateteres (HR = 1,696, IC95% 1,593-1,806).[58] Roubicek et al. descobriram que encaminhamentos tardios para nefrologistas resultaram em 73% dos pacientes iniciando a diálise com um cateter temporário.[59]

Problemas com cateteres de diálise tunelizados

Cateteres de diálise tunelizados são frequentemente usados para iniciar a diálise enquanto se espera a colocação da fístula ou a maturação das fístulas; no entanto, os cateteres causam risco 2 a 3 vezes maior de hospitalização por infecção e morte em comparação com pacientes que têm enxertos ou fístula.[60] As complicações com o cateter de diálise tunelizado incluem infecções da corrente sanguínea, infecções do túnel e infecções do local de saída. Vários estudos mostraram que a incidência de infecções da corrente sanguínea relacionadas ao cateter é de 1,1 a 5,5 episódios por 1.000 dias de cateter, e essas infecções não estão apenas associadas ao aumento do risco de hospitalização, mas também ao aumento da mortalidade.[61-64] As complicações infecciosas metastáticas relacionadas a essas infecções da corrente sanguínea incluem endocardite, osteomielite, abscesso epidural espinhal, artrite séptica e embolia pulmonar.[65]

Vários fatores estão associados a infecções de cateteres, incluindo o local de inserção do cateter, a duração do uso e as más práticas de higiene.[66-68] Atenção especial deve ser dada para tomar todas as medidas para reduzir o risco de infecção, incluindo a seleção do local do cateter, práticas adequadas de higiene das mãos e educação para os pacientes e cuidadores.[69,70] Ao reduzir as infecções relacionadas ao cateter, muitas hospitalizações e reinternações podem ser evitadas.

Problemas com a fístula arteriovenosa (FAV) e o enxerto arteriovenoso (EAV)

Vários estudos mostraram que a FAV tem resultados superiores sobre o EAV e cateteres tunelizados.[71-74] A FAV e o EAV devem ser monitorados regularmente para detecção precoce de estenose e trombose. Vários estudos sugerem que o reparo profilático da estenose da FAV ou do EAV pode evitar a trombose, o que prolonga significantemente a vida útil do ponto de acesso e reduz a necessidade de intervenções adicionais.[75-77] A prevenção da estenose é o objetivo final, o que elimina as internações por questões de acesso. Vários estudos mostraram que o uso de antiplaquetários em grupos específicos de pacientes pode reduzir a estenose e a trombose na FAV e no EAV.[78-80] Usando um banco de dados longitudinal de seguros de saúde de Taiwan, Hsu et al. revisaram 34.354 pacientes com falha no primeiro acesso vascular. Idade ≥ 65 anos, diabetes, hiperlipidemia, doença vascular cerebral, insuficiência cardíaca congestiva, doença vascular periférica e sepse foram fatores de risco importantes associados à falha precoce do acesso vascular. Eles descobriram que a terapia antiplaquetária aumentou os tempos de permeabilidade da FAV e do EAV com *odds ratio* ajustado de 0,78 (95% Cl 0,703-0,796, p = 0,0001) e 0,810 (95% Cl 0,728-0,901, p = 0,0001), respectivamente. Além disso, uma diminuição significativa no risco de falha do acesso vascular foi observada com o aumento na dose diária cumulativa definida de agentes antiplaquetários.[81]

A discussão anterior demonstra que os encaminhamentos precoces devem ser feitos aos nefrologistas para a colocação oportuna da FAV e para evitar cateteres tunelizados. Caso seja necessária a colocação de cateteres tunelizados, atenção especial deve ser dada para evitar a infecção relacionada ao acesso. Além disso, em pacientes com FAV e EAV, o acesso deve ser monitorado cuidadosamente para o desenvolvimento de estenose. Ao cuidar dessas questões, hospitalizações desnecessárias relacionadas ao acesso vascular podem ser evitadas. Além disso, ao reduzir os problemas com o acesso vascular, a mortalidade e a morbidade desses pacientes de DRCT podem ser melhoradas.

ANEMIA EM PACIENTES COM DOENÇA RENAL CRÔNICA EM ESTÁGIO TERMINAL

A anemia é comum em pacientes com DRCT e está associada a várias medidas de desfechos ruins, como mostrado no Quadro 5.

Ma et al. examinaram uma coorte de hemodiálise do *Medicare* para encontrar a associação entre anemia e mortalidade. Eles descobriram que, após o ajuste para doenças clínicas, os pacientes com hematócrito < 30% tinham risco significantemente maior de mortalidade por todas as causas (12% a 33%) e por causa específica, em comparação com pacientes com hematócrito > 30%. Suas descobertas sugerem que, ao tratar a anemia, a mortalidade em pacientes com DRCT pode ser reduzida.[82]

Quadro 5 Problemas associados à anemia em pacientes com doença renal crônica em estágio terminal

Aumento da fadiga
Dificuldade respiratória
Aumento da mortalidade
Aumento de eventos cardiovasculares
Aumento da incidência de internações e reinternações

Usando dados do *Medicare*, Xia et al. examinaram a associação entre o nível do hematócrito e os riscos de hospitalização futura em pacientes com DRCT. Cinco grupos de nível de hematócrito foram definidos: hematócrito < 27%, 27% a < 30%, 30% a < 33%, 33% a < 36% e ≥ 36%. Em comparação com o grupo basal de 30% a < 33%, pacientes com níveis de hematócrito < 30% tiveram um risco aumentado de 14% a 30% de hospitalização sem ajuste para gravidade da doença (p = 0,0001) e risco aumentado de 7% a 18% com ajuste para gravidade da doença (p = 0,0001). Os pacientes do grupo de 33% a < 36% tiveram o menor risco, de 0,93 e 0,88 (p = 0,0001) com e sem ajuste para gravidade da doença, respectivamente. Eles concluíram que os pacientes com DRCT em diálise devem ser mantidos em um hematócrito de 33% a 36% para reduzir a incidência de hospitalização.[83] Muitos outros estudos mostraram os mesmos resultados: o tratamento da anemia está associado não apenas à diminuição da morbidade e mortalidade, mas também à redução das hospitalizações subsequentes.[84,85] As estratégias para o manejo efetivo da anemia em pacientes com DRCT são destacadas na Quadro 6.

A Organização Mundial da Saúde (OMS) definiu anemia como hemoglobina < 13 g/dL em homens adultos e hemoglobina < 12 g/dL para mulheres na pré-menopausa.[86]. As estratégias do Quadro 6 devem ser adotadas para manejar a anemia em pacientes com DRCT e minimizar suas frequentes hospitalizações e reinternações.

Quadro 6 Estratégias para o manejo da anemia em pacientes com doença renal crônica em estágio terminal

Avaliação regular dos níveis de hemoglobina e hematócrito
Deficiência de ferro e suplementação
Agentes estimuladores da eritropoiese (AEE)

Avaliação regular dos níveis de hemoglobina e hematócrito

Todos os pacientes devem ser avaliados para a presença de anemia no início da diálise. Se houver anemia, outras causas da mesma devem ser descartadas. A avaliação da anemia inclui:

1. Índices de glóbulos vermelhos.
2. Reticulócitos.
3. Painel de ferro sérico, incluindo ferritina, capacidade total de ligação de ferro e porcentagem de saturação de transferrina (ST).
4. Vitamina B12 e folato.[87]

De acordo com as diretrizes do KDIGO (*Kidney Disease: Improving Global Outcomes*), a hemoglobina deve ser monitorada a cada três meses. Se houver anemia, exames dos níveis de ferro devem ser feitos, e a decisão deve ser tomada entre a reposição de ferro e o início do uso de agentes estimuladores da eritropoiese (AEE).[87,88]

Deficiência de ferro e suplementação

Em pacientes com DRCT, a inflamação crônica leva ao aumento da produção de hepcidina, que por sua vez inibe tanto a absorção de ferro dietético como a mobilização do ferro armazenado do sistema reticuloendotelial para a transferrina circulante.[89] A combinação de ingestão insuficiente de ferro na dieta e sangramento intestinal também contribui para a deficiência grave de ferro nesses pacientes.[90-92] Além disso, o uso de AEE leva ao aumento da demanda de ferro para apoiar a eritropoiese.[93,94]

Em uma metanálise, Shepshelovich et al. avaliaram dados de 24 ensaios clínicos randomizados: 13 pacientes com doença renal crônica não dialítica e 11 pacientes em diálise. Eles descobriram que os pacientes tratados com ferro intravenoso (IV) eram mais propensos a atingir um aumento de hemoglobina de mais de 1 g/dL que os pacientes tratados apenas com suplementação de ferro oral. As taxas de mortalidade e os eventos adversos graves foram semelhantes para os grupos de ferro intravenoso e oral. No entanto, o ferro IV foi associado a maior risco de hipotensão, mas menos sintomas gastrointestinais.[95]

Brookhart et al. examinaram pacientes do *Medicare* em diálise em um grande centro de diálise. Eles descobriram que a dose de ferro em *bolus* estava associada a um pequeno aumento no risco relativo de hospitalizações relacionadas a infecção em comparação com a dose de manutenção.[96]

Agentes estimuladores da eritropoiese (AEE)

Os AEE são administrados a pacientes anêmicos com DRCT sem deficiência de ferro e com hemoglobina < 10 g/dL.[87] Os AEE são úteis no manejo da anemia em pacientes em diálise.

Besarab et al. estudaram pacientes com insuficiência cardíaca ou cardiopatia isquêmica submetidos a hemodiálise. Os pacientes foram designados para receber doses de Epogen para atingir um hematócrito de 42% ou receber Epogen para atingir um hematócrito de 30%. Eles descobriram que as taxas de mortalidade diminuíram significantemente com o aumento dos valores de hematócrito em ambos os grupos.[97,98]

Vários estudos mostraram que os AEE não apenas reduzem a necessidade de transfusões de sangue, mas também melhoram a tolerância ao exercício e a hipertrofia ventricular esquerda.[99-102] Ao melhorar a morbidade cardiovascular e a qualidade de vida, as hospitalizações e reinternações podem ser efetivamente reduzidas.

A implantação de protocolos de anemia em unidades de diálise pode evitar múltiplas internações, além de reduzir internações por problemas cardiovasculares.

DEFICIÊNCIAS NUTRICIONAIS EM PACIENTES COM DOENÇA RENAL CRÔNICA EM ESTÁGIO TERMINAL

Vários estudos mostraram que a desnutrição em pacientes com DRCT está associada a aumento significante na morbidade e na mortalidade em pacientes adultos e pediátricos.[103-105] As causas das deficiências nutricionais em pacientes com DRCT são destacadas no Quadro 7.

Na população geral, a desnutrição é geralmente secundária à diminuição da ingestão alimentar. Entretanto, em pacientes com DRCT, a desnutrição se deve a múltiplos fatores, como desequilíbrios hormonais, diminuição do apetite, inflamação generalizada, aumento do catabolismo, perdas de nutrientes no dialisato, distúrbios metabólicos e uremia.[106-110] A anorexia urêmica leva à desnutrição energético-proteica em pacientes com DRCT por causa da ingestão inadequada de proteínas e energia na dieta.[111,112] Além disso, a depressão e o baixo nível socioeconômico também estão associados a deficiências nutricionais.[113,114] Os dados de um ensaio clínico randomizado em pacientes recebendo HD de manutenção (estudo HEMO) indicaram que, apesar de uma dose adequada de diálise, os pacientes em diálise perdem peso ao longo do tempo.[115] Também foi observado que o fluxo do dialisador e a duração da diálise não tiveram impacto no estado nutricional dos pacientes com DRCT.[50,116]

Quadro 7 Causas de deficiências nutricionais em pacientes com doença renal crônica em estágio terminal

Desequilíbrios hormonais
Diminuição do apetite
Uremia
Inflamação generalizada
Aumento do catabolismo
Distúrbio metabólico
Depressão
Baixo nível socioeconômico
Diálise inadequada
Sobrecarga volêmica crônica
Restrições alimentares
Uso de quelantes de fósforo

Por causa da resistência à insulina e da privação de insulina, os pacientes com diabetes e DRCT têm maior incidência de desnutrição energético-proteica em comparação com pacientes sem diabetes.[117-120] Distúrbios gastrointestinais, como gastroparesia diabética, náuseas, vômitos, insuficiência pancreática e supercrescimento bacteriano no intestino também podem levar à desnutrição energético-proteica em pacientes com DRCT.[121] A depressão também é onipresente em pacientes com DRCT e está associada à perda de peso e à falta de apetite.[122,123] Da mesma forma, restrições alimentares e de líquidos podem levar a uma diminuição na ingestão calórica nesses pacientes.[124] Além disso, vários medicamentos, como quelantes de fósforo, podem prejudicar a absorção de nutrientes em pacientes com DRCT.

Desnutrição em pacientes com doença renal crônica em estágio terminal está associada a altas taxas de mortalidade e internações

Aproximadamente um terço de todos os pacientes com DRCT apresenta desnutrição leve a moderada. Desses pacientes, 6% a 8% têm desnutrição grave, que está associada ao aumento da morbidade e da mortalidade.[125] A desnutrição moderada a grave é uma causa evitável de hospitalização, reinternações e mortalidade em pacientes com DRCT.

Vários estudos mostraram que a desnutrição e baixos níveis de albumina sérica estão associados a um risco significantemente aumentado de mortalidade total e específica cardiovascular na população em diálise.[126-128] Usando dados do estudo DOPPS (*Dialysis Outcomes and Practice Patterns Study*), Pifer et al. descobriram que IMC basal mais baixo, níveis de albumina sérica, creatinina sérica e contagem de linfócitos estavam independentemente associados a maior risco de mortalidade. No acompanhamento de seis meses, uma diminuição do IMC, de níveis de albumina sérica e da creatinina sérica também foram associados a maior mortalidade.[129]

Vários estudos mostraram que as deficiências nutricionais também levam à hospitalização prolongada em pacientes com DRCT. Aziz et al. descreveram um caso de deficiência grave de fósforo e oligoelementos em uma paciente em diálise, que levou à intubação, à ventilação mecânica e a uma permanência hospitalar muito prolongada. A paciente se recuperou muito rapidamente simplesmente com a suplementação de fósforo e oligoelementos.[130]

Manejo efetivo da desnutrição em pacientes com doença renal crônica em estágio terminal para reduzir mortalidade e hospitalizações

A desnutrição energético-proteica de todos os pacientes com DRCT deve ser avaliada cuidadosamente. São necessários esforços de equipes multidisciplinares para abordar as razões potenciais subjacentes da desnutrição, incluindo presença de condições médicas crônicas, infecções concomitantes, problemas psicossociais e depressão. Pacientes de alto risco, como pacientes com diabetes e problemas cardíacos subjacentes, devem ser avaliados quanto a deficiências nutricionais em unidades de diálise em intervalos regulares.

Caso seja identificada desnutrição em paciente em diálise, deve ser dada atenção especial à adequação da diálise (Quadro 8). Os nefrologistas em suas visitas de rotina aos pacientes em diálise também devem avaliar outras condições médicas subjacentes. Esses pacientes devem receber suplementos nutricionais. Os nutricionistas geralmente determinam os ingredientes exatos dos suplementos nutricionais. Se os pacientes continuarem a perder peso, a nutrição parenteral intradialítica (NPID) pode ser considerada. Muitos estudos mostraram que a NPID é conveniente e benéfica em muitos pacientes.[131,132]

Quadro 8 Manejo de deficiências nutricionais em pacientes com doença renal crônica em estágio terminal

Avaliação frequente para deficiências nutricionais
Diálise adequada
Suplemento nutricional quando necessário
Avaliação de humor para a presença de depressão
Considere a nutrição parental total (NPT) se o paciente continuar a perder peso
Descarte as condições subjacentes

As informações apresentadas mostram que as deficiências nutricionais são comuns em pacientes com DRCT. O manejo adequado desses distúrbios nutricionais é fundamental para melhorar a morbidade e a mortalidade e diminuir a incidência de hospitalizações e reinternações em pacientes com DRCT. Pacientes com DRCT devem ser avaliados em intervalos regulares para essas deficiências.

DOENÇAS CARDIOVASCULARES EM PACIENTES COM DOENÇA RENAL CRÔNICA EM ESTÁGIO TERMINAL

A doença cardiovascular (DCV) é 10 a 20 vezes mais frequente em pacientes com DRCT em comparação com indivíduos com função renal normal.[133] Vários estudos mostraram que a doença arterial coronariana é muito mais comum em pacientes com DRCT.[134,135]

A diálise é um risco para a doença cardiovascular

Rostland et al. revisaram os registros de 44 pacientes em diálise submetidos a uma ou mais angiografias coronarianas para determinar a incidência de doença arterial coronariana nessa população de pacientes. Eles descobriram que 73% dos pacientes com DRCT tinham doença arterial coronariana significante, com mais de 50% de estenose.[136] Resultados semelhantes foram relatados pelo estudo *Hemodialysis*, que descobriu que 40% dos pacientes em diálise tinham DCV no início da diálise e que 63% das hospitalizações por DCV nessa população de pacientes foram em razão da doença arterial coronariana.[137] Vários estudos mostraram que a hemodiálise está associada ao atordoamento miocárdico, o que está associado à redução da sobrevida.[138,139] O manejo de múltiplos fatores de risco de DCV em pacientes em diálise não apenas melhora a mortalidade em pacientes em diálise, mas também reduz sua taxa de hospitalizações e reinternações (Quadro 9).

Manejo da hipertensão

A hipertensão na população geral está associada a um risco significantemente aumentado de mortalidade e morbidade cardiovascular.[140] Em pacientes com DRC avançada, tanto a pressão arterial alta como a baixa podem ser prejudiciais na determinação dos desfechos do paciente.[141,142] A prevalência de hipertensão em pacientes em hemodiálise é de 86%.[143] Apesar da conhecida prevalência de hipertensão nesses pacientes, apenas 30% dos pacientes em diálise têm a pressão arterial controlada.[144] Quase 12% dos pacientes em diálise têm hipertensão não controlada.[144]

Quadro 9 Fatores de risco cardiovascular em pacientes com doença renal crônica em estágio terminal

Hipertensão arterial
Distúrbios eletrolíticos
Uremia
Acidose
Calcificação vascular
Acesso vascular
Sobrecarga volêmica crônica
Atordoamento do miocárdio (*myocardial stunning*)
Mudanças de volume

A alta prevalência da falta de controle da pressão arterial em pacientes em diálise leva a um risco aumentado de eventos cardiovasculares. Ao controlar efetivamente a pressão arterial nesses pacientes, pode-se não apenas reduzir a incidência de doenças cardiovasculares, mas também reduzir hospitalizações e reinternações associadas à pressão arterial não controlada, a urgências hipertensivas e a eventos cardiovasculares.

Distúrbios de eletrólitos

O metabolismo deficiente do cálcio leva à calcificação cardiovascular em pacientes em diálise, que é um fator de risco cardiovascular bem conhecido. Nesses pacientes, as calcificações cardiovasculares levam a um aumento da incidência de arritmias, morte súbita cardíaca, acidente vascular cerebral, doença arterial coronariana isquêmica, aumento da pressão de pulso e estenose aórtica.[145,146] Wang et al., em sua metanálise, mostraram que um grau maior de calcificações cardiovasculares está associado ao aumento da mortalidade.[147] Atenção especial deve ser dada ao manejo eletrolítico em pacientes em diálise para reduzir não apenas sua mortalidade, mas também hospitalizações e reinternações relacionadas a doenças cardiovasculares.

Acidose

A acidose metabólica é comum em pacientes com doença renal crônica avançada. Ela não só aumenta o risco de desnutrição, inflamação e doença óssea, mas também aumenta a mortalidade.[148] Raiku et al. analisaram o efeito da acidose metabólica em 52 pacientes. As análises de Kaplan-Meier mostraram que o nível mais baixo de bicarbonato sérico estava fortemente associado tanto à doença vascular periférica como à disfunção diastólica.[149] Djamali et al. revisaram 2.128 receptores de transplante renal para eventos cardiovasculares (ECVs) e descobriram que a acidose metabólica era um fator de risco independente para doença cardíaca isquêmica após transplante renal.[150]

Considerando-se que a acidose metabólica desempenha papel vital no aumento da incidência de doença cardiovascular em pacientes em diálise e DRC avançada, protocolos devem ser adotados nas unidades de diálise para verificar os níveis de bicarbonato e manter os níveis séricos de bicarbonato rotineiramente > 22 mEq/L para reduzir não apenas a mortalidade cardiovascular associada, mas também as hospitalizações por doenças cardiovasculares.

Uremia

O acúmulo de toxinas urêmicas em pacientes com DRC avançada é um fator de risco bem conhecido para doenças cardiovasculares.[151,152] Vários estudos mostraram que a alta concentração de certos compostos urêmicos como o p-cresol no soro não está associada apenas ao aumento do risco cardiovascular, mas também ao aumento da mortalidade.[153-155] Estudos mostraram que quelantes de fósforo específicos podem se ligar ao p-cresol e reduzir a mortalidade cardiovascular associada a seus altos níveis.[156-158] Da mesma forma, outra toxina urêmica, o indoxil sulfato, também está associada a aumento da incidência de trombose e danos vasculares.[159-161] Isso destaca a importância de realizar diálise adequada para obter melhor depuração de múltiplas toxinas urêmicas. Alcançar metas adequadas de Kt/V pode evitar hospitalizações associadas a problemas cardiovasculares em pacientes em diálise.

DEPRESSÃO EM PACIENTES COM DOENÇA CARDIOVASCULAR CRÔNICA

Diferentes doenças psiquiátricas são comuns em pacientes em diálise. De acordo com Kimmel et al., em pacientes em diálise, os transtornos psiquiátricos são responsáveis por taxas 1,5 a 3 vezes mais altas de hospitalizações em comparação com aqueles com outras doenças crônicas.[162] Fukunishi et al. analisaram os vários transtornos psiquiátricos em pacientes submetidos à hemodiálise. Eles descobriram que a taxa de incidência desses transtornos psiquiátricos em um ano era de 10,6%, a taxa de incidência de demência em um ano em pacientes idosos era de 4,2% e a taxa de incidência de demência em um ano por múltiplos infartos era 7,4% maior em comparação com a população em geral.[163]

Depressão em pacientes em diálise é comum e está associada ao aumento da mortalidade e morbidade

Em uma metanálise, Palmer et al. analisaram a prevalência de depressão em pacientes com DRCT. Eles descobriram que a prevalência de depressão baseada em entrevista na DRC estágio V era de 21,4% (IC: 11,1-37,2), e quando as escalas de avaliação administradas pelo clínico eram utilizadas, a prevalência de depressão era de 39,3% (IC: 36,8-42). Esses achados sugerem que o autorrelato pode subestimar a prevalência de depressão em pacientes com DRC avançada.[164]

Peterson et al. descobriram que a depressão era importante indicador precoce de pior prognóstico em pacientes em diálise.[165] Resultados semelhantes foram encontrados em muitos outros estudos.[166,167] Em uma metanálise de 14 estudos, Palmer et al. descobriram que a incidência de mortalidade por todas as causas era muito mais alta nos pacientes em diálise deprimidos em comparação com os pacientes em diálise não deprimidos (RR = 1,4, IC95%: 1,2-1,5).[168]

Depressão e o risco aumentado de hospitalização em pacientes com DRCT

Utilizando o banco de dados central da Veterans Affairs (VA), Hedayati et al. analisaram cerca de 1.600 pacientes em diálise. Eles descobriram que a presença de depressão não estava associada apenas a hospitalizações prolongadas (HR = 1,31; IC95%: 1,04-1,66), mas também a hospitalizações mais frequentes (HR = 1,30; IC95%: 1,11-1,52).[169] Em outro estudo, Lacson et al. descobriram que a depressão estava associada a um risco significantemente aumentado de hospitalizações (HR = 1,12; IC95%: 1,04-1,20). A depressão foi associada também a aumento no número de dias no hospital (HR = 1,20; IC95%: 1,07-1,35).[170] Kurella et al. descobriram que a taxa bruta de suicídio era de 24,2 suicídios por 100 mil pacientes-ano em pacientes com DRCT, e o modelo multivariável observou que a DRCT foi um preditor significante de suicídio.[171] Esse alto risco de suicídio por causa da depressão também leva a altas taxas de hospitalizações nesses pacientes.

O diagnóstico e o tratamento da depressão podem reduzir as hospitalizações em pacientes com DRCT

De acordo com as diretrizes do KDOQI, todos os pacientes em diálise devem ser avaliados regularmente quanto a sinais e sintomas de depressão.[172] Além disso, pacientes que apresentam mudanças em seu comportamento, recusam receber tratamentos completos de diálise, não estão em conformidade com medicamentos e com tratamentos de diálise prescritos, além de problemas de memória, devem ser avaliados para possível depressão subjacente. A depressão pode ser um desafio para ser diagnosticada, pois muitos pacientes nem percebem que estão deprimidos.

Durate et al. avaliaram a eficácia da terapia cognitivo-comportamental (TCC) em pacientes em diálise crônica com diagnóstico de transtorno depressivo maior. Foi um ensaio clínico randomizado em que os pacientes foram divididos em um grupo-controle ou grupo intervenção. Os pacientes do grupo intervenção receberam sessões semanais de TCC por um psicólogo treinado durante três meses, enquanto os pacientes do grupo-controle receberam o tratamento usual oferecido na unidade de diálise. Eles descobriram que os pacientes no braço de intervenção apresentaram melhora significante nos escores de depressão no Inventário Beck de Depressão (*Beck Depression Inventory*). Eles concluíram que a TCC é um tratamento eficaz para a depressão em pacientes em diálise crônica.[173]

Posteriormente, Cukor et al. também demonstraram que a administração de TCC em pacientes em diálise com depressão não estava associada apenas à melhora dos sintomas de depressão, mas também à melhora na qualidade de vida e na adesão aos tratamentos de diálise.[174]

A combinação de TCC com medicamentos antidepressivos pode ser utilizada para tratar pacientes em diálise com depressão. Pesquisas mostraram que a depressão é frequentemente subtratada em pacientes em diálise.[175] Quando esses pacientes precisam de tratamento com medicamentos antidepressivos, atenção especial deve ser dada à dosagem adequada desses medicamentos, e os medicamentos devem ser ajustados com base na depuração dos medicamentos na diálise.

O manejo da depressão melhora a qualidade de vida e diminui hospitalizações frequentes

A depressão é uma causa comum de hospitalização frequente e prolongada em pacientes em diálise, mas é fácil de passar despercebida. Todos os pacientes em diálise devem ser avaliados regularmente quanto à presença de depressão. Quando há suspeita de depressão, o encaminhamento para psiquiatras deve ser feito imediatamente para TCC e início de terapias antidepressivas. Os sintomas de depressão devem ser avaliados com frequência para garantir que os pacientes estejam em terapia adequada para sua depressão. Com o manejo efetivo da depressão nessa população de pacientes, as hospitalizações frequentes podem ser reduzidas.

MODELO DE INTERVENÇÃO PARA REDUZIR HOSPITALIZAÇÕES E REINTERNAÇÕES FREQUENTES

Um modelo de intervenção em três frentes para reduzir hospitalizações e reinternações frequentes em pacientes em diálise é mostrado na Figura 1.

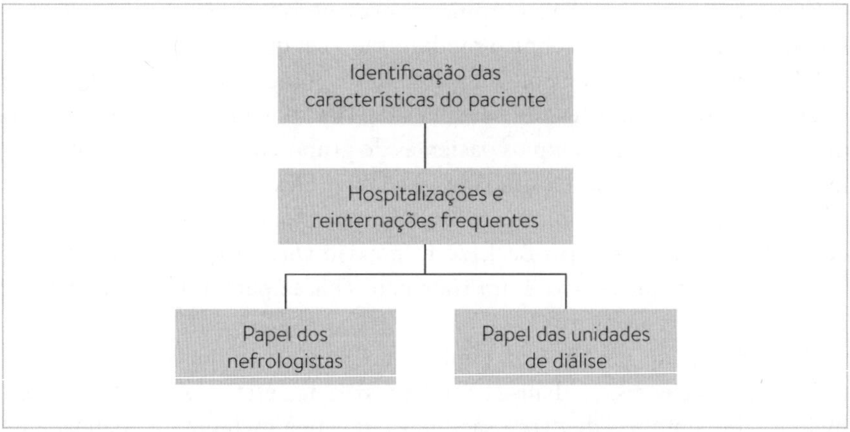

Figura 1 Modelo de intervenção para reduzir hospitalizações e reinternações frequentes.

Identificação das características do paciente

Os três determinantes fundamentais para evitar hospitalizações e reinternações frequentes são os pacientes em DRCT, os nefrologistas e as unidades de diálise. Sua relação precisa ser cuidadosamente avaliada para evitar internações e reinternações frequentes de pacientes em diálise.

É essencial entender que características específicas do paciente podem estar associadas a risco aumentado de hospitalização em pacientes com DRCT. Compreender esses fatores é essencial para evitar a hospitalização em pacientes com DRCT (Quadro 10).

Vários estudos demonstraram que baixa demografia socioeconômica, situação de desemprego, sexo masculino, idade avançada e condições médicas crônicas estão associados não apenas a risco aumentado de internações frequentes, mas também a reinternações após a hospitalização.[176-181] Outros estudos mostraram que internações anteriores e falta de atividade física estão associadas a reinternações.[177]

A capacidade de envolvimento dos pacientes em seus complicados cuidados de diálise também é fator essencial que desempenha papel vital na preven-

Quadro 10 Características do paciente associadas a hospitalizações frequentes

Baixo *status* socioeconômico
Desemprego
Sexo masculino
Idade avançada
Hospitalizações anteriores
Condições médicas crônicas
Falta de atividade física

ção de hospitalizações frequentes. Da mesma forma, o papel dos cuidadores é crucial nesse grupo de pacientes.

Esses fatores devem ser documentados no início da diálise e devem ser avaliados regularmente. Ao identificar esses pacientes, atenção especial deve ser dada para evitar internações e reinternações frequentes.

Papel dos nefrologistas na prevenção de reinternações

Misky et al. analisaram os fatores associados a reinternações de trinta dias em pacientes hospitalizados. Eles descobriram que os pacientes sem acompanhamento apropriado por médicos da atenção primária tinham dez vezes mais chances de serem reinternados (OR = 9,9; p = 0,04.[182] Da mesma forma, o papel do acompanhamento com o nefrologista após qualquer hospitalização em pacientes com DRCT é vital.

Após cada internação, o nefrologista precisa avaliar os seguintes fatores: alterações de peso, necessidade de estabelecer novo peso seco, estado nutricional, ajustes de medicamentos para depuração de creatinina, ajustes de medicamentos anti-hipertensivos e garantia de que todos os acompanhamentos necessários com especialistas sejam estabelecidos para o paciente.

De acordo com um estudo, o acompanhamento com o nefrologista é muitas vezes atrasado após uma hospitalização por causa da agenda lotada dos nefrologistas ambulatoriais.[176] A falta de reavaliação oportuna desses pacientes leva a reinternações frequentes.

Papel das unidades de diálise na prevenção de reinternações

Nas unidades de diálise, os pacientes são atendidos por uma equipe, que inclui enfermeiros e técnicos de diálise, nutricionistas, assistentes sociais e nefrologista. Após cada hospitalização, os pacientes devem ser avaliados por enfermeiros e técnicos de diálise para se certificar de que estão com o peso seco adequado, têm controle razoável de sua pressão arterial e todos os seus medicamentos estão adequadamente ajustados. Esses pacientes também devem ser avaliados por nutricionistas para garantir que suas necessidades nutricionais estejam bem ajustadas. Além disso, os assistentes sociais precisam avaliar os pacientes quanto a quaisquer sintomas depressivos e fornecer suporte adequado. Se os membros da equipe identificarem qualquer um desses problemas, o nefrologista deve ser alertado e deve-se tentar resolver todos os problemas quando o paciente estiver recebendo cuidados de acompanhamento na unidade de diálise. Essa abordagem multidisciplinar pode evitar reinternações em potencial. Isso não apenas reduzirá a carga de custos para o sistema de saúde, mas também pode se associar a uma menor mortalidade e morbidade dos pacientes.

CONCLUSÃO

Hospitalizações e reinternações frequentes são comuns em pacientes em diálise crônica e estão associadas ao aumento da mortalidade e morbidade nesses pacientes crônicos. Também representam uma carga de custos considerável para nosso sistema de saúde. Existem múltiplos fatores associados às hospitalizações e às reinternações, como problemas com a sobrecarga volêmica, múltiplos fatores de risco cardíaco, depressão, problemas de acesso vascular e mau estado nutricional dos pacientes. Ao abordar adequadamente essas questões, muitas hospitalizações podem ser evitadas, e as taxas de mortalidade e morbidade nesse grupo complicado de pacientes podem ser reduzidas. Uma abordagem multidisciplinar é necessária para resolver todas essas questões de maneira adequada.

REFERÊNCIAS

1. United States Renal Data System 2014 Annual Data Report: Atlas of Chronic Kidney Disease and End-Stage Renal Disease in the United States, National Institutes of Health, National Institute of Diabetes and Digestive and Kidney Diseases. Bethesda, MD2014. Disponível em: https://www.usrds.org/2014/view/.
2. Sarnak MJ, Levey AS, Schoolwerth AC, Coresh J, Culleton B, Hamm LL, et al. Kidney disease as a risk factor for development of cardiovascular disease: a statement from the American Heart Association Councils on Kidney in Cardiovascular Disease, High Blood Pressure Research, Clinical Cardiology, and Epidemiology and Prevention. Circulation 2003;108(17):2154-69.
3. Pippias M, Kramer A, Noordzij M, Afentakis N, Alonso de la Torre R, Ambuhl PM, et al. The European Renal Association – European Dialysis and Transplant Association Registry Annual Report 2014: a summary. Clin Kidney J 2017;10(2):154-69.
4. Collins AJ, Foley RN, Gilbertson DT, Chen SC. The state of chronic kidney disease, ESRD, and morbidity and mortality in the first year of dialysis. Clin J Am Soc Nephrol 2009;4 Suppl 1:S5-11.

5. Schoonover KL, Hickson LJ, Norby SM, Hogan MC, Chaudhary S, Albright RC, Jr., et al. Risk factors for hospitalization among older, incident haemodialysis patients. *Nephrology* (Carlton) 2013;18(11):712-7.
6. Kassam H, Sun Y, Adeniyi M, Agaba EI, Martinez M, Servilla KS, et al. Hospitalizations before and after initiation of chronic hemodialysis. Hemodial Int 2011;15(3):341-9.
7. Quinn MP, Cardwell CR, Rainey A, McNamee PT, Kee F, Maxwell AP, et al. Patterns of hospitalisation before and following initiation of haemodialysis: a 5 years single centre study. Postgrad Med J 2011;87(1028):389-93.
8. Kurella M, Covinsky KE, Collins AJ, Chertow GM. Octogenarians and nonagenarians starting dialysis in the United States. Ann Intern Med 2007;146(3):177-83.
9. Kurella Tamura M, Covinsky KE, Chertow GM, Yaffe K, Landefeld CS, McCulloch CE. Functional status of elderly adults before and after initiation of dialysis. N Engl J Med 2009;361(16):1539-47.
10. Plantinga LC, King L, Patzer RE, Lea JP, Burkart JM, Hockenberry JM, et al. Early hospital readmission among hemodialysis patients in the United States is associated with subsequent mortality. Kidney Int 2017;92(4):934-41.
11. Foley RN, Chen SC, Collins AJ. Hemodialysis access at initiation in the United States, 2005 to 2007: still "catheter first". Hemodial Int 2009;13(4):533-42.
12. Knauf F, Aronson PS. ESRD as a window into America's cost crisis in health care. J Am Soc Nephrol 2009;20(10):2093-7.
13. Chan KE, Maddux FW, Tolkoff-Rubin N, Karumanchi SA, Thadhani R, Hakim RM. Early outcomes among those initiating chronic dialysis in the United States. Clin J Am Soc Nephrol 2011;6(11):2642-9.
14. Mix TC, St Peter WL, Ebben J, Xue J, Pereira BJ, Kausz AT, et al. Hospitalization during advancing chronic kidney disease. Am J Kidney Dis 2003;42(5):972-81.
15. Lopes AA, Leavey SF, McCullough K, Gillespie B, Bommer J, Canaud BJ, et al. Early readmission and length of hospitalization practices in the Dialysis Outcomes and Practice Patterns Study (DOPPS). Hemodial Int 2004;8(3):287-94.
16. Leppin AL, Gionfriddo MR, Kessler M, Brito JP, Mair FS, Gallacher K, et al. Preventing 30-day hospital readmissions: a systematic review and meta-analysis of randomized trials. JAMA Intern Med 2014;174(7):1095-107.
17. Verdalles U, Abad S, Aragoncillo I, Villaverde M, Jofre R, Verde E, et al. Factors predicting mortality in elderly patients on dialysis. Nephron Clin Pract 2010;115(1):c28-34.
18. Behl M, Sun Y, Agaba EI, Martinez M, Servilla KS, Raj DS, et al. Death during hospitalization in patients on chronic hemodialysis. Hemodial Int 2010;14 Suppl 1:S14-21.
19. Collins AJ, Foley RN, Herzog C, Chavers B, Gilbertson D, Ishani A, et al. US Renal Data System 2010 Annual Data Report. Am J Kidney Dis 2011;57(1 Suppl 1):A8, e1-526.
20. Kutner NG, Johansen KL, Zhang R, Huang Y, Amaral S. Perspectives on the new kidney disease education benefit: early awareness, race and kidney transplant access in a USRDS study. Am J Transplant 2012;12(4):1017-23.
21. Morris JN, Howard EP, Steel K, Schreiber R, Fries BE, Lipsitz LA, et al. Predicting risk of hospital and emergency department use for home care elderly persons through a secondary analysis of cross-national data. BMC Health Serv Res 2014;14:519.
22. 2017 USRDS Annual Data Report 2017. Disponível em: https://www.usrds.org/2017.
23. Lovasik BP, Zhang R, Hockenberry JM, Schrager JD, Pastan SO, Mohan S, et al. Emergency department use and hospital admissions among patients with end-stage renal disease in the United States. JAMA Intern Med 2016;176(10):1563-5.
24. Plantinga LC, King LM, Masud T, Shafi T, Burkart JM, Lea JP, et al. Burden and correlates of readmissions related to pulmonary edema in US hemodialysis patients: a cohort study. Nephrol Dial Transplant 2018;33(7):1215-23.

25. Hickson LJ, Thorsteinsdottir B, Ramar P, Reinalda MS, Crowson CS, Williams AW, et al. Hospital readmission among new dialysis patients associated with young age and poor functional status. Nephron 2018;139(1):1-12.
26. Quinn RR, Ravani P, Zhang X, Garg AX, Blake PG, Austin PC, et al. Impact of modality choice on rates of hospitalization in patients eligible for both peritoneal dialysis and hemodialysis. Perit Dial Int 2014;34(1):41-8.
27. Tanaka M, Ishibashi Y, Hamasaki Y, Kamijo Y, Idei M, Kawahara T, et al. Health-related quality of life on combination therapy with peritoneal dialysis and hemodialysis in comparison with hemodialysis and peritoneal dialysis: A cross-sectional study. Perit Dial Int 2020:896860819894066.
28. Shimizu S, Fukuma S, Ikenoue T, Akizawa T, Fukuhara S. Increased mortality rate after hospitalization among chronic hemodialysis patients: a prospective cohort study. Nephron 2018;140(3):194-202.
29. Holdaas H, Fellstrom B, Jardine AG, Holme I, Nyberg G, Fauchald P, et al. Effect of fluvastatin on cardiac outcomes in renal transplant recipients: a multicentre, randomised, placebo-controlled trial. Lancet 2003;361(9374):2024-31.
30. Baigent C, Burbury K, Wheeler D. Premature cardiovascular disease in chronic renal failure. Lancet 2000;356(9224):147-52.
31. Sarnak MJ. Cardiovascular complications in chronic kidney disease. Am J Kidney Dis 2003;41(5 Suppl):11-7.
32. Chazot C, Wabel P, Chamney P, Moissl U, Wieskotten S, Wizemann V. Importance of normohydration for the long-term survival of haemodialysis patients. Nephrol Dial Transplant 2012;27(6):2404-10.
33. Agarwal R. Hypervolemia is associated with increased mortality among hemodialysis patients. Hypertension 2010;56(3):512-7.
34. Cabrera C, Brunelli SM, Rosenbaum D, Anum E, Ramakrishnan K, Jensen DE, et al. A retrospective, longitudinal study estimating the association between interdialytic weight gain and cardiovascular events and death in hemodialysis patients. BMC Nephrol 2015;16:113.
35. Flythe JE, Kshirsagar AV, Falk RJ, Brunelli SM. Associations of posthemodialysis weights above and below target weight with all-cause and cardiovascular mortality. Clin J Am Soc Nephrol 2015;10(5):808-16.
36. Kalantar-Zadeh K, Regidor DL, Kovesdy CP, Van Wyck D, Bunnapradist S, Horwich TB, et al. Fluid retention is associated with cardiovascular mortality in patients undergoing long-term hemodialysis. Circulation 2009;119(5):671-9.
37. Saran R, Li Y, Robinson B, Abbott KC, Agodoa LY, Ayanian J, et al. US Renal Data System 2015 Annual Data Report: epidemiology of kidney disease in the United States. Am J Kidney Dis 2016;67(3 Suppl 1):Svii, S1-305.
38. Arneson TJ, Liu J, Qiu Y, Gilbertson DT, Foley RN, Collins AJ. Hospital treatment for fluid overload in the Medicare hemodialysis population. Clin J Am Soc Nephrol 2010;5(6):1054-63.
39. Dasgupta I, Farrington K, Davies SJ, Davenport A, Mitra S. UK National Survey of Practice Patterns of Fluid Volume Management in Haemodialysis Patients: a need for evidence. Blood Purif 2016;41(4):324-31.
40. Hung SC, Kuo KL, Peng CH, Wu CH, Lien YC, Wang YC, et al. Volume overload correlates with cardiovascular risk factors in patients with chronic kidney disease. Kidney Int 2014;85(3):703-9.
41. Passauer J, Petrov H, Schleser A, Leicht J, Pucalka K. Evaluation of clinical dry weight assessment in haemodialysis patients using bioimpedance spectroscopy: a cross-sectional study. Nephrol Dial Transplant 2010;25(2):545-51.
42. Antlanger M, Hecking M, Haidinger M, Werzowa J, Kovarik JJ, Paul G, et al. Fluid overload in hemodialysis patients: a cross-sectional study to determine its association with cardiac biomarkers and nutritional status. BMC Nephrol 2013;14:266.
43. Wizemann V, Wabel P, Chamney P, Zaluska W, Moissl U, Rode C, et al. The mortality risk of overhydration in haemodialysis patients. Nephrol Dial Transplant 2009;24(5):1574-9.

44. Zoccali C, Moissl U, Chazot C, Mallamaci F, Tripepi G, Arkossy O, et al. Chronic fluid overload and mortality in ESRD. J Am Soc Nephrol 2017;28(8):2491-7.
45. Agarwal R, Weir MR. Dry-weight: a concept revisited in an effort to avoid medication-directed approaches for blood pressure control in hemodialysis patients. Clin J Am Soc Nephrol 2010;5(7):1255-60.
46. Thomson GE, Waterhouse K, McDonald HP, Jr., Friedman EA. Hemodialysis for chronic renal failure. Clinical observations. Arch Intern Med 1967;120(2):153-67.
47. Charra B, Laurent G, Chazot C, Calemard E, Terrat JC, Vanel T, et al. Clinical assessment of dry weight. Nephrol Dial Transplant 1996;11 Suppl 2:16-9.
48. Sinha AD, Agarwal R. Can chronic volume overload be recognized and prevented in hemodialysis patients? The pitfalls of the clinical examination in assessing volume status. Semin Dial 2009;22(5):480-2.
49. Torino C, Gargani L, Sicari R, Letachowicz K, Ekart R, Fliser D, et al. The agreement between auscultation and lung ultrasound in hemodialysis patients: the LUST study. Clin J Am Soc Nephrol 2016;11(11):2005-11.
50. Group FHNT, Chertow GM, Levin NW, Beck GJ, Depner TA, Eggers PW, et al. In-center hemodialysis six times per week versus three times per week. N Engl J Med 2010;363(24):2287-300.
51. Miller JE, Kovesdy CP, Nissenson AR, Mehrotra R, Streja E, Van Wyck D, et al. Association of hemodialysis treatment time and dose with mortality and the role of race and sex. Am J Kidney Dis 2010;55(1):100-12.
52. Lowrie EG, Li Z, Ofsthun N, Lazarus JM. Measurement of dialyzer clearance, dialysis time, and body size: death risk relationships among patients. Kidney Int 2004;66(5):2077-84.
53. Saran R, Bragg-Gresham JL, Levin NW, Twardowski ZJ, Wizemann V, Saito A, et al. Longer treatment time and slower ultrafiltration in hemodialysis: associations with reduced mortality in the DOPPS. Kidney Int 2006;69(7):1222-8.
54. Flythe JE, Curhan GC, Brunelli SM. Shorter length dialysis sessions are associated with increased mortality, independent of body weight. Kidney Int 2013;83(1):104-13.
55. Maduell F, Moreso F, Pons M, Ramos R, Mora-Macia J, Carreras J, et al. High-efficiency post-dilution online hemodiafiltration reduces all-cause mortality in hemodialysis patients. J Am Soc Nephrol 2013;24(3):487-97.
56. Feldman HI, Held PJ, Hutchinson JT, Stoiber E, Hartigan MF, Berlin JA. Hemodialysis vascular access morbidity in the United States. Kidney Int 1993;43(5):1091-6.
57. Joseph S, Adler S. Vascular access problems in dialysis patients: pathogenesis and strategies for management. Heart Dis 2001;3(4):242-7.
58. Xue JL, Dahl D, Ebben JP, Collins AJ. The association of initial hemodialysis access type with mortality outcomes in elderly Medicare ESRD patients. Am J Kidney Dis 2003;42(5):1013-9.
59. Roubicek C, Brunet P, Huiart L, Thirion X, Leonetti F, Dussol B, et al. timing of nephrology referral: influence on mortality and morbidity. Am J Kidney Dis 2000;36(1):35-41.
60. Dhingra RK, Young EW, Hulbert-Shearon TE, Leavey SF, Port FK. Type of vascular access and mortality in US hemodialysis patients. Kidney Int 2001;60(4):1443-51.
61. Lee T, Barker J, Allon M. Tunneled catheters in hemodialysis patients: reasons and subsequent outcomes. Am J Kidney Dis 2005;46(3):501-8.
62. Lok CE, Stanley KE, Hux JE, Richardson R, Tobe SW, Conly J. Hemodialysis infection prevention with polysporin ointment. J Am Soc Nephrol 2003;14(1):169-79.
63. Weijmer MC, ter Wee PM. Temporary vascular access for hemodialysis treatment. Current guidelines and future directions. Contrib Nephrol 2004;142:94-111.
64. Weijmer MC, van den Dorpel MA, Van de Ven PJ, ter Wee PM, van Geelen JA, Groeneveld JO, et al. Randomized, clinical trial comparison of trisodium citrate 30% and heparin as catheter-locking solution in hemodialysis patients. J Am Soc Nephrol 2005;16(9):2769-77.

65. Miller LM, Clark E, Dipchand C, Hiremath S, Kappel J, Kiaii M, et al. Hemodialysis Tunneled Catheter-Related Infections. Can J Kidney Health Dis 2016;3:205 4358116669129.
66. Tokars JI, Light P, Anderson J, Miller ER, Parrish J, Armistead N, et al. A prospective study of vascular access infections at seven outpatients hemodialysis centers. Am J Kidney Dis 2001;37(6):1232-40.
67. Lata C, Girard L, Parkins M, James MT. Catheter-related bloodstream infection in end-stage kidney disease: a Canadian narrative review. Can J Kidney Health Dis 2016;3:24.
68. Lok CE, Mokrzycki MH. Prevention and management of catheter-related infection in hemodialysis patients. Kidney Int 2011;79(6):587-98.
69. Costello JM, Morrow DF, Graham DA, Potter-Bynoe G, Sandora TJ, Laussen PC. Systematic intervention to reduce central line-associated bloodstream infection rates in a pediatric cardiac intensive care unit. Pediatrics 2008;121(5):915-23.
70. Guerin K, Wagner J, Rains K, Bessesen M. Reduction in central line-associated bloodstream infections by implementation of a postinsertion care bundle. Am J Infect Control 2010;38(6):430-3.
71. Miller PE, Tolwani A, Luscy CP, Deierhoi MH, Bailey R, Redden DT, et al. Predictors of adequacy of arteriovenous fistulas in hemodialysis patients. Kidney Int 1999;56(1):275-80.
72. Palder SB, Kirkman RL, Whittemore AD, Hakim RM, Lazarus JM, Tilney NL. Vascular access for hemodialysis. Patency rates and results of revision. Ann Surg 1985;202(2):235-9.
73. Woods JD, Turenne MN, Strawderman RL, Young EW, Hirth RA, Port FK, et al. Vascular access survival among incident hemodialysis patients in the United States. Am J Kidney Dis 1997;30(1):50-7.
74. Fan PY, Schwab SJ. Vascular access: concepts for the 1990s. J Am Soc Nephrol 1992;3(1):1-11.
75. Besarab A, Sullivan KL, Ross RP, Moritz MJ. Utility of intra-access pressure monitoring in detecting and correcting venous outlet stenoses prior to thrombosis. Kidney Int 1995;47(5):1364-73.
76. Sands JJ, Miranda CL. Prolongation of hemodialysis access survival with elective revision. Clin Nephrol 1995;44(5):329-33.
77. Windus DW. Permanent vascular access: a nephrologist's view. Am J Kidney Dis 1993;21(5):457-71.
78. Windus DW, Santoro SA, Atkinson R, Royal HD. Effects of antiplatelet drugs on dialysis-associated platelet deposition in polytetrafluoroethylene grafts. Am J Kidney Dis 1997;29(4):560-4.
79. Himmelfarb J, Couper L. Dipyridamole inhibits PDGF- and bFGF-induced vascular smooth muscle cell proliferation. Kidney Int 1997;52(6):1671-7.
80. Sreedhara R, Himmelfarb J, Lazarus JM, Hakim RM. Antiplatelet therapy in graft thrombosis: results of a prospective, randomized, double-blind study. Kidney Int 1994;45(5):1477-83.
81. Hsu YH, Yen YC, Lin YC, Sung LC. Antiplatelet agents maintain arteriovenous fistula and graft function in patients receiving hemodialysis: A nationwide case-control study. PLoS One 2018;13(10):e0206011.
82. Ma JZ, Ebben J, Xia H, Collins AJ. Hematocrit level and associated mortality in hemodialysis patients. J Am Soc Nephrol 1999;10(3):610-9.
83. Xia H, Ebben J, Ma JZ, Collins AJ. Hematocrit levels and hospitalization risks in hemodialysis patients. J Am Soc Nephrol 1999;10(6):1309-16.
84. Collins A, Ellefson J. Association between hematocrit level and mortality in hemodialysis patients. Case study of the anemic patient. Nephrol Nurs J 2000;27(2):233-6.
85. Collins AJ, Li S, St Peter W, Ebben J, Roberts T, Ma JZ, et al. Death, hospitalization, and economic associations among incident hemodialysis patients with hematocrit values of 36 to 39%. J Am Soc Nephrol 2001;12(11):2465-73.
86. World Health Organization. Nutritional Anaemias: Report of a WHO Scientific Group Geneva, Switzerland. Disponível em: https://apps.who.int/iris/handle/10665/40707.
87. Berns JS. Treatment of anemia in hemodialysis patients. Waltham, MA; 2020
88. KDIGO Guidelines. Disponível em: https://kdigo.org/wp-content/uploads/2017/02/2017-KDIGO-CKD-MBD-GL-Update.pdf.

89. Wish JB. Assessing iron status: beyond serum ferritin and transferrin saturation. Clin J Am Soc Nephrol. 2006;1 Suppl 1:S4-8.
90. Fishbane S, Pollack S, Feldman HI, Joffe MM. Iron indices in chronic kidney disease in the National Health and Nutritional Examination Survey 1988-2004. Clin J Am Soc Nephrol 2009;4(1):57-61.
91. Gotloib L, Silverberg D, Fudin R, Shostak A. Iron deficiency is a common cause of anemia in chronic kidney disease and can often be corrected with intravenous iron. J Nephrol 2006;19(2):161-7.
92. Silverberg DS, Blum M, Agbaria Z, Deutsch V, Irony M, Schwartz D, et al. The effect of i.v. iron alone or in combination with low-dose erythropoietin in the rapid correction of anemia of chronic renal failure in the pre-dialysis period. Clin Nephrol 2001;55(3):212-9.
93. Horl WH. Non-erythropoietin-based anaemia management in chronic kidney disease. Nephrol Dial Transplant 2002;17 Suppl 11:35-8.
94. Li S, Foley RN, Gilbertson DT, Liu J, Collins AJ. Clinical factors associated with achieving K/DOQI hemoglobin targets in hemodialysis patients. Int Urol Nephrol 2003;35(3):399-405.
95. Shepshelovich D, Rozen-Zvi B, Avni T, Gafter U, Gafter-Gvili A. Intravenous versus oral iron supplementation for the treatment of anemia in CKD: an updated systematic review and meta-analysis. Am J Kidney Dis 2016;68(5):677-90.
96. Brookhart MA, Freburger JK, Ellis AR, Wang L, Winkelmayer WC, Kshirsagar AV. Infection risk with bolus versus maintenance iron supplementation in hemodialysis patients. J Am Soc Nephrol 2013;24(7):1151-8.
97. Besarab A, Bolton WK, Browne JK, Egrie JC, Nissenson AR, Okamoto DM, et al. The effects of normal as compared with low hematocrit values in patients with cardiac disease who are receiving hemodialysis and epoetin. N Engl J Med 1998;339(9):584-90.
98. Besarab A, Goodkin DA, Nissenson AR, Normal Hematocrit Cardiac Trial A. The normal hematocrit study – follow-up. N Engl J Med 2008;358(4):433-4.
99. Zehnder C, Zuber M, Sulzer M, Meyer B, Straumann E, Jenzer HR, et al. Influence of long-term amelioration of anemia and blood pressure control on left ventricular hypertrophy in hemodialyzed patients. Nephron 1992;61(1):21-5.
100. Levin NW, Lazarus JM, Nissenson AR. National Cooperative rHu Erythropoietin Study in patients with chronic renal failure – an interim report. The National Cooperative rHu Erythropoietin Study Group. Am J Kidney Dis 1993;22(2 Suppl 1):3-12.
101. Benz RL, Pressman MR, Hovick ET, Peterson DD. A preliminary study of the effects of correction of anemia with recombinant human erythropoietin therapy on sleep, sleep disorders, and daytime sleepiness in hemodialysis patients (The SLEEPO study). Am J Kidney Dis 1999;34(6):1089-95.
102. Parfrey PS, Lauve M, Latremouille-Viau D, Lefebvre P. Erythropoietin therapy and left ventricular mass index in CKD and ESRD patients: a meta-analysis. Clin J Am Soc Nephrol 2009;4(4):755-62.
103. Kang SS, Chang JW, Park Y. Nutritional status Predicts 10-Year Mortality in Patients with End-Stage Renal Disease on Hemodialysis. Nutrients 2017;9(4).
104. Wong CS, Hingorani S, Gillen DL, Sherrard DJ, Watkins SL, Brandt JR, et al. Hypoalbuminemia and risk of death in pediatric patients with end-stage renal disease. Kidney Int 2002;61(2):630-7.
105. Canpolat N, Caliskan S, Sever L, Tasdemir M, Ekmekci OB, Pehlivan G, et al. Malnutrition and its association with inflammation and vascular disease in children on maintenance dialysis. Pediatr Nephrol 2013;28(11):2149-56.
106. Mastrangelo A, Paglialonga F, Edefonti A. Assessment of nutritional Status in children with chronic kidney disease and on dialysis. Pediatr Nephrol 2014;29(8):1349-58.
107. Zha Y, Qian Q. Protein nutrition and malnutrition in CKD and ESRD. Nutrients 2017;9(3).
108. Kohaut EC. Chronic renal disease and growth in childhood. Curr Opin Pediatr 1995;7(2):171-5.
109. Mak RH. Cachexia in children with chronic kidney disease: challenges in diagnosis and treatment. Curr Opin Support Palliat Care 2016;10(4):293-7.
110. Tu J, Cheung WW, Mak RH. Inflammation and nutrition in children with chronic kidney disease. World J Nephrol 2016;5(3):274-82.

111. Rocco MV, Paranandi L, Burrowes JD, Cockram DB, Dwyer JT, Kusek JW, et al. Nutritional Status in the HEMO Study cohort at baseline. Hemodialysis. Am J Kidney Dis 2002;39(2):245-56.
112. Wang AY, Sanderson J, Sea MM, Wang M, Lam CW, Li PK, et al. Important factors other than dialysis adequacy associated with inadequate dietary protein and energy intakes in patients receiving maintenance peritoneal dialysis. Am J Clin Nutr 2003;77(4):834-41.
113. Wright M, Woodrow G, O'Brien S, King N, Dye L, Blundell J, et al. Disturbed appetite patterns and nutrient intake in peritoneal dialysis patients. Perit Dial Int 2003;23(6):550-6.
114. Mamoun AH, Anderstam B, Sodersten P, Lindholm B, Bergstrom J. Influence of peritoneal dialysis solutions with glucose and amino acids on ingestive behavior in rats. Kidney Int 1996;49(5):1276-82.
115. Rocco MV, Dwyer JT, Larive B, Greene T, Cockram DB, Chumlea WC, et al. The effect of dialysis dose and membrane flux on nutritional parameters in hemodialysis patients: results of the HEMO Study. Kidney Int 2004;65(6):2321-34.
116. Locatelli F, Martin-Malo A, Hannedouche T, Loureiro A, Papadimitriou M, Wizemann V, et al. Effect of membrane permeability on survival of hemodialysis patients. J Am Soc Nephrol 2009;20(3):645-54.
117. Cano NJ, Roth H, Aparicio M, Azar R, Canaud B, Chauveau P, et al. Malnutrition in hemodialysis diabetic patients: evaluation and prognostic influence. Kidney Int 2002;62(2):593-601.
118. Deger SM, Sundell MB, Siew ED, Egbert P, Ellis CD, Sha F, et al. Insulin resistance and protein metabolism in chronic hemodialysis patients. J Ren Nutr 2013;23(3):e59-66.
119. Siew ED, Ikizler TA. Determinants of insulin resistance and its effects on protein metabolism in patients with advanced chronic kidney disease. Contrib Nephrol 2008;161:138-44.
120. Siew ED, Pupim LB, Majchrzak KM, Shintani A, Flakoll PJ, Ikizler TA. Insulin resistance is associated with skeletal muscle protein breakdown in non-diabetic chronic hemodialysis patients. Kidney Int 2007;71(2):146-52.
121. Ikizler TA. A patient with CKD and poor nutritional status. Clin J Am Soc Nephrol 2013;8(12):2174-82.
122. Nagler EV, Webster AC, Vanholder R, Zoccali C. Antidepressants for depression in stage 3-5 chronic kidney disease: a systematic review of pharmacokinetics, efficacy and safety with recommendations by European Renal Best Practice (ERBP). Nephrol Dial Transplant 2012;27(10):3736-45.
123. Carrero JJ. Identification of patients with eating disorders: clinical and biochemical signs of appetite loss in dialysis patients. J Ren Nutr 2009;19(1):10-5.
124. Sherman RA, Cody RP, Rogers ME, Solanchick JC. Interdialytic weight gain and nutritional parameters in chronic hemodialysis patients. Am J Kidney Dis 1995;25(4):579-83.
125. Holland DC, Lam M. Predictors of hospitalization and death among pre-dialysis patients: a retrospective cohort study. Nephrol Dial Transplant 2000;15(5):650-8.
126. Avram MM, Sreedhara R, Fein P, Oo KK, Chattopadhyay J, Mittman N. Survival on hemodialysis and peritoneal dialysis over 12 years with emphasis on nutritional parameters. Am J Kidney Dis 2001;37(1 Suppl 2):S77-80.
127. Combe C, Chauveau P, Laville M, Fouque D, Azar R, Cano N, et al. Influence of nutritional factors and hemodialysis adequacy on the survival of 1,610 French patients. Am J Kidney Dis 2001;37(1 Suppl 2):S81-8.
128. Fung F, Sherrard DJ, Gillen DL, Wong C, Kestenbaum B, Seliger S, et al. Increased risk for cardiovascular mortality among malnourished end-stage renal disease patients. Am J Kidney Dis 2002;40(2):307-14.
129. Pifer TB, McCullough KP, Port FK, Goodkin DA, Maroni BJ, Held PJ, et al. Mortality risk in hemodialysis patients and changes in nutritional indicators: DOPPS. Kidney Int 2002;62(6):2238-45.
130. Aziz F, Chaudhary K. Life threatening nutritional deficiencies in a dialysis patient. Hemodial Int 2017;21(3):E50-E3.

131. Pupim LB, Flakoll PJ, Brouillette JR, Levenhagen DK, Hakim RM, Ikizler TA. Intradialytic parenteral nutrition improves protein and energy homeostasis in chronic hemodialysis patients. J Clin Invest 2002;110(4):483-92.
132. Foulks CJ. Intradialytic parenteral nutrition treatment. Am J Kidney Dis 1999;33(6):1202.
133. Foley RN, Parfrey PS, Sarnak MJ. Epidemiology of cardiovascular disease in chronic renal disease. J Am Soc Nephrol 1998;9(12 Suppl):S16-23.
134. Stack AG, Bloembergen WE. Prevalence and clinical correlates of coronary artery disease among new dialysis patients in the United States: a cross-sectional study. J Am Soc Nephrol 2001;12(7):1516-23.
135. Collins AJ, Kasiske B, Herzog C, Chavers B, Foley R, Gilbertson D, et al. Excerpts from the United States Renal Data System 2004 annual data report: atlas of end-stage renal disease in the United States. Am J Kidney Dis 2005;45(1 Suppl 1):A5-7, S1-280.
136. Rostand SG, Kirk KA, Rutsky EA. Dialysis-associated ischemic heart disease: insights from coronary angiography. Kidney Int 1984;25(4):653-9.
137. Cheung AK, Sarnak MJ, Yan G, Berkoben M, Heyka R, Kaufman A, et al. Cardiac diseases in maintenance hemodialysis patients: results of the HEMO Study. Kidney Int 2004;65(6):2380-9.
138. Burton JO, Jefferies HJ, Selby NM, McIntyre CW. Hemodialysis-induced cardiac injury: determinants and associated outcomes. Clin J Am Soc Nephrol 2009;4(5):914-20.
139. Assa S, Hummel YM, Voors AA, Kuipers J, Westerhuis R, de Jong PE, et al. Hemodialysis-induced regional left ventricular systolic dysfunction: prevalence, patient and dialysis treatment-related factors, and prognostic significance. Clin J Am Soc Nephrol 2012;7(10):1615-23.
140. Lewington S, Clarke R, Qizilbash N, Peto R, Collins R, Prospective Studies C. Age-specific relevance of usual blood pressure to vascular mortality: a meta-analysis of individual data for one million adults in 61 prospective studies. Lancet 2002;360(9349):1903-13.
141. Kalantar-Zadeh K, Kilpatrick RD, McAllister CJ, Greenland S, Kopple JD. Reverse epidemiology of hypertension and cardiovascular death in the hemodialysis population: the 58th annual fall conference and scientific sessions. Hypertension 2005;45(4):811-7.
142. Zager PG, Nikolic J, Brown RH, Campbell MA, Hunt WC, Peterson D, et al. "U" curve association of blood pressure and mortality in hemodialysis patients. Medical Directors of Dialysis Clinic, Inc. Kidney Int 1998;54(2):561-9.
143. Agarwal R. Hypertension and survival in chronic hemodialysis patients – past lessons and future opportunities. Kidney Int 2005;67(1):1-13.
144. Malliara M. The management of hypertension in hemodialysis and CAPD patients. Hippokratia 2007;11(4):171-4.
145. Cozzolino M, Mangano M, Stucchi A, Ciceri P, Conte F, Galassi A. Cardiovascular disease in dialysis patients. Nephrol Dial Transplant 2018;33(suppl_3):iii28-iii34.
146. Bover J, Evenepoel P, Urena-Torres P, Vervloet MG, Brandenburg V, Mazzaferro S, et al. Pro: cardiovascular calcifications are clinically relevant. Nephrol Dial Transplant 2015;30(3):345-51.
147. Wang Z, Jiang A, Wei F, Chen H. Cardiac valve calcification and risk of cardiovascular or all-cause mortality in dialysis patients: a meta-analysis. BMC Cardiovasc Disord 2018;18(1):12.
148. Vashistha T, Kalantar-Zadeh K, Molnar MZ, Torlen K, Mehrotra R. Dialysis modality and correction of uremic metabolic acidosis: relationship with all-cause and cause-specific mortality. Clin J Am Soc Nephrol 2013;8(2):254-64.
149. Raikou VD, Kyriaki D. Association between low serum bicarbonate concentrations and cardiovascular disease in patients in the end-stage of renal disease. Diseases 2016;4(4):36.
150. Djamali A, Singh T, Melamed ML, Stein JH, Aziz F, Parajuli S, et al. Metabolic acidosis 1 year following kidney transplantation and subsequent cardiovascular events and mortality: an observational cohort study. Am J Kidney Dis 2019;73(4):476-85.
151. Cozzolino M, Galassi A, Pivari F, Ciceri P, Conte F. The cardiovascular burden in end-stage renal disease. Contrib Nephrol 2017;191:44-57.

152. Moradi H, Sica DA, Kalantar-Zadeh K. Cardiovascular burden associated with uremic toxins in patients with chronic kidney disease. Am J Nephrol 2013;38(2):136-48.
153. Meijers BK, Bammens B, De Moor B, Verbeke K, Vanrenterghem Y, Evenepoel P. Free p-cresol is associated with cardiovascular disease in hemodialysis patients. Kidney Int 2008;73(10):1174-80.
154. Meijers BK, Claes K, Bammens B, de Loor H, Viaene L, Verbeke K, et al. p-Cresol and cardiovascular risk in mild-to-moderate kidney disease. Clin J Am Soc Nephrol 2010;5(7):1182-9.
155. Cerini C, Dou L, Anfosso F, Sabatier F, Moal V, Glorieux G, et al. P-cresol, a uremic retention solute, alters the endothelial barrier function in vitro. Thromb Haemost 2004;92(1):140-50.
156. Lin CJ, Pan CF, Chuang CK, Liu HL, Huang SF, Chen HH, et al. Effects of sevelamer hydrochloride on uremic toxins serum indoxyl sulfate and P-cresyl sulfate in hemodialysis patients. J Clin Med Res 2017;9(9):765-70.
157. Bennis Y, Cluet Y, Titeca-Beauport D, El Esper N, Urena P, Bodeau S, et al. The effect of sevelamer on serum levels of gut-derived uremic toxins: results from in vitro experiments and a multicenter, double-blind, placebo-controlled, randomized clinical trial. Toxins (Basel) 2019;11(5).
158. Guida B, Cataldi M, Riccio E, Grumetto L, Pota A, Borrelli S, et al. Plasma p-cresol lowering effect of sevelamer in peritoneal dialysis patients: evidence from a Cross-Sectional Observational Study. PLoS One 2013;8(8):e73558.
159. Shivanna S, Kolandaivelu K, Shashar M, Belghasim M, Al-Rabadi L, Balcells M, et al. The aryl hydrocarbon receptor is a critical regulator of tissue factor stability and an antithrombotic target in uremia. J Am Soc Nephrol 2016;27(1):189-201.
160. Chitalia VC, Shivanna S, Martorell J, Balcells M, Bosch I, Kolandaivelu K, et al. Uremic serum and solutes increase post-vascular interventional thrombotic risk through altered stability of smooth muscle cell tissue factor. Circulation 2013;127(3):365-76.
161. Kaminski TW, Pawlak K, Karbowska M, Mysliwiec M, Pawlak D. Indoxyl sulfate – the uremic toxin linking hemostatic system disturbances with the prevalence of cardiovascular disease in patients with chronic kidney disease. BMC Nephrol 2017;18(1):35.
162. Kimmel PL, Thamer M, Richard CM, Ray NF. Psychiatric illness in patients with end-stage renal disease. Am J Med 1998;105(3):214-21.
163. Fukunishi I, Kitaoka T, Shirai T, Kino K, Kanematsu E, Sato Y. Psychiatric disorders among patients undergoing hemodialysis therapy. Nephron 2002;91(2):344-7.
164. Palmer S, Vecchio M, Craig JC, Tonelli M, Johnson DW, Nicolucci A, et al. Prevalence of depression in chronic kidney disease: systematic review and meta-analysis of observational studies. Kidney Int 2013;84(1):179-91.
165. Peterson RA, Kimmel PL, Sacks CR, Mesquita ML, Simmens SJ, Reiss D. Depression, perception of illness and mortality in patients with end-stage renal disease. Int J Psychiatry Med 1991;21(4):343-54.
166. Kimmel PL, Weihs K, Peterson RA. Survival in hemodialysis patients: the role of depression. J Am Soc Nephrol 1993;4(1):12-27.
167. Kimmel PL, Peterson RA, Weihs KL, Simmens SJ, Alleyne S, Cruz I, et al. Psychosocial factors, behavioral compliance and survival in urban hemodialysis patients. Kidney Int 1998;54(1):245-54.
168. Palmer SC, Vecchio M, Craig JC, Tonelli M, Johnson DW, Nicolucci A, et al. Association between depression and death in people with CKD: a meta-analysis of cohort studies. Am J Kidney Dis 2013;62(3):493-505.
169. Hedayati SS, Grambow SC, Szczech LA, Stechuchak KM, Allen AS, Bosworth HB. Physician-diagnosed depression as a correlate of hospitalizations in patients receiving long-term hemodialysis. Am J Kidney Dis 2005;46(4):642-9.
170. Lacson E, Jr., Bruce L, Li NC, Mooney A, Maddux FW. Depressive affect and hospitalization risk in incident hemodialysis patients. Clin J Am Soc Nephrol 2014;9(10):1713-9.
171. Kurella M, Kimmel PL, Young BS, Chertow GM. Suicide in the United States end-stage renal disease program. J Am Soc Nephrol 2005;16(3):774-81.

172. Workgroup KD. K/DOQI clinical practice guidelines for cardiovascular disease in dialysis patients. Am J Kidney Dis 2005;45(4 Suppl 3):S1-153.

173. Duarte PS, Miyazaki MC, Blay SL, Sesso R. Cognitive-behavioral group therapy is an effective treatment for major depression in hemodialysis patients. Kidney Int 2009;76(4):414-21.

174. Cukor D, Ver Halen N, Asher DR, Coplan JD, Weedon J, Wyka KE, et al. Psychosocial intervention improves depression, quality of life, and fluid adherence in hemodialysis. J Am Soc Nephrol 2014;25(1):196-206.

175. Andreucci VE, Fissell RB, Bragg-Gresham JL, Ethier J, Greenwood R, Pauly M, et al. Dialysis Outcomes and Practice Patterns Study (DOPPS) data on medications in hemodialysis patients. Am J Kidney Dis 2004;44(5 Suppl 2):61-7.

176. Mathew AT, Strippoli GF, Ruospo M, Fishbane S. Reducing hospital readmissions in patients with end-stage kidney disease. Kidney Int 2015;88(6):1250-60.

177. Shipton S. Risk factors associated with multiple hospital readmissions. Home Care Provid 1996;1(2):83-5.

178. Tsuchihashi M, Tsutsui H, Kodama K, Kasagi F, Setoguchi S, Mohr M, et al. Medical and socioenvironmental predictors of hospital readmission in patients with congestive heart failure. Am Heart J 2001;142(4):E7.

179. Crews DC, Gutierrez OM, Fedewa SA, Luthi JC, Shoham D, Judd SE, et al. Low income, community poverty and risk of end stage renal disease. BMC Nephrol 2014;15:192.

180. Ward MM. Socioeconomic status and the incidence of ESRD. Am J Kidney Dis 2008;51(4):563-72.

181. Norris K, Nissenson AR. Race, gender, and socioeconomic disparities in CKD in the United States. J Am Soc Nephrol 2008;19(7):1261-70.

182. Misky GJ, Wald HL, Coleman EA. Post-hospitalization transitions: Examining the effects of timing of primary care provider follow-up. J Hosp Med 2010;5(7):392-7.

9

Hipertrofia ventricular esquerda em pacientes em diálise

Viviane Calice-Silva, Silvio Barberato, Roberto Pecoits-Filho

VISÃO GERAL

A hipertrofia ventricular esquerda (HVE) é uma resposta mal adaptativa à carga pressórica crônica, principalmente induzida pela pressão arterial sistólica, mas exacerbada por diabetes, anemia e distúrbios do metabolismo mineral. Existe um amplo espectro de HVE com implicações clínicas na estratificação de risco, desde uma adaptação puramente fisiológica ao exercício em atletas até um coração complexo remodelado e fibrótico presente em pacientes com múltiplas comorbidades, incluindo doença renal crônica. A diferenciação da estrutura e função cardíaca utilizando as ferramentas atuais é desafiadora, e faltam estudos destinados a abordar a relação causa-efeito entre HVE e desfechos clínicos ruins, especialmente em pacientes com doença renal. Neste capítulo, o objetivo é discutir os potenciais mecanismos envolvidos na HVE, especialmente aqueles associados à doença renal crônica e à diálise, bem como revisar seus métodos diagnósticos atuais.

INTRODUÇÃO

A morbidade e a mortalidade por doença cardiovascular (DCV) são muito altas na doença renal crônica (DRC), particularmente em pacientes com doença renal crônica em estágio terminal (DRCT) tratados com terapias de substituição renal (TSR).[1,2] Com base nas observações do estudo *Hemo*,[3] aproximadamente 80% dos pacientes em hemodiálise (HD) apresentavam doenças cardiovasculares no início do estudo. Doença arterial coronariana (DAC, 22%-39%), insuficiência cardíaca congestiva (ICC, 20%-40%), fibrilação atrial (FA, 11%-27%) e hipertrofia ventricular esquerda (HVE, 29%-75%) são altamente prevalentes em pacientes com DRCT. Embora a DAC aterosclerótica, a doença vascular periférica e cerebral representem um grande fardo para os pacientes com DRCT, há evidências emergentes de que a doença cardíaca não aterosclerótica, particularmente a insuficiência cardíaca congestiva (ICC) e a HVE, desempenham um papel importante na determinação de desfechos ruins nesse grupo de pacientes.[4-6] A HVE é um dos achados mais comuns na avaliação cardiovascular de pacientes que iniciam diálise, e sua presença tem sido associada a um pior prognóstico do paciente. Neste capítulo nos concentraremos na fisiopatologia e em métodos diagnósticos para HVE em pacientes em diálise.

DEFINIÇÃO DE HVE

A hipertrofia ventricular esquerda é definida como um aumento da massa do ventrículo esquerdo (VE), e pode ser secundária ao aumento da espessura da parede, tamanho da cavidade ou ambos; sua apresentação pode variar dependendo da patologia subjacente.[7] Além da pressão alta a longo prazo, o estado de sobrecarga de volume ou sua combinação serem responsáveis pela HVE, os processos cardíacos infiltrativos também levam ao espessamento da parede do VE. Exemplos de processos cardíacos infiltrativos incluem amiloidose e sarcoidose. A infiltração fibrótica é causada por processos patológicos distintos, como lesão inflamatória crônica, distúrbios metabólicos e toxicidade urêmica. Esses processos frequentemente coexistem com HVE, principalmente na DRC. A HVE por si só não apresenta sinais e sintomas específicos. Os sinais e sintomas associados são aqueles de suas causas patológicas (p. ex., hipertensão arterial sistêmica, estenose aórtica, regurgitação aórtica ou mitral, cardiomiopatia hipertrófica etc.).[8]

HISTÓRIA NATURAL DA HVE NA DRC E NA DRCT

Conceitos básicos

Estudos longitudinais e transversais demonstraram que a massa do VE na DRC aumenta à medida que a disfunção renal se desenvolve e progride durante os estágios pré-diálise da DRC.[9,10] Aproximadamente 70% a 80% dos pacientes com DRC estágio 4 a 5 apresentam alguma manifestação de HVE antes do início da diálise. A hipertensão arterial sistólica e a pressão de pulso elevada estão fortemente associadas à HVE em pacientes com DRC avançada, sugerindo que a sobrecarga hídrica e o aumento da rigidez arterial desempenham um papel na HVE bem antes do início da diálise.[10]

À medida que a DRC progride, suas complicações, como anemia, doença mineral óssea, hiperparatireoidismo e hipervolemia, são mais prevalentes. Um aumento nos níveis de toxinas urêmicas também é esperado. Todos esses fatores exercem um efeito importante na fisiopatologia da HVE nessa população. Além disso, existem algumas peculiaridades de certas doenças renais que podem contribuir para a evolução dessa hipertrofia, como a doença renal policística autossômica dominante (DRPAD).

Manifestações cardiovasculares ocorrem em uma alta porcentagem de pacientes com DRPAD, incluindo hipertensão, HVE, anormalidades valvares cardíacas e aneurismas intracranianos, sendo as complicações cardiovasculares a principal causa de morbidade e mortalidade nesse grupo de pacientes.[11] Com o uso de análises ecocardiográficas, muitos estudos demonstraram um índice de massa ventricular esquerda significantemente mais alto em grupos de indivíduos jovens com DRPAD em relação aos grupos controle.[12] Disfunção generalizada do tecido conjuntivo, manifestada por deficiência ou ausência completa de colágeno tipo III ou defeito na matriz extracelular, pode ser responsável pela degeneração mixomatosa, fragmentação e perda de colágeno demonstrada dentro das válvulas cardíacas em pacientes com DRPAD.[12-14] Além disso, as manifestações cardíacas da DRPAD podem ser devidas a um componente de um polimorfismo de inserção-deleção (I/D) do gene da enzima conversora de angiotensina-I (ECA), que seria responsável pela hipertensão arterial, insuficiência renal e pelos efeitos de genótipos individuais sobre a evolução da doença nesse grupo de pacientes.[12]

Considerando os fatores hemodinâmicos relacionados às terapias de substituição renal (TSR), sessões de diálise mais frequentes e/ou mais longas foram sugeridas como a terapia ideal. Um estudo clínico randomizado publicado em 2007, aplicando hemodiálise noturna frequente *versus* 3 vezes por semana – HD convencional –, mostrou melhora da massa ventricular esquerda, reduziu a necessidade de medicamentos para pressão arterial, mostrou melhora de algumas medidas do metabolismo mineral e melhora da qualidade de vida em pacientes submetidos à HD noturna frequente.[15] Esses achados não foram confirmados por outro estudo posterior realizado em seu braço noturno.[16] No estudo *Frequent Hemodialysis Network Daily Trial* (FHN), a HD frequente resultou em redução significante na massa do VE (MVE 13,1 g; IC 95%, 5-21,3 g; p = 0,002), índice MVE (6,9 g/m^2; IC 95%, 2,4-11,3 g/m^2; p = 0,003) e alteração percentual na média geométrica da

MVE (7%; IC 95%, 10%-12,6%; p = 0,02), sendo o efeito mais acentuado da HD frequente na MVE em pacientes com HVE prévia no início do estudo.[16] Nesse grupo, as alterações na MVE foram associadas a alterações na pressão arterial (hemodiálise convencional: R = 0,28, p = 0,01, hemodiálise diária: R = 0,54, p = 0,001), e a magnitude da redução nos volumes diastólicos finais dos ventrículos esquerdo e direito com hemodiálise frequente acentuou-se em pacientes com débito urinário residual de pelo menos 100 mL/dia (interação p-valor = 0,02), indicando que efeitos na pressão arterial e controle de volume podem ser os mediadores e os fatores responsáveis pela melhora dos desfechos duros na população em HD.[16,17]

Há também dados para apoiar o conceito de que uma redução no grau de HVE (mas não a reversão ao grau normal) pode ser alcançada por meio do controle agressivo de fluidos e da PA e talvez pelo tratamento da anemia, pelo menos em certas circunstâncias.[15]

Em relação ao transplante renal, supostamente a modalidade de TSR que oferece uma oportunidade interessante de melhora/regressão da cardiomiopatia urêmica, a HVE ainda é observada em quase metade dos pacientes após o transplante renal, certamente como consequência da exposição anterior ao meio urêmico durante a progressão da DRC e o tempo passado em diálise antes do transplante.[18,19] Entretanto, embora alguns estudos tenham relatado melhora na cardiomiopatia após o transplante renal bem-sucedido,[20,21] relatos clínicos mais recentes mostraram que a HVE pode não regredir, particularmente no subgrupo de pacientes no qual a função renal não foi totalmente recuperada após o transplante.[22]

Determinantes da HVE na DRC – mecanismos (observação e interação)

Os mecanismos subjacentes às anormalidades do VE na DRC são diversos e envolvem muitos aspectos: 1) fatores relacionados à pré-carga: sobrecarga de volume, anemia, fístula arteriovenosa que resulta em alongamento das células miocárdicas e remodelamento excêntrico do VE; 2) fatores relacionados à pós-carga: resistência arterial sistêmica (hipertensão sistólica e diastólica) e distúrbios da complacência vascular (calcificação vascular), resultando no espessamento das células miocárdicas e no remodelamento concêntrico do VE e; 3) fatores independentes da hemodinâmica, como estresse oxidativo e inflamação; hiperfosfatemia; hiperparatireoidismo; e hipovitaminose D, que desempenham um papel importante desde os estágios iniciais e aumentam nos estágios mais avançados da DRC.[9,23,24] A HVE tem sido amplamente considerada um desfecho substituto para a mortalidade em estudos randomizados, pois vários estudos de pacientes em HD mostraram que a massa do VE é um bom preditor de desfechos cardiovasculares e morte.[9,25,26]

Uma suposição geral de que as intervenções que desencadeiam a regressão da HVE podem reduzir o risco cardiovascular em pacientes em HD surgiu a partir dos resultados desses estudos. Entretanto, metanálise recente questionou o papel da HVE como substituto eficaz em pacientes com DRC, porque não foi encontrada uma associação clara entre a regressão da massa do VE induzida pela intervenção e a mortalidade.[27] Talvez fatores de confusão relacionados ao diagnóstico de HVE por imagem cardiovascular possam ter contribuído para os resultados contraditórios dessa metanálise. Vários biomarcadores de imagem têm sido utilizados para diagnosticar a HVE de forma confiável em pacientes em HD, mas sabemos que há uma série de armadilhas intrínsecas em todos eles. O médico deve ter em mente uma visão crítica dos pontos fortes e limitações em relação à utilidade dos métodos de imagem não invasivos para a avaliação da massa do VE nesse grupo de pacientes.

Em pacientes com DRC que desenvolvem HVE, os níveis séricos de biomarcadores inflamatórios são significantemente mais altos do que os valores observados naqueles sem HVE.[28] A mesma relação foi observada para os níveis de proteína C-reativa e peptídeo natriurético do tipo N-terminal pró-B,[29] sugerindo uma ligação entre a pressão de enchimento do VE e a inflamação. Sabe-se também que pacientes com DRC frequentemente apresentam ativação excessiva do sistema renina-angiotensina-aldosterona (SRAA), potencialmente induzindo fibrose e hipertrofia miocárdicas. A ativação do SRAA intracardíaco parece estar criticamente envolvida no estado de sobrecarga observado na DRC, mas a angiotensina II e a aldosterona também podem estar envolvidas na hipertrofia e na fibrose das células miocárdicas independentemente da pós-carga.[9] A angiotensina II promove o crescimento tanto de fibroblastos quanto de miócitos cardíacos, contribuindo para a cardiomiopatia de pacientes em diálise,[30] e níveis elevados de aldosterona parecem estar correlacionados com HVE, independentemente da hipertensão em pacientes em hemodiálise.[31]

Além disso, alguns novos sistemas mediadores celulares que traduzem alterações hemodinâmicas e circulatórias em aumento da massa ventricular têm chamado a atenção para outras vias de produção ou agravamento da HVE. Esses sistemas celulares potenciais incluem ativação do receptor de vitamina D, calcineurina/fator nuclear de células T ativadas, receptor acoplado à proteína G para angiotensina II e endotelina 1 e o mTOR (*mammalian target of rapamycin*).[9] O desenvolvimento de novas estratégias terapêuticas eficientes pode ser possível quando as ações desses sistemas forem mais bem explicadas e compreendidas.

Hipertensão arterial sistêmica

A hipertrofia ventricular esquerda (HVE) é uma complicação comum mesmo na hipertensão leve, encontrada em até 30% dos pacientes.[32,33] A hipertensão sistêmica crônica leva a alterações estruturais e funcionais no coração. Essas alterações incluem HVE, fibrose do interstício miocárdico e angiopatia coronária. A hipertensão arterial crônica leva ao aumento do estresse de parede tanto nas artérias sistêmicas quanto no VE.[34] O aumento do estresse da parede prejudica o desempenho sistólico do VE e induz a hipertrofia compensatória dos cardiomiócitos e o aumento da espessura da parede do VE para reduzir o estresse da parede, seguindo a lei de Laplace. Como consequência, a razão entre a espessura da parede e o diâmetro interno da câmara (espessura relativa da parede) aumenta, e a geometria do VE torna-se mais concêntrica.[35,36]

Outros mecanismos relacionados à HVE secundária à hipertensão são: a) o aumento da atividade do sistema nervoso simpático, que leva à ativação neuroendócrina na hipertensão, incluindo a estimulação do sistema renina-angiotensina (SRA), da família de peptídeos natriuréticos e da cascata de sinalização de adrenoceptores;[37] b) o sistema SRA como principal regulador da pressão arterial e resposta hipertrófica na hipertensão; c) a angiotensina II, que estimula a atividade simpática e a produção de aldosterona; e d) a aldosterona promove disfunção endotelial, remodelação vascular, estresse oxidativo e inflamação através do receptor mineralocorticoide.[38] Outras vias principais e moléculas de sinalização importantes para a resposta hipertrófica à hipertensão arterial incluem endotelina-1 e proteínas G, os ácidos microrribonucleicos (miRNA), estresse oxidativo, proteínas de choque térmico (*heat-shock proteins*), cálcio e algumas quinases.[39]

Em indivíduos obesos, vários determinantes não hemodinâmicos da HVE já foram identificados, incluindo manipulação renal de sódio alterada, aumento do volume sanguíneo, resistência à insulina, estimulação do sistema nervoso simpático, produção de angiotensinogênio da gordura visceral, adipocinas, citocinas pró-inflamatórias (principalmente pertencentes às famílias do fator de necrose tumoral alfa e da interleucina 6) e fatores liberadores de mineralocorticoides.[40] A copresença de hipertensão aumenta em paralelo com o grau de obesidade, e 75% dos indivíduos com índice de massa corporal > 35 kg/m^2 têm hipertensão, expondo o VE a estimuladores hemodinâmicos e não hemodinâmicos de hipertrofia.[35]

Anemia

A presença de anemia durante o primeiro ano de terapia de substituição renal também foi associada a um aumento na prevalência de HVE (10 g/m^2 por

1 g de declínio na hemoglobina).[41] O impacto da anemia na cardiomiopatia em pacientes com DRC foi recentemente avaliado em um estudo clínico incluindo ecocardiogramas seriados. Nesse estudo, a anemia foi um fator de risco independente para insuficiência cardíaca diastólica, mesmo após ajuste para idade, diabetes e doença cardíaca isquêmica.[41] O tratamento da anemia grave com eritropoetina e ferro para aumentar os níveis de hemoglobina parece ser benéfico para a HVE, mas o tratamento de graus menores de anemia para alvos ainda mais altos não provou ser benéfico.[9]

Fosfato, vitamina D e PTH

Distúrbios do metabolismo mineral, incluindo hiperfosfatemia, níveis elevados de paratormônio (PTH) e hipovitaminose D são comuns em pacientes com DRC e têm sido associados à HVE e à hipertrofia miocárdica,[42] com mortalidade cardiovascular precoce e morte súbita cardíaca em pacientes em diálise.[43] Secundariamente a essa evidência, verificou-se que o controle adequado do fosfato, a terapia com vitamina D e a prevenção do hiperparatireoidismo são muito importantes. Entretanto, os benefícios desses aspectos do tratamento da DRC na HVE e suas consequências, como hospitalização por insuficiência cardíaca (IC), progressão da DRC e mortalidade cardiovascular (CV), permanecem incertos.[9]

Dois estudos randomizados abordando o tratamento da doença óssea mineral foram publicados: o estudo *Evolve* (*Evaluation of Cinacalcet Hydrochloride Therapy to Lower Cardiovascular Events*) e o estudo *Primo* (*Paricalcitol Capsule Benefits in Renal Failure Induced Cardiac Morbidity*). No estudo *Evolve*, no qual o uso de cinacalcete foi comparado ao placebo em 3.883 pacientes em hemodiálise com hiperparatireoidismo secundário, o desfecho primário (morte, infarto do miocárdio, angina instável, insuficiência cardíaca ou doença vascular periférica) em uma análise por intenção de tratar não ajustada não foi significante (HR 0,93; IC 95% 0,85-1,02, p = 0,11) em contraste com os desfechos secundários definidos *a priori* de uma análise por intenção de tratar ajustada (HR 0,88; IC 95% 0,79-0,97, p = 0,008).[5,44] No estudo *Primo*, 227 pacientes com DRC estágios 3 e 4 e hipertrofia ventricular esquerda foram avaliados por ecocardiografia e randomizados para receber paricalcitol ou placebo. O desfecho primário avaliado foi a alteração do índice de massa ventricular esquerda pela ressonância magnética cardíaca (RMC) após 12 meses, que não foi diferente entre os dois grupos, mas o desfecho pré-especificado de hospitalizações relacionadas a doenças cardiovasculares foi reduzido no grupo tratado com paricalcitol (p = 0,04).[44,45]

Outros estudos avaliaram os efeitos da vitamina D no coração, e já está bem estabelecido que a vitamina D tem vários efeitos biológicos no coração, incluindo a contração, a proliferação e a hipertrofia das células cardíacas, a expressão de proteínas e colágeno do cardiomiócito, e potencialmente desempenha um papel na manutenção do tônus vascular e do débito cardíaco,[46] apresentando um potencial papel da hipovitaminose D no desenvolvimento da insuficiência cardíaca em pacientes com DRC.[9,47]

Há muitas razões para os resultados negativos desses ensaios; talvez a principal seja que a DMO-DRC tem caminhos diferentes que necessitam de tratamento, e todos os efeitos dessas medicações propostas devem ser estudados combinados e em diferentes perfis de pacientes, por exemplo, com HVE maior ou acompanhados por mais tempo até sermos capazes de demonstrar na vida real os efeitos encontrados em modelos animais, o que também pode ajudar a esclarecer se existe algum papel da HVE nos desfechos dos pacientes com DRC e DRCT.

FGF-23 e HVE

O fator de crescimento de fibroblastos 23 (FGF-23 – *fibroblast growth fator-23*) é um hormônio secretado por osteócitos e osteoblastos que foi estabelecido como um regulador das concentrações circulantes de fosfato e 1,25-di-hidroxivitamina D (1,25(OH)2D).[48] Ele promove a excreção urinária de fósforo e diminui sua absorção intestinal pela inibição da síntese de 1,25(OH)2D.[48] Em pacientes com DRC, o FGF-23 é um regulador-chave do fósforo que mantém o fósforo sérico dentro da faixa normal. Ele começa a aumentar nos estágios iniciais da DRC, e, quando os pacientes atingem a doença renal em estágio terminal, as concentrações de FGF-23 geralmente estão cem vezes acima da faixa normal.[49]

Recentemente, concentrações elevadas de FGF-23 foram associadas a morte, eventos cardiovasculares e progressão da doença renal em pacientes com DRC. Os receptores de FGF têm sido implicados na patogênese da HVE, o que predispõe à disfunção ventricular esquerda (VE), e é um importante preditor de mortalidade em pacientes com DRC.[50]

Os pacientes em diálise crônica participantes do estudo *Host* (*Homocysteine in Kidney and End Stage Renal Disease*) com FGF-23 no tercil mais alto tinham uma diminuição de 8% na fração de ejeção (FE) em comparação com os participantes no tercil mais baixo (beta-8, IC 95% –15,5 a –0,53; p = 0,04), demonstrando que a maior concentração de FGF-23 foi um preditor independente de disfunção sistólica do VE nessa população.[51]

Além disso, em um estudo de subgrupos como parte do estudo prospectivo *Cric* (*Chronic Renal Insufficiency Cohort*), os níveis de FGF-23 foram avaliados nas amostras de plasma basais de 3.070 indivíduos submetidos à ecocardiografia um ano depois. As análises multivariáveis ajustadas para múltiplos fatores de confusão demonstraram que o nível elevado de FGF-23 estava independentemente associado ao aumento do índice de massa do VE (IMVE 1,5 g $m^{-2,7}$ maior IMVE por unidade de aumento no FGF-23, IC 95%, 0,8-2,2; P < 0,001) e conferia maior risco de HVE excêntrica e concêntrica (RR 1,5 por unidade de aumento de FGF-23; IC 95%, 1,3 1,9; P < 0,001). Os autores também descobriram que níveis elevados de FGF-23 no início do estudo estavam associados a um risco futuro aumentado de HVE de início recente quando expressos em uma escala contínua (N = 411 participantes do CRIC, avaliados prospectivamente, 20% desenvolveram HVE de início recente 2,9 ± 0,5 anos depois – RR 2,4 por unidade de aumento no FGF-23; IC 95%, 1,6-3,6; P < 0,001).[52]

Um papel causal direto para FGF-23 elevado na patogênese da HVE foi demonstrado em modelos animais, com achados como FGF-23 induzindo diretamente hipertrofia patológica de cardiomiócitos isolados, e o desenvolvimento de HVE após injeção intraventricular ou intravenosa de FGF-23 em camundongos.[52] Assim, os bloqueadores dos receptores de FGF-23 podem ser uma maneira potencial de melhorar a HVE e a disfunção do VE em pacientes com DRC.

MÉTODOS DIAGNÓSTICOS DE HVE

O eletrocardiograma foi o primeiro exame utilizado para diagnosticar HVE, mas atualmente o ecocardiograma (ECO) é, em geral, considerado mais preciso que o eletrocardiograma para esse propósito.[53] Por outro lado, a ressonância magnética cardíaca (RMC) é atualmente considerada a técnica padrão ouro para mensuração da massa, volume e função do VE, independentemente de pressupostos geométricos.[54]

A RMC oferece resolução espacial e contraste tecidual muito altos, sendo, portanto, capaz de avaliar a fibrose miocárdica.[47] O mapeamento T1 nativo é uma nova técnica de RMC sem contraste que pode quantificar o aumento do volume extracelular, isto é, fibrose, e pode ser um método alternativo interessante para medir a fibrose miocárdica. Na população com DRC avançada ou DRCT, a RMC tem sido amplamente evitada devido à necessidade de contraste de gadolínio intravenoso para detectar fibrose miocárdica durante o procedimento. Raramente, o gadolínio pode causar fibrose sistêmica nefrogênica[55-57] na DRC, e os benefícios da RMC devem superar o risco dessa complicação. A disponibilidade reduzida da RMC, os altos custos e as contraindicações de claustrofobia ou dispositivos cardíacos implantáveis também limitam seu uso na prática clínica.[9] A tomografia cardíaca (TC) com contraste também mede com precisão a massa do VE e quantifica o cálcio coronariano e a estenose arterial coronariana. Entretanto, seu uso envolve radiação ionizante e a utilização de agentes de contraste iodados, que podem afetar a função renal.

Devido às questões relacionadas à RMC e à TC, o ECO está bem estabelecido como a principal ferramenta para a avaliação da massa do VE, tanto na prática clínica quanto em muitos protocolos de pesquisa. A precisão da avaliação da HVE pelo ECO em pacientes com DRC depende da técnica utilizada, do momento do teste em relação à sessão de diálise e do índice utilizado para "normalização" dos dados gerados.[58] As estimativas de massa do VE podem ser derivadas do ECO no modo-M, ECO bidimensional (2D) e ECO tridimensional em tempo real (3D). Cada método de mensuração da massa do VE apresenta vantagens, desvantagens e valor em situações específicas. A monitoração seriada da massa do VE por ECO é uma ferramenta clínica potencialmente útil na avaliação do prognóstico e sucesso de intervenções que podem resultar na regressão da HVE (a Tabela 1 mostra os valores de referência de MVE em homens e mulheres por ECO no modo-M, ECO-2D e RMC).

CONCLUSÃO

A hipertrofia ventricular esquerda está associada a desfechos ruins em pacientes com DRC e DRCT. Atualmente, faltam estudos capazes de fornecer informações suficientes sobre a cronologia de instalação da HVE. A HVE por si só é o maior fardo para o coração desses pacientes? Que manifestação vem primeiro? Todas as variáveis acima mencionadas combinadas seriam responsáveis pelos piores desfechos que nossos pacientes têm ao longo de suas vidas? As evidências indicam claramente uma associação entre muitos fatores relacionados à DRC que levam à HVE, tais como hipervolemia, hipertensão, anemia, fosfato, vitamina D e PTH, FGF-23 e muitos outros. Esses fatores de risco relacionados à DRC associados às comorbidades dos pacientes e fatores de risco cardiovascular tradicionais desempenham um papel importante no desenvolvimento da HVE e da morbidade e mortalidade cardiovascular, especialmente na população em diálise. Quanto mais clara a compreensão desses mecanismos, maior será nossa capacidade de desenvolver estratégias para prevenir e tratar HVE e doenças cardiovasculares em pacientes em diálise.

Tabela 1 Valores normais de massa do VE e limiares para diagnóstico de aumento leve, moderado e grave na massa do VE em homens e mulheres (por ECO modo-M, 2D-ECO e RMC)

	Mulheres				Homens			
	Limite superior	Levemente anormal	Moderadamente anormal	Gravemente anormal	Limite superior	Levemente anormal	Moderadamente anormal	Gravemente anormal
ECO modo-M								
Massa/ASC, g/m²	95	96-108	109-121	≥ 122	115	116-131	132-148	≥ 149
Massa/altura, g/m	99	100-115	116-128	≥ 129	126	127-144	145-162	≥ 163
Massa/altura, g/m	44	45-51	52-58	≥ 59	48	49-55	56-63	≥ 64
ECO método 2D								
Massa/ASC, g/m²	88	89-100	101-112	≥ 113	102	103-116	117-130	≥ 131
RMC								
Massa/ASC, g/m²	75				95			
Massa/altura, g/m	82				114			

2D: bidimensional; ASC: área de superfície corporal; ECO: ecocardiografia; RMC: ressonância magnética cardíaca.
Fonte: adaptada de Lang et al.[59] e Salton et al.[60]

REFERÊNCIAS

1. Saran R, Li Y, Robinson B, Ayanian J, Balkrishnan R, Bragg-Gresham J, et al. US Renal Data System 2014 Annual Data Report: Epidemiology of Kidney Disease in the United States. Am J Kidney Dis. 2015;66(1 Suppl 1):Svii, S1-305.
2. Herzog CA, Asinger RW, Berger AK, Charytan DM, Diez J, Hart RG, et al. Cardiovascular disease in chronic kidney disease: a clinical update from Kidney Disease: Improving Global Outcomes (KDIGO). Kidney Int 2011;80(6):572-86.
3. Cheung AK, Sarnak MJ, Yan G, Berkoben M, Heyka R, Kaufman A, et al. Cardiac diseases in maintenance hemodialysis patients: results of the Hemo Study. Kidney Int 2004;65(6):2380-9.
4. Wanner C, Krane V, Marz W, Olschewski M, Asmus HG, Kramer W, et al. Randomized controlled trial on the efficacy and safety of atorvastatin in patients with type 2 diabetes on hemodialysis (4D study): demographic and baseline characteristics. Kidney Blood Press Res 2004;27(4):259-66.
5. Investigators ET, Chertow GM, Block GA, Correa-Rotter R, Drueke TB, Floege J, et al. Effect of cinacalcet on cardiovascular disease in patients undergoing dialysis. N Engl J Med 2012;367(26):2482-94.
6. Sharp Collaborative G. Study of heart and renal protection (Sharp): randomized trial to assess the effects of lowering low-density lipoprotein cholesterol among 9,438 patients with chronic kidney disease. Am Heart J 2010;160(5):785-94 e10.
7. Lazzeroni D, Rimoldi O, Camici PG. From left ventricular hypertrophy to dysfunction and failure. Circ J 2016;80(3):555-64.
8. Gersh BJ, Maron BJ, Bonow RO, Dearani JA, Fifer MA, Link MS, et al. 2011 ACCF/AHA guideline for the diagnosis and treatment of hypertrophic cardiomyopathy: executive summary: a report of the American College of Cardiology Foundation/American Heart Association Task Force on Practice Guidelines. J Am Coll Cardiol 2011;58(25):2703-38.
9. Glassock RJ, Pecoits-Filho R, Barberato SH. Left ventricular mass in chronic kidney disease and ESRD. Clin J Am Soc Nephrol 2009;4(Suppl 1):S79-91.
10. Paoletti E, Bellino D, Cassottana P, Rolla D, Cannella G. Left ventricular hypertrophy in nondiabetic predialysis CKD. Am J Kidney Dis 2005;46(2):320-7.
11. Liut F, Izzi C, Dallera N, Scolari F. [ADPKD and heart]. G Ital Nefrol 2017;34(Suppl 69):119-30.
12. Wanic-Kossowska M, Posnik B, Kobelski M, Pawliczak E, Pawlaczyk K, Hoppe K, et al. The polymorphism of the ACE gene affects left ventricular hypertrophy and causes disturbances in left ventricular systolic/diastolic function in patients with autosomal dominant polycystic kidney disease. Sci World J 2014;2014:707658.
13. Leier CV, Baker PB, Kilman JW, Wooley CF. Cardiovascular abnormalities associated with adult polycystic kidney disease. Ann Intern Med 1984;100(5):683-8.
14. Ubara Y, Tagami T, Hoshino J, Takaichi K, Takei R. [ADPKD patients on dialysis]. Nihon Rinsho 2004;62 Suppl 6:20-30.
15. Culleton BF, Walsh M, Klarenbach SW, Mortis G, Scott-Douglas N, Quinn RR, et al. Effect of frequent nocturnal hemodialysis vs conventional hemodialysis on left ventricular mass and quality of life: a randomized controlled trial. JAMA 2007;298(11):1291-9.
16. Chan CT, Greene T, Chertow GM, Kliger AS, Stokes JB, Beck GJ, et al. Determinants of left ventricular mass in patients on hemodialysis: Frequent hemodialysis network (FHN) trials. Circ Cardiovasc Imaging 2012;5(2):251-61.
17. Chan CT, Greene T, Chertow GM, Kliger AS, Stokes JB, Beck GJ, et al. Effects of frequent hemodialysis on ventricular volumes and left ventricular remodeling. Clin J Am Soc Nephrol 2013;8(12):2106-16.
18. Rigatto C, Parfrey P. Therapy insight: management of cardiovascular disease in the renal transplant recipient. Nat Clin Pract Nephrol 2006;2(9):514-26.
19. Pecoits-Filho R, Calice-Silva V. Unchain the heart: impact of left ventricular myocardial hypertrophy regression in kidney transplant outcomes. Nephrol Dial Transplant 2016;31(7):1025-6.
20. Parfrey PS, Harnett JD, Foley RN, Kent GM, Murray DC, Barre PE, et al. Impact of renal transplantation on uremic cardiomyopathy. Transplantation 1995;60(9):908-14.

21. Rigatto C, Foley RN, Kent GM, Guttmann R, Parfrey PS. Long-term changes in left ventricular hypertrophy after renal transplantation. Transplantation 2000;70(4):570-5.
22. Patel RK, Mark PB, Johnston N, McGregor E, Dargie HJ, Jardine AG. Renal transplantation is not associated with regression of left ventricular hypertrophy: a magnetic resonance study. Clin J Am Soc Nephrol 2008;3(6):1807-11.
23. Diez J, Laviades C. [Hypertensive heart disease in the patient with chronic kidney disease]. Nefrologia 2008;28(2):135-42.
24. Lopez B, Gonzalez A, Hermida N, Laviades C, Diez J. Myocardial fibrosis in chronic kidney disease: potential benefits of torasemide. Kidney Int Suppl 2008(111):S19-23.
25. McCullough PA, Chan CT, Weinhandl ED, Burkart JM, Bakris GL. Intensive hemodialysis, left ventricular hypertrophy, and cardiovascular disease. Am J Kidney Dis 2016;68(5S1):S5-S14.
26. Barberato SH, Bucharles SG, Barberato MF, Pecoits-Filho R. Association between clinical and doppler echocardiographic parameters with sudden death in hemodialysis patients. Arq Bras Cardiol 2016;107(2):124-30.
27. Badve SV, Palmer SC, Strippoli GFM, Roberts MA, Teixeira-Pinto A, Boudville N, et al. The validity of left ventricular mass as a surrogate end point for all-cause and cardiovascular mortality outcomes in people with CKD: a systematic review and meta-analysis. Am J Kidney Dis 2016;68(4):554-63.
28. Cottone S, Nardi E, Mule G, Vadala A, Lorito MC, Riccobene R, et al. Association between biomarkers of inflammation and left ventricular hypertrophy in moderate chronic kidney disease. Clin Nephrol 2007;67(4):209-16.
29. Ortega O, Gallar P, Munoz M, Rodriguez I, Carreno A, Ortiz M, et al. Association between C-reactive protein levels and N-terminal pro-B-type natriuretic peptide in pre-dialysis patients. Nephron Clin Pract 2004;97(4):c125-30.
30. Vlahakos DV, Hahalis G, Vassilakos P, Marathias KP, Geroulanos S. Relationship between left ventricular hypertrophy and plasma renin activity in chronic hemodialysis patients. J Am Soc Nephrol 1997;8(11):1764-70.
31. Sato A, Funder JW, Saruta T. Involvement of aldosterone in left ventricular hypertrophy of patients with end-stage renal failure treated with hemodialysis. Am J Hypertens 1999;12(9 Pt 1):867-73.
32. Koren MJ, Devereux RB, Casale PN, Savage DD, Laragh JH. Relation of left ventricular mass and geometry to morbidity and mortality in uncomplicated essential hypertension. Ann Intern Med 1991;114(5):345-52.
33. Levy D, Garrison RJ, Savage DD, Kannel WB, Castelli WP. Prognostic implications of echocardiographically determined left ventricular mass in the Framingham heart study. N Engl J Med 1990;322(22):1561-6.
34. Devereux RB, de Simone G, Ganau A, Roman MJ. Left ventricular hypertrophy and geometric remodeling in hypertension: stimuli, functional consequences and prognostic implications. J Hypertens Suppl 1994;12(10):S117-27.
35. Cramariuc D, Gerdts E. Epidemiology of left ventricular hypertrophy in hypertension: implications for the clinic. Expert Rev Cardiovasc Ther 2016;14(8):915-26.
36. Aurigemma GP, Silver KH, Priest MA, Gaasch WH. Geometric changes allow normal ejection fraction despite depressed myocardial shortening in hypertensive left ventricular hypertrophy. J Am Coll Cardiol 1995;26(1):195-202.
37. Diamond JA, Phillips RA. Hypertensive heart disease. Hypertens Res 2005;28(3):191-202.
38. Briet M, Barhoumi T, Mian MOR, Coelho SC, Ouerd S, Rautureau Y, et al. Aldosterone-induced vascular remodeling and endothelial dysfunction require functional angiotensin type 1a receptors. Hypertension 2016;67(5):897-905.
39. Cacciapuoti F. Molecular mechanisms of left ventricular hypertrophy (LVH) in systemic hypertension (SH)-possible therapeutic perspectives. J Am Soc Hypertens 2011;5(6):449-55.
40. de Simone G, Izzo R, De Luca N, Gerdts E. Left ventricular geometry in obesity: is it what we expect? Nutr Metab Cardiovasc Dis 2013;23(10):905-12.
41. Foley RN, Parfrey PS, Harnett JD, Kent GM, Murray DC, Barre PE. The impact of anemia on cardiomyopathy, morbidity, and and mortality in end-stage renal disease. Am J Kidney Dis 1996;28(1):53-61.

42. Bucharles S, Barberato SH, Stinghen AE, Gruber B, Meister H, Mehl A, et al. Hypovitaminosis D is associated with systemic inflammation and concentric myocardial geometric pattern in hemodialysis patients with low iPTH levels. Nephron Clin Pract 2011;118(4):c384-91.
43. Wolf M, Shah A, Gutierrez O, Ankers E, Monroy M, Tamez H, et al. Vitamin D levels and early mortality among incident hemodialysis patients. Kidney Int 2007;72(8):1004-13.
44. Moe SM, Thadhani R. What have we learned about chronic kidney disease-mineral bone disorder from the Evolve and Primo trials? Curr Opin Nephrol Hypertens 2013;22(6):651-5.
45. Pritchett Y, Jemiai Y, Chang Y, Bhan I, Agarwal R, Zoccali C, et al. The use of group sequential, information-based sample size re-estimation in the design of the Primo study of chronic kidney disease. Clin Trials 2011;8(2):165-74.
46. Achinger SG, Ayus JC. The role of vitamin D in left ventricular hypertrophy and cardiac function. Kidney Int Suppl 2005(95):S37-42.
47. Pecoits-Filho R, Bucharles S, Barberato SH. Diastolic heart failure in dialysis patients: mechanisms, diagnostic approach, and treatment. Semin Dial 2012;25(1):35-41.
48. Stubbs J, Liu S, Quarles LD. Role of fibroblast growth factor 23 in phosphate homeostasis and pathogenesis of disordered mineral metabolism in chronic kidney disease. Semin Dial 2007;20(4):302-8.
49. Gutierrez OM, Mannstadt M, Isakova T, Rauh-Hain JA, Tamez H, Shah A, et al. Fibroblast growth factor 23 and mortality among patients undergoing hemodialysis. N Engl J Med 2008;359(6):584-92.
50. Kendrick J, Cheung AK, Kaufman JS, Greene T, Roberts WL, Smits G, et al. FGF-23 associates with death, cardiovascular events, and initiation of chronic dialysis. J Am Soc Nephrol 2011;22(10):1913-22.
51. Sharma S, Joseph J, Chonchol M, Kaufman JS, Cheung AK, Rafeq Z, et al. Higher fibroblast growth factor-23 concentrations associate with left ventricular systolic dysfunction in dialysis patients. Clin Nephrol 2013;80(5):313-21.
52. Faul C, Amaral AP, Oskouei B, Hu MC, Sloan A, Isakova T, et al. FGF23 induces left ventricular hypertrophy. J Clin Invest 2011;121(11):4393-408.
53. Perrone-Filardi P, Coca A, Galderisi M, Paolillo S, Alpendurada F, de Simone G, et al. Non-invasive cardiovascular imaging for evaluating subclinical target organ damage in hypertensive patients: a consensus paper from the European Association of Cardiovascular Imaging (EACVI), the European Society of Cardiology Council on Hypertension, and the European Society of Hypertension (ESH). Eur Heart J Cardiovasc Imaging 2017;18(9):945-60.
54. Marwick TH, Gillebert TC, Aurigemma G, Chirinos J, Derumeaux G, Galderisi M, et al. Recommendations on the use of echocardiography in adult hypertension: a report from the European Association of Cardiovascular Imaging (EACVI) and the American Society of Echocardiography (ASE). J Am Soc Echocardiogr 2015;28(7):727-54.
55. Graham-Brown MP, March DS, Churchward DR, Stensel DJ, Singh A, Arnold R, et al. Novel cardiac nuclear magnetic resonance method for noninvasive assessment of myocardial fibrosis in hemodialysis patients. Kidney Int 2016;90(4):835-44.
56. Rutherford E, Talle MA, Mangion K, Bell E, Rauhalammi SM, Roditi G, et al. Defining myocardial tissue abnormalities in end-stage renal failure with cardiac magnetic resonance imaging using native T1 mapping. Kidney Int 2016;90(4):845-52.
57. Woolen SA, Shankar PR, Gagnier JJ, MacEachern MP, Singer L, Davenport MS. Risk of nephrogenic systemic fibrosis in patients with stage 4 or 5 chronic kidney disease receiving a group ii gadolinium-based contrast agent: a systematic review and meta-analysis. JAMA Intern Med 2020 Feb 1;180(2):223-230.
58. Barberato SH, Pecoits-Filho R. [Echocardiographic alterations in patients with chronic kidney failure undergoing hemodialysis]. Arq Bras Cardiol 2010;94(1):140-6.
59. Lang RM, Badano LP, Mor-Avi V, Afilalo J, Armstrong A, Ernande L, et al. Recommendations for cardiac chamber quantification by echocardiography in adults: an update from the American Society of Echocardiography and the European Association of Cardiovascular Imaging. J Am Soc Echocardiogr 2015 Jan;28(1):1-39.e14.
60. Salton CJ, Chuang ML, O'Donnell CJ, Kupka MJ, Larson MG, Kissinger KV, et al. Gender differences and normal left ventricular anatomy in an adult population free of hypertension: a cardiovascular magnetic resonance study of the Framingham Heart Study Offspring cohort. J Am Coll Cardiol 2002 Mar 20;39(6):1055-60.

10

Noções básicas da fístula arteriovenosa para hemodiálise

Vo Nguyen

VISÃO GERAL

Atualmente, existem três tipos principais de acesso vascular permanente em uso para pacientes em hemodiálise: (1) fístulas arteriovenosas (FAV) nativas, (2) enxertos arteriovenosos de politetrafluoretileno (PTFE) e (3) cateteres tunelizados de diálise. Vários estudos demonstraram que as fístulas têm taxa de patência superior e menores riscos de infecção e requerem menos intervenções em comparação com enxertos e cateteres. Um programa de FAV bem-sucedido depende muito das habilidades do nefrologista como líder de uma equipe multidisciplinar de acesso vascular na preservação precoce das veias do braço, na seleção de vasos adequados, no encaminhamento precoce para cirurgia de FAV, no monitoramento e no manejo da função da FAV e de suas potenciais complicações para garantir o uso ideal da FAV e reduzir o uso de enxertos arteriovenosos e cateteres.

INTRODUÇÃO

Uma FAV é criada ao conectar-se uma veia nativa a uma artéria. Em comparação com uma artéria, a parede da veia é mais complacente e tem menor resistência ao fluxo sanguíneo. Assim, uma fístula resulta em uma queda significante na resistência do circuito arteriovenoso, levando a um aumento imediato da taxa de fluxo sanguíneo, de acordo com uma equação de Poiseuille simplificada:

$$R = \frac{PI - P2}{Q} \quad \text{ou} \quad Q = \frac{PI - P2}{R}$$

Q: taxa de fluxo sanguíneo
P1-P2: diferença na pressão arterial nas duas extremidades do tubo
R: resistência

O aumento do fluxo sanguíneo resulta em remodelação vascular mediada pelo fluxo, gerando aumento na tensão de cisalhamento na parede do vaso. A maior tensão de cisalhamento causa dilatação da artéria e da veia. Essa dilatação reduz a resistência ao fluxo e aumenta o fluxo, o que, por sua vez, eleva ainda mais a tensão de cisalhamento. Corpataux et al.[1] demonstraram que o diâmetro da veia pré-FAV de 2,37 mm aumentou para 6,62 mm (um aumento de 2,8 vezes no diâmetro, equivalente a um aumento de 7,8 vezes na secção transversal do vaso) doze semanas após a criação da fístula. O fluxo aumentou para 750 mL/min. É importante notar que uma FAV madura (utilizável) requer um diâmetro venoso mínimo de 4 mm e um volume de fluxo de 500 mL/min ou mais.[2]

TIPOS DE FÍSTULA ARTERIOVENOSA

Os vasos do braço são os preferidos para a criação da FAV. Os vasos da perna devem ser uma opção de último recurso, já que as FAV de membros inferiores apresentam muitas complicações. Na maioria das situações, a FAV distal é preferível à proximal do braço para preservar as veias do braço para uso futuro. A FAV distal radiocefálica do antebraço é tipicamente criada no nível do punho, embora um tipo de fístula na tabaqueira anatômica seja possível se os vasos forem ideais. A veia basílica do antebraço é geralmente mais bem preservada de punções de agulha por causa de sua posição posterior. A fístula distal usando a veia basílica do antebraço e a artéria ulnar geralmente requer a transposição da veia para a superfície volar do antebraço em uma segunda fase para facilitar sua canulação e evitar uma posição desconfortável do braço durante a diálise. Vale ressaltar que a transposição em si é um procedimento invasivo e pode criar um segmento oscilante, que pode ser uma fonte de hiperplasia e estenose da neoíntima relacionada à perturbação do fluxo sanguíneo.

Infelizmente, à medida que a população em diálise se tornou mais velha com alto nível de fatores de comorbidade e pior qualidade dos vasos sanguíneos, a criação da FAV distal tornou-se mais desafiadora, com maior taxa de falha primária. Os tipos de FAV de braço, incluindo FAV braquiocefálica e FAV venosa braquiobasílica, tornaram-se mais prevalentes. É importante notar que a veia basílica está localizada nas camadas profundas perto do nível médio do braço, onde se junta à veia braquial profunda. Assim, será sempre necessária a transposição para uma posição mais superficial em um segundo tempo cirúrgico, geralmente dois meses após a cirurgia inicial. A cirurgia de FAV braquiobasílica, incluindo a transposição, também pode ser feita em uma única etapa. Existe atualmente um debate sobre a transposição da veia basílica em uma ou duas etapas. O mapeamento por Doppler sempre será necessário no pré-operatório para garantir que a veia basílica é longa o suficiente para permitir a transposição.

Diferentes tipos de FAV podem ser criados utilizando a veia perfurante do cotovelo com anastomose para a artéria braquial[3] ou para a artéria radial proximal.[4] Esse tipo de anastomose tem a vantagem da arterialização de várias veias do antebraço e do braço para uso em diálise. O Duplex Scan é necessário nesses tipos de FAV para localizar a veia perfurante do cotovelo e sua relação anatômica com as veias antecubitais e a artéria radial braquial ou proximal.

SELEÇÃO DE VASOS ADEQUADOS

A seleção de vasos adequados deve incluir dois parâmetros: 1) a medida do diâmetro do vaso pré-operatório e 2) a determinação pré-operatória da capacidade da artéria e da veia de sofrer dilatação pré-operatória e aumentar a taxa de fluxo sanguíneo. Essas medidas simulam a remodelação pós-operatória da FAV (definida arbitrariamente como função do vaso). Silva et al. definiram dois critérios para identificar o tamanho adequado do vaso: diâmetro do lúmen arterial ≥ 2,0 mm e diâmetro do lúmen venoso ≥ 2,5 mm.[5] Utilizando técnicas de microcirurgia, grupos como o de Pirozzi et al. têm sido bem-sucedidos na criação de FAV madura com vasos menores. Eles relataram a criação de FAV madura em pacientes idosos, diabéticos e isquêmicos com vasos muito menores. Em sua série, os diâmetros internos médios da artéria radial distal e da veia cefálica, medidos por ultrassonografia, foram de 1,3 e 1,9 mm, respectivamente.[6] Esses estudos têm limitações como o pequeno número de pacientes, a falta de randomização e a falta de estudos da função do vaso. Além disso, o sucesso da cirurgia é altamente dependente das habilidades do cirurgião.[7] Assim, cada cirurgião da comunidade deve definir seu próprio conceito de adequação em relação ao tamanho do vaso pré-operatório.

A avaliação pré-operatória do vaso por meio do exame físico deve ser feita por nefrologistas para definir a adequação do vaso para uma futura FAV. Devem-se avaliar patência da veia (Figura 1), existência de um fluxo de saída válido, diâmetro, capacidade de dilatação da veia com torniquete e espessura da parede. Uma parede muscular espessa é mais desejável.

Entretanto, à medida que a população em diálise se tornou mais velha com alta incidência de comorbidades, incluindo aterosclerose ou obesidade, o mapeamento duplex dos vasos do braço agora é necessário em todos os pacientes. O mapeamento duplex também pode detectar variações anatômicas nos vasos do braço.[8] Além disso, o Duplex Scan é o único método de imagem que pode medir o tamanho, a profundidade e a função de artérias e veias. A venografia e a arteriografia são invasivas, geralmente requerem corante nefrotóxico e não são capazes de determinar a profundidade e a função. Elas não são mais os métodos de escolha. No entanto, a venografia ainda é indicada em caso de potencial estenose da veia central.

Uma discussão detalhada do Duplex Scan está além do escopo deste capítulo. Entretanto, os nefrologistas devem estar familiarizados com suas características proeminentes e devem ser capazes de interpretar o laudo do Duplex Scan. Os leitores são encaminhados para o protocolo de mapeamento Olympia para obter mais informações: http://kidneyregistrylb.com/wp-content/uploads/2012/06/5duplexavf.pdf. Acesso em: 5 jul. 2022.

Um laudo duplex deve incluir:

A. Estudo de veias:
   1. Tamanho, profundidade em relação à pele, ausência de trombose. Veias profundas (> 5 mm) podem precisar de transposição.

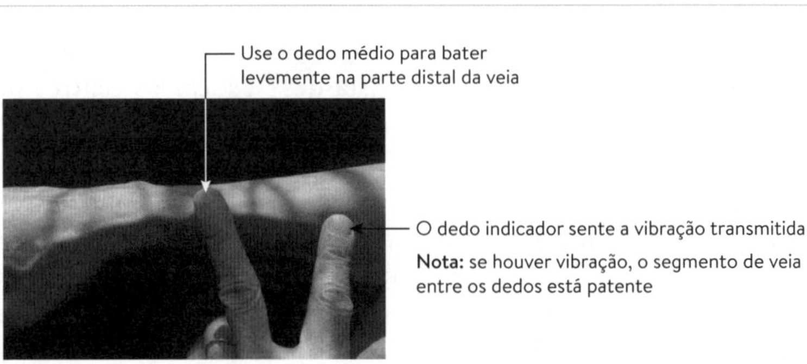

Figura 1 Verificação da patência da veia.

2. Função: a veia pode dilatar? As veias devem dilatar em pelo menos 50% com o uso de torniquete.[9]

O estudo Duplex deve incluir a integridade das veias centrais (se sua integridade for duvidosa, uma venografia será necessária), o comprimento da veia basílica do braço, a localização da veia perfurante do cotovelo em relação às veias antecubitais e as artérias radiais braquial e proximal, também importante para o planejamento da cirurgia de FAV do braço.

B. Estudo das artérias: radial, ulnar, artérias braquiais

1. Tamanho, presença ou ausência de estenose ou calcificação. Note-se que a calcificação da artéria não exclui necessariamente seu uso para a criação bem-sucedida de FAV.[9]
2. Função: a artéria pode dilatar induzindo hiperemia reativa arterial?

Uma manobra de hiperemia reativa é feita com o paciente cerrando o punho por cerca de 60 segundos. Isso causa alterações metabólicas, mediadas pelo óxido nítrico, levando à vasodilatação arteriolar e à menor resistência. A hiperemia reativa é induzida com a abertura do punho cerrado. Essa manobra deve mudar um fluxo trifásico de alta resistência para um fluxo bifásico de baixa resistência. A mesma reação é esperada após a criação da FAV, quando a resistência periférica na artéria diminui repentinamente após a anastomose arteriovenosa (AV). Uma hiperemia reativa positiva indica boa função arterial pós-colocação da FAV. Alternativamente, o índice de resistência pode ser medido e deve cair abaixo de 0,7.[9]

PRESERVAÇÃO DAS VEIAS

Idealmente, a preservação da veia deve começar anos antes dos pacientes necessitarem de diálise. O nefrologista deve educar os centros de referência para encaminhar pacientes com doença renal crônica (DRC) no estágio 3B (TFGe < 45 mL/min), especialmente aqueles com maior risco de progressão para o estágio 5. Essas populações de pacientes incluem aqueles com baixa adesão, com proteinúria > 3 g/dia, hipertensão não controlada com necessidade de múltiplos medicamentos, diabetes *mellitus* mal controlado, função renal instável ou doenças cardiovasculares graves.[10] Os nefrologistas também devem educar os pacientes para preservar suas próprias veias, não permitindo a punção venosa nas veias do braço mais adequadas para FAV.

Um exame cuidadoso de todas as veias pelo exame físico ajudará os nefrologistas a decidir quais veias preservar:

- Se ambos os braços tiverem veias adequadas, ambas as veias do braço devem ser preservadas, e as veias dorsais das mãos devem ser usadas para flebotomia quando possível. Se as veias dorsais das mãos não forem utilizáveis, as veias basílicas posteriores do antebraço devem ser utilizadas.
- Se apenas um braço tiver veias adequadas, esse braço deve ser protegido, mesmo que esse braço seja o dominante.
- Se nenhum dos dois braços tiver veias adequadas, o braço não dominante deve ser protegido. É digno de nota que a preservação automática da veia em braço não dominante sem uma avaliação cuidadosa não é recomendada, uma vez que as veias desse braço podem não ser necessariamente adequadas para FAV.

Uma vez concluído o exame, o nefrologista deve fornecer ao paciente uma notificação que deve sempre ser mostrada ao flebotomista ou terapeuta IV, especificando o processo de preservação da veia do braço. Além disso, a educação da equipe médica do hospital, dos terapeutas IV, dos radiologistas intervencionistas e do pessoal de laboratório sobre preservação de veias ajudará a aumentar as taxas de fístula. O nefrologista deve ajudar a escrever protocolos hospitalares de preservação de veias dos membros superiores, que devem incluir evitar cateter em subclávia e cateteres venosos centrais de inserção periférica (PICC, *peripherally inserted central catheters*).[11] Os pacientes que precisam de um cateter venoso central devem optar por um cateter jugular interno de pequeno calibre (Fr 4 ou 5).[12] Além disso, os fios-guia de marca-passo que normalmente são colocados pela veia subclávia não devem ser colocados no lado escolhido para a futura FAV. O acesso transradial deve ser preferido para procedimentos de angiografia.

MOMENTO PARA CIRURGIA E ESCOLHA DOS TIPOS DE FÍSTULA ARTERIOVENOSA

O relatório anual do USRD (*United States Renal Data System*) de 2017 indicou que 80% de todos os novos pacientes em HD iniciaram a diálise com um cateter venoso central de HD. Esse uso de alta incidência do cateter de HD refletiu parcialmente a falha dos nefrologistas em encaminhar pacientes com DRC para cirurgia de FAV em tempo hábil. O momento da cirurgia de FAV é desafiador por causa de múltiplos fatores variáveis e potencialmente imprevisíveis, incluindo o tempo necessário para a maturação de uma nova FAV, as condições clínicas dos pacientes, a taxa de progressão da DRC e o tempo estimado para a necessidade de diálise. Nefrologistas experientes em mapeamento de veias por meio de exame estão na posição ideal para ajudar a orientar seus colegas cirurgiões na tomada dessas decisões. Por exemplo, pacientes jovens e saudáveis com DRC em estágio 3 estável, que possuem excelentes vasos nos braços permitindo a maturação da FAV em poucas semanas, podem ser encaminhados em estágio 4 avançado. De maneira ideal, uma FAV distal deve ser colocada nesses pacientes.

Em contraste, subgrupos de pacientes idosos com DRC com taxa de progressão mais rápida da insuficiência renal e múltiplas comorbidades, como doença cardíaca isquêmica, têm maior risco de apresentar um problema médico agudo, potencialmente levando a uma perda súbita e irreversível da função renal e a uma necessidade de início de HD crônica em poucos dias. Por causa da pior qualidade do vaso, a taxa de falha primária pode ser maior, especialmente entre as FAV distais. Além disso, a maturação da FAV pode ser mais lenta. Portanto, a cirurgia de acesso deve ser realizada de forma ideal durante o estágio 3B ou início do estágio 4 da DRC. A FAV no braço pode ser escolhida com maior frequência nesse grupo de pacientes se encaminhados no estágio 4 tardio ou no estágio 5 da DRC.

Pacientes com vasos deficientes devem ser aconselhados a considerar a diálise peritoneal, se apropriado. Assim, todos os pacientes com DRC com potencial necessidade de terapia renal substitutiva devem ser instruídos em todas as opções, incluindo diálise domiciliar e transplante. Além disso, os pacientes que preferem a opção peritoneal devem considerar a colocação da FAV como um *backup* em caso de mau funcionamento da colocação do cateter peritoneal e evitar a necessidade de colocação de um cateter de hemodiálise.

Seleção de cirurgiões vasculares

Os nefrologistas devem selecionar cirurgiões habilidosos, experientes na criação de FAV e dispostos a cooperar com a equipe de acesso vascular.[7] O recente desenvolvimento de dispositivos de fístula percutânea[13] pode levar a um aumento da criação de FAV por nefrologistas intervencionistas.

Definição de uma nova fístula arteriovenosa utilizável

Uma FAV madura requer um diâmetro venoso mínimo de 4 mm ou maior e um volume de fluxo de 500 mL/min ou maior utilizando Duplex Scan.[2] No entanto, a maioria dos programas de HD depende do exame físico para determinar o momento da primeira canulação de uma nova FAV. Por padrão da comunidade, aplica-se a regra de 6; ou seja, 6 mm de diâmetro, 6 cm de comprimento. A veia deve ser superficial (menos de 5 mm de profundidade) para facilitar a canulação,[14] caso contrário será necessária a transposição mais próxima da superfície.

A adequação do fluxo sanguíneo deve ser avaliada pelo teste de aumento de pulso, que é realizado ocluindo a veia 4 cm acima da anastomose e sentindo a força do pulso criado, o qual depende do fluxo arterial sistólico.

A parede da veia deve ser espessa o suficiente para evitar sangramento profuso no local da canulação.[15] A parede da veia fica mais espessa após a cirurgia de FAV em razão da hipertrofia medial, que está relacionada ao aumento da tensão circunferencial durante a remodelação do vaso no pós-operatório. Esse é um processo mais gradual do que a dilatação da veia associada ao aumento da tensão de cisalhamento. Portanto, o momento da primeira canulação não deve ser baseado apenas no diâmetro da veia ou em um fator temporal fixo, convencionalmente definido como 6 semanas, pois pode levar dias, semanas ou até meses, dependendo da qualidade pré-operatória da parede venosa e do nível de tensão circunferencial. Na prática, pode ser melhor contar com um(a) enfermeiro(a) experiente em diálise ou um(a) técnico(a) de assistência ao paciente para determinar a maturação de uma nova FAV. A canulação de uma nova FAV deve sempre ser feita pela equipe de diálise mais qualificada, utilizando agulhas de pequeno calibre. A técnica de canulação em *buttonhole* ("casa de botão" ou "botoeira") pode ser útil na nova FAV.

FALHA PRIMÁRIA DA FÍSTULA ARTERIOVENOSA

A falha primária da FAV é definida como falha de maturação dentro de três meses após sua criação. Os nefrologistas devem verificar o progresso da FAV após duas semanas de pós-operatório. Um fluxo deficiente persistente e/ou um tamanho pequeno em 4 a 6 semanas podem indicar a necessidade de intervenção precoce.[16] Uma FAV mal construída não irá melhorar ao longo do tempo sem intervenção.

A falha primária da FAV está relacionada à estenose venosa por hiperplasia da neoíntima. Depois que a fístula é criada, a resistência do vaso diminui, levando ao aumento do fluxo sanguíneo. Alto fluxo em áreas vulneráveis das veias pode resultar em distúrbio do fluxo. Essa turbulência leva a forças de estresse de cisalhamento oscilatórias, que promovem proliferação endotelial, apoptose, vasoconstrição, coagulação, agregação plaquetária e, finalmente, hiperplasia da neoíntima.

As áreas de distúrbio de fluxo tendem a estar localizadas na área supra-anastomótica, onde a veia está conectada à artéria em um ângulo não fisiológico.[17] Além disso, no nível do punho, a posição anatômica da veia cefálica em relação à artéria radial tende a predispor à alta taxa de torção da veia durante a colocação da fístula, aumentando ainda mais o risco de distúrbio do fluxo. Esses fatores podem ser responsáveis por maior taxa de estenoses da veia de entrada no primeiro segmento de veia de 3 a 4 cm imediatamente acima da anastomose (segmento *distal swing*) entre as FAV radiocefálicas distais. A técnica *piggyback straight line onlay* (pSLOT) reduz o risco de distúrbio do fluxo induzido por torção e a incidência de falha primária na FAV distal.[18] Nas fístulas do braço, as estenoses são mais comuns no segmento de saída venoso superior,[19] em parte por causa do ângulo de transposição em uma fístula AV braquiobasílica transposta.

O influxo arterial deficiente pode ser avaliado pelo teste de aumento de pulso. A presença de estenose do fluxo venoso é indicada pela pulsação da veia abaixo da estenose e pela redução do tamanho da veia e do frêmito acima da estenose.

A maioria das estenoses nos lados venoso e arterial do circuito da FAV melhora com a angioplastia percutânea. A estenose supra-anastomótica na FAV radiocefálica distal também pode ser revisada cirurgicamente, com a colocação de uma nova anastomose logo acima da estenose.

Prevenção da falha primária

O risco de falha da FAV pode ser reduzido pela seleção pré-operatória de vasos adequados por mapeamento Duplex.[5] Além disso, as veias do braço adequadas devem ser protegidas de lesões por cateteres anos antes que a FAV seja necessária. O encaminhamento para cirurgia em estágios iniciais da DRC é importante, uma vez que hiperplasia e calcificação da neoíntima foram documentadas em artérias de tamanho médio em pacientes adultos com DRC avançada durante a cirurgia de FAV.[20] Por fim, as habilidades e experiências dos cirurgiões podem desempenhar papel importante no sucesso da criação da FAV.[7]

Conversão de enxerto em fístula arteriovenosa secundária

Os enxertos de antebraço preexistentes levam à arterialização e à dilatação das veias de saída no braço ipsilateral (Figura 2). Um estudo mostrou que o diâmetro médio da veia cefálica era de 6,4 mm (variando de 4 a 10 mm) e o diâmetro da veia basílica era de 9,1 mm (6 a 14 mm) na presença de enxertos AV do antebraço.[21] A arterialização da veia facilita muito a criação bem-sucedida de FAV secundárias,[22] uma vez que o diâmetro da FAV madura necessária é de apenas 4 mm.[2]

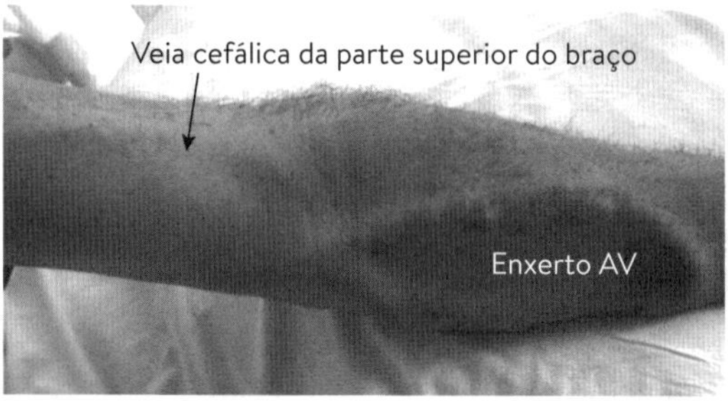

Figura 2 Arterialização da veia cefálica do braço (diâmetro 8 mm) por enxerto arteriovenoso do antebraço.

COMPLICAÇÕES DA FÍSTULA ARTERIOVENOSA

Síndrome do roubo

A criação de FAV em pacientes idosos com altos fatores de comorbidade e doença vascular aterosclerótica pode causar redução do fluxo sanguíneo para a extremidade distal, resultante do aumento do fluxo sanguíneo por meio da FAV. O risco de síndrome do roubo pode ser reduzido pela detecção de doença arterial pela ultrassonografia duplex pré-operatória e privilegiando a artéria radial distal ou proximal, o que pode limitar e evitar a taxa de fluxo sanguíneo excessivo.[4] Se a artéria braquial for utilizada em pacientes de risco, o tamanho da arteriotomia deve ser mantido em 4 a 6 mm, e uma sutura contínua deve ser usada.[23]

A síndrome do roubo apresenta-se com dormência, dor ou frieza nas mãos associadas à redução da sensação e/ou da função motora; cianose, descoloração, ulceração ou necrose dos dedos; e pulsos reduzidos ou ausentes. O paciente com sintomas de síndrome do roubo deve ser prontamente encaminhado ao serviço de cirurgia. Sua presença pode ser confirmada por intermédio de testes vasculares não invasivos: traçados de fotopletismografia digital e medidas de pressão com e sem compressão da fístula ou ultrassonografia Duplex. Pacientes com apenas problemas menores de mão fria e parestesia menor devem ser monitorados de perto e encorajados a usar luvas para manter as mãos aquecidas. Em caso de aterosclerose arterial de influxo, a angioplastia percutânea pode ser indicada. O manejo cirúrgico depende da taxa de fluxo sanguíneo da FAV. O acesso AV de alto fluxo (> 1.500 mL/min) pode precisar de redução de fluxo por bandagem. A cirurgia de revascularização pode ser indicada para uma FAV de fluxo mais baixo (≤ 1.500 mL/min).[24,25] Se a isquemia for grave e a revascularização não for possível, a FAV precisará de ligadura.

Insuficiência cardíaca de alto débito

A criação da FAV leva à redução da resistência vascular e ao aumento do débito cardíaco. O aumento do débito cardíaco, em geral, é clinicamente insignificante e raramente causa insuficiência cardíaca congestiva de alto débito. Os fatores de risco incluem pacientes com doença cardíaca grave preexistente e FAV no braço por causa do maior fluxo sanguíneo.[26] O manejo consiste em excluir outras etiologias de insuficiência cardíaca; redução do excesso de volume pela restrição de sal, diálise ou diuréticos; correção da anemia; melhor controle da hipertensão; e o uso de medicação cardíaca conforme indicado. Se essas medidas falharem, a redução cirúrgica do fluxo sanguíneo da FAV pode ser necessária.[25]

Aneurismas da fístula arteriovenosa

Os aneurismas da FAV, definidos como um alargamento da veia em três vezes o diâmetro da veia arterializada normal próxima, podem ser causados por alto fluxo sanguíneo ou estenose do fluxo venoso. Ambas as condições podem causar maior pressão intra-acesso e dilatação da veia. O pseudoaneurisma da FAV (uma coleção de sangue fora da parede do vaso contido por tecido fibroso) é geralmente causado por canulações repetidas na mesma área. As complicações dos aneurismas e pseudoaneurismas incluem erosão da pele sobrejacente com ruptura, sangramento catastrófico e perda de área adequada da veia disponível para canulação. A canulação através de um pseudoaneurisma deve ser evitada. Pseudoaneurismas podem ser evitados por canulação em escada adequada ou técnicas de botoeira. A revisão cirúrgica é necessária em caso de rápida expansão de tamanho com afinamento da parede do aneurisma. Entretanto, um aneurisma que se apresenta com necrose da pele, muitas vezes associado a uma bolha cheia de líquido sanguinolento, é uma verdadeira emergência, potencialmente associada à ruptura letal e ao sangramento. Nesse caso, o paciente deve ser encaminhado ao hospital por ambulância, e o reparo cirúrgico deve ser feito imediatamente. Se a estenose do fluxo venoso estiver presente com alta pressão intra-acesso, a angioplastia percutânea precoce pode ajudar a reduzir a taxa de progressão do aneurisma.

Infecção relacionada à fístula arteriovenosa

A infecção relacionada à FAV pode ser local, causando celulite ou abscesso ao redor dos locais de canulação. A FAV também pode ser uma fonte comum de bacteremia em pacientes em diálise, o que ocorre frequentemente durante a canulação sem infecção local da FAV. A técnica de canulação incorreta é a causa usual de infecção relacionada à FAV. A técnica canulação em botoeira ou *buttonhole* também pode ter maior risco de infecção que o método em escada.[27] *Staphylococcus aureus* e *Staphylococcus epidermidis* são os patógenos predominantes. As diretrizes de 2006 da KDOQI (National Kidney Foundation - Kidney Disease Outcomes Quality Initiative) recomendam antibióticos intravenosos por 6 semanas para bacteremia relacionada à FAV. A infecção local com abscesso deve ser drenada cirurgicamente, e a veia infectada deve ser excisada parcial ou totalmente, como indicado.

Falha da fístula arteriovenosa

A maioria das FAV maduras desenvolverá estenose induzida por hiperplasia da neoíntima ao longo do tempo. A hiperplasia da neoíntima pode ser causada pelo distúrbio do fluxo, como discutido na seção sobre a falha primária da FAV, ou por trauma por canulação repetida da veia. Embora a taxa de trombose associada à redução da taxa de fluxo sanguíneo induzida pela estenose seja muito menor na FAV em comparação com o enxerto AV, ainda é importante diagnosticar a estenose e intervir em tempo hábil. Existem dois métodos para detectar a estenose da FAV.

O monitoramento clínico consiste no exame físico da FAV e monitoramento de problemas com a diálise, como queda na depuração da diálise (Kt/V), sangramento prolongado, incapacidade de canulação etc. A atualização de 2019 da diretriz KDOQI recomenda que uma avaliação física do paciente em hemodiálise seja feita semanalmente.[28]

A vigilância utiliza a medida do fluxo intra-acesso, a varredura duplex para avaliar o fluxo intra-acesso ou a medida da pressão venosa de diálise estática. Entretanto, a eficácia do monitoramento clínico e a vigilância para FAV permanece em questão.[29] Como a taxa de trombose é muito menor nas FAV em comparação com os enxertos AV, é mais desafiador para os pesquisadores mostrar melhora nas taxas de trombose ou patência pelo diagnóstico precoce de estenose e pela intervenção preventiva. Além disso, a angioplastia percutânea potencialmente causa lesão na íntima do vaso, levando a um aumento da proliferação celular, hiperplasia acelerada da neoíntima e estenose recorrente mais rápida.[30] Assim, a angioplastia de uma estenose não clinicamente significativa ou estável pode ser potencialmente prejudicial e pode anular o benefício da detecção precoce da estenose da FAV por vigilância e intervenções.

CONCLUSÃO

Um programa de FAV bem-sucedido depende muito das habilidades do nefrologista como líder de equipe multidisciplinar de acesso vascular na preservação precoce das veias do braço, na seleção de vasos adequados, no encaminhamento precoce para cirurgia de FAV, no monitoramento e no manejo da função primária e secundária da FAV e da rápida identificação de suas potenciais complicações. O menor uso de FAV nos EUA em comparação com outros países desenvolvidos está principalmente relacionado a diferenças na prática dos provedores de diálise.[30] Intervenções em programas com baixas taxas de FAV ajudaram a melhorar seus resultados clínicos, educando os provedores e promovendo o modelo de equipe multidisciplinar de acesso vascular.[31] Essas melhores práticas de acesso vascular podem ter ajudado muitos centros de diálise no noroeste do Pacífico a atingir taxas de 80-100% de FAV.[32]

AGRADECIMENTOS

O autor gostaria de agradecer ao Dr. Nicola Pirozzi (Unidade de Nefrologia Intervencionista, CdC Nuova ITOR, Roma) e à Dra. Mai Lin Nguyen, minha filha, por suas importantes sugestões e suporte editorial.

REFERÊNCIAS

1. Corpataux JM, Haesler E, Silacci P, Ris HB, Hayoz D. Low-pressure environment and remodelling of the forearm vein in Brescia-Cimino haemodialysis access. Nephrol Dial Transplant 2002;17:1057-62.
2. Robbin ML, Chamberlain NE, Lockhart ME, Gallichio MH, Young CJ, Deierhoi MH, et al. Hemodialysis arteriovenous fistula maturity: US evaluation. Radiology 2002;225(1):59-64.
3. Bender MH, Bruyninckx CM, Gerlag PG. The Gracz arteriovenous fistula evaluated: results of the brachiocephalic elbow fistula in haemo-dialysis angio-access. Eur J Vasc Endovasc Surg 1995;10:294-7.
4. Bruns S, Jennings W. Proximal radial artery as inflow site for native arteriovenous fistula. J Am Coll Surg 2003;197(1):58-63.
5. Silva MB Jr, Hobson RW 2nd, Pappas PJ, Jamil Z, Araki CT, Goldberg MC, et al. A strategy for increasing use of autogenous hemodialysis access procedures: impact of preoperative noninvasive evaluation. J Vasc Surg 1998;27(2):302-8.
6. Pirozzi N, Apponi F, Napoletano AM, Luciani R, Pirozzi V, Pugliese F. Microsurgery and preventive haemostasis for autogenous radial-cephalic direct wrist access in adult patients with radial artery internal diameter below 1.6 mm. Nephrol Dial Transplant 2010;25(2):520-5.
7. Huber TS. Surgeon characteristics and arteriovenous fistula maturation success. Am J Kidney Dis 2020;75(2):151-2.
8. Kusztal M, Weyde W, Letachowicz K, Gołebiowski T, Letachowicz W. Anatomical vascular variations and practical implications for access creation on the upper limb. J Vasc Access 2014;15(Suppl. 7):S70-S75.

9. Malovrh M. Native arteriovenous fistulas for hemodialysis: preoperative evaluation. Am J Kidney Dis 2002;39(6):1218-25.
10. Ishani A, Grandits GA, Grimm RH, Svendsen KH, Collins AJ, Prineas RJ, et al. Association of single measurements of dipstick proteinuria, estimated glomerular filtration rate, and hematocrit with 25-year incidence of end-stage renal disease in the multiple risk factor intervention trial. J Am Soc Nephrol 2006;17:1444-52.
11. Allen AW, Megargell JL, Brown DB, Lynch FC, Singh H, Waybill PN. Venous thrombosis associated with the placement of peripherally inserted central catheters. J Vasc Interv Radiol 2000;11(10):1309-14.
12. Sasadeusz KJ, Trerotola SO, Shah H, Namyslowski J, Johnson MS, Moresco KP, et al. Tunneled jugular small-bore central catheters as an alternative to peripherally inserted central catheters for intermediate-term venous access in patients with hemodialysis and chronic renal insufficiency. Radiology 1999; 213(1):303-6.
13. Wasse H. Place of percutaneous fistula devices in contemporary management of vascular access. Clin J Am Soc Nephrol 2019;14(6):938-40.
14. Inkollu S, Wellen J, Beller Z, Zhang T, Vachharajani N, Shenoy S. Successful use of minimal incision superficialization technique for arteriovenous fistula maturation. J Vasc Surg 2016;63(4):1018-25.
15. Donnelly SM, Marticorena RM. When is a new fistula mature? The emerging science of fistula cannulation. Semin Nephrol 2012;32(6):564-71.
16. Ferring M, Henderson J, Wilmink T. Accuracy of early postoperative clinical and ultrasound examination of arteriovenous fistulae to predict dialysis use. J Vasc Access 2014;15:291.
17. Ene-Iordache B, Remuzzi A. Disturbed flow in radial-cephalic arteriovenous fistulae for haemodialysis: low and oscillating shear stress locates the sites of stenosis. Nephrol Dial Transplant 2012;27(1):358-68.
18. Bharat A, Jaenicke M, Shenoy S. A novel technique of vascular anastomosis to prevent juxta-anastomotic stenosis following arteriovenous fistula creation. J Vasc Surg 2012;55:274.
19. Turmel-Rodrigues L, Pengloan J, Baudin S, Testou D, Abaza M, Dahdah G, et al. Treatment of stenosis and thrombosis in haemodialysis fistulas and grafts by interventional radiology. Nephrol Dial Transplant 2000;15(12):2029-36.
20. Chitalia N, Ross L, Krishnamoorthy M, Kapustin A, Shanahan CM, Kaski JC, et al. Neointimal hyperplasia and calcification in medium sized arteries in adult patients with chronic kidney disease. Semin Dial 2015;28(3):E35-E40.
21. Ash S, Beathard GA. American Society of Diagnostic and Interventional Nephrology: Interventionalist's Role in Identifying Candidates for Secondary Fistulas. Semin Dial 2004;17 (3):233-6.
22. Nguyen VD, Treat L, Griffith C, Robinson K. Creation of secondary AV fistulas from failed hemodialysis grafts: the role of routine vein mapping. J Vasc Access 2007;8(2):91-6.
23. Sidawy AN, Spergel LM, Besarab A, Allon M, Jennings WC, Padberg FT, et al. The Society for Vascular Surgery: clinical practice guidelines for the surgical placement and maintenance of arteriovenous hemodialysis access. J Vasc Surg 2008;48(5 Suppl):2S.
24. Zanow J, Petzold M, Petzold K, Kruger U, Scholz H. Diagnosis and differentiated treatment of ischemia in patients with arteriovenous vascular access. In: Henry ML, editor. Vascular Access for Hemodialysis VII. Chicago: Gore; 2001. p. 201.
25. Maresca B, Filice FB, Orlando S, Ciavarella GM, Scrivano J, Volpe M, et al. Early echocardiographic modifications after flow reduction by proximal radial artery ligation in patients with high-output heart failure due to high-flow forearm arteriovenous fistula. J Vasc Access 2020 Sep;21(5):753-9.
26. Basile C, Lomonte C, Vernaglione L, Casucci F, Antonelli M, Losurdo N. The relationship between the flow of arteriovenous fistula and cardiac output in haemodialysis patients. Nephrol Dial Transplant 2008;23(1):282-7.

27. Wong B, Muneer M, Wiebe N, Storie D, Shurraw S, Pannu N, et al. Buttonhole versus rope-ladder cannulation of arteriovenous fistulas for hemodialysis: a systematic review. Am J Kidney Dis 2014;64:918.
28. Lok CE, Huber TS, Lee T, Shenoy S, Yevzlin AS, Abreo K, et al.; National Kidney Foundation. KDOQI Clinical Practice Guideline for Vascular Access: 2019 Update. Am J Kidney Dis 2020 Apr;75(4 Suppl 2):S1-S164.
29. Ken Abreo et al. Is there a need to mandate access surveillance in the dialysis clinic? Nephrol News Issues 2010;17(7):30-2.
30. Chang CJ, Ko PJ, Hsu LA, Ko YL, Chen CF, Huang CC, et al. Highly increased cell proliferation activity in the restenotic hemodialysis vascular access after percutaneous transluminal angioplasty: implication in prevention of restenosis. Am J Kidney Dis 2004;43:74-84.
31. Nguyen VD, Lawson L, Ledeen M, Treat L, Buss J, Barclay C, et al. Successful multidisciplinary interventions for arterio-venous fistula creation by the Pacific Northwest Renal Network 16 vascular access quality improvement program. J Vasc Access 2007;8(1):3-11.
32. Nguyen V, Ball LK. Exceeding KDOQI AV fistula target at northwest renal network 16. Is 80-90% AV fistula rate achievable? Semin Dial 2014;27(6):E66-E70.

11

Hemodiálise intensiva

Athanasios Roumeliotis, Stefanos Roumeliotis, Andreas Pierratos

VISÃO GERAL

A necessidade de melhorar os desfechos da terapia renal substitutiva, diminuir o custo e aumentar a utilização da diálise domiciliar levou a um crescente interesse na "hemodiálise intensiva". Isso inclui a diálise longa e/ou mais frequente realizada no centro e especialmente em casa. Há evidências crescentes na literatura, tanto de coortes como de ensaios controlados randomizados, de que a hemodiálise intensiva melhora os desfechos cardiovasculares, o controle da pressão arterial, a remoção de solutos, a qualidade de vida e possivelmente a sobrevida do paciente. Apesar das vantagens da hemodiálise domiciliar intensiva, sua utilização permanece baixa. Novas máquinas de diálise domiciliares, incentivos financeiros e vontade política poderão, possivelmente, aumentar a utilização da hemodiálise domiciliar, como exigido pela Advancing American Kidney Health Initiative nos EUA, que estabeleceu como meta uma taxa de transplante renal incidente e de diálise domiciliar de 80% até 2025.

INTRODUÇÃO

A doença renal crônica em estágio terminal (DRCT) é uma epidemia global com um número crescente de pacientes em terapia renal substitutiva, dialisados principalmente no centro de diálise por 3 a 4 horas e 3 vezes por semana. Havia 746.557 pacientes prevalentes com DRCT nos EUA no final de 2017, dos quais 124,5 mil eram casos novos, traduzindo-se em uma taxa de incidência bruta de 370,2/milhão/ano.[1] Apesar de alguma melhora recente nos desfechos dos pacientes, dados do *United States Renal Data System* (USRDS) mostram que as taxas de mortalidade e hospitalização dos pacientes ainda são inaceitavelmente altas.[2]

A HD domiciliar, quando desenvolvida na década de 1960, era utilizada por 32% dos pacientes nos EUA. Menos de 15% dos pacientes em diálise estavam em HD domiciliar em 1978, caindo para menos de 5% em 1980 e para 1,9% em 2018. As mudanças podem estar relacionadas à promulgação do *Medicare Entitlement Act* de 1972, ao advento da diálise peritoneal (DP) no final dos anos 1970 e ao desalinhamento dos incentivos financeiros.[3] Houve um aumento recente de HD domiciliar incidente nos EUA, mas, apesar de um aumento de 120,8% desde 2007, seu uso geral foi de apenas 0,4% de todos os pacientes incidentes com DRCT que receberam diálise em 2018. A utilização total de HD domiciliar ou DP em pacientes incidentes em diálise atingiu seu nível mais alto desde 1997. Na população de pacientes prevalentes, a utilização total de HD domiciliar ou DP foi de 11,9% em 2017, também seu nível mais alto desde 1997. Até o final de 2017, havia mais de 62 mil pacientes em HD domiciliar nos EUA.

A utilização de HD domiciliar é baixa na maioria dos outros países, exceto aqueles com forte cultura de HD domiciliar, como Nova Zelândia e Austrália (14% e 8%, respectivamente), enquanto Canadá e Europa têm taxas de HD domiciliar mais altas do que os EUA.[3]

Para melhorar os desfechos deficientes da diálise e aliviar o impacto financeiro, vários caminhos foram buscados envolvendo mudanças na dose e horários de diálise, apoio a regimes domiciliares, melhoras na tecnologia, foco no tratamento de comorbidades e mudança nas políticas públicas, incluindo incentivos financeiros.

Dose de diálise

O *National Cooperative Dialysis Study* (*NCDS*) introduziu o Kt/V_{ureia} como medida da depuração de pequenas moléculas, e a menor dose adequada foi posteriormente estabelecida em 1,2 pelo DOQI.[4] Não foram encontrados efeitos benéficos da diálise mais longa ($p = 0,06$).[5] O estudo *Hemodialysis* (*Hemo*)[6] não mostrou melhora na sobrevida do paciente com o aumento da dose de diálise (Kt/V = 1,4), enquanto no mesmo regime.

Esquemas de diálise

Altas taxas de sobrevida dos pacientes e bom controle da pressão arterial em hemodiálise (HD) de 8 horas 3 vezes por semana foram relatados em Tassin, na França, dando credibilidade aos benefícios da diálise longa.[7] Melhores desfechos foram relatados em HD diária curta, principalmente da Itália,[8] e com a HD noturna diária de Toronto, Canadá.[9] Essas experiências reavivaram o interesse por esquemas de diálise longos e mais frequentes.[10] Melhores desfechos foram publicados em estudos observacionais e, posteriormente, em ensaios clínicos randomizados (ECR).[11-13]

Mudanças tecnológicas

As mudanças tecnológicas levaram a avanços, por exemplo, nas máquinas de HD, membranas e composição de dialisato. Mais recentemente, as máquinas foram especificamente fabricadas ou adaptadas para uso em diálise domiciliar.[14]

Local do tratamento

O local de tratamento inclui o ambiente hospitalar, unidades satélites autônomas ou tratamento domiciliar. O apoio à diálise domiciliar cresceu por razões clínicas e financeiras.[15] Diferentes estratégias têm sido utilizadas para promover as modalidades domiciliares. Entre outras, há incentivos financeiros para pacientes, médicos e provedores de diálise. Outras abordagens incluem as políticas "DP primeiro" (*PD-first*) ou "diálise domiciliar primeiro" (*home dialysis first*).[16,17]

Oferecimento da diálise

A diálise é oferecida em unidades de diálise como cuidado integral por enfermeiros e técnicos, ou em domicílio como autocuidado ou cuidado assistido pelos pacientes, por auxiliares não remunerados ou remunerados.[18]

Foco em comorbidades ou medidas de desfechos relatados pelo paciente

Entre outras, incluem doenças cardiovasculares, diabetes e doenças ósseas metabólicas. As pesquisas têm sido direcionadas para medidas de desfechos relatados pelo paciente.[19,20]

Políticas públicas/incentivos financeiros

Nos EUA, o *Prospective Payment System* (PPS) expandido para DRCT incluiu medicamentos injetáveis no reembolso da diálise e adicionou pagamentos para treinamento em diálise domiciliar.[21,22] Mais recentemente, tem havido apoio institucional organizado para diálise domiciliar e inovações relacionadas à diálise por meio da Advancing American Kidney Health Initiative.[15]

Nessa revisão, examinaremos os regimes de diálise agrupados sob o nome coletivo de "hemodiálise intensiva", incluindo HD mais frequente e/ou duração da sessão dentro da perspectiva mais ampla da HD domiciliar.

ASPECTOS TÉCNICOS

Várias máquinas de HD foram modificadas ou reprojetadas para HD diária e/ou domiciliar. As máquinas Fresenius 2008K@home, NxStage System One e One S e Tablo (Outset)[23] foram aprovadas para uso doméstico nos EUA. Outras máquinas estão sendo desenvolvidas ou utilizadas em outros países.[14]

O dialisato é produzido por meio de um processo de osmose reversa ou pelo uso de um deionizador. O tratamento amaciante de água antes do sistema de purificação de água pode ocasionalmente ser necessário.

O *NxStage System One*, usado pela maioria dos pacientes nos EUA, usa o Pureflow® SL para produzir 40, 50 ou 60 L de dialisato à base de lactato para ser usado em 72 horas. Ele pode durar até 1 a 3 sessões de diálise, dependendo da prescrição. O fluxo de dialisato é ajustado para que o volume prescrito tenha a duração prescrita, podendo ser de 63 mL/minuto para mais tempo até 200 mL/minuto (300 para o modelo *One S*) para sessões mais curtas. O dialisato pré-fabricado em bolsas de 5 L está disponível, principalmente para fins de viagem. O *NxStage* fornece uma fórmula de prescrição de diálise para a dose de diálise semanal desejada (stdKt/V) – disponível em https://dosingcalculator.nxstage.com/ DosingCalculator/.

Outros recursos opcionais incluem telemonitoramento,[24,25] aplicativos para *smartphones*, videoconferência interativa, transmissão de dados em tempo real, portais eletrônicos de registro de saúde do paciente, monitoramento remoto, sensores de vazamento e medidas *online* de eletrólitos.[26-35] Nenhum deles é essencial para o tratamento. A reutilização do dialisador, embora inicialmente praticada, foi abandonada devido à diminuição de seu custo.[36]

PRESCRIÇÃO DE HEMODIÁLISE

Hemodiálise diária convencional

A HD domiciliar (cotidiana ou convencional) é oferecida 5 a 7 vezes por semana, geralmente por 2 a 4 horas, no centro de diálise ou em casa. Um regime mais longo é encorajado (por exemplo, > 3 horas), pois está associado a melhor controle de fósforo.[37]

Abordagem com alto volume de dialisato

Ao utilizar máquinas convencionais ou modificadas para uso doméstico, a composição do dialisato é semelhante ao esquema de HD 3 vezes por semana (600-800 mL/minuto). Os fluxos de sangue e do dialisato são mantidos no máximo para alcançar as melhores depurações.

Abordagem com baixo volume de dialisato

A *NxStage System One* utiliza baixo fluxo de dialisato e pouco volume total para conter o custo.[38,39] A baixa taxa de fluxo de dialisato leva a uma saturação mais alta de soluto do dialisato, permitindo um uso mais eficiente do dialisato. O fluxo sanguíneo é mantido no máximo possível. A fração de fluxo (FF), a razão entre o fluxo do dialisato e o fluxo sanguíneo, é uma medida indireta da saturação de ureia do dialisato. Uma FF de 40% se correlaciona com 90% de saturação de ureia no dialisato. O volume total de dialisato necessário pode ser calculado a partir do Kt/V diário desejado (tipicamente 0,6) e da FF (tipicamente 40%). Se o fluxo sanguíneo mudar durante a diálise e a FF for mantida estável, o fluxo de dialisato pode ser alterado pela máquina em paralelo e a duração da diálise ajustada para atingir o Kt/V desejado. Se o Kt/V desejado não for alcançado, a FF pode ser aumentada (fluxo de dialisato mais lento, mesmo volume, saturação mais alta, diálise mais longa) ou o volume do dialisato pode ser aumentado (geralmente junto com diálise mais longa), com implicações financeiras negativas.

Hemodiálise noturna

A HD noturna é realizada durante a noite, durando 6 a 8 horas por sessão, 3 a 7 dias por semana. A HD noturna intermitente é realizada 3 vezes por semana ou em dias alternados (3,5 sessões semanais), e a HD noturna diária geralmente é realizada 6 noites por semana.[12,40,41] O regime noturno intermitente ocorre em centros de diálise ou em domicílio, enquanto a HD noturna diária é realizada em domicílio. Ambos os regimes podem ser realizados pelo paciente ou por um auxiliar, quando em casa, enquanto a própria equipe do centro de diálise geralmente administra a HD noturna intermitente realizada nas unidades.

Abordagem com alto volume de dialisato

A prescrição para HD longa inclui baixo fluxo de sangue (Qb), de 200 a 300 mL/minuto para adultos e de 100 mL/minuto para crianças, e um fluxo de dialisato (Qd) < 100 mL/minuto até mais de 500 mL/minuto, geralmente 300 mL/minuto. A concentração de bicarbonato no dialisato na HD noturna é geralmente cerca de 30 mEq/L para a forma diária e 35 mEq/L para a forma intermitente. A concentração de cálcio é geralmente fixada em 2,5 a 3 mEq/L (1,25-1,5 mmol/L).[39] Se for necessário um cálcio de dialisato mais alto (p. ex., fosfatase alcalina alta, pós-paratireoidectomia, gravidez), o pó de cloreto de cálcio pode ser adicionado ao concentrado de ácido (7 mL de pó adicionado a um galão de ~ 4,5 L de concentrado de ácido aumenta o cálcio do dialisato em cerca de 0,5 mEq/L ou 0,25 mmol/L). Para evitar o equilíbrio negativo de cálcio, o cálcio sérico pós-diálise deve ser mantido acima do cálcio pré-diálise, a menos que o paciente esteja em uso de quelantes de fósforo à base de cálcio. Há uma melhora no controle do fósforo na HD intensiva.[41-43] A HD noturna diária pode até levar à hipofosfatemia mesmo sem os quelantes de fósforo. O fosfato de sódio pode ser adicionado ao concentrado ácido ou de bicarbonato: 30 a 135 mL de Fleet Enema® (fosfato de sódio) em 4,5 L de dialisato levam a uma concentração de fosfato no dialisato de 1 a 3 mg/dL (0,3-0,9 mmoL/L).[41-43]

Abordagem com baixo volume de dialisato

O fluxo de dialisato ao utilizar a máquina de HD *NxStage* é menor (63-130 mL/minuto) para que o volume prescrito (geralmente 30 ou 60 L) perdure por toda a duração da diálise. O sistema *NxStage* fornece base na forma de lactato a 40 ou 45 mmol/L de cálcio no dialisato e é ajustado em 3 mEq/L (1,5 mmol/L). Nenhum aditivo de dialisato pode ser utilizado no sistema *NxStage*. Os detalhes da prescrição foram discutidos em artigo recente.[44]

Não existem dados suficientes sobre a escolha do dialisador, mas é razoável sugerir dialisadores de alto fluxo para HD intensiva.

Anticoagulação

A anticoagulação inclui heparina não fracionada (HNF) ou heparina de baixo peso molecular (HBPM).[45] No caso de trombocitopenia induzida por heparina, pode-se usar danaparoide ou argatroban.[46] O sistema *NxStage* não possui bomba; portanto, pode-se usar HBPM ou uma bomba externa para heparina. A ausência da interface sangue-ar diminui a necessidade de anticoagulação.

Acesso da diálise

Cateteres venosos centrais de longa permanência, fístulas arteriovenosas e enxertos podem ser usados para todas as formas de HD intensiva, no centro ou em casa. No estudo FHN, a HD diária foi associada a um aumento do risco de complicações vasculares.[47] Dispositivos de conector fechado (InterLink®, Tego®) são recomendados para a diálise durante o sono para a prevenção de embolia gasosa e sangramento em caso de desconexão acidental.[48] Taxas mais baixas de infecção da corrente sanguínea relacionada ao cateter também foram relatadas em pacientes que usaram esses dispositivos, mas ainda são necessários estudos mais adequados.[49]

A técnica de "botoeira" ou "em casa de botão" (*buttonhole*) para fístula arteriovenosa[50] - mas não para canulação do enxerto - pode ser usada na HD diária ou noturna quando um único operador (paciente ou ajudante) estiver envolvido; no entanto, deve ser evitada para HD no centro, onde tem sido associada a uma taxa maior de complicações.[51] A técnica de "botoeira", em casa ou no centro, tem sido associada a uma taxa significantemente maior de bacteremia, que pode ser evitada principalmente pela aplicação de creme de mupirocina no local da punção após a conclusão da diálise.[48,52,53] A adesão cuidadosa à técnica antisséptica é crucial. Para que a "botoeira" seja estabelecida, são necessárias agulhas afiadas regulares na primeira semana para formar o canal de canulação. As vantagens teóricas da "botoeira" incluem menos dor, maior facilidade de canulação, hemostasia mais rápida e menor risco de criação de aneurisma; no entanto, essas vantagens não foram comprovadas em grandes ensaios clínicos randomizados.[48,54-56]

Um "sistema de agulha única" é incentivado para a HD noturna, pois diminui o risco e as complicações de um deslocamento acidental (um alarme de ar é acionado), enquanto a depuração do soluto não é afetada em grande parte devido à longa duração da diálise. Além disso, está associado a menor número de canulações. A fixação segura da agulha de diálise para HD noturna é fundamental, assim como o uso de sensores de umidade (alarmes de enurese facilmente disponíveis ou dispositivos disponíveis comercialmente)[32,34] no local da punção e no chão para vazamentos de sangue ou dialisato. Atenção significativa deve ser dada às questões de segurança durante o treinamento para HD noturna.[57,58]

DEPURAÇÃO DE SOLUTO

Remoção de moléculas pequenas - ureia

O stdKt/V semanal tem sido amplamente adotado como medida de adequação da dose de diálise, especialmente para HD frequente e diálise peritoneal, apesar da falta de dados confiáveis. Ele utiliza a concentração pré-diálise do meio da semana de nitrogênio ureico no sangue (BUN - *blood urea nitrogen*) em vez da concentração média ao longo do tempo (TAC - *time-averaged concentration*) para o cálculo, portanto favorece a diálise frequente. Um stdKt/V de 2,3 por semana e um stdKt/V mínimo de 2,1 representam as diretrizes de dose recomendadas pelo KDOQI (*Kidney Disease Outcomes Quality Initiative*) para esquemas alternativos de diálise.[59] Um stdKt/V semanal de 2,3 seria equivalente a um Kt/V equilibrado diário de 0,38 para 6 sessões por semana. Embora o volume e o fluxo de dialisato prescritos para o sistema *NxStage* sejam geralmente menores, o stdKt/V semanal geralmente pode ser mantido acima de 2,1. Sessões mais longas (p. ex., 3-8 horas por dia) com uma taxa de fluxo mais baixa permitem maior saturação de solutos no dialisato e são preferíveis.[39] A HD noturna diária, seis vezes por semana, usando uma máquina convencional, fornece um stdKt/V de 4 a 6.[60] Recomendamos a obtenção de um stdKt/V superior ao recomendado de 2,3 por semana para HD intensiva, esperando melhores desfechos do que aqueles associados às diretrizes atuais de diálise.

Remoção de moléculas médias

A remoção de moléculas médias e grandes por HD é dependente do tempo e possivelmente se correlaciona com melhores resultados clínicos.[61-63] Um aumento de quatro vezes no tempo de diálise semanal (HD noturna diária) leva a um aumento de quatro vezes na remoção de beta-2-microglobulina, levando a níveis séricos mais baixos de beta-2-microglobulina.[64] Outras moléculas, como produtos de glicação avançada,[65] ácido indol-3-acético e indoxil sulfato,[66] podem ser removidas com maior eficiência pela HD diária, embora os dados do estudo FHN não tenham confirmado uma diminuição significante nos níveis de sulfato de p-cresol ou indoxil sulfato em diálise frequente.[67] A duração da diálise de mais de 12 horas por semana é aconselhada mesmo que o stdKt/V mínimo seja alcançado em menor tempo. Apesar do menor fluxo de dialisato, espera-se que a HD noturna utilizando o sistema *NxStage* seja igualmente eficaz na remoção de moléculas médias.[68,69]

Remoção de fósforo

Calcificação vascular (CV), doença cardiovascular (DCV) e osteodistrofia renal - fatores de risco significativos que contribuem para a mortalidade do paciente - estão intimamente correlacionadas aos níveis séricos de fósforo em pacientes em HD.[70] O fosfato é eficientemente removido pela diálise. O movimento lento do fosfato entre os compartimentos do corpo resulta em baixos níveis séricos de fósforo durante a HD e é o fator limitante no controle da hiperfosfatemia.[71] O efeito da diálise na remoção do fósforo é intimamente dependente da duração da sessão de HD, desde que haja tempo suficiente para que o movimento intercompartimental do fosfato ocorra.

Estudos de coorte originais,[72] os estudos *FHN*[73] e o Alberta[11] mostraram melhora no controle de fosfato em regimes diários e noturnos, levando à diminuição da dose ou descontinuação de quelantes orais de fósforo no grupo em HD. A adição de fosfato ao dialisato foi necessária para evitar a hipofosfatemia em 75% dos pacientes.[32,72,74] A HD diária curta tem efeito modesto no controle do fósforo, porém melhorou ainda mais quando o tempo de diálise foi aumentado para 3 horas diárias.[37,73] Como a remoção do fosfato é tempo-dependente, o sistema *NxStage* é igualmente eficaz durante a diálise longa.

SELEÇÃO DE PACIENTES PARA UM CRONOGRAMA INTENSIVO DE DIÁLISE

A educação e a preparação do paciente, o início da diálise, a disponibilidade da modalidade e de recursos e a cultura local são variáveis em diferentes países. Uma conferência KDIGO abordou algumas dessas questões.[75]

Se disponível, a maioria dos pacientes se beneficiaria da HD diária/longa. As indicações são médicas e psicossociais. Instabilidade cardiovascular, cardiomiopatia, sintomas urêmicos, hipertensão não controlada, apneia do sono, sintomas intra e interdialíticos, hiperidratação persistente, ascite e desnutrição melhoraram com HD intensiva, especialmente em pacientes grandes.[76-78] Nesses casos, a transferência para HD curta diária ou HD noturna, na unidade de diálise ou em casa, deve ser considerada. Instabilidade hemodinâmica ou pressão arterial intradialítica baixa relacionada a cardiomiopatia representam mais indicações do que contraindicações à HD noturna domiciliar.[77]

As indicações psicossociais incluem o desejo dos pacientes de melhorar sua qualidade de vida e promover a reabilitação física e vocacional. Pacientes que não são elegíveis para transplante, que querem trabalhar,[79] ou vivem longe das unidades de diálise e têm dificuldade para se ajustar a um programa de HD no centro de diálise. Aqueles que precisam se transferir de DP ambulatorial contínua (DPAC) para HD devem ser encorajados a escolher a HD domiciliar,[80] já que os dados sugerem melhores resultados em HD domiciliar do que a transferência para HD no centro de diálise.[81] O treinamento do cuidador ou ajudante também deve ser considerado.[18]

Os pacientes que se beneficiariam, mas não podem fazer HD domiciliar, devem considerar HD diária ou HD noturna no centro de diálise, se disponível.

As contraindicações para a HD domiciliar incluem incapacidade ou falta de motivação do paciente para ser treinado, percepção deficiente, problemas comportamentais instáveis, psicose não tratada, moradia inadequada e, caso o paciente resida sozinho, dificuldade de comunicação,[82] diabetes com propensão a hipoglicemia e distúrbio convulsivo descontrolado. Uma boa alternativa para esses casos é a presença de um cuidador treinado para realizar a diálise. A diálise em casa sem a presença de um parceiro tem sido permitida pela maioria dos centros em pacientes hemodinamicamente estáveis em HD frequente ou noturna, mas não em HD convencional três vezes por semana.

TREINAMENTO PARA UM CRONOGRAMA DE DIÁLISE DOMICILIAR INTENSIVA

Uma avaliação abrangente de um paciente-candidato para HD domiciliar e início da educação precoce continua sendo a pedra angular para regimes intensivos.[83] Idealmente, os pacientes incidentes que são candidatos à HD domiciliar devem fazer a diálise separadamente dos pacientes prevalentes em HD até o início do treinamento, pois de outra forma eles optam pela HD convencional e não são transferidos para a diálise domiciliar. Unidades de cuidados de transição (UCT) durante as primeiras semanas de HD oferecem suporte emocional,[84] educação sobre a seleção da modalidade e, ao selecionar o cronograma de diálise adequado, proporcionam um início suave da diálise com manejo adequado de fluidos, controle da pressão arterial e melhora dos sintomas de uremia.[85] Testes de diálise simulando regimes de HD domiciliar também têm sido defendidos.[86] Eles ainda ajudam a encorajar os pacientes a escolherem a HD domiciliar.[87] Funcionários dedicados, incluindo enfermeiros, tecnólogos, farmacêuticos, nutricionistas, assistentes sociais e médicos, treinam o paciente ou o cuidador. O treinamento geralmente dura cerca de 4 a 12 semanas, dependendo do conhecimento e das habilidades do paciente. Um estudo europeu relata um treinamento relativamente rápido para HD domiciliar, com mediana de 2,5 semanas.[88] O treinamento é normalmente realizado nos dias de diálise, três vezes por semana ou diariamente. Parte do treinamento (principalmente conhecimentos gerais e canulação da fístula) pode ser ministrada na unidade de diálise transicional antes do início do treinamento formal. Foi sugerido o ajuste do treinamento dependendo do tipo de capacidade de aprendizado do paciente.[89]

Uma visita domiciliar pelo enfermeiro e técnico antes do treinamento para avaliar a casa (espaço do quarto, encanamento e requisitos elétricos) e outra no primeiro dia de alta são úteis. Em alguns centros, os pacientes têm reavaliação de desempenho regularmente.

Os pacientes em HD domiciliar geralmente são solicitados a realizar exames laboratoriais mensalmente e visitar a clínica de diálise a cada 1 a 4 meses, dependendo da estabilidade clínica. O treinamento e os suprimentos são fornecidos para que os pacientes possam coletar amostras de água e sangue para testes, hemoculturas, centrifugar amostras de sangue e autoinfundir antibióticos intravenosos e ferro. São fornecidos frascos do trombolítico ativador do plasminogênio tecidual (TPA – *tissue plasminogen activator*) para serem usados na fibrinólise de coágulos sanguíneos de cateter venoso central, especialmente para pacientes que residem longe da unidade de diálise. O monitoramento remoto,[90] como uma "enfermaria virtual",[91] é uma prática potencialmente útil, mas sua aplicabilidade ainda precisa ser confirmada.

BARREIRAS PARA A HEMODIÁLISE DOMICILIAR

Embora a HD intensiva esteja associada a resultados favoráveis, a adoção desses regimes permanece inaceitavelmente baixa, assim como a adoção da diálise domiciliar em geral.[92] Existem múltiplas barreiras à diálise domiciliar.[93,94]

Barreiras sistêmicas

Os programas de diálise domiciliar não estavam disponíveis; apenas 38% dos centros de diálise ofereciam serviços de diálise domiciliar nos EUA em 2006, embora isso tenha aumentado para 44% dos centros de diálise em 2013. Em contraste, 98% dos programas australianos ofereciam DP e 92% ofereciam HD domiciliar em 2009.[3] Outras barreiras incluem centros de diálise e taxas de reembolso médico inadequados; encargos financeiros para os pacientes; e falta de cultura de apoio à diálise domiciliar.

Barreiras do centro de diálise

Essas barreiras incluem falta de cultura adequada para promover a diálise domiciliar; falta de incentivos financeiros; conhecimento e experiência locais inadequados; formação deficiente da equipe e educação do paciente, especialmente na fase pré-diálise; falta de apoio, especialmente durante os estágios iniciais da criação de um programa; número insuficiente de pessoal de treinamento; e tamanho pequeno do programa de diálise domiciliar com pequena experiência cumulativa.

Barreiras tecnológicas

As barreiras tecnológicas incluem a falta de máquinas de diálise "amigáveis" ao paciente. Máquinas mais fáceis de usar foram criadas e novas abordagens criativas estão sendo adotadas, incluindo a fabricação de dispositivos de diálise "vestíveis" ou implantáveis.[14]

Barreiras relacionadas ao paciente

As barreiras relacionadas ao paciente compreendem as contraindicações médicas, que são raras; incapacidade ou falta de disposição para ser treinado; razões psicológicas, incluindo medo de eventos catastróficos;[95] falta de habitação adequada, incluindo residência em casas de repouso; falta de apoio domiciliar ou falta de ajudante; e ausência de incentivos financeiros, alguns relacionados ao aumento dos custos de serviços relacionados à diálise. Em 2017, o custo da HD domiciliar convencional foi calculado em 420 e, para HD noturna diária, em 1.269 dólares canadenses.[96] O uso de ajudantes pagos tem sido útil para superar algumas das barreiras em nosso centro de diálise.[18] As barreiras à diálise domiciliar e possíveis soluções foram abordadas em uma conferência patrocinada pela NKF-KDOQI.[93-97]

HISTÓRICO DE FATORES FINANCEIROS QUE AFETAM A UTILIZAÇÃO DA HEMODIÁLISE DOMICILIAR NOS EUA

Uma taxa por serviço para pagamentos de médicos para diálise estabelecida em 2004 favorecendo pagamentos de HD no centro de diálise foi associada a uma diminuição na adoção de diálise domiciliar em 12% a 16%. Para melhorar a qualidade do atendimento e diminuir o custo, os Centros de Serviços Medicare e Medicaid (CMS), como parte do Sistema de Pagamento Prospectivo (*Prospective Payment System* – PPS) para DRCT, criado em 2011, agruparam o pagamento da taxa de HD com itens lucrativos que anteriormente eram pagos como extras, como agentes estimuladores da eritropoiese e, mais recentemente, calcimiméticos.[98] O PPS expandido em 2017 incluiu o pagamento de treinamento domiciliar e relaxamento do número máximo de tratamentos de HD domiciliar financiados por semana em casa. Os Contatores Administrativos do Medicare (MACs – *Medicare Administrative Contactors*), que implementam o PPS localmente por meio de decisões de cobertura local (LCDs – *local coverage decisions*), mantiveram os critérios rígidos para o financiamento de sessões extras de HD domiciliar.[99] Portanto, os incentivos dos CMS não foram repassados aos provedores de HD. Além disso, os possíveis benefícios financeiros do uso da diálise domiciliar, possivelmente diminuindo as taxas de hospitalização, não recompensam os centros que promovem a diálise domiciliar.[100]

Uma grande iniciativa para a promoção da diálise domiciliar foi estabelecida em 2018 pelo *Kidney Health Initiative* (KHI) - uma parceria público-privada entre a Sociedade Americana de Nefrologia (ASN), a US Food & Drug Administration (FDA) e mais de cem outras organizações e empresas. Um roteiro[101] foi publicado em outubro de 2018, e, em 2019, um resumo desse roteiro do KHI - mais acessível ao paciente - foi publicado. A iniciativa inclui financiamento para inovação (KidneyX - www.kidneyx.org), bem como incentivos financeiros para diálise domiciliar e potenciais desincentivos financeiros para HD no centro.

Em julho de 2019, o US Department of Health and Human Services (HHS) lançou uma ordem executiva federal: *Advancing American Kidney Health Initiative*. O HHS estabeleceu três metas para melhorar a saúde renal nos EUA:

1. Reduzir o número de americanos que desenvolvem DRCT.
2. Aumentar o número de novos pacientes (incidentes) americanos em diálise ou transplante domiciliar para 80% até 2025.
3. Dobrar o número de órgãos disponíveis para transplante até 2025.[102]

Em julho de 2020, o CMS emitiu uma proposta de regra para o PPS para DRCT, que expande seu ajuste de pagamento adicional transicional na forma de ajustes de pagamento adicional para equipamentos e suprimentos novos e inovadores (TPNIES), especificamente para máquinas usadas para diálise domiciliar.

O modelo Opções de Tratamento de DRCT (ETC - *ESRD Treatment Choices*) está sendo considerado pelo CMS. Ele inclui o fornecimento de financiamento e outros incentivos para 50% dos centros para DRCT selecionadas aleatoriamente em todos os estados por 5 anos, e dará aos beneficiários com DRCT a liberdade e a escolha do tratamento de DRCT que melhor funcione com seu estilo de vida, incluindo HD domiciliar mais frequente.

Em agosto de 2020, o CMS anunciou um aumento de 30% nos pagamentos aos médicos que atendem pacientes em diálise domiciliar, outro incentivo para promover a utilização da diálise domiciliar como parte da iniciativa KHI.

A questão do desalinhamento dos incentivos financeiros nos EUA, bem como o impacto das novas iniciativas, são discutidos em diversas publicações.[3,100,102,103]

DESFECHOS

Qualidade de vida

A qualidade de vida (QV) é seriamente prejudicada em pacientes que iniciam a diálise.[104] Vários estudos observacionais relatam melhora da qualidade de vida em regimes intensivos.[105,106] Pacientes em HD intensivo relataram melhora medida pelo instrumento *Kidney Disease QOL* (KDQOL).[107-110] Além disso, quando em regimes diários, os próprios pacientes relatam *feedback* positivo,[111,112] maior escore na escala de termômetro (*feeling thermometer scale*), melhor saúde geral e menor tempo de recuperação após uma sessão de diálise.[113] A melhora da qualidade de vida (QV) medida por anos de vida ajustados pela qualidade (QALY) também foi documentada em HD curta diária e noturna.[114-116] A conversão da HD convencional em HD noturna intermitente no centro de diálise não foi associada a efeitos negativos nas medidas de QV, apesar da diálise noturna.[116] A HD noturna diária tem sido associada a melhora na qualidade de vida juntamente com um custo reduzido.[105,114]

Os principais ensaios clínicos randomizados que avaliaram a QV de pacientes em regimes intensivos de HD são os estudos de Alberta e FHN. Cinquenta e um pacientes no estudo de Alberta foram randomizados para HD convencional ou noturna domiciliar por 6 meses. A avaliação dos escores do índice EQ-5D em relação à melhora da QV na HD noturna ficou pouco abaixo da significância estatística. Ainda assim, os subescores de QV específicos renais mostraram melhora significativa na HD noturna.[106,117] O estudo FHN randomizou 245 pacientes para HD convencional ou HD curta diária no centro. O braço de HD diária do estudo FHN mostrou melhora significante no instrumento da escala de saúde geral, na saúde mental autorreferida e no desempenho físico.[13] Entretanto, melhora semelhante não foi demonstrada no braço noturno do estudo.[12] Nenhuma alteração foi observada no escore médio ajustado do Inventário de Depressão de Beck com HD diária ou noturna.[118] A qualidade de vida relacionada à saúde melhorou em HD mais frequente no estudo FHN.[119] No estudo *Active*, 200 pacientes em HD convencional no centro ou em casa foram randomizados para HD estendida (> 24 horas), aumentando principalmente a duração da diálise ou diálise padrão (12-15 horas) por 12 meses. Não houve efeito no desfecho primário do utilitário de saúde *EuroQoL-5 Dimension-3 Level* (EQ-5D-3L), mas foi associado à melhora no Short Form-36 (SF-36) *Physical Component Summary* (PCS) e no *Mental Component Summary* (MCS).[120]

Uma metanálise que inclui os quatro ECR acima foi associada a uma melhora pequena, mas consistente, na qualidade de vida física e mental medida pelo PCS (diferença geral, 2,4; IC 95%, 1,2-3,6) e pelo MCS (diferença geral, 3; IC 95%, 1,5-4,4).[121]

BENEFÍCIOS CARDIOVASCULARES

Morfologia e função do ventrículo esquerdo

Hipervolemia, hipertensão, retenção de moléculas urêmicas e distúrbios do metabolismo mineral levam à hipertrofia do ventrículo esquerdo (VE) em pacientes em HD convencional e, eventualmente, à insuficiência cardíaca congestiva e desfechos cardiovasculares (CV) adversos. A regressão da hipertrofia do VE está significantemente associada a menor risco de resultados clínicos adversos.[122] A HD noturna diária e a HD curta diária mostraram regressão da massa do VE (MVE) e melhora na fração de ejeção do VE.[77,123-125] A conversão de regimes de HD convencionais para intensivos reduziu a MVE média, o diâmetro diastólico final do VE, a espessura da parede posterior do VE, a espessura da parede septal,[13,126,127] o índice de MVE médio, enquanto os pacientes que permaneceram em HD convencional mostraram aumento no índice de MVE médio.[123] Os efeitos benéficos na função do VE também são demonstrados por melhora no *strain* circunferencial global e diminuição na torção após a conversão para HD noturna.[128] A transferência para regimes intensivos e mudanças na MVE levam a melhor controle da pressão arterial (PA).[129] Embora a falta de regressão da hipertrofia do VE em regimes intermitentes longos tenha sido relatada em estudos mais antigos,[130,131] estudos mais recentes confirmaram a regressão da hipertrofia do VE.[127,132,133]

Esses resultados são apoiados por ECR observacionais,[12,126] bem como por duas metanálises.[134,135] No ECR FHN, pacientes em 6 sessões diárias por semana em comparação com pacientes em 3 sessões convencionais mostraram regressão da MVE.[12] Esse desfecho significante não foi demonstrado em pacientes em HD noturna, provavelmente relacionado ao braço do estudo noturno de baixo poder. A análise *post-hoc* do estudo FHN mostrou que os pacientes com hipertrofia do VE basal experimentaram uma regressão mais pronunciada da MVE em HD intensiva.[129] Esses resultados confirmaram o resultado do ECR anterior de Alberta em pacientes em HD noturnas diárias.[126]

Fatores não hemodinâmicos também podem influenciar a MVE na população em HD, e incluem a retenção de moléculas com possível efeito na remodelação cardíaca e distúrbios do metabolismo mineral.[136] Os pacientes do grupo FHN submetidos a regimes de diálise frequentes apresentaram regressão da hipertrofia do VE, que foi associada a níveis circulantes aumentados de Klotho.[137] Além disso, a conversão da HD convencional em noturna reduziu a proliferação de fibroblastos e a ativação da imunidade inata, o que por sua vez minimizou a apoptose de cardiomiócitos.[138] Uma análise mais detalhada dos efeitos CV da HD intensiva é revisada em outro lugar.[139]

Controle da pressão arterial

A ingestão de sódio e líquidos entre as sessões convencionais de HD leva à expansão do volume e aumento da PA.[140] A PA elevada também é afetada pelo aumento da ativação simpática, disfunção endotelial e atividade inadequada do sistema renina-angiotensina, e está fortemente associada à hipertrofia do VE.[141] Além disso, a diminuição da duração da sessão e o aumento da ultrafiltração levam ao aumento da variabilidade da PA e à hipertensão.[142]

O controle melhorado da PA foi demonstrado em HD curta diária,[76,109,124,143,144] longa intermitente[7,145] e HD noturna diária.[123,146] A PA sistólica, diastólica[13,123,142,147-151] e a PA média[146,152] são significantemente reduzidas na HD noturna. O número e a dosagem médios de medicamentos anti-hipertensivos são reduzidos e frequentemente descontinuados em pacientes em regimes intensivos.[134,135,142,153] Além disso, a HD noturna diminui a rigidez arterial medida pela velocidade da onda de pulso.[154] Na HD diária curta, esse efeito foi atribuído a uma diminuição na expansão do volume intravascular.[124] Ao contrário, porém, na HD noturna diária, o volume extracelular, avaliado por bioimpedância elétrica, permaneceu inalterado.[123,146]

Ambos os estudos de Alberta[11] e FHN[12,13,150] confirmaram os efeitos benéficos da HD intensiva na PA. Além disso, a restrição de sal preconizada na HD noturna convencional e intermitente[155] não é tão importante na HD noturna diária.[41]

Calcificação vascular

A calcificação vascular (CV) contribui significantemente para o aumento do risco CV e mortalidade dos pacientes em HD. Os distúrbios ósseos minerais e o meio urêmico foram identificados como potenciais contribuintes para a calcificação coronariana e mortalidade cardiovascular.[156] A HD noturna por meio do aumento do tempo de diálise melhora o controle de fosfato e a depuração de solutos, mostrando eventualmente um impacto benéfico na calcificação das artérias coronárias. Um ano após a conversão do paciente da HD convencional para a noturna, as tomografias mostraram um progresso não significante nos escores de calcificação das artérias coronárias.[157] Por outro lado, outros estudos de pacientes submetidos à HD convencional relataram um aumento nas taxas de calcificação coronariana.[158] Estudos de pacientes em HD noturna intermitente também relataram diminuição na CV.[74]

Função do sistema nervoso autônomo e endotelial

Na população em HD, há comprometimento da vasodilatação dependente do endotélio (VDE), provavelmente contribuindo para o risco CV.[159] Ela tem sido associada a uremia, hiperfosfatemia, hiperparatireoidismo, hipertensão e aumento das concentrações plasmáticas de dimetilarginina assimétrica (ADMA - *asymmetric dimethylarginine*).[160] A conversão da HD convencional na noturna foi associada à restauração da resposta vasodilatadora deficiente, ao alívio da isquemia causada pela insuflação do manguito de PA e à resposta à nitroglicerina, ambas medidas da VDE. Também foi associada à diminuição dos níveis plasmáticos de norepinefrina e à diminuição da resistência periférica total medida pela ecocardiografia.[152] Isso possivelmente implica um mecanismo endotelial na redução da PA na HD noturna.[152] Os efeitos endoteliais e vasodilatadores foram possivelmente associados a melhor controle do fosfato e do hiperparatireoidismo, mas não aos níveis de ADMA.[160] Além disso, a função dos barorreceptores arteriais e a complacência arterial melhoraram após a conversão para HD noturna.[161]

Células progenitoras endoteliais

As células progenitoras endoteliais (CPE) aparecem no local do dano tecidual para reparar a lesão vascular e restaurar a integridade endotelial.[162] O número de CPE está inversamente associado ao risco CV,[163,164] e seu número e função são reduzidos em pacientes em HD convencional.[165,166] O número de CPE e sua função migratória foram restaurados após a conversão da HD convencional em noturna,[166] com implicações na redução do risco CV.

Variabilidade da frequência cardíaca

A variabilidade da frequência cardíaca (VFC) é uma avaliação não invasiva da modulação autonômica da descarga sinoatrial e representa um fator de risco para eventos CV na população em diálise.[167] A VFC prediz a mortalidade em pacientes com DRC de maneira independente.[168] A diminuição da VFC em pacientes com DRCT está associada a uma significante sobrecarga de fluidos entre as sessões, apneia obstrutiva do sono, isquemia miocárdica, níveis elevados de norepinefrina e ativação simpática.[169,170] Esses parâmetros levam ao aumento do risco de morte nessa população.[171-173]

O estudo FHN confirmou estudos anteriores menores, demonstrando que o braço de diálise diária estava associado ao aumento da VFC em comparação com os controles.[174,175] Sugere-se que a HD mais frequente, por diminuir a taxa de ultrafiltração, a remoção do volume de fluidos e o atordoamento miocárdico, diminui a isquemia miocárdica, reduz a atividade simpática central e aumenta a VFC.[13,173] A conversão da HD convencional em noturna leva à diminuição do índice de apneia-hipopneia, hipoxemia noturna e diminuição da frequência cardíaca e da VFC durante o sono.[176]

Metabolismo mineral

O equilíbrio cálcio-fósforo é importante na população em diálise, relevante para o metabolismo mineral ósseo e para o desenvolvimento de calcificações vasculares.[164,177]

Pacientes em diálise intensiva podem apresentar um balanço de cálcio negativo relacionado a:

A. Diminuição ou falta de necessidade de quelantes de fósforo à base de cálcio.
B. Aumento da perda de cálcio por altos volumes de ultrafiltração, enquanto em dieta liberal.
C. Baixa absorção gastrointestinal de cálcio relacionada a baixos níveis séricos de vitamina D.

Isso leva à necessidade de uma dieta rica em cálcio, suplementação oral de cálcio ou nível de cálcio do dialisato mais alto. Na maioria dos pacientes em HD noturna diária, é necessária uma concentração de cálcio no dialisato de pelo menos 3 mEq/L (1,5 mmol).[178] Deve-se notar que a hipercalcemia transitória leve pode ou precisa ser observada após a diálise para manter ou criar um equilíbrio positivo de cálcio ou ajudar no reparo ósseo. O estado de pós-paratireoidectomia, a gravidez e a presença de níveis elevados de fosfatase alcalina derivada do osso indicam a necessidade de aumentar ainda mais o cálcio do dialisato ou suplementos orais de cálcio.[179] Na presença de calcificação vascular, a hipercalcemia provavelmente deve ser evitada e o hiperparatireoidismo deve ser tratado preferencialmente com calcimiméticos ou paratireoidectomia. A composição de cálcio no dialisato pode ser ajustada por meio da adição de pó de cloreto de cálcio ao concentrado ácido; 15 mL de pó aumenta o cálcio do dialisato em 1 mEq/L (0,5 mmol/L). A quantidade necessária pode ser ajustada com base nos níveis de cálcio pré e pós-HD, fosfatase alcalina e paratormônio (PTH).

A HD convencional está associada à hiperfosfatemia. Melhorar os níveis de fósforo reduz a incidência de calcificação vascular.[180] A restrição rigorosa de fosfato na dieta, o uso de quelantes de fósforo e o controle do PTH utilizando análogos da vitamina D ou calcimiméticos muitas vezes não conseguem reduzir os níveis séricos de fósforo.

Vários estudos examinaram o efeito da HD intensiva no equilíbrio do fosfato.[73,123,157,181-184] O tempo de diálise mais longo resulta em produto cálcio-fósforo reduzido, liberalização da dieta e redução ou descontinuação do uso de quelantes de fósforo.[73,123,157,183,185] O início da HD noturna[157] também reduziu a calcificação vascular em radiografias de mãos e pés,[182] resolveu as calcificações extraósseas[186] e estabilizou as calcificações das artérias coronárias.[157] Além disso, a maioria dos pacientes em HD noturna diária necessita de adição de fosfato no dialisato na forma de fosfato de sódio (geralmente Fleet Enema®) em bicarbonato ou concentrado ácido. O baixo pH neste último impede a precipitação de cálcio e fósforo, mesmo que tanto o cálcio quanto o fosfato sejam adicionados ao concentrado ácido.[43] A menos que a duração da diálise seja aumentada para mais de 3 horas, a diálise diária curta resulta em menor remoção de fósforo como resultado da lenta mobilização de fosfato dos tecidos.[37]

Os níveis de PTH podem ser controlados principalmente por meio de ajustes nos níveis de cálcio no dialisato, e, como resultado, tanto os regimes curtos quanto os noturnos de HD reduzem os níveis de PTH.[37,74,187] O aumento da fosfatase alcalina sérica, juntamente com níveis elevados de PTH, frequentemente sugerem níveis inadequados de cálcio no dialisato ou baixa ingestão oral de cálcio.

Sono

Sintomas relacionados ao sono, como apneia do sono, insônia, síndrome das pernas inquietas e sonolência diurna, são altamente prevalentes em pacientes em HD e estão associados ao aumento da morbidade e mortalidade CV.[188,189] A apneia do sono está associada a sobrecarga de fluidos, hipoxemia, hipercapnia, desestabilização do controle ventilatório central e obstrução das vias aéreas superiores. Eventualmente, leva à disfunção endotelial, estresse oxidativo e inflamação.[188,190-193] A apneia do sono não tratada pode resultar em DCV em pacientes em HD.[191,193] A HD convencional e a DPAC não parecem oferecer um benefício significante para a correção da apneia do sono.[193] A conversão da HD convencional em noturna leva a uma redução significante do índice de apneia-hipopneia em pacientes em diálise com apneia do sono. Ainda assim, a sonolência diurna e o movimento periódico dos membros não são afetados.[188] A variabilidade da frequência cardíaca durante o sono diminuiu em HD noturna diária.[176]

Esse mecanismo para a melhora da AOS na HD noturna diária tem sido atribuído principalmente à remoção mais eficiente de fluidos, que previne a obstrução das vias aéreas superiores durante o sono.[194] A mudança de fluidos para as vias aéreas superiores durante a noite, que está associada à gravidade da apneia do sono,[195] pode ser melhorada pela DPA à noite em comparação com a DPAC e a HD noturna.[188,196] Além disso, a HD noturna pode corrigir a instabilidade ventilatória associada à diálise e manter os níveis de oxigênio e dióxido de carbono dentro dos limites normais.[197] Em pacientes com apneia do sono, as flutuações periódicas na atividade muscular das vias aéreas superiores levam a respiração irregular ou periódica, especialmente durante certos estágios do sono. A conversão da HD convencional em noturna está associada a melhora na respiração irregular e a diminuição da sensibilidade ventilatória à hipercapnia.[198]

Dose de eritropoetina e manejo da anemia

Estudos observacionais sobre os regimes intensivos relatam aumento na hemoglobina e diminuição na dose de eritropoetina (EPO).[76,109,199] No estudo *FHN*, apesar do aumento da hemoglobina no grupo de HD diária, sessões mais frequentes não revelaram um benefício clinicamente significante no controle da anemia.[200]

Nutrição

A perda de aminoácidos no dialisato durante a HD sugere maior taxa de perda em HD mais frequente e mais longa.[201] Ainda assim, a conversão de pacientes de HD diária convencional em curta em estudos observacionais foi associada a aumento do peso corporal, normalização do equivalente proteico do aparecimento de nitrogênio (nPNA), colesterol, níveis séricos de albumina e pré-albumina, área muscular do braço e aumento do apetite e bem-estar.[145,202-204] A HD noturna diária revela um perfil de aminoácidos sérico melhorado.[205] Pacientes em HD intensiva estão em uma dieta mais liberal e, dependendo do regime, bastante irrestrita. A estabilidade nutricional, não observada na HD convencional[206] é relatada em regimes de HD longa.[203] Estudos sobre o regime noturno cotidiano mostrando que os níveis séricos de albumina pós-HD são menores que os valores pré-diálise foram atribuídos a um aumento do reenchimento vascular quando o paciente está em decúbito.[207] As medidas de bioimpedância durante o estudo *FHN* não revelaram melhora significante nos parâmetros nutricionais e de composição corporal em modalidades frequentes ao longo de um ano.[208] Os níveis de albumina sérica e as mudanças na ingestão de nutrientes na dieta não alcançaram melhora estatisticamente significante no estudo de Alberta.[209]

Gravidez

As mulheres em HD convencional sofrem de diminuição da fertilidade, e mesmo quando a gravidez ocorre está frequentemente associada a desfechos ruins.[210] Um aumento da frequência de diálise foi proposto para aumentar as taxas de fertilidade e desfechos da gravidez. A HD diária pode levar à melhora da função hormonal.[211] Em dois pequenos estudos de coorte, a maioria das mulheres submetidas à HD noturna diária teve gestações bem-sucedidas que resultaram em bebês vivos.[212,213] Em um estudo comparativo maior, as taxas de nascidos vivos foram acentuadamente mais altas em mulheres recebendo regimes intensivos de HD de pelo menos 36 horas por semana.[214] Além disso, maior idade gestacional e maior peso ao nascer do bebê foram relatados para mulheres em regimes mais intensivos. Assim, regimes intensivos de HD são defendidos antes e durante a gravidez.

Durante a gravidez, os níveis séricos de cálcio, fósforo e PTH devem ser medidos pré e pós-diálise, e a prescrição de diálise deve ser ajustada de acordo. O aumento da necessidade de cálcio e fosfato – geralmente adicionados no dialisato – provavelmente está relacionado ao crescimento do esqueleto fetal. Os níveis de cálcio no dialisato devem ser geralmente superiores a 3,5 mEq/L (1,75 mmol/L) para evitar um aumento significante do PTH. Não é incomum adicionar até 200 mL de Fleet enema® por galão de "dialisato" para atender às necessidades de fosfato. O manejo da anemia mediante a suplementação de agentes eritropoiéticos e o aumento da dose de ferro intravenoso geralmente é necessário durante a gravidez.

Se a hipertensão se desenvolver durante a gravidez, tanto os tratamentos farmacológicos quanto a ultrafiltração têm sido utilizados. Medicamentos aceitáveis incluem labetalol e alfa-metildopa. O papel do aumento da ultrafiltração no controle da pressão arterial permanece incerto, pois os efeitos sobre o fluxo placentário são amplamente desconhecidos. A ultrafiltração deve ser considerada com cautela em relação à sobrecarga hídrica significante e dispneia. Quando a hipertensão não controlada coexiste com a hiperidratação, uma taxa de ultrafiltração mais alta é razoável. Durante o período pós-parto, a ultrafiltração liberal pode melhorar o controle da PA, com efeitos desconhecidos na produção de leite.

Por fim, a alcalose respiratória com baixo teor de bicarbonato sérico, normalmente observada na gravidez, pode ser simulada pela diminuição da concentração de bicarbonato no dialisato.

Função renal residual

A diálise peritoneal tem sido creditada com uma manutenção mais longa da função renal residual do que a HD.[215] O efeito da HD mais frequente na função renal residual foi abordado pelo estudo *FHN*. Embora nenhuma conclusão possa ser obtida do estudo diário, pois a maioria dos pacientes era anúrica, os pacientes em HD noturna perderam a função renal residual mais rapidamente do que os controles em HD domiciliar convencional.[216] Especula-se que a causa esteja relacionada à diminuição do volume extracelular mais facilmente alcançado nesse esquema para melhorar o controle da PA. Outros potenciais fatores contribuintes incluem inflamação crônica por longa exposição a circuitos de hemodiálise, microbolhas, ativação plaquetária e isquemia tecidual induzida por diálise.[217] A perda da função renal residual é potencialmente compensada pela maior remoção de solutos associada à modalidade.

Hospitalização e sobrevida do paciente

As taxas de hospitalização e mortalidade por todas as causas permanecem altas em HD. A taxa de mortalidade de 165 por 1.000 pacientes-ano diminuiu 20% entre 2001 e 2010 e 7% entre 2011 e 2017.[2]

Os dados sobre as taxas de sobrevida de pacientes em regime intensivo em comparação com os esquemas convencionais são conflitantes.[218-220] Em um centro de HD de longa data com experiência no regime noturno, foi relatada mediana de sobrevida dos pacientes de 14,6 anos, juntamente com a mediana de sobrevida da técnica de 7,8 anos.[221] Em vários estudos, a HD noturna intermitente no centro, quando comparada à HD convencional, foi associada a diminuição da hospitalização e aumento das taxas de sobrevida dos pacientes.[218,222,223] Em análise retrospectiva, uma coorte canadense de pacientes em HD noturna domiciliar teve sobrevida semelhante a uma coorte americana de pacientes transplantados de doadores cadavéricos (84,5% *vs.* 86,2% em 5 anos).[219] Em outro estudo, uma coorte de pacientes canadenses semelhantes em HD noturna teve sobrevida inferior a uma coorte de pacientes transplantados canadenses.[224] Um estudo mais recente em um único centro encontrou sobrevida semelhante de 116 pacientes em HD intensiva a 3.073 pacientes após transplante renal cadavérico feito na mesma área geográfica.[225]

A HD diária curta está associada a maior sobrevida do paciente em estudos observacionais,[143,226] e os dados do banco de dados USRDS mostram que os pacientes nesse regime apresentam taxas de sobrevida semelhantes às dos pacientes transplantados de rim de doador falecido.[227,228] Além disso, um estudo comparativo mostrou que a HD diária domiciliar estava associada a menos internações e dias de hospitalização, bem como a um risco significativamente menor de mudança de modalidade quando comparado à HD convencional e DP domiciliar.[229] Os pacientes no regime curto diário usando o equipamento *NxStage*, em comparação com controles em HD três vezes por semana, exibiram menos internações hospitalares relacionadas a DCV, mais internações relacionadas a infecções e taxas de sobrevida dos pacientes ligeiramente melhores.[230,231] A análise de pacientes no braço diário do estudo *FHN* revelou um benefício de sobrevida para HD frequente em comparação com a HD convencional, sugerindo que a HD diária deve ser considerada para pacientes selecionados.[232] Em contraste com o braço diário, um estudo de seguimento do estudo *FHN* mostrou taxa de mortalidade mais alta no braço noturno em comparação com a HD domiciliar convencional.[220] Os resultados contradizem os dados de estudos observacionais e foram em grande parte inesperados. Ainda assim, o estudo apresenta várias limitações. O tamanho da amostra foi pequeno. Além disso, o período de observação incluiu um ano após a conclusão do estudo *FHN*, durante o qual vários pacientes mudaram de modalidade. Finalmente, o grupo de controle teve uma taxa de mortalidade inesperadamente baixa em comparação com os controles históricos.[220]

Os pacientes em regimes intensivos de HD domiciliar comparados retrospectivamente com pacientes em HD convencional três vezes por semana no centro de diálise também apresentaram taxas de mortalidade mais baixas (13% *vs.* 21%).[233,234] Dados da Austrália/Nova Zelândia, juntamente com os dados do estudo *Dopps*, sugerem uma associação entre a duração da diálise e a sobrevida do paciente, um fenômeno não simplesmente associado ao aumento da dose de diálise.[235,236]

Em um estudo retrospectivo de 10.710 pacientes em DP e 706 pacientes em HD domiciliar do registro de diálise e transplante da Austrália/Nova Zelândia, os pacientes em HD domiciliar tiveram melhor taxa de sobrevida em 5 anos (85%) do que em DP (44%) ($p < 0,001$).[237] Os vieses de seleção podem ter afetado os resultados.

Em uma revisão da literatura de Miller et al., em 10 dos 13 estudos que atenderam aos critérios de seleção (de um total de 146), houve redução de 13% a 52% nas taxas de mortalidade em HD domiciliar em comparação com HD em centros de diálise.[238]

Em um estudo retrospectivo, 1.993 e 16.514 pacientes que foram transferidos de HD em centros para HD e DP domiciliar, respectivamente, tiveram as mesmas taxas de sobrevida no primeiro ano de HD. Os pacientes que foram transferidos após o primeiro ano de HD no centro para HD domiciliar tiveram taxas de sobrevida mais altas do que os pacientes que foram transferidos para DP, possivelmente refletindo o efeito benéfico precoce da função renal residual nos desfechos da DP.[239]

Um estudo descobriu que pacientes em HD diária no centro de diálise tiveram taxa de sobrevida menor em comparação com pacientes no regime de três vezes por semana.[78] Ainda assim, os autores admitem limitações do estudo, incluindo um viés de indicação, pois os pacientes foram convertidos para o esquema diário provavelmente devido a comorbidades associadas, o que provavelmente foi o motivo do aumento das taxas de mortalidade.

Em um estudo de coorte de 1.310 pacientes canadenses em HD domiciliar, 600 em HD domiciliar convencional, 508 em HD noturna e 202 em HD diária curta, após ajustes multivariados, a vantagem de sobrevida da HD intensiva foi perdida.[240] A falha da técnica foi menor no grupo de HD noturna, assim como a sobrevida do paciente na análise "como tratado".

A falha técnica dos pacientes em HD domiciliar intensiva é variável. Em um estudo canadense, a sobrevida não ajustada da técnica em 1 e 2 anos e a sobrevida global foi de 90% e 83% e 94% e 87%, respectivamente. O centro de tratamento foi um forte preditor de falha técnica e mortalidade.[241] Taxas de atrito mais altas foram relatadas na HD diária usando principalmente o equipamento *NxStage*, embora mais recentemente tenham sido relatadas taxas de atrito mais baixas.[90,242]

Em resumo, todas as evidências sugerem diminuição das taxas de hospitalização e melhora nas taxas de sobrevida dos pacientes em regimes intensivos de HD. A exceção são os pacientes que foram convertidos para HD diária curta no centro de diálise devido a comorbidades. Todos os estudos que abordam taxas de mortalidade representam estudos de coorte retrospectivos e possivelmente estão sujeitos a vieses de seleção. Os ensaios clínicos randomizados não tiveram mortalidade como desfecho e os ensaios noturnos demonstraram poder insuficiente.[243] É improvável que um ECR aborde as taxas de mortalidade de pacientes no futuro.

CONCLUSÃO

A HD no centro de diálise três vezes por semana – modalidade de diálise mais prevalente – está associada a resultados ruins e alto custo. As taxas prevalentes de HD domiciliar diminuíram ao longo dos anos e, apesar de algumas exceções e um ressurgimento recente nos EUA, é utilizada apenas por cerca de 2% da população em diálise. A hemodiálise intensiva, um termo coletivo que inclui hemodiálise de maior duração e/ou mais frequente, está associada a melhores resultados com base em um grande número de estudos de coorte e um pequeno número de ECR. Esses estudos apontam melhora nos desfechos cardiovasculares, controle da PA, metabolismo mineral, apneia do sono, fisiologia reprodutiva e, em alguns deles, melhora na qualidade de vida e possivelmente aumento da sobrevida do paciente. Há também benefícios socioeconômicos potencialmente significativos associados à HD intensiva.

A falta de educação adequada e experiência com HD domiciliar e a ausência de incentivos financeiros representam barreiras importantes para a adoção de HD domiciliar. A recente implantação da *Kidney Health Initiative* e da *Advancing American Kidney Health Initiative* nos EUA, decretando a adoção de diálise domiciliar e transplante por 80% da população de pacientes incidentes até o ano de 2025, é encorajadora. Investir em novas tecnologias, criar incentivos financeiros, fornecer suporte ao paciente domiciliar e a educação dos pacientes e dos membros da equipe de diálise devem aumentar a utilização da diálise domiciliar.

REFERÊNCIAS

1. Han Y, Saran R. Global Dialysis Perspective: United States. Kidney 360 2020:10.34067/KID.00.
2. USRDS. USRDS annual data report. 2020 Date accessed Nov 14, 2020. Disponível em: https://adr.usrds.org/2020/end-stage-renal-disease.
3. Abra G, Schiller B. Public policy and programs: missing links in growing home dialysis in the United States. Semin Dial 2020;33(1):75-82.
4. NKF-DOQI clinical practice guidelines for hemodialysis adequacy. National Kidney Foundation [published erratum appears in Am J Kidney Dis 1997 Oct;30(4 Suppl 3): preceding table of contents]. Am J Kidney Dis 1997;30(3 Suppl 2):S15-S66.
5. Gotch FA, Sargent JA. A mechanistic analysis of the National Cooperative Dialysis Study (NCDS). Kidney Int 1985;28(3):526-34.
6. Eknoyan G, Beck GJ, Cheung AK, Daugirdas JT, Greene T, Kusek JW, et al. Effect of dialysis dose and membrane flux in maintenance hemodialysis. N Engl J Med 2002;347(25):2010-9.
7. Charra B, Calemard M, Laurent G. Importance of treatment time and blood pressure control in achieving long-term survival on dialysis. Am J Nephrol 1996;16(1):35-44.
8. Buoncristiani U. Fifteen years of clinical experience with daily haemodialysis. Nephrol Dial Transplant 1998;13(Suppl 6):148-51.
9. Pierratos A, Ouwendyk M, Francoeur R, Vas S, Raj DS, Ecclestone AM, et al. Nocturnal hemodialysis: three-year experience. J Am Soc Nephrol 1998;9(5):859-68.
10. Pierratos A. Daily hemodialysis: why the renewed interest? Am J Kidney Dis 1998;32(6 Suppl 4):S76-S82.
11. Culleton BF, Walsh M, Klarenbach SW, Mortis G, Scott-Douglas N, Quinn RR, et al. Effect of frequent nocturnal hemodialysis vs conventional hemodialysis on left ventricular mass and quality of life: a randomized controlled trial. JAMA 2007;298(11):1291-9.
12. Rocco MV, Lockridge RS, Jr., Beck GJ, Eggers PW, Gassman JJ, Greene T, et al. The effects of frequent nocturnal home hemodialysis: the Frequent Hemodialysis Network Nocturnal Trial. Kidney Int 2011;80(10):1080-91.
13. Group FHNT, Chertow GM, Levin NW, Beck GJ, Depner TA, Eggers PW, et al. In-center hemodialysis six times per week versus three times per week. N Engl J Med 2010;363(24):2287-300.
14. Haroon S, Davenport A. Haemodialysis at home: review of current dialysis machines. Expert Rev Med Devices 2018;15(5):337-47.
15. Mehrotra R. Advancing American Kidney Health: an introduction. Clin J Am Soc Nephrol 2019;14(12):1788.
16. Hager D, Ferguson TW, Komenda P. Cost controversies of a "home dialysis first" policy. Can J Kidney Health Dis 2019;6:2054358119871541.
17. Ghaffari A, Kalantar-Zadeh K, Lee J, Maddux F, Moran J, Nissenson A. PD First: peritoneal dialysis as the default transition to dialysis therapy. Semin Dial 2013;26(6):706-13.
18. Pierratos A, Tremblay M, Kandasamy G, Woodward G, Blake P, Graham J, et al. Personal Support Worker (PSW)-supported home hemodialysis: a paradigm shift. Hemodial Int 2017;21(2):173-9.
19. Morton RL, Lioufas N, Dansie K, Palmer SC, Jose MD, Raj R, et al. Use of patient-reported outcome measures and patient-reported experience measures in renal units in Australia and New Zealand: a cross-sectional survey study. Nephrology (Carlton) 2020;25(1):14-21.

20. Flythe JE, Hilliard TS, Ikeler K, Keller S, Gipson DS, Grandinetti AC, et al. Toward patient-centered innovation: a conceptual framework for patient-reported outcome measures for transformative kidney replacement devices. Clin J Am Soc Nephrol 2020;15(10):1522-30.
21. Centers for M, Medicaid Services HHS. Medicare program; end-stage renal disease prospective payment system. Final rule. Federal register 2010;75(155):49029-214.
22. Golper TA. The possible impact of the US prospective payment system ("bundle") on the growth of peritoneal dialysis. Perit Dial Int 2013;33(6):596-9.
23. Plumb TJ, Alvarez L, Ross DL, Lee JJ, Mulhern JG, Bell JL, et al. Safety and efficacy of the Tablo hemodialysis system for in-center and home hemodialysis. Hemodial Int 2020;24(1):22-8.
24. Weinhandl ED, Collins AJ. Relative risk of home hemodialysis attrition in patients using a telehealth platform. Hemodial Int 2018;22(3):318-27.
25. Lew SQ, Sikka N. Operationalizing telehealth for home dialysis patients in the United States. Am J Kidney Dis 2019;74(1):95-100.
26. Hayashi A, Yamaguchi S, Waki K, Fujiu K, Hanafusa N, Nishi T, et al. Testing the feasibility and usability of a novel smartphone-based self-management support system for dialysis patients: a pilot study. JMIR research protocols 2017;6(4):e63.
27. Rosner MH, Lew SQ, Conway P, Ehrlich J, Jarrin R, Patel UD, et al. Perspectives from the Kidney Health Initiative on advancing technologies to facilitate remote monitoring of patient self-care in RRT. Clin J Am Soc Nephrol 2017;12(11):1900-9.
28. Ong SW, Jassal SV, Miller JA, Porter EC, Cafazzo JA, Seto E, et al. Integrating a smartphone-based self-management system into usual care of advanced CKD. Clin J Am Soc Nephrol 2016;11(6):1054-62.
29. Krishna VN, Managadi K, Smith M, Wallace E. Telehealth in the delivery of home dialysis care: catching up with technology. Adv Chronic Kidney Dis 2017;24(1):12-6.
30. Nayak KS, Ronco C, Karopadi AN, Rosner MH. Telemedicine and remote monitoring: supporting the patient on peritoneal dialysis. Perit Dial Int 2016;36(4):362-6.
31. Sharma MK, Wieringa FP, Frijns AJ, Kooman JP. On-line monitoring of electrolytes in hemodialysis: on the road towards individualizing treatment. Expert Rev Med Devices 2016;13(10):933-43.
32. Pierratos A. Nocturnal home haemodialysis: an update on a 5-year experience. Nephrol Dial Transplant 1999;14(12):2835-40.
33. Hoy CD. Remote monitoring of daily nocturnal hemodialysis. Hemodial Int 2001;5(1):8-12.
34. Kennedy C, McGrath-Chong M, Arustei D, d'Gama C, Faratro R, Fung S, et al. A prototype line clamp for venous access bleeding in hemodialysis: a prospective cohort study. Hemodial Int 2019;23(2):151-7.
35. Diaz-Buxo JA, Schlaeper C, Vanvalkenburgh D. Evolution of home hemodialysis monitoring systems. Hemodial Int 2003;7(4):353-5.
36. Pierratos A, Francoeur R, Ouwendyk M. Delayed dialyzer reprocessing for home hemodialysis. Hemodial Int 2000;4(1):51-4.
37. Ayus JC, Achinger SG, Mizani MR, Chertow GM, Furmaga W, Lee S, et al. Phosphorus balance and mineral metabolism with 3 h daily hemodialysis. Kidney Int 2007;71(4):336-42.
38. Clark WR, Turk JE, Jr. The NxStage System One. Semin Dial 2004;17(2):167-70.
39. Kohn OF, Coe FL, Ing TS. Solute kinetics with short-daily home hemodialysis using slow dialysate flow rate. Hemodialysis Int 2010;14(1):39-46.
40. Diaz-Buxo JA, White SA, Himmele R. Frequent hemodialysis: a critical review. Semin Dial 2013;26(5):578-89.
41. Pierratos A. Daily nocturnal home hemodialysis. Kidney Int 2004;65(5):1975-86.
42. Mahadevan K, Pellicano R, Reid A, Kerr P, Polkinghorne K, Agar J. Comparison of biochemical, haematological and volume parameters in two treatment schedules of nocturnal home haemodialysis. Nephrology (Carlton) 2006;11(5):413-8.
43. Su WS, Lekas P, Carlisle EJ, Cowin R, Bellamy J, Margetts PJ, et al. Management of hypophosphatemia in nocturnal hemodialysis with phosphate-containing enema: a technical study. Hemodial Int 2011;15(2):219-25.

44. Lockridge R, Cornelis T, van EC. Prescriptions for home hemodialysis. Hemodial Int 2015;19 (Suppl 1):S112-S27.
45. Huang SS, Qi K, Louzada M, Lindsay RM, Rehman F, Ke H, et al. Using dalteparin in quotidian and nocturnal hemodialysis patients: a prospective study. Hemodial Int 2020;24(2):195-201.
46. Bugeja A, Harris S, McCormick B, Brown PA, Liberty C, Krepelka T, et al. Safety and efficacy of tinzaparin anticoagulation during nocturnal hemodialysis. Am J Nephrol 2019;50(4):255-61.
47. Suri RS, Larive B, Sherer S, Eggers P, Gassman J, James SH, et al. Risk of vascular access complications with frequent hemodialysis. J Am Soc Nephrol 2013;24(3):498-505.
48. Mustafa RA, Zimmerman D, Rioux JP, Suri RS, Gangji A, Steele A, et al. Vascular access for intensive maintenance hemodialysis: a systematic review for a Canadian Society of Nephrology clinical practice guideline. Am J Kidney Dis 2013;62(1):112-31.
49. Brunelli SM, Njord L, Hunt AE, Sibbel SP. Use of the Tego needlefree connector is associated with reduced incidence of catheter-related bloodstream infections in hemodialysis patients. Int J Nephrol Renovasc Dis 2014;7:131-9.
50. Twardowski ZJ. Update on cannulation techniques. J Vasc Access 2015;16(Suppl 9):S54-60.
51. MacRae JM, Ahmed SB, Atkar R, Hemmelgarn BR. A randomized trial comparing buttonhole with rope ladder needling in conventional hemodialysis patients. Clin J Am Soc Nephrol 2012;7(10):1632-8.
52. Nesrallah GE, Cuerden M, Wong JH, Pierratos A. Staphylococcus aureus bacteremia and buttonhole cannulation: long-term safety and efficacy of mupirocin prophylaxis. Clin J Am Soc Nephrol 2010;5(6):1047-53.
53. Lok CE, Sontrop JM, Faratro R, Chan CT, Zimmerman DL. Frequent hemodialysis fistula infectious complications. Nephron Extra 2014;4(3):159-67.
54. Nesrallah GE. Pro: buttonhole cannulation of arteriovenous fistulae. Nephrol Dial Transplant 2016;31(4):520-3.
55. Di Nicolo P, Cornacchiari M, Mereghetti M, Mudoni A. Buttonhole cannulation of the AV fistula: a critical analysis of the technique. Semin Dial 2017;30(1):32-8.
56. Nadeau-Fredette AC, Johnson DW. Con: buttonhole cannulation of arteriovenous fistulae. Nephrol Dial Transplant 2016;31(4):525-8.
57. Pauly RP, Eastwood DO, Marshall MR. Patient safety in home hemodialysis: quality assurance and serious adverse events in the home setting. Hemodial Int 2015;19(Suppl 1):S59-S70.
58. Ibrahim A, Chan CT. Managing kidney failure with home hemodialysis. Clin J Am Soc Nephrol 2019;14(8):1268-73.
59. National Kidney F. KDOQI Clinical Practice Guideline for Hemodialysis Adequacy: 2015 update. Am J Kidney Dis 2015;66(5):884-930.
60. Suri R, Depner TA, Blake PG, Heidenheim AP, Lindsay RM. Adequacy of quotidian hemodialysis. Am J Kidney Dis 2003;42(1 Suppl):42-8.
61. Leypoldt JK, Cheung AK, Carroll CE, Stannard DC, Pereira BJ, Agodoa LY, et al. Effect of dialysis membranes and middle molecule removal on chronic hemodialysis patient survival. Am J Kidney Dis 1999;33(2):349-55.
62. Cheung AK, Rocco MV, Yan G, Leypoldt JK, Levin NW, Greene T, et al. Serum beta-2 microglobulin levels predict mortality in dialysis patients: results of the Hemo study. J Am Soc Nephrol 2006;17(2):546-55.
63. Cheung AK, Sarnak MJ, Yan G, Berkoben M, Heyka R, Kaufman A, et al. Cardiac diseases in maintenance hemodialysis patients: results of the Hemo study. Kidney Int 2004;65(6):2380-9.
64. Raj DS, Ouwendyk M, Francoeur R, Pierratos A. beta(2)-microglobulin kinetics in nocturnal haemodialysis. Nephrol Dial Transplant 2000;15(1):58-64.
65. Fagugli RM, Vanholder R, De Smet R, Selvi A, Antolini F, Lameire N, et al. Advanced glycation end products: specific fluorescence changes of pentosidine-like compounds during short daily hemodialysis. Int J Artif Organs 2001;24(5):256-62.

66. Fagugli RM, De Smet R, Buoncristiani U, Lameire N, Vanholder R. Behavior of non-protein-bound and protein-bound uremic solutes during daily hemodialysis. Am J Kidney Dis 2002;40(2):339-47.
67. Sirich TL, Fong K, Larive B, Beck GJ, Chertow GM, Levin NW, et al. Limited reduction in uremic solute concentrations with increased dialysis frequency and time in the Frequent Hemodialysis Network Daily Trial. Kidney Int 2017;91(5):1186-92.
68. Brunati CCM, Gervasi F, Cabibbe M, Ravera F, Menegotto A, Querques M, et al. Single session and weekly beta 2-microglobulin removal with different dialytic procedures: comparison between high--flux standard bicarbonate hemodialysis, post-dilution hemodiafiltration, short frequent hemodialysis with NxStage technology and automated peritoneal dialysis. Blood Purif 2019;48(1):86-96.
69. Brunati CCM, Gervasi F, Casati C, Querques ML, Montoli A, Colussi G. Phosphate and calcium control in short frequent hemodialysis with the NxStage system one cycler: mass balance studies and comparison with standard thrice-weekly bicarbonate dialysis. Blood Purif 2018;45(4):334-42.
70. Block GA, Klassen PS, Lazarus JM, Ofsthun N, Lowrie EG, Chertow GM. Mineral metabolism, mortality, and morbidity in maintenance hemodialysis. J Am Soc Nephrol. 2004;15(8):2208-18.
71. DeSoi CA, Umans JG. Phosphate kinetics during high-flux hemodialysis. J Am Soc Nephrol 1993;4(5):1214-8.
72. Mucsi I, Hercz G, Uldall R, Ouwendyk M, Francoeur R, Pierratos A. Control of serum phosphate without any phosphate binders in patients treated with nocturnal hemodialysis. Kidney Int 1998;53(5):1399-404.
73. Daugirdas JT, Chertow GM, Larive B, Pierratos A, Greene T, Ayus JC, et al. Effects of frequent hemodialysis on measures of CKD mineral and bone disorder. J Am Soc Nephrol 2012;23(4):727-38.
74. VAN Eps CL, Jeffries JK, Anderson JA, Bergin PT, Johnson DW, Campbell SB, et al. Mineral metabolism, bone histomorphometry and vascular calcification in alternate night nocturnal haemodialysis. Nephrology (Carlton) 2007;12(3):224-33.
75. Chan CT, Blankestijn PJ, Dember LM, Gallieni M, Harris DCH, Lok CE, et al. Dialysis initiation, modality choice, access, and prescription: conclusions from a Kidney Disease: Improving Global Outcomes (KDIGO) Controversies Conference. Kidney Int 2019;96(1):37-47.
76. Ting GO, Kjellstrand C, Freitas T, Carrie BJ, Zarghamee S. Long-term study of high-comorbidity ESRD patients converted from conventional to short daily hemodialysis. Am J Kidney Dis 2003;42(5):1020-35.
77. Chan C, Floras JS, Miller JA, Pierratos A. Improvement in ejection fraction by nocturnal haemodialysis in end-stage renal failure patients with coexisting heart failure. Nephrol Dial Transplant 2002;17(8):1518-21.
78. Suri RS, Lindsay RM, Bieber BA, Pisoni RL, Garg AX, Austin PC, et al. A multinational cohort study of in-center daily hemodialysis and patient survival. Kidney Int 2013;83(2):300-7.
79. Li JW, Wong JHS, Chak WL, Chau KF. Effect of incident nocturnal home hemodialysis versus incident continuous ambulatory peritoneal dialysis on employment rate, clinical, and laboratory outcomes: a 1-year retrospective observation study. Hemodial Int 2018;22(3):308-17.
80. Halpern SD, Berns JS, Israni AK. Willingness of patients to switch from conventional to daily hemodialysis: looking before we leap. Am J Med 2004;116(9):606-12.
81. Weinhandl ED, Gilbertson DT, Collins AJ. Mortality, Hospitalization, and technique failure in daily home hemodialysis and matched peritoneal dialysis patients: a matched cohort study. Am J Kidney Dis 2016;67(1):98-110.
82. Bonenkamp AA, van Gelder MK, Abrahams AC, Boereboom FTJ, Cornelis T, Luik AJ, et al. Home haemodialysis in the Netherlands: state of the art. Neth J Med 2018;76(4):144-57.
83. Auguste BL, Girsberger M, Kennedy C, Srithongkul T, McGrath-Chong M, Bargman J, et al. Are adverse events in newly trained home dialysis patients related to learning styles? A single-centre retrospective study from Toronto, Canada. BMJ Open 2020;10(1):e033315.
84. Hercz G. The trauma of dialysis initiation. J Am Soc Nephrol 2017;28(10):2835-7.

85. Bowman BT. Transitional care units: greater than the sum of their parts. Clin J Am Soc Nephrol 2019;14(5):765-7.
86. Lockridge R, Weinhandl E, Kraus M, Schreiber M, Spry L, Tailor P, et al. A systematic approach to promoting home hemodialysis during end stage kidney disease. Kidney360 2020;1(9):993-1001.
87. Bowman B, Zheng S, Yang A, Schiller B, Morfin JA, Seek M, et al. Improving incident ESRD care via a transitional care unit. Am J Kidney Dis 2018;72(2):278-83.
88. Cherukuri S, Bajo M, Colussi G, Corciulo R, Fessi H, Ficheux M, et al. Home hemodialysis treatment and outcomes: retrospective analysis of the Knowledge to Improve Home Dialysis Network in Europe (KIHDNEy) cohort. BMC Nephrol 2018;19(1):262.
89. Auguste BL, Al-Muhaiteeb A, Chan CT. The effect of learning styles on adverse events in home hemodialysis patients. Clin J Am Soc Nephrol 2018;13(5):782-3.
90. Weinhandl ED, Collins AJ. Relative risk of home hemodialysis attrition in patients using a telehealth platform. Hemodial Int 2018;22(3):318-27.
91. Nadeau-Fredette AC, Chan CT, Bargman JM, Copland MA, Finkle SN, Oliver MJ, et al. Predictors of care gaps in home dialysis: the home dialysis virtual ward study. Am J Nephrol 2019;50(5):392-400.
92. Saran R, Robinson B, Abbott KC, Agodoa LYC, Bhave N, Bragg-Gresham J, et al. US Renal Data System 2017 Annual Data Report: Epidemiology of Kidney Disease in the United States. Am J Kidney Dis 2018;71(3 Suppl 1):A7.
93. Chan CT, Collins K, Ditschman EP, Koester-Wiedemann L, Saffer TL, Wallace E, et al. overcoming barriers for uptake and continued use of home dialysis: an NKF-KDOQI conference report. Am J Kidney Dis 2020;75(6):926-34.
94. Walker RC, Howard K, Morton RL. Home hemodialysis: a comprehensive review of patient-centered and economic considerations. Clinicoecon Outcomes Res 2017;9:149-61.
95. Cafazzo JA, Leonard K, Easty AC, Rossos PG, Chan CT. Patient-perceived barriers to the adoption of nocturnal home hemodialysis. Clin J Am Soc Nephrol 2009;4(4):784-9.
96. Nickel M, Rideout W, Shah N, Reintjes F, Chen JZ, Burrell R, et al. Estimating patient-borne water and electricity costs in home hemodialysis: a simulation. CMAJ Open 2017;5(1):E61-E5.
97. Chan CT, Wallace E, Golper TA, Rosner MH, Seshasai RK, Glickman JD, et al. Exploring barriers and potential solutions in home dialysis: an NKF-KDOQI conference outcomes Report. Am J Kidney Dis 2019;73(3):363-71.
98. Golper TA. A view of the bundle from a home dialysis perspective: present at the creation. Clin J Am Soc Nephrol 2018;13(3):471-3.
99. Wilk AS, Hirth RA, Zhang W, Wheeler JRC, Turenne MN, Nahra TA, et al. Persistent variation in medicare payment authorization for home hemodialysis treatments. Health Serv Res 2018;53(2):649-70.
100. Lin E, Cheng XS, Chin KK, Zubair T, Chertow GM, Bendavid E, et al. Home dialysis in the prospective payment system era. J Am Soc Nephrol 2017;28(10):2993-3004.
101. Gee PO. Kidney Health Initiative Roadmap for Kidney Replacement Therapy: a patient's perspective. Clin J Am Soc Nephrol 2020;15(5):585-6.
102. Patel S, Boehler A, Uehlecke N. A vision for advancing American kidney health: view from the US Department of Health and Human Services. Clin J Am Soc Nephrol 2019;14(12):1789-91.
103. Hippen BE, Reed AI, Ketchersid T, Maddux FW. Implications of the Advancing American Kidney Health Initiative for kidney transplant centers. Am J Transplant 2020;20(5):1244-50.
104. Evans RW, Manninen DL, Garrison LP, Jr., Hart LG, Blagg CR, Gutman RA, et al. The quality of life of patients with end-stage renal disease. N Engl J Med 1985;312(9):553-9.
105. McFarlane PA, Bayoumi AM, Pierratos A, Redelmeier DA. The impact of home nocturnal hemodialysis on end-stage renal disease therapies: a decision analysis. Kidney Int 2006.
106. Van Eps CL, Jeffries JK, Johnson DW, Campbell SB, Isbel NM, Mudge DW, et al. Quality of life and alternate nightly nocturnal home hemodialysis. Hemodial Int 2010;14(1):29-38.

107. Mohr PE, Neumann PJ, Franco SJ, Marainen J, Lockridge R, Ting G. The case for daily dialysis: its impact on costs and quality of life. AmJ Kidney Dis 2001;37(4):777-89.
108. Buoncristiani U, Cairo G, Giombini L, Quintaliani G, Bonforte G. Dramatic improvement of clinical-metabilic parameters and quality of life with daily dialysis. Int J Artif Organs 1989;12:133-6.
109. Kooistra MP, Vos J, Koomans HA, Vos PF. Daily home haemodialysis in The Netherlands: effects on metabolic control, haemodynamics, and quality of life. Nephrol Dial Transplant 1998;13(11):2853-60.
110. McPhatter LL, Lockridge RS, Jr., Albert J, Anderson H, Craft V, Jennings FM, et al. Nightly home hemodialysis: improvement in nutrition and quality of life. Adv Ren Replace Ther 1999;6(4):358-65.
111. Levenspiel B. My experience with daily dialysis. ASAIO J 2001;47(5):469.
112. Lindsay RM. Patient testimonials: "back in the land of the living". As told by quotidian hemodialysis patients. Contrib Nephrol 2004;145:117-21.
113. Lindsay RM, Heidenheim PA, Nesrallah G, Garg AX, Suri R, Daily Hemodialysis Study Group London Health Sciences C. Minutes to recovery after a hemodialysis session: a simple health-related quality of life question that is reliable, valid, and sensitive to change. Clin J Am Soc Nephrol 2006;1(5):952-9.
114. McFarlane PA, Bayoumi AM, Pierratos A, Redelmeier DA. The quality of life and cost utility of home nocturnal and conventional in-center hemodialysis. Kidney Int 2003;64(3):1004-11.
115. Heidenheim AP, Muirhead N, Moist L, Lindsay RM. Patient quality of life on quotidian hemodialysis. Am J Kidney Dis 2003;42(1 Suppl):36-41.
116. Troidle L, Hotchkiss M, Finkelstein F. A thrice weekly in-center nocturnal hemodialysis program. Adv Chronic Kidney Dis 2007;14(3):244-8.
117. Manns BJ, Walsh MW, Culleton BF, Hemmelgarn B, Tonelli M, Schorr M, et al. Nocturnal hemodialysis does not improve overall measures of quality of life compared to conventional hemodialysis. Kidney Int 2009;75(5):542-9.
118. Unruh ML, Larive B, Chertow GM, Eggers PW, Garg AX, Gassman J, et al. Effects of 6-times--weekly versus 3-times-weekly hemodialysis on depressive symptoms and self-reported mental health: Frequent Hemodialysis Network (FHN) Trials. Am J Kidney Dis 2013;61(5):748-58.
119. Garg AX, Suri RS, Eggers P, Finkelstein FO, Greene T, Kimmel PL, et al. Patients receiving frequent hemodialysis have better health-related quality of life compared to patients receiving conventional hemodialysis. Kidney Int 2017;91(3):746-54.
120. Jardine MJ, Zuo L, Gray NA, de Zoysa JR, Chan CT, Gallagher MP, et al. A trial of extending hemodialysis hours and quality of life. J Am Soc Nephrol 2017;28(6):1898-911.
121. Smyth B, van den Broek-Best O, Hong D, Howard K, Rogers K, Zuo L, et al. Varying association of extended hours dialysis with quality of life. Clin J Am Soc Nephrol 2019;14(12):1751-62.
122. Trinh E, Chan CT. Intensive home hemodialysis results in regression of left ventricular hypertrophy and better clinical outcomes. Am J Nephrol 2016;44(4):300-7.
123. Chan CT, Floras JS, Miller JA, Richardson RM, Pierratos A. Regression of left ventricular hypertrophy after conversion to nocturnal hemodialysis. Kidney Int 2002;61(6):2235-9.
124. Fagugli RM, Reboldi G, Quintaliani G, Pasini P, Ciao G, Cicconi B, et al. Short daily hemodialysis: blood pressure control and left ventricular mass reduction in hypertensive hemodialysis patients. Am J Kidney Dis 2001;38(2):371-6.
125. Wald R, Goldstein MB, Wald RM, Harel Z, Kirpalani A, Perl J, et al. Correlates of left ventricular mass in chronic hemodialysis recipients. Int J Cardiovasc Imaging 2014;30(2):349-56.
126. Culleton BF, Walsh M, Klarenbach SW, Mortis G, Scott-Douglas N, Quinn RR, et al. Effect of frequent nocturnal hemodialysis vs conventional hemodialysis on left ventricular mass and quality of life: a randomized controlled trial. JAMA 2007;298(11):1291-9.
127. Wald R, Yan AT, Perl J, Jiang D, Donnelly MS, Leong-Poi H, et al. Regression of left ventricular mass following conversion from conventional hemodialysis to thrice weekly in-centre nocturnal hemodialysis. BMC Nephrology 2012;13:3.

128. Ong JP, Wald R, Goldstein MB, Leipsic J, Kiaii M, Deva DP, et al. Left ventricular strain analysis using cardiac magnetic resonance imaging in patients undergoing in-centre nocturnal haemodialysis. Nephrology (Carlton) 2019;24(5):557-63.
129. Chan CT, Greene T, Chertow GM, Kliger AS, Stokes JB, Beck GJ, et al. Determinants of left ventricular mass in patients on hemodialysis: Frequent Hemodialysis Network (FHN) Trials. Circ Cardiovasc Imaging 2012;5(2):251-61.
130. Covic A, Goldsmith DJ, Georgescu G, Venning MC, Ackrill P. Echocardiographic findings in long--term, long-hour hemodialysis patients. Clin Nephrol 1996;45(2):104-10.
131. Karur GR, Wald R, Goldstein MB, Wald R, Jimenez-Juan L, Kiaii M, et al. Association between conversion to in-center nocturnal hemodialysis and right ventricular remodeling. Nephrol Dial Transplant 2018;33(6):1010-6.
132. Weinreich T, De los RT, Gauly A, Passlick-Deetjen J. Effects of an increase in time vs. frequency on cardiovascular parameters in chronic hemodialysis patients. Clin Nephrol 2006;66(6):433-9.
133. Fagugli RM, Pasini P, Pasticci F, Ciao G, Cicconi B, Buoncristiani U. Effects of short daily hemodialysis and extended standard hemodialysis on blood pressure and cardiac hypertrophy: a comparative study. J Nephrol 2006;19(1):77-83.
134. Liu F, Sun Y, Xu T, Sun L, Liu L, Sun W, et al. Effect of nocturnal hemodialysis versus conventional hemodialysis on end-stage renal disease: a meta-analysis and systematic review. PLoS One 2017;12(1):e0169203.
135. Susantitaphong P, Koulouridis I, Balk EM, Madias NE, Jaber BL. Effect of frequent or extended hemodialysis on cardiovascular parameters: a meta-analysis. Am J Kidney Dis 2012;59(5):689-99.
136. Dell'Italia LJ. The right ventricle: anatomy, physiology, and clinical importance. Curr Probl Cardiol 1991;16(10):653-720.
137. Chan CT, Kaysen GA, Beck GJ, Li M, Lo J, Rocco MV, et al. Changes in biomarker profile and left ventricular hypertrophy regression: results from the frequent hemodialysis network trials. Am J Nephrol 2018;47(3):208-17.
138. Chan CT, Li GH, Valaperti A, Liu P. Intensive hemodialysis preserved cardiac injury. ASAIO J 2015;61(5):613-9.
139. Roumeliotis A, Roumeliotis S, Chan C, Pierratos A. Cardiovascular benefits of extended-time nocturnal hemodialysis. Curr Vasc Pharmacol 2020.
140. Inrig JK, Patel UD, Gillespie BS, Hasselblad V, Himmelfarb J, Reddan D, et al. Relationship between interdialytic weight gain and blood pressure among prevalent hemodialysis patients. Am J Kidney Dis 2007;50(1):108-18, 18 e1-4.
141. Merchant A, Wald R, Goldstein MB, Yuen D, Kirpalani A, Dacouris N, et al. Relationship between different blood pressure measurements and left ventricular mass by cardiac magnetic resonance imaging in end-stage renal disease. J Am Soc Hypertens 2015;9(4):275-84.
142. Charra B. Is there a magic in long nocturnal dialysis? Contrib Nephrol 2005;149:100-6.
143. Woods JD, Port FK, Orzol S, Buoncristiani U, Young E, Wolfe RA, et al. Clinical and biochemical correlates of starting "daily" hemodialysis. Kidney Int 1999;55(6):2467-76.
144. Buoncristiani U, Quintaliani G, Cozzari M, Giombini L, Ragaiolo M. Daily dialysis: long-term clinical metabolic results. Kidney Int 1988;24:S137-S40.
145. Laurent G, Charra B. The results of an 8 h thrice weekly haemodialysis schedule. Nephrol Dial Transplant 1998;13 Suppl 6:125-31.
146. Nesrallah G, Suri R, Moist L, Kortas C, Lindsay RM. Volume control and blood pressure management in patients undergoing quotidian hemodialysis. Am J Kidney Dis 2003;42(1 Suppl):13-7.
147. Graham-Brown MP, Churchward DR, Smith AC, Baines RJ, Burton JO. A 4-month programme of in-centre nocturnal haemodialysis was associated with improvements in patient outcomes. Clin Kidney J 2015;8(6):789-95.
148. Thumfart J, Pommer W, Querfeld U, Muller D. Intensified hemodialysis in adults, and in children and adolescents. Deutsches Arzteblatt international 2014;111(14):237-43.

149. Walsh M, Culleton B, Tonelli M, Manns B. A systematic review of the effect of nocturnal hemodialysis on blood pressure, left ventricular hypertrophy, anemia, mineral metabolism, and health-related quality of life. Kidney Int 2005;67(4):1500-8.
150. Kotanko P, Garg AX, Depner T, Pierratos A, Chan CT, Levin NW, et al. Effects of frequent hemodialysis on blood pressure: results from the randomized frequent hemodialysis network trials. Hemodial Int 2015;19(3):386-401.
151. Bugeja A, Dacouris N, Thomas A, Marticorena R, McFarlane P, Donnelly S, et al. In-center nocturnal hemodialysis: another option in the management of chronic kidney disease. Clin J Am Soc Nephrol 2009;4(4):778-83.
152. Chan CT, Harvey PJ, Picton P, Pierratos A, Miller JA, Floras JS. Short-term blood pressure, noradrenergic, and vascular effects of nocturnal home hemodialysis. Hypertension 2003;42(5):925-31.
153. Wald R, Goldstein MB, Perl J, Kiaii M, Yuen D, Wald RM, et al. The association between conversion to in-centre nocturnal hemodialysis and left ventricular mass regression in patients with end-stage renal disease. Can J Cardiol 2016;32(3):369-77.
154. Demirci MS, Celik G, Ozkahya M, Tumuklu M, Toz H, Asci G, et al. Effects of thrice weekly nocturnal hemodialysis on arterial stiffness. Atherosclerosis 2012;220(2):477-85.
155. Charra B, Chazot C. The neglect of sodium restriction in dialysis patients: a short review. Hemodial Int 2003;7(4):342-7.
156. Ganesh SK, Stack AG, Levin NW, Hulbert-Shearon T, Port FK. Association of elevated serum PO(4), Ca x PO(4) product, and parathyroid hormone with cardiac mortality risk in chronic hemodialysis patients. J Am Soc Nephrol 2001;12(10):2131-8.
157. Yuen D, Pierratos A, Richardson RM, Chan CT. The natural history of coronary calcification progression in a cohort of nocturnal haemodialysis patients. Nephrol Dial Transplant 2006;21(5):1407-12.
158. Moe SM, O'Neill KD, Reslerova M, Fineberg N, Persohn S, Meyer CA. Natural history of vascular calcification in dialysis and transplant patients. Nephrol Dial Transplant 2004;19(9):2387-93.
159. Schnabel R, Blankenberg S, Lubos E, Lackner KJ, Rupprecht HJ, Espinola-Klein C, et al. Asymmetric dimethylarginine and the risk of cardiovascular events and death in patients with coronary artery disease: results from the AtheroGene Study. Circ Res 2005;97(5):e53-9.
160. Chan CT, Harvey PJ, Boger R, Pierratos A, Floras JS. Dissociation between the short-term effects of nocturnal hemodialysis on endothelium dependent vasodilation and plasma ADMA. Arterioscler Thromb Vasc Biol 2005;25(12):2685-6.
161. Chan CT, Jain V, Picton P, Pierratos A, Floras JS. Nocturnal hemodialysis increases arterial baroreflex sensitivity and compliance and normalizes blood pressure of hypertensive patients with end-stage renal disease. Kidney Int 2005;68(1):338-44.
162. Szmitko PE, Fedak PW, Weisel RD, Stewart DJ, Kutryk MJ, Verma S. Endothelial progenitor cells: new hope for a broken heart. Circulation 2003;107(24):3093-100.
163. Sen S, McDonald SP, Coates PT, Bonder CS. Endothelial progenitor cells: novel biomarker and promising cell therapy for cardiovascular disease. Clin Sci (Lond) 2011;120(7):263-83.
164. Pauly RP, Chan CT. Reversing the risk factor paradox: is daily nocturnal hemodialysis the solution? Semin Dial 2007;20(6):539-43.
165. Verma S, Kuliszewski MA, Li SH, Szmitko PE, Zucco L, Wang CH, et al. C-reactive protein attenuates endothelial progenitor cell survival, differentiation, and function: further evidence of a mechanistic link between C-reactive protein and cardiovascular disease. Circulation 2004;109(17):2058-67.
166. Chan CT, Li SH, Verma S. Nocturnal hemodialysis is associated with restoration of impaired endothelial progenitor cell biology in end-stage renal disease. Am J Physiol Renal Physiol 2005;289(4):F679-84.
167. Ranpuria R, Hall M, Chan CT, Unruh M. Heart rate variability (HRV) in kidney failure: measurement and consequences of reduced HRV. Nephrol Dial Transplant 2008;23(2):444-9.

168. Drawz PE, Babineau DC, Brecklin C, He J, Kallem RR, Soliman EZ, et al. Heart rate variability is a predictor of mortality in chronic kidney disease: a report from the CRIC Study. Am J Nephrol 2013;38(6):517-28.
169. Nishimura M, Hashimoto T, Kobayashi H, Fukuda T, Okino K, Yamamoto N, et al. Association between cardiovascular autonomic neuropathy and left ventricular hypertrophy in diabetic haemodialysis patients. Nephrol Dial Transplant 2004;19(10):2532-8.
170. Zoccali C, Mallamaci F, Parlongo S, Cutrupi S, Benedetto FA, Tripepi G, et al. Plasma norepinephrine predicts survival and incident cardiovascular events in patients with end-stage renal disease. Circulation 2002;105(11):1354-9.
171. Ferrario M, Raimann JG, Larive B, Pierratos A, Thijssen S, Rajagopalan S, et al. Non-linear heart rate variability indices in the frequent hemodialysis network trials of chronic hemodialysis patients. Blood Purif 2015;40(1):99-108.
172. Burton JO, Jefferies HJ, Selby NM, McIntyre CW. Hemodialysis-induced repetitive myocardial injury results in global and segmental reduction in systolic cardiac function. Clin J Am Soc Nephrol 2009;4(12):1925-31.
173. Jefferies HJ, Virk B, Schiller B, Moran J, McIntyre CW. Frequent hemodialysis schedules are associated with reduced levels of dialysis-induced cardiac injury (myocardial stunning). Clin J Am Soc Nephrol 2011;6(6):1326-32.
174. Chan CT, Chertow GM, Daugirdas JT, Greene TH, Kotanko P, Larive B, et al. Effects of daily hemodialysis on heart rate variability: results from the Frequent Hemodialysis Network (FHN) Daily Trial. Nephrol Dial Transplant 2014;29(1):168-78.
175. Zilch O, Vos PF, Oey PL, Cramer MJ, Ligtenberg G, Koomans HA, et al. Sympathetic hyperactivity in haemodialysis patients is reduced by short daily haemodialysis. J Hypertens 2007;25(6):1285-9.
176. Chan CT, Hanly P, Gabor J, Picton P, Pierratos A, Floras JS. Impact of nocturnal hemodialysis on the variability of heart rate and duration of hypoxemia during sleep. Kidney Int 2004;65(2):661-5.
177. Roumeliotis S, Dounousi E, Eleftheriadis T, Liakopoulos V. Association of the inactive circulating matrix Gla protein with vitamin K intake, calcification, mortality, and cardiovascular disease: a review. Int J Mol Sci 2019;20(3).
178. Al Hejaili F, Kortas C, Leitch R, Heidenheim AP, Clement L, Nesrallah G, et al. Nocturnal but not short hours quotidian hemodialysis requires an elevated dialysate calcium concentration. J Am Soc Nephrol 2003;14(9):2322-8.
179. Gangji AS, Windrim R, Gandhi S, Silverman JA, Chan CT. Successful pregnancy with nocturnal hemodialysis. Am J Kidney Dis 2004;44(5):912-6.
180. Block GA, Hulbert-Shearon TE, Levin NW, Port FK. Association of serum phosphorus and calcium x phosphate product with mortality risk in chronic hemodialysis patients: a national study. Am J Kidney Dis 1998;31(4):607-17.
181. Lockridge RS, Albert J, Anderson H, Barger T, Coffey L, Craft V, et al. Nightly home hemodialysis: fifteen months of experience in Lynchburg, Virginia. Home Hemodial Int 1999;3(1):23-8.
182. Van Eps CL, Jeffries JK, Anderson JA, Bergin PT, Johnson DW, Campbell SB, et al. Mineral metabolism, bone histomorphometry and vascular calcification in alternate night nocturnal haemodialysis. Nephrology (Carlton) 2007;12(3):224-33.
183. Mucsi I, Hercz G, Uldall R, Ouwendyk M, Francoeur R, Pierratos A. Control of serum phosphate without any phosphate binders in patients treated with nocturnal hemodialysis. Kidney Int 1998;53(5):1399-404.
184. Lindsay RM, Alhejaili F, Nesrallah G, Leitch R, Clement L, Heidenheim AP, et al. Calcium and phosphate balance with quotidian hemodialysis. Am J Kidney Dis 2003;42(1 Suppl):24-9.
185. Walsh M, Manns BJ, Klarenbach S, Tonelli M, Hemmelgarn B, Culleton B. The effects of nocturnal compared with conventional hemodialysis on mineral metabolism: a randomized-controlled trial. Hemodial Int 2010;14(2):174-81.

186. Kim SJ, Goldstein M, Szabo T, Pierratos A. Resolution of massive uremic tumoral calcinosis with daily nocturnal home hemodialysis. Am J Kidney Dis 2003;41(3):E12.
187. Toussaint N, Boddington J, Simmonds R, Waldron C, Somerville C, Agar J. Calcium phosphate metabolism and bone mineral density with nocturnal hemodialysis. Hemodial Int 2006;10(3):280-6.
188. Hanly PJ, Pierratos A. Improvement of sleep apnea in patients with chronic renal failure who undergo nocturnal hemodialysis. N England J Med 2001;344(2):102-7.
189. Kimmel PL, Miller G, Mendelson WB. Sleep apnea syndrome in chronic renal disease. Am J Med 1989;86(3):308-14.
190. Lyons OD, Inami T, Perger E, Yadollahi A, Chan CT, Bradley TD. The effect of fluid overload on sleep apnoea severity in haemodialysis patients. Eur Respir J 2017;49(4).
191. Unruh ML. Sleep apnea and dialysis therapies: things that go bump in the night? Hemodial Int 2007;11(4):369-78.
192. Zoccali C, Mallamaci F, Tripepi G. Nocturnal hypoxemia: a neglected cardiovascular risk factor in end-stage renal disease? Blood Purif 2002;20(1):120-3.
193. Hanly P. Sleep disorders and home dialysis. Adv Chronic Kid Dis 2009;16(3):179-88.
194. Beecroft JM, Hoffstein V, Pierratos A, Chan CT, McFarlane P, Hanly PJ. Nocturnal haemodialysis increases pharyngeal size in patients with sleep apnoea and end-stage renal disease. Nephrol Dial Transplant 2008;23(2):673-9.
195. Elias RM, Chan CT, Paul N, Motwani SS, Kasai T, Gabriel JM, et al. Relationship of pharyngeal water content and jugular volume with severity of obstructive sleep apnea in renal failure. Nephrol Dial Transplant 2013;28(4):937-44.
196. Tang SC, Lam B, Ku PP, Leung WS, Chu CM, Ho YW, et al. Alleviation of sleep apnea in patients with chronic renal failure by nocturnal cycler-assisted peritoneal dialysis compared with conventional continuous ambulatory peritoneal dialysis. J Am Soc Nephrol 2006.
197. Orr JE, Malhotra A, Sands SA. Pathogenesis of central and complex sleep apnoea. Respirology 2017;22(1):43-52.
198. Beecroft JM, Duffin J, Pierratos A, Chan CT, McFarlane P, Hanly PJ. Decreased chemosensitivity and improvement of sleep apnea by nocturnal hemodialysis. Sleep Medicine 2009;10(1):47-54.
199. Schwartz DI, Pierratos A, Richardson RM, Fenton SS, Chan CT. Impact of nocturnal home hemodialysis on anemia management in patients with end-stage renal disease. Clin Nephrol 2005;63(3):202-8.
200. Ornt DB, Larive B, Rastogi A, Rashid M, Daugirdas JT, Hernandez A, et al. Impact of frequent hemodialysis on anemia management: results from the Frequent Hemodialysis Network (FHN) Trials. Nephrol Dial Transplant 2013;28(7):1888-98.
201. Ikizler TA, Flakoll PJ, Parker RA, Hakim RM. Amino acid and albumin losses during hemodialysis. Kidney Int 1994;46(3):830-7.
202. Galland R, Traeger J, Arkouche W, Cleaud C, Delawari E, Fouque D. Short daily hemodialysis rapidly improves nutritional status in hemodialysis patients. Kidney Int 2001;60(4):1555-60.
203. Chazot C, Vo VC, Blanc C, Hurot JM, Jean G, Vanel T, et al. Stability of nutritional parameters during a 5-year follow-up in patients treated with sequential long-hour hemodialysis. Hemodial Int 2006;10(4):389-93.
204. Spanner E, Suri R, Heidenheim AP, Lindsay RM. The impact of quotidian hemodialysis on nutrition. Am J Kidney Dis 2003;42(1 Suppl):30-5.
205. Raj DSC, Ouwendyk M, Francoeur R, Pierratos A. Plasma amino acid profile on nocturnal hemodialysis. Blood Purif 2000;18(2):97-102.
206. Rocco MV, Dwyer JT, Larive B, Greene T, Cockram DB, Chumlea WC, et al. The effect of dialysis dose and membrane flux on nutritional parameters in hemodialysis patients: results of the Hemo study. Kidney Int 2004;65(6):2321-34.
207. Agar JW, Pierratos A. Changes in hemoglobin and albumin concentration during nocturnal home hemodialysis. Hemodial Int 2007;11(3):303-8.

208. Kaysen GA, Greene T, Larive B, Mehta RL, Lindsay RM, Depner TA, et al. The effect of frequent hemodialysis on nutrition and body composition: frequent Hemodialysis Network Trial. Kidney Int 2012;82(1):90-9.
209. Gotch F, Kotanko P, Handelman G, Levin N. A kinetic model of calcium mass balance during dialysis therapy. Blood Purif 2007;25(1):139-49.
210. Holley JL, Schmidt RJ, Bender FH, Dumler F, Schiff M. Gynecologic and reproductive issues in women on dialysis. Am J Kidney Dis 1997;29(5):685-90.
211. Pinciaroli AR. Hormonal changes in daily hemodialysis. Semin Dial. 1999;12(6):455-61.
212. Hou SH. Pregnancy in women on haemodialysis and peritoneal dialysis. Baillieres Clin Obstet Gynaecol 1994;8(2):481-500.
213. Barua M, Hladunewich M, Keunen J, Pierratos A, McFarlane P, Sood M, et al. Successful pregnancies on nocturnal home hemodialysis. Clin J Am Soc Nephrol 2008;3(2):392-6.
214. Hladunewich MA, Hou S, Odutayo A, Cornelis T, Pierratos A, Goldstein M, et al. Intensive hemodialysis associates with improved pregnancy outcomes: a Canadian and United States cohort comparison. J Am Soc Nephrol 2014;25(5):1103-9.
215. Moist LM, Port FK, Orzol SM, Young EW, Ostbye T, Wolfe RA, et al. Predictors of loss of residual renal function among new dialysis patients. J Am Soc Nephrol 2000;11(3):556-64.
216. Daugirdas JT, Greene T, Rocco MV, Kaysen GA, Depner TA, Levin NW, et al. Effect of frequent hemodialysis on residual kidney function. Kidney Int 2013;83(5):949-58.
217. Skeat L, Masterson R, Tjipto AC, Karschimkus C, Toussaint ND. Residual kidney function in nocturnal vs conventional haemodialysis patients: a prospective observational study. Int Urol Nephrol 2020.
218. Johansen KL, Zhang R, Huang Y, Chen SC, Blagg CR, Goldfarb-Rumyantzev AS, et al. Survival and hospitalization among patients using nocturnal and short daily compared to conventional hemodialysis: a USRDS study. Kidney Int 2009;76(9):984-90.
219. Pauly RP, Gill JS, Rose CL, Asad RA, Chery A, Pierratos A, et al. Survival among nocturnal home haemodialysis patients compared to kidney transplant recipients. Nephrol Dial Transplant 2009;24(9):2915-9.
220. Rocco MV, Daugirdas JT, Greene T, Lockridge RS, Chan C, Pierratos A, et al. Long-term effects of frequent nocturnal hemodialysis on mortality: The Frequent Hemodialysis Network (FHN) Nocturnal Trial. Am J Kidney Dis 2015;66(3):459-68.
221. Choo SZ, See EJ, Simmonds RE, Somerville CA, Agar JWM. Nocturnal home haemodialysis: the 17 years experience of a single Australian dialysis service. Nephrology (Carlton) 2019;24(10):1050-5.
222. Lacson E, Jr., Xu J, Suri RS, Nesrallah G, Lindsay R, Garg AX, et al. Survival with three-times weekly in-center nocturnal versus conventional hemodialysis. J Am Soc Nephrol 2012;23(4):687-95.
223. Lacson E, Jr., Wang W, Lester K, Ofsthun N, Lazarus JM, Hakim RM. Outcomes associated with in-center nocturnal hemodialysis from a large multicenter program. Clin J Am Soc Nephrol 2010;5(2):220-6.
224. Tennankore KK, Kim SJ, Baer HJ, Chan CT. Survival and hospitalization for intensive home hemodialysis compared with kidney transplantation. J Am Soc Nephrol 2014;25(9):2113-20.
225. Nishio-Lucar AG, Bose S, Lyons G, Awuah KT, Ma JZ, Lockridge RS, Jr. Intensive home hemodialysis survival comparable to deceased donor kidney transplantation. Kidney Int Rep 2020;5(3):296-306.
226. Blagg CR, Kjellstrand CM, Ting GO, Young BA. Comparison of survival between short-daily hemodialysis and conventional hemodialysis using the standardized mortality ratio. Hemodial Int 2006;10(4):371-4.
227. Kjellstrand CM, Buoncristiani U, Ting G, Traeger J, Piccoli GB, Sibai-Galland R, et al. Short daily haemodialysis: survival in 415 patients treated for 1006 patient-years. Nephrol Dial Transplant 2008;23(10):3283-9.

228. Kjellstrand C, Buoncristiani U, Ting G, Traeger J, Piccoli GB, Sibai-Galland R, et al. Survival with short-daily hemodialysis: association of time, site, and dose of dialysis. Hemodial Int 2010;14(4):464-70.
229. Suri RS, Li L, Nesrallah GE. The risk of hospitalization and modality failure with home dialysis. Kidney Int 2015;88(2):360-8.
230. Weinhandl ED, Nieman KM, Gilbertson DT, Collins AJ. Hospitalization in daily home hemodialysis and matched thrice-weekly in-center hemodialysis patients. Am J Kidney Dis 2015;65(1):98-108.
231. Weinhandl ED, Liu J, Gilbertson DT, Arneson TJ, Collins AJ. Survival in daily home hemodialysis and matched thrice-weekly in-center hemodialysis patients. J Am Soc Nephrol 2012;23(5):895-904.
232. Chertow GM, Levin NW, Beck GJ, Daugirdas JT, Eggers PW, Kliger AS, et al. Long-Term Effects of Frequent In-Center Hemodialysis. J Am Soc Nephrol 2016;27(6):1830-6.
233. Nesrallah GE, Lindsay RM, Cuerden MS, Garg AX, Port F, Austin PC, et al. Intensive hemodialysis associates with improved survival compared with conventional hemodialysis. J Am Soc Nephrol 2012;23(4):696-705.
234. Jun M, Jardine MJ, Gray N, Masterson R, Kerr PG, Agar JW, et al. Outcomes of extended-hours hemodialysis performed predominantly at home. Am J Kidney Dis 2013;61(2):247-53.
235. Marshall MR, Byrne BG, Kerr PG, McDonald SP. Associations of hemodialysis dose and session length with mortality risk in Australian and New Zealand patients. Kidney Int 2006;69(7):1229-36.
236. Saran R, Bragg-Gresham JL, Levin NW, Twardowski ZJ, Wizemann V, Saito A, et al. Longer treatment time and slower ultrafiltration in hemodialysis: associations with reduced mortality in the DOPPS. Kidney Int 2006;69(7):1222-8.
237. Nadeau-Fredette AC, Hawley CM, Pascoe EM, Chan CT, Clayton PA, Polkinghorne KR, et al. An incident cohort study comparing survival on home hemodialysis and peritoneal dialysis (Australia and New Zealand Dialysis and Transplantation Registry). Clin J Am Soc Nephrol 2015;10(8):1397-407.
238. Miller BW, Himmele R, Sawin DA, Kim J, Kossmann RJ. Choosing home hemodialysis: a critical review of patient outcomes. Blood Purif 2018;45(1-3):224-9.
239. Choi SJ, Obi Y, Ko GJ, You AS, Eriguchi R, Wang M, et al. Comparing patient survival of home hemodialysis and peritoneal dialysis patients. Am J Nephrol 2020;51(3):192-200.
240. Tennankore KK, Na Y, Wald R, Chan CT, Perl J. Short daily-, nocturnal- and conventional-home hemodialysis have similar patient and treatment survival. Kidney Int 2018;93(1):188-94.
241. Pauly RP, Rosychuk RJ, Usman I, Reintjes F, Muneer M, Chan CT, et al. Technique failure in a multicenter Canadian home hemodialysis cohort. Am J Kidney Dis 2019;73(2):230-9.
242. Seshasai RK, Mitra N, Chaknos CM, Li J, Wirtalla C, Negoianu D, et al. Factors associated with discontinuation of home hemodialysis. Am J Kidney Dis 2016;67(4):629-37.
243. Vinson AJ, Perl J, Tennankore KK. Survival comparisons of home dialysis versus in-center hemodialysis: a narrative review. Can J Kidney Health Dis 2019;6:2054358119861941.

12

Hemodiálise domiciliar

Ankur Shah, Devin McKelvey, Rebecca Kurnik Seshasai

VISÃO GERAL

A modalidade original de hemodiálise (HD) ambulatorial, a hemodiálise domiciliar (HDD), teve uma revitalização na última década nos Estados Unidos da América. As evidências são limitadas, mas apontam para uma maior qualidade de vida do paciente, melhor controle da pressão arterial, melhor controle do fósforo, redução da massa do ventrículo esquerdo, oportunidade de emprego e maior custo-benefício em comparação com a HD tradicional no centro de diálise. Os esquemas de tratamento incluem hemodiálise diária curta, HD noturna, terapias híbridas e HD convencional domiciliar adaptada três vezes por semana. Existem vários dispositivos aprovados pela US Food and Drug Administration (FDA) no mercado, bem como vários dispositivos atualmente em busca de aprovação. Cada dispositivo tem abordagem diferente em relação à prescrição para obter diálise adequada, incluindo pequenos solutos, moléculas médias, remoção de fluidos e consideração da carga do tratamento. Além das considerações individuais do paciente, esforços de desenvolvimento do programa e retenção são necessários para aumentar e manter um programa de HDD, e esses esforços são detalhados neste capítulo.

INTRODUÇÃO

Utilizada pela primeira vez em 1963, a HDD foi a modalidade de diálise predominante nos Estados Unidos da América (EUA) até 1972, quando uma emenda ao *Medicare Social Security Act* resultou em benefícios fiscais de apoio à hemodiálise no centro – HDC (*in-center hemodialysis*).[1] Nos primeiros dias de diálise, aproximadamente 40% dos pacientes eram dialisados em casa por HD,[1] embora sua prevalência tenha caído significantemente desse nível. A HDD pode ser realizada sob vários regimes diferentes, incluindo convencional três vezes por semana, diária curta, noturna e híbrida. A HD diária curta foi inicialmente descrita em 1969, mas teve um renascimento na década de 1990, à medida que se tornou mais viável financeiramente, por causa da economia de custos com suprimentos e mão de obra.[2] A hemodiálise noturna (HDN) diária foi reintroduzida em Toronto em 1994.[3] Na última década, houve ressurgimento da HDD com a disponibilidade de equipamentos de uso mais fácil ao paciente, bem como melhores incentivos financeiros nos EUA sob o sistema de pagamento prospectivo expandido.[4,5]

Houve uma recente renovação no interesse em modalidades domiciliares nos EUA com a ordem executiva de 2019 da iniciativa *Advancing American Kidney Health*, que estabeleceu a meta de melhorar o acesso e a qualidade dos tratamentos centrados na pessoa para insuficiência renal, com o objetivo específico de ter 80% dos novos pacientes com doença renal crônica em estágio terminal (DRCT) em 2025 fazendo diálise domiciliar ou recebendo um transplante renal preemptivo. Para atingir esse objetivo, estão sendo desenvolvidos modelos de reembolso que apoiam a diálise domiciliar.

Neste capítulo, será apresentada uma visão geral dos regimes de HDD mais utilizados, da tecnologia disponível, da epidemiologia, dos desfechos dos pacientes, dos fatores do programa, incluindo recrutamento, treinamento, descontinuação e segurança.

EPIDEMIOLOGIA E DEMOGRAFIA

Apesar de seu sucesso inicial, a HDD tem sido pouco utilizada nos EUA. De acordo com o *United States Renal Data System* (USRD),[6] houve aproximadamente 124.500 pacientes incidentes e 726.331 prevalentes com DRCT nos EUA em 2017. Mais da metade (62,7%) de todos os pacientes prevalentes com DRCT nos EUA foram tratados por HD (98% dos quais dialisavam no centro de diálise e 2% dialisavam em casa). Na última década, houve um crescimento significante no uso de HDD, com aumento de 120,8% na prevalência em 2017 em comparação com 2007. Dos pacientes incidentes com DRCT em 2017, 4%

usaram a HDD como modalidade. Fatores positivamente associados ao aumento da HDD com relação ao centro de diálise incluem prevalência de diálise peritoneal, tamanho da unidade, paciente empregado, população de pacientes mais jovens e tempo de funcionamento da unidade.[7] Existem variações internacionais significantes na captação de HDD, com a Nova Zelândia, a Austrália, a Finlândia, a Dinamarca e o Canadá mostrando maior utilização.[8]

DEFINIÇÃO E EQUIPAMENTO

A HDD é uma modalidade de substituição renal na qual a hemodiálise é realizada em ambiente domiciliar. Ela pode ser realizada com a ajuda de um parceiro de cuidados ou sozinho. Vários esquemas diferentes são comumente utilizados, incluindo diálise convencional três vezes por semana, HD diária curta e HDN. A hemodiálise diária de curta duração (HDDCD, *short-daily hemodialysis*) geralmente consiste em sessões de 2 a 3 horas, 5 a 6 dias por semana, e a HDN é realizada durante a noite durante o sono e consiste em sessões de 6 a 10 horas, geralmente 4 a 6 noites por semana. Essas modalidades são realizadas em casa e geralmente consideradas em conjunto quando se discute a HDD. A HD frequente é definida como a HD realizada mais de três vezes por semana e é usualmente discutida em conjunto com a HDD, pois é mais realizada no ambiente domiciliar. Nos EUA, a HDD é mais frequentemente realizada utilizando a abordagem com baixo volume de dialisato (LDVA), em contraste com a abordagem de HD convencional, que utiliza volumes de dialisato muito maiores por tratamento.[9] A LDVA utiliza taxas de fluxo muito mais lentas que a taxa de fluxo de sangue, resultando em uma taxa de extração aumentada de solutos e maior saturação do dialisato. Essa abordagem resulta em menor utilização de dialisato, às custas do tempo. A HD convencional utiliza taxas de fluxo de dialisato mais altas, sacrificando a eficiência pelo tempo. Assim como na HD no centro, é necessário um acesso vascular com fístula arteriovenosa (FAV), enxerto arteriovenoso ou cateter venoso central tunelizado. A FAV é o acesso preferencial, por causa do risco de infecção e de preocupações com a longevidade.

Embora qualquer máquina de HD convencional possa ser usada em casa, essa situação não é a ideal para a maioria dos pacientes, já que as máquinas convencionais são grandes, pesadas e complexas. Kjellstrand e Kjellstrand descreveram a máquina de HDD ideal aquela que permite um regime flexível, é simples de montar e desmontar, permite infusões controladas pelo paciente, não requer anticoagulação sistêmica, é interativa e possui recursos de segurança, incluindo a necessidade mínima ou nula de desinfecção.[10] Várias máquinas de diálise estão disponíveis para uso doméstico. Isso inclui máquinas otimizadas para a LDVA e máquinas otimizadas para fluxos convencionais de sangue e dialisato.

Abordagem com baixo volume de dialisato

A abordagem com baixo volume de dialisato (LDVA – *low dialysate volume approach*) é amplamente utilizada de duas maneiras diferentes. A primeira, a HDDCD, é uma abordagem na qual são realizados tratamentos mais curtos e frequentes. Com essa abordagem, permite-se flexibilidade na escolha dos dias e dos horários de tratamento. A HDN é uma abordagem alternativa na qual os tratamentos de diálise são realizados durante a noite. Os dispositivos a seguir são normalmente utilizados com a LDVA.

- *NxStage*: consiste em uma cicladora com interface "amigável" ao usuário que administra a terapia e os cartuchos descartáveis. O dispositivo é compacto e não requer modificações nos sistemas de encanamento doméstico. As taxas de fluxo de sangue podem variar de 100 a 300 mL/min. A taxa de fluxo do dialisato é de até 300 mL/min. O dialisato está disponível em bolsas preparadas estéreis ou pode ser gerado utilizando o sistema *PureFlow SL*, que pode gerar lotes de até 60 L de dialisato por vez, os quais podem ser utilizados até 96 horas após sua geração. O sistema *PureFlow SL* pode gerar dialisato puro com a água da torneira comum. Usando o *Nx2me Connected Health*, os dados de tratamento são facilmente revisados por meio de um dispositivo conectado à internet (como *tablet* e *smartphone*) e transferidos remotamente para a equipe da unidade de diálise. Para pacientes que escolhem terapias noturnas, são necessários um dispositivo para detecção de desconexão de agulha venosa e um sistema de detecção de fluido; uma bomba de infusão, um cartucho com linha de heparina e uma agulha duplo-lúmen estão disponíveis. Um aspecto excepcional é a disponibilidade de diálise com agulha única. Esse dispositivo é aprovado pela FDA nos EUA.
- *Outset Tablo*: dispositivo baseado em cartucho que foi desenvolvido tendo em mente a simplicidade e uma interface "amigável" ao usuário. A orientação da tela sensível ao toque (*touchscreen*) está disponível para o usuário final, e o sistema é totalmente contido, exigindo apenas uma tomada elétrica e água da torneira. A máquina produz dialisato ultrapuro em tempo real com a água da torneira. A taxa de fluxo de sangue varia de 50 a 400 mL/min, e a taxa de fluxo de dialisato é de até 300 mL/min. O dispositivo é aprovado pela FDA nos EUA para uso doméstico. Os recursos incluem manguito de pressão arterial integrado, sistema de *bolus* e de monitoramento de solução salina automatizados, enxágue com um toque e autolimpeza automatizada. Semelhante ao *NxStage System One*, ele pode ser usado tanto para diálise domiciliar como para terapia de substituição renal contínua em ambientes de cuidados intensivos.

- *Physidia S3*: dispositivo desenvolvido especialmente para uso em HDDCD ou diálise em dias alternados com a LDVA. O dispositivo é a máquina de HDD mais leve, pesando apenas 23 kg. Ele inclui um sistema de cartucho com escorva (*priming*) automática. A geração de dialisato *online* não está disponível, somente dialisato estéril pré-embalado; entretanto, esse dialisato atende aos padrões ultrapuros. A taxa de fluxo sanguíneo varia de 200 a 350 mL/min, e a taxa de fluxo do dialisato é de até 200 mL/min. Esse é o único equipamento de HDD que pode realizar hemodiafiltração além da HD. Ele é aprovado para uso na Europa, mas a aprovação da FDA ainda está pendente nos EUA.
- *Quanta SC+*: dispositivo compacto e leve baseado em tela sensível ao toque que usa um *design* baseado em cartucho de uso único. O dispositivo mede 51,6 x 36,8 x 54,9 cm (20,4 x 14,5 x 21,6 polegadas) e pesa 32 kg. Taxas de fluxo sanguíneo de até 450 mL/min, taxas de fluxo de dialisato de até 500 mL/min e tratamentos de até 8 horas de duração são suportados. O dispositivo é notável por sua simplicidade, com apenas 11 etapas necessárias para o tratamento completo. O equipamento requer um dispositivo autônomo de osmose reversa para preparação da água ou pode ser conectado a uma fonte de alimentação de água central da clínica de diálise. Esse dispositivo está disponível no Reino Unido e na Europa, mas não foi aprovado pela FDA nos EUA.

Abordagem convencional domiciliar

Fresenius 2008K@home: máquina de HD de centro modificada, que foi simplificada para o uso doméstico. Semelhante ao equipamento de HD padrão no centro, é necessário um sistema autônomo de purificação de água. A máquina foi modificada com uma interface mais simples e possui escorva (*priming*) automática, enxágue, bomba de pressão arterial e bomba de heparina integradas ao dispositivo. A concentração do dialisato pode ser ajustada de forma semelhante ao equipamento no centro de diálise. A portabilidade é limitada e muitas vezes uma renovação na casa é necessária.

A LDVA pode ser utilizada com a *2008K@home*, ou a diálise pode ser realizada de maneira que imita a HD convencional no centro de diálise.

DESFECHOS CLÍNICOS

A HDDCD e a HDN são geralmente estudadas independentemente uma da outra e demonstraram desfechos diferentes em estudos observacionais. Para os propósitos deste capítulo, serão avaliadas essas duas modalidades domiciliares.

Frequent Hemodialysis Network (FHN)

Em 2010 e 2011, o *Frequent Hemodialysis Network* (FHN) - dois ensaios clínicos randomizados - avaliou os efeitos da HDDCD e da HDN *vs.* HD convencional três vezes por semana. No *FHN daily trial*, um grupo de pacientes foi randomizado em um braço HDDCD no centro com 125 pacientes recebendo HD seis dias por semana (média de 5,2 sessões por semana) e outro braço com HD convencional (HDC) com 120 pacientes recebendo diálise padrão três vezes por semana. O *nocturnal trial* teve um total de 87 pacientes que foram randomizados para HDN 5 a 6 noites por semana (n = 45) *vs.* HDC padrão três vezes por semana (n = 42). Os desfechos primários avaliados em ambos os estudos foram:

1. Mortalidade por todas as causas em 12 meses ou alteração em um ano da massa ventricular esquerda.
2. Mortalidade por todas as causas ou alteração de um ano na saúde física com base nos dados da pesquisa de saúde RAND.[11]

Comparado à HDC, houve melhoras significantes nos desfechos compostos primários para o braço HDDCD no *daily trial*, enquanto o braço HDN no *nocturnal trial* não mostrou melhoras significantes. Os desfechos secundários avaliados incluíram desempenho cognitivo, depressão, nutrição, biomarcadores minerais, controle de anemia, pressão arterial, taxas de hospitalização e intervenções de acesso vascular que serão discutidas em detalhes nas seções a seguir. Existem várias limitações importantes para o FHN *nocturnal trial*:

1. Provavelmente houve erro tipo II por causa do baixo número de inclusões.
2. Mais de 50% dos participantes haviam iniciado a diálise recentemente e poderiam ter mais função renal residual, o que poderia ter diminuído a melhora observada.
3. Finalmente, embora o grupo-controle HDC fosse destinado a ser tratado no centro de diálise, no setor noturno, muitos realizaram esses tratamentos no domicílio, o que pode ter levado à menor diferença observada entre os dois grupos.

Massa do ventrículo esquerdo

A remodelação cardíaca, particularmente a hipertrofia ventricular esquerda, é altamente prevalente na DRCT e associada ao aumento da mortalidade cardíaca.[12] Vários estudos têm buscado avaliar o papel da hemodiálise domiciliar na massa do ventrículo esquerdo. Em 2007, Culleton et al. relataram os resultados de um estudo controlado randomizado de dois grupos, paralelo, em dois centros universitários canadenses.[13] Um total de 52 pacientes foram incluídos entre agosto de 2004 e dezembro de 2006, recebendo HDN frequente ou HDC com o objetivo principal de avaliar a mudança na massa ventricular esquerda (MVE) avaliada por ressonância magnética cardíaca. O estudo mostrou que a HDN frequente foi associada a melhoras significantes na pressão arterial sistólica (p = 0,01), redução nos anti-hipertensivos prescritos em 16 dos 26 pacientes no grupo HDN em comparação com 3 de 25 do grupo HDC (p = < 0,001) e melhora significativa na MVE – com diferença média da MVE de 15,3 g (p = 0,04) entre os grupos. Esses achados são equivalentes aos de um estudo observacional anterior mostrando melhora na pressão arterial (p = 0,004) e MVE (p = 0,001) após a conversão de HDC para HDN.[14]

Os efeitos da HDDCD na MVE também foram avaliados em estudos observacionais prospectivos. Em 2005, Ayus et al. avaliaram os efeitos da HDDCD, 6 sessões/semana de 3 horas de duração, e HDC, 3 sessões/semana de 4 horas de duração na MVE.[15] Um total de 26 pacientes em HDDCD e 54 pacientes em HDC pareados foram incluídos, e os desfechos primários do índice de MVE e níveis de proteína C-reativa foram avaliados aos 12 meses. O estudo observou diminuição significante na MVE de 30% na HDDCD em comparação com a coorte pareada de pacientes em HDC. Isso foi equivalente a um pequeno estudo anterior de 12 pacientes em HDC que foram aleatoriamente designados de forma cruzada para receber seis meses de HDC seguidos por seis meses de HDDCD, mostrando melhora significante no índice MVE (p = 0,01) após o período de HDDCD.[16]

Sobrevida

Várias grandes coortes retrospectivas foram avaliadas em relação à diferença em mortalidade entre as modalidades de diálise. Digno de nota, esses estudos são severamente limitados pela confusão residual. Marshall et al. relataram os resultados de 26.016 pacientes com 856.007 pacientes-mês de acompanhamento. Em comparação com a HDC, os pacientes em HDD tiveram melhora significante na mortalidade ajustada (HR 0,51, IC 95%, 0,44-0,59).[17] Um estudo longitudinal de pacientes em HDN em um regime de 6-10 horas por noite, 6 noites por semana durante um período de 5,5 anos, mostrou melhora estatisticamente significante na necessidade de medicamentos anti-hipertensivos e quelantes de fósforo, escores no SF36, produto cálcio/fósforo, pressão arterial, número de hospitalizações e número de dias de permanência no hospital. Essas melhoras foram associadas a uma taxa de mortalidade melhorada de 2,4% de mortes por paciente-ano (IC 95%, 0,9%-9,4%).[9] Em outro estudo de 415 pacientes, mais de 1.006 pacientes-ano, a sobrevida dos pacientes em HDDCD (n = 265) foi 2 a 3 vezes melhor quando comparados com aqueles em HDC (n = 150).[18]

Pressão arterial

A pressão arterial mal controlada é uma das principais causas de morbidade e mortalidade em pacientes com DRCT.[19] A prevalência de hipertensão na população com DRCT de 2010-2012 foi de 86%, como avaliado pelo Relatório de evidências médicas de DRCT.[20] No estudo *Dialysis Outcomes and Practice Patterns Study* (DOPPS), a prevalência de hipertensão em pacientes com DRCT foi de pelo menos 60% em 2015.[21] Além disso, foi demonstrado que o manejo ativo da hipertensão em pacientes com DRCT em HD leva a uma redução significante na mortalidade e eventos cardíacos. Em 2009, uma metanálise com 1.679 pacientes em diálise mostrou melhora nos eventos cardiovasculares ($p = 0,009$), mortalidade por todas as causas ($p = 0,014$) e mortalidade cardiovascular ($p = 0,044$) em pacientes tratados ativamente para hipertensão em comparação com regimes de controle.[22]

É evidente que as práticas destinadas a controlar melhor a pressão arterial em pacientes com DRCT levarão a melhores resultados para esses pacientes. Em um acompanhamento de 2015 para o estudo FHN, Kotanko et al. avaliaram os efeitos da HD frequente na pressão arterial.[23] Os pacientes em HD mais frequentes, incluindo os pacientes em HDDCD e HDN, necessitaram de significantemente menos medicamentos anti-hipertensivos; e nos primeiros dois meses do FHN, os pacientes em diálise domiciliar apresentaram redução da pressão arterial sistólica pré-diálise (HDDCD 7,7 mmHg e HDN 7,3 mmHg) em comparação com o grupo HDC. Em uma análise mais aprofundada do estudo FREEDOM, observou-se que os pacientes tiveram redução nos medicamentos anti-hipertensivos com diálise domiciliar diária em comparação com a HDC, com o número de pacientes sem medicamentos anti-hipertensivos aumentando de 21% para 47%.[24]

Controle do fósforo

A melhora no controle do fósforo tem sido demonstrada em muitos estudos com hemodiálise domiciliar, embora haja variação de acordo com a modalidade, provavelmente por causa do mecanismo de remoção do fósforo na diálise. A depuração dialítica do fósforo é alcançada em duas fases com a remoção inicial do fluido extracelular, seguida por uma fase secundária retardada à medida que o fósforo se equilibra e se desloca extracelularmente. Acredita-se que essa segunda fase, mais lenta, é melhor abordada com tratamentos mais longos e pode se beneficiar mais da HDN, com seus tempos de tratamento geralmente mais longos, em comparação com tratamentos mais curtos na HDDCD.

A HDDCD mostra melhora modesta no controle de fósforo e possivelmente alguma redução no uso de quelantes de fósforo.[15,25] Entretanto, a resposta não é tão robusta quanto na HDN. Culleton et al. mostraram que houve melhora significante nos níveis de fósforo e diminuição/descontinuação de quelantes de fósforo em 19 dos 26 pacientes no braço HDN em comparação com 3 dos 25 pacientes no braço HDC ($p = 0{,}001$).[13] Além disso, 73% dos 87 pacientes no estudo FHN apresentaram melhora em seus níveis de fósforo a ponto de não precisarem absolutamente de quelantes de fósforo, e 42% até precisaram de fósforo suplementar para manter os níveis normais.[25] Pacientes que utilizando HDN geralmente precisam de menos quelantes de fósforo, se houver alguma necessidade, e são capazes de seguir uma dieta muito mais liberal.[15] Os pacientes que recebem HDN podem até precisar da adição de fosfato ao dialisante para evitar hipofosfatemia evidente.

Apneia obstrutiva do sono/síndrome das pernas inquietas

Distúrbios do sono, incluindo apneia do sono e síndrome das pernas inquietas (SPI), são problemas comuns e subdiagnosticados em pacientes com DRCT e podem levar à morbidade e à mortalidade significantes se não forem tratados. Em um estudo com 883 pacientes italianos em HD ou terapia de hemodiafiltração, a prevalência de apneia do sono foi de 24%, de acordo com o questionário de Berlim.[26] No entanto, isso pode ser uma subestimação com base no viés de autorrelato. Um estudo de 2015 com 104 pacientes suíços em HDC mostrou que a prevalência de apneia do sono era de 56% quando testada utilizando poligrafia noturna.[27] Apenas 19% dos pacientes testados tinham conhecimento de seu diagnóstico.

Em um estudo de 2001 com 14 pacientes que mudaram de HDC para HDN por 8 a 10 horas por noite, episódios de apneia do sono e hipopneia por hora, bem como hipóxia, foram melhorados com HDN. Com HDC, houve uma média de 25 ± 25 (DP) episódios de apneia e hipopneia por hora, enquanto pacientes em HDN apresentaram média de 8 ± 8 (DP) episódios por hora. A saturação de oxigênio durante o sono foi maior com HDN em comparação com HDC (95,9% *vs.* 93,8%).[28]

A SPI também é comum em pacientes com DRCT. Um estudo mostrou que a prevalência de SPI é de 18,7% em pacientes com DRCT.[29] No entanto, foi muito maior, 40%, no ensaio FREEDOM.[30] Essa condição pode afetar o nível de fadiga, humor e qualidade de vida geral.[29] Em um acompanhamento da análise do estudo FREEDOM, Jaber et al. notaram melhoras significantes na prevalência e na gravidade da SPI e outros distúrbios do sono.[30]

Qualidade de vida

A qualidade de vida em geral é um tema abrangente, difícil de avaliar e comumente subavaliado. Pacientes em HDC, com frequência, são incapazes de trabalhar por causa dos requisitos de tempo para HD no centro de diálise. Os pacientes em HDD, por sua vez, têm flexibilidade muito maior em relação ao tempo em que completam suas sessões. Isso permite mais tempo com a família e amigos, além de manter a capacidade de trabalhar e ganhar a vida, trazendo consigo todos os benefícios psicossociais que isso acarreta. No grupo de estudo FREEDOM que analisou o efeito da hemodiálise diária na qualidade de vida e nos sintomas de depressão, os pacientes notaram melhora significante na qualidade de vida medida pelo questionário SF-36 no início da HDDCD. Houve uma resposta robusta medida em 4 e 12 meses após o início.[24] Em uma análise de acompanhamento que avaliou os sintomas depressivos nesses pacientes, foram observadas melhoras nos sintomas depressivos usando a pesquisa do Inventário Beck de Depressão (*Beck Depression Inventory* – BDI).[24]

Fertilidade

Tanto em homens como em mulheres, a DRCT está associada à diminuição da fertilidade em razão de vários fatores. Em um registro de 6.230 mulheres nos EUA com idades entre 14 e 44 anos em HD ou diálise peritoneal entre 1992 e 1996, a gravidez foi observada em apenas 2%.[31] Nesse mesmo ano, um estudo belga mostrou incidência de gravidez em apenas 0,3 por 100 pacientes-anos em 1.472 mulheres com idade entre 18 e 44 anos de 1975 a 1999.[32] Há dados limitados sobre melhoras nas taxas de fertilidade em pacientes em HDD. Um pequeno estudo de 2008 de Barua et al. com 45 mulheres que receberam HDN apresentou uma taxa de concepção de 15,6%.[33]

Desfechos materno-fetais

Além das baixas taxas de fertilidade em pacientes em HDC, a gravidez na DRCT está associada a uma taxa de mortalidade infantil extremamente alta em comparação com a população sem diálise. Em uma pesquisa de 1994 com 1.281 mulheres em idade fértil em HDC, apenas 1,5% ficou grávida e dessas, apenas 37% das gestações resultaram em bebês que sobreviveram.[31] Jesudason et al. observaram que as mulheres que conceberam antes de iniciar a diálise tiveram uma taxa de nascidos vivos significantemente maior, de 91%, em comparação com 63% em mulheres que conceberam após o início da diálise.[34] Esse aumento na mortalidade infantil foi, em grande parte, por causa de taxas significantemente mais altas de perda gestacional inicial antes das 20 semanas de gravidez.

A HDD, tanto a HDDCD como a HDN, demonstrou ter efeito positivo nos desfechos materno-fetais com maior probabilidade de sobrevivência nas gestações, talvez em razão de melhor controle de volume e pressão arterial, nitrogênio ureico do sangue (NUS) normalizado, função endotelial melhorada e, possivelmente, redução da inflamação, embora o mecanismo exato não esteja claro.[9] Um estudo publicado em 2014 comparando regimes de HD mais intensivos no Canadá com regimes de hemodiálise mais convencionais nos Estados Unidos da América mostrou melhora significante nas taxas de nascidos vivos (86,4% comparado a 61,4%, $p = 0{,}03$).[35] Curiosamente, uma curva de dose-resposta foi observada mostrando a intensidade da diálise diretamente correlacionada com os desfechos da gravidez, com taxas de nascidos vivos de 48% em mulheres dialisadas ≤ 20 horas por semana e 85% em mulheres dialisadas > 36 horas por semana ($p = 0{,}02$). Em consonância com esses achados, Barua et al. observaram em um estudo consistindo em cinco pacientes grávidas em HDN que resultou em seis nascidos vivos em sete gestações com poucas complicações materno-fetais.[33]

DOSAGEM E ADEQUAÇÃO

A prescrição de diálise pode ser considerada apropriada se proporcionar a remoção adequada de solutos e de fluidos, ao mesmo tempo em que permite que o paciente atinja seus objetivos, principalmente considerando sua qualidade de vida. Uma prescrição adequada para um paciente pode não ser para outro, e uma prescrição adequada em um aspecto, por exemplo, Kt/V ureia, pode não ser em outro, por exemplo, remoção de fluido ou carga.

Solutos pequenos

A depuração de pequenos solutos na prática tornou-se sinônimo de Kt/V ureia; entretanto, deve-se notar que a ureia não é o único soluto urêmico pequeno. De fato, altos graus de azotemia podem ser tolerados.[36] Os tratamentos de hemodiálise no centro de diálise são avaliados com o Kt/V *single-pool* (spKt/V), mas esses não podem ser simplesmente somados para comparar tratamentos mais frequentes. Pacientes que dialisam com maior frequência precisam ser equilibrados na mesma quantidade de tempo, por isso o uso do Kt/V de ureia semanal ou Kt/V padrão (std Kt/V). O std Kt/V é o mesmo para todas as modalidades que produzem o mesmo NUS pré-diálise do meio da semana. Embora esse modelo não tenha sido clinicamente validado, as diretrizes do KDOQI recomendam um std Kt/V de 2,0, pois isso equivale a três tratamentos por semana, atingindo um spKt/V de 1,2 – que é a recomendação do KDOQI para hemodiálise no centro.[37] Uma série de armadilhas do Kt/V deve ser observada, incluindo a evidência limitada de toxicidade da ureia, o fato da cinética da ureia não ser representativa de todos os solutos urêmicos, os efeitos do edema, fragilidade e obesidade na relação entre o V (volume) derivado da equação de Watson e o volume de distribuição de ureia – e a suposição de que um único tratamento pode estimar todos os tratamentos.[38-40]

Molécula média

Moléculas médias são definidas como moléculas entre 500 Dáltons e 60 kilodáltons de tamanho. Dois exemplos classicamente descritos são beta-2-microglobulina e vitamina B12. Moléculas pequenas com ligação proteica significante ou grande volume de distribuição podem ter características de depuração semelhantes às de moléculas médias, por exemplo, o fósforo. O aumento do tempo de tratamento aumenta significantemente a depuração da molécula média, uma possível vantagem da hemodiálise noturna.[41]

Volume

Talvez o maior benefício da diálise domiciliar seja o controle da hipervolemia. O sódio pode ser considerado a toxina urêmica mais negligenciada, e os pacientes que recebem terapias mais curtas e mais frequentes são menos dependentes do reabastecimento do plasma durante o tratamento. Evidências da hemodiálise no centro demonstraram que o aumento das taxas de ultrafiltração está associado ao agravamento da mortalidade, e a manutenção da taxa de ultrafiltração abaixo de 10 a 13 mL/kg/min deve ser mantida.[42] Os pacientes em HDN raramente encontram esse problema, pois seu tempo semanal em diálise geralmente é 2 a 3 vezes mais longo que o de pacientes em HDDCD ou HDC. Se o ganho de peso intradialítico exceder regularmente essa taxa, a diálise pode ser estendida, tratamentos adicionais podem ser prescritos ou a dieta pode ser abordada.

Como discutido anteriormente neste capítulo, pacientes dialisando em HDDCD ou hemodiálise noturna requerem significantemente menos medicamentos para hipertensão.[13,14,16] Ao fazer a transição de um paciente para qualquer uma dessas modalidades, os anti-hipertensivos devem ser reduzidos em 50%. A maioria dos pacientes verá uma redução inicial do peso seco, seguida de um ganho posterior de massa tecidual e aumento do peso seco sem edema ou hipertensão concomitantes. Pacientes dialisados com hemodiálise domiciliar noturna geralmente podem reduzir significantemente o número de medicamentos para pressão arterial de que necessitam.

Prescrição convencional

Ao utilizar o equipamento de hemodiálise *Fresenius 2008K@home* ou convencional, é usada uma prescrição de HDC no centro. Tipicamente, os tratamentos duram 3 a 4 horas com taxas de fluxo de sangue de aproximadamente 400 a 450 mL/min e taxa de fluxo de dialisato de 600 a 800 mL/min. Se a adequação não for atendida, a taxa de fluxo sanguíneo, a taxa de fluxo do dialisato ou o tempo podem ser aumentados. A composição do dialisato é variada para manter a normocalemia e evitar a acidemia ou alcalemia. Os níveis de sódio, potássio, bicarbonato e cálcio do dialisato podem ser individualizados.

Prescrição com LDVA

Em contraste com a abordagem tradicional, a LDVA diminui o fluxo de dialisato, aumentando o tempo de contato entre o sangue e o dialisato e, portanto, aumentando a saturação do último. Nessa abordagem, a água é conservada, e a saturação é maior que na HD, às expensas do tempo. A prescrição de diálise ao utilizar a LDVA deve alcançar a normalização do potássio, do estado ácido-básico, de sintomas urêmicos e da euvolemia. Nos EUA, um padrão semanal de Kt/V ureia de 2,1 é mais comumente usado como substituto da adequação. Para obter um padrão semanal de Kt/V ureia de 2,1, o Kt/V *single-pool* precisa ser 1,2 se o paciente está dialisando 3 vezes por semana, aproximadamente 0,75 se dialisando 4 vezes por semana, aproximadamente 0,6 se dialisando 5 vezes por semana e aproximadamente 0,5 se dialisando 6 vezes por semana. Um Kt/V ureia *single-pool* não pode ser simplesmente a soma de vários tratamentos para igualar um Kt/V de ureia semanal, pois isso não leva em conta o tempo decorrido sem diálise.

As variáveis utilizadas na prescrição variam de acordo com o equipamento utilizado para os tratamentos de HDD. As entradas do equipamento *NxStage* incluem taxa de fluxo do sangue, volume total de dialisato e fração de fluxo, enquanto outras máquinas utilizam taxa de fluxo do sangue, taxa de fluxo de dialisato e tempo. A fração de fluxo é definida como a razão entre a taxa de fluxo do dialisato e a taxa de fluxo do sangue e pode ser utilizada para estimar a saturação de ureia do dialisato. Conceitualmente, uma fração de fluxo fixa garante que a depuração não será sacrificada se a taxa de fluxo do sangue for limitada, pois o tempo será estendido. Pode-se converter essas entradas utilizando as seguintes equações.

$$\text{Fração de fluxo} \times \text{taxa de fluxo do sangue} = \text{taxa de fluxo do dialisato}$$
$$\text{Tempo} \times \text{taxa de fluxo do dialisato} = \text{volume total}$$

Na abordagem de baixo volume de dialisato, as frações de fluxo de 0,3 a 0,5 são tipicamente usadas, enquanto na abordagem padrão, a fração de fluxo é tipicamente de 1,5 a 2. Uma fração de fluxo de 0,3 a 0,5 resulta em uma saturação de ureia de dialisato de 85% a 93%. Uma fração de fluxo de 1,5 a 2 resulta em uma saturação de ureia do dialisato muito mais baixa.

RECRUTAMENTO DOS PACIENTES

Todos os pacientes devem receber a oferta de modalidades de diálise domiciliar e educação nos estágios avançados da doença renal crônica. Esta seção especificamente intitula-se "recrutamento de pacientes" em vez de "seleção de pacientes" porque acredita-se que os pacientes não devem ser selecionados como apropriados para a modalidade. Em vez disso, os pacientes devem ser educados para que possam fazer uma escolha informada. Pacientes com DRC 4 e 5 devem participar de pelo menos uma sessão de treinamento sobre DRC, mas várias delas podem ser muito úteis. Os membros da família e potenciais parceiros de cuidados devem ser incluídos nas sessões de treinamento. Os dados sugerem que, quando expostos a um bom programa educacional em DRC, cerca de 8% dos pacientes escolherão a HDD, muito mais do que a média nacional.[43] Além de recrutar pacientes da população com DRC, os pacientes que já estão em HD no centro devem receber treinamento educacional contínuo sobre HDD. Pacientes com falha de transplante renal ou DRC como resultado de outro transplante de órgão são muitas vezes altamente motivados a realizar diálise domiciliar e devem ser esclarecidos sobre HDD como opção. Pacientes em diálise peritoneal podem precisar ou desejar mudar de modalidade e devem receber a opção de HDD precocemente para evitar cateteres de diálise temporários. Muitas vezes, uma fístula pode ser colocada e maturada enquanto o paciente ainda está em DP e, em seguida, pode fazer a transição facilmente dentro do programa domiciliar sem nunca ir ao centro. Mesmo quando os pacientes precisam iniciar a diálise de forma aguda, o treinamento sobre a modalidade pode ser bem-sucedido no recrutamento de pacientes para modalidades domiciliares. Em um estudo, cerca de 10% dos pacientes em diálise de início agudo eventualmente realizaram HDD após exposição a um programa educacional intra-hospitalar sobre DRC.[44]

TRIAGEM DOS PACIENTES

Embora o objetivo no treinamento e no recrutamento seja lançar uma ampla rede, é importante avaliar adequadamente os pacientes antes de iniciar o treinamento em HDD.[45] A equipe e os profissionais de diálise devem ajudar a garantir que a decisão de iniciar o treinamento seja a decisão correta, informando totalmente o paciente e qualquer membro da família ou parceiro(s) de cuidados envolvidos sobre o processo de treinamento e as expectativas do programa. Há algumas contraindicações à HDD, incluindo falta de habitação estável, deficiências psiquiátricas ou neurológicas significantes, certas doenças físicas que não podem ser superadas com um parceiro de cuidados ou tecnologia, e dependência de drogas e álcool que podem prejudicar a capacidade do paciente de tomar decisões sólidas ou tornar perigoso o ato de autocanulação de um acesso vascular.

A equipe do programa de HDD normalmente recebe a visita do paciente na unidade para um treinamento contínuo e para discussão da modalidade antes de iniciar o treinamento e pode organizar uma visita domiciliar para garantir que o ambiente doméstico possa ser arranjado de forma adequada para acomodar a HDD. Em geral, a equipe do programa deve discutir com os pacientes as razões pelas quais estão interessados na HDD como modalidade, seu ambiente doméstico, suprimentos e equipamentos, estado cognitivo e psicossocial do paciente, expectativas do paciente e do parceiro de cuidados e histórico médico.

TREINAMENTO DO PACIENTE

O período inicial de treinamento da HDD pode levar de 4 a 6 semanas, dependendo da rapidez com que o paciente aprende sobre o material e se está aprendendo simultaneamente como canular seu acesso. Os pacientes que estão em transição da hemodiálise no centro (*in-center hemodialysis*) podem aprender a autocanulação enquanto ainda recebem o tratamento dialítico. É importante ter um currículo padrão para treinamento em HDD para que cada tópico possa ser ensinado, revisado e avaliado.[45] Se um parceiro de cuidados for treinar com o paciente, os deveres de ambos devem ser discutidos com antecedência. Como analisado em outra parte deste capítulo, é importante entender e apoiar a relação paciente-parceiro de cuidados, a fim de aumentar o sucesso geral da HDD. Os pacientes são aprendizes adultos e terão diferentes formações educacionais e métodos de aprendizagem preferidos. Se possível, o(a) enfermeiro(a) da HDD deve considerar a maneira mais eficaz de revisar o material com o paciente e perguntar sobre suas preferências de aprendizado com antecedência. Ao final do treinamento, deve haver uma avaliação de que todas as partes estão confortáveis com a transição do paciente para tratamento domiciliar e o(a) enfermeiro(a) deve, de maneira ideal, ajudar o paciente com o primeiro tratamento domiciliar para aliviar a ansiedade e dar ao paciente a confiança de que ele pode ter sucesso em casa. É importante que o treinamento não pare quando o paciente for para casa. Os pacientes devem ser treinados continuamente. Uma vez que se sintam confortáveis com a diálise domiciliar, eles podem se tornar complacentes e, portanto, reforçar a técnica adequada de forma contínua é vital para evitar complicações.

BARREIRAS AO CRESCIMENTO, SOBREVIDA DA TÉCNICA E DESCONTINUAÇÃO

Há muitas razões para a baixa utilização da HDD nos EUA. As barreiras incluem preocupações psicossociais do paciente ou do parceiro de cuidados, educação insuficiente do paciente, limitações de infraestrutura, mal-entendidos e treinamento inadequado para médicos, desincentivos econômicos e, principalmente, altas taxas de descontinuação.[46]

As barreiras psicossociais comumente citadas incluem a negação do diagnóstico da doença renal crônica, medo da autocanulação, medicação no domicílio, medo de eventos catastróficos no lar e preocupação com o isolamento social e com a sobrecarga dos membros da família.[47] Pode haver ideias errôneas sobre quem é um candidato adequado para HDD ou quem pode aprender a realizar as habilidades necessárias. A educação inadequada do paciente sobre a doença renal crônica e as modalidades de diálise é uma limitação do crescimento da HDD. Muitos pacientes recebem cuidados limitados de DRC antes de iniciar a diálise, e mesmo aqueles que recebem podem receber poucas informações sobre as opções de diálise. Para que a diálise domiciliar cresça e mais pacientes sejam recrutados, deve haver uma infraestrutura adequada, incluindo um programa de treinamento em diálise domiciliar, enfermeiros qualificados para cuidar de pacientes em HDD e médicos motivados e qualificados para prescrever a terapia. Em alguns programas de pós-graduação, os jovens nefrologistas recebem treinamento e exposição limitados sobre como cuidar e prescrever a terapia de HDD. Em uma pesquisa da American Society of Nephrology (ASN) de bolsistas de nefrologia graduandos entre 2004 e 2008, menos de 20% se sentiram bem treinados para cuidar de pacientes em HDD.[48] Além disso, pode haver barreiras financeiras, incluindo custos para pacientes ou familiares que precisam deixar o trabalho por causa de um longo período de treinamento em HDD ou precisam pagar por modificações em casa.

A descontinuação, ou falha da técnica, é outra grande limitação para o crescimento da HDD e mostrou taxas de até 25% no primeiro ano nos EUA.[49] Embora pacientes com mais comorbidades e certas características demográficas tenham sido associadas ao aumento da descontinuação, parece que as razões psicossociais e a carga da terapia impulsionam a maioria das descontinuações.[50,51]

Muitas estratégias podem ser utilizadas para superar as barreiras à HDD e reduzir a descontinuação. A relação paciente e parceiro de cuidados (se existir) é uma dinâmica importante na HDD. Primeiro, pode haver uma ideia errônea de que um parceiro é necessário, o que de fato não é. A HDD sem um parceiro de cuidados é comum em outros países e é aprovado pela FDA dos EUA em uma máquina. Quando há um parceiro de cuidados, é importante incluí-lo no início do processo. O apoio contínuo da díade paciente-parceiro de cuidados é importante, e essa relação pode evoluir ao longo do tempo. Especificar antecipadamente qual será o papel do parceiro e quem concluirá cada tarefa pode ajudar a evitar o estresse mais tarde. Os pacientes, bem como os parceiros de cuidados, precisam de apoio social e emocional contínuos.[52] As redes de apoio de pares podem ajudar a normalizar o processo para os pacientes e evitar o isolamento social. O uso de ferramentas para avaliar os valores e prioridades do paciente, bem como a triagem de depressão subjacente, pode ser útil.

A educação precoce e contínua do paciente é vital para o sucesso das modalidades domiciliares. A educação não serve apenas para oferecer a HDD como opção, mas também para dissipar mitos e reduzir o medo em torno do processo. Alguns programas oferecem treinamento em DRC – nosso programa oferece aulas de DRC para nossos pacientes em estágio IV e V para introduzir todas as modalidades precocemente. Os pacientes são incentivados a visitar o centro de diálise domiciliar para saber mais sobre essas opções e ver as máquinas pessoalmente. Unidades de cuidados transicionais podem ser utilizadas para fornecer educação intensiva e experiência para novos pacientes em diálise. O modelo típico é aquele em que todos os novos pacientes em diálise passam de 3 a 5 semanas recebendo diálise mais frequente (mais de 4 tratamentos/semana com taxas de fluxo de sangue mais baixas – "diálise suave") em uma máquina de diálise domiciliar e, mais importante, recebendo educação intensiva e imparcial sobre todas as terapias renais substitutivas.[53]

Os médicos precisam de um treinamento sólido sobre a prescrição de modalidades domiciliares durante a especialização. Eles também devem ser incentivados a buscar oportunidades de treinamento pós-especialização, como conferências ou outros programas educacionais, para que se sintam confortáveis e confiantes para prescrever modalidades domiciliares. Enfermeiros e técnicos também devem ser treinados em diálise domiciliar. A equipe do centro de diálise geralmente é uma fonte de informação para os pacientes, e ela deve ter algum conhecimento básico sobre as modalidades domiciliares.

A maior parte da descontinuação da HDD está relacionada ao *burnout*. Os programas de diálise domiciliar devem discutir rotineiramente sobre estressores com o paciente e o parceiro de cuidados. Eles podem e devem investigar maneiras pelas quais a tecnologia pode ajudar a aliviar a ansiedade ou reduzir a frequência de visitas ao centro com o uso de telemedicina ou plataformas de monitoramento. Eles devem ter métodos preparados para oferecer cuidados temporários e oferecê-los aos pacientes quando apropriado. Apoiar a saúde mental dos pacientes e ter uma comunicação aberta sobre frustrações é vital.

SEGURANÇA

A segurança do paciente é de suma importância em pacientes com DRCT em HD e a HDD não é isenta de complicações. As duas maiores preocupações em relação à segurança dos pacientes em diálise domiciliar são infecção e exsanguinação. Em um estudo de Weinhandl et al. observando as hospitalizações em 3.480 pacientes em HDD e 17.400 pacientes em HDC, as hospitalizações por todas as causas foram semelhantes em ambos os grupos. No entanto, as hospitalizações por admissões relacionadas a problemas cardíacos foram menores no grupo de HDD, enquanto as hospitalizações por infecções foram maiores.[54] Essas infecções pareciam estar relacionadas ao acesso, pois eram predominantemente bacteremia/sepse, endocardite, osteomielite e infecções de acesso vascular. Curiosamente, quando comparados aos pacientes em HDC pareados, os pacientes em diálise domiciliar apresentaram maior risco de infecção como causa de primeira hospitalização, mas não de reinternação. Isso talvez se deva ao treinamento reforçado em técnica estéril e higiene após a primeira hospitalização, embora o motivo exato não esteja claro.

Entretanto, apesar do risco de infecção, a HDD tem se mostrado uma opção segura. Na análise dos dados de dois programas de HDD para adultos no Canadá de 2001 a 2012 com 190 pacientes, Wong et al. observaram uma taxa bruta de 0,06 eventos por 1.000 tratamentos de diálise, com 6 eventos adversos potencialmente fatais.[55] Foi observado que esses eventos consistiram em 1 episódio de exsanguinação e 5 eventos relacionados a erro humano. Em outro estudo com 29 pacientes que foram convertidos de HDC para HDD e avaliados quanto a eventos adversos durante um período de seis meses, parâmetros de segurança semelhantes e/ou potencialmente melhorados foram observados após a conversão para HDD, com 12 pacientes apresentando 69 eventos adversos (5,84/100 tratamentos) em HDC e 18 pacientes apresentando 40 eventos (3,34/100 tratamentos) em HDD.[56]

ACESSO VASCULAR

Existem dois meios comuns para a autocanulação do paciente: a técnica da escada de corda (*rope ladder*) e a técnica da "botoeira" (*buttonhole*). Para a técnica da escada de corda, os pacientes colocam as agulhas em diferentes locais, variando ao longo do comprimento da fístula antes de retornar ao local original. Seu objetivo é utilizar um local diferente para cada tratamento. A técnica da "botoeira" utiliza o mesmo local, perfurado sequencialmente a cada tratamento, permitindo a formação de um canal cicatricial que o paciente continuará acessando. Esse canal é a "casa de botão" ou botoeira, assim chamado por causa de sua aparência, e é acessado com uma agulha romba quando o canal é formado.

A técnica da "botoeira" tornou-se popular entre os pacientes em diálise domiciliar e HDC por causa de sua percepção sobre diminuição da dor em comparação com a técnica da escada de corda. Estudos tentaram avaliar as diferenças na percepção da dor entre as duas técnicas antes e não mostraram diferenças significantes entre as duas técnicas.[57] Um estudo de 2012 de MacRae et al. investigou isso mais a fundo.[58] Utilizando escores de dor como resultado primário, o estudo analisou 140 pacientes com HDC que foram aleatoriamente designados para a técnica da "botoeira" ou da escada de corda. Em oito semanas, as medianas dos escores de dor para ambas as técnicas foram semelhantes e as diferenças não significantes (p = 0,57). Após 12 meses, houve 3 episódios de infecções por *Staphylococcus aureus* e 9 abscessos no local de agulhamento que necessitaram de antibióticos intravenosos com a técnica da "botoeira" em comparação com nenhum episódio dessas complicações com a técnica da escada de corda (p = 0,003).

Essa preocupação com infecção e outras complicações de acesso entre os pacientes que utilizam a técnica da "botoeira" foi avaliada. Um estudo multicêntrico, prospectivo, aberto, randomizado e controlado de 70 pacientes randomizados para as técnicas de "botoeira" ou escada de corda mostrou taxas aumentadas de infecção, hematoma e dor no local com a técnica da "botoeira" quando comparada à da escada de corda.[59] Foram estudadas tentativas para tentar abordar o risco de infecção grave, como o uso de profilaxia com mupirocina. Em um estudo retrospectivo de longo prazo de centro único de 56 pacientes em HDN, os pacientes foram avaliados em relação à profilaxia pré e pós-mupirocina para um total de 93,4 e 193,5 pacientes-ano, respectivamente.[60] As complicações observadas no grupo pré-mupirocina foram significantes, com 10 episódios de infecção por *Staphylococcus aureus*, incluindo quatro pacientes com complicações metastáticas de *Staphylococcus pneumoniae*, artrite séptica e um abscesso epidural C3 fatal. Em comparação, não houve relato de episódios de infecção quando os pacientes aderiram à profilaxia com mupirocina. Houve dois casos de infecção por *Staphylococcus* no pós-mupirocina, porém em pacientes que não tinham aderido ao tratamento com mupirocina por pelo menos três semanas.

O método de canulação escolhido deve ser personalizado com base na experiência do centro e na preferência do paciente. Além disso, enquanto fístulas mais longas e retas podem ser adequadas para a técnica em escada de corda, os pacientes podem achar mais fácil canular fístulas mais curtas ou mais profundas com a técnica da "botoeira". Independentemente da técnica, os pacientes devem ser ensinados e regularmente encorajados a utilizar uma técnica estéril apropriada e profilaxia antibiótica, examinar sua fístula diariamente e comunicar-se frequentemente com a equipe de diálise sobre quaisquer problemas.

A avaliação comparativa de complicações de acesso entre HDD frequente e HDC foi avaliada. Em um grupo de 87 pacientes em HDN, o grupo do estudo FHN mostrou uma tendência de aumento das complicações do acesso vascular no grupo HDN em comparação com o grupo HDC, com 34 eventos de acesso vascular no braço HDN em comparação com 21 eventos no braço HDC (p = 0,10).[61] Essa tendência parece refletir mais as intervenções vasculares do que as falhas de acesso, pois os eventos de falha de acesso foram semelhantes em ambos os grupos, com 17 falhas no grupo HDN e 13 falhas no grupo HDC.

Seja qual for o método escolhido, é importante auditar periodicamente a técnica de canulação do paciente para avaliar os riscos potenciais tanto na técnica do procedimento, da esterilidade e do uso de profilaxia. Ferramentas de auditoria já foram avaliadas e demonstraram ser benéficas.[62]

REFERÊNCIAS

1. Blagg CR. A brief history of home hemodialysis. Adv Ren Replace Ther 1996;3(2):99-105.
2. DePalma JR, Pecker EA, Maxwell MH. A new automatic coil dialyzer system for "daily" dialysis. Hemodial Int 2004;8(1):19-23.
3. Pierratos A. Daily nocturnal home hemodialysis. Kidney Int 2004;65(5):1975-86.
4. Trinh E, Chan CT. The rise, fall, and resurgence of home hemodialysis. Semin Dial 2017;30(2):174-80.
5. Rivara MB, Mehrotra R. The changing landscape of home dialysis in the United States. Curr Opin Nephrol Hypertens 2014;23(6):586-91.
6. 2019 USRDS annual data report: epidemiology of kidney disease in the United States. National Institutes of Health, National Institute of Diabetes and Digestive and Kidney Diseases. Bethesda, MD; 2019.
7. Walker DR, Inglese GW, Sloand JA, Just PM. Dialysis facility and patient characteristics associated with utilization of home dialysis. Clin J Am Soc Nephrol 2010;5(9):1649-54.
8. Briggs V, Davies S, Wilkie M. International variations in peritoneal dialysis utilization and implications for practice. Am J Kidney Dis 2019;74(1):101-10.
9. Lockridge RS Jr, Pipkin M. Short and long nightly hemodialysis in the United States. Hemodial Int 2008;12 Suppl 1:S48-50.

10. Kjellstrand CM, Kjellstrand P. The ideal home hemodialysis machine. Hemodial Int 2008;12 Suppl 1:S33-9.
11. Group FHNT; Chertow GM, Levin NW, Beck GJ, Depner TA, Eggers PW, et al. In-center hemodialysis six times per week versus three times per week. N Engl J Med 2010;363(24):2287-300.
12. Silberberg JS, Barre PE, Prichard SS, Sniderman AD. Impact of left ventricular hypertrophy on survival in end-stage renal disease. Kidney Int 1989;36(2):286-90.
13. Culleton BF, Walsh M, Klarenbach SW, Mortis G, Scott-Douglas N, Quinn RR, et al. Effect of frequent nocturnal hemodialysis vs conventional hemodialysis on left ventricular mass and quality of life: a randomized controlled trial. JAMA 2007;298(11):1291-9.
14. Chan CT, Floras JS, Miller JA, Richardson RM, Pierratos A. Regression of left ventricular hypertrophy after conversion to nocturnal hemodialysis. Kidney Int 2002;61(6):2235-9.
15. Ayus JC, Mizani MR, Achinger SG, Thadhani R, Go AS, Lee S. Effects of short daily versus conventional hemodialysis on left ventricular hypertrophy and inflammatory markers: a prospective, controlled study. J Am Soc Nephrol 2005;16(9):2778-88.
16. Fagugli RM, Reboldi G, Quintaliani G, Pasini P, Ciao G, Cicconi B, et al. Short daily hemodialysis: blood pressure control and left ventricular mass reduction in hypertensive hemodialysis patients. Am J Kidney Dis 2001;38(2):371-6.
17. Marshall MR, Hawley CM, Kerr PG, Polkinghorne KR, Marshall RJ, Agar JW, et al. Home hemodialysis and mortality risk in Australian and New Zealand populations. Am J Kidney Dis 2011;58(5):782-93.
18. Kjellstrand CM, Buoncristiani U, Ting G, Traeger J, Piccoli GB, Sibai-Galland R, et al. Short daily haemodialysis: survival in 415 patients treated for 1006 patient-years. Nephrol Dial Transplant 2008;23(10):3283-9.
19. Alborzi P, Patel N, Agarwal R. Home blood pressures are of greater prognostic value than hemodialysis unit recordings. Clin J Am Soc Nephrol 2007;2(6):1228-34.
20. Saran R, Li Y, Robinson B, Ayanian J, Balkrishnan R, Bragg-Gresham J, et al. US Renal Data System 2014 Annual Data Report: epidemiology of kidney disease in the United States. Am J Kidney Dis 2015;66(1 Suppl 1):Svii, S1-305.
21. Health ARCf. The DOPPS Practice monitor. [cited 2020 10/19]. Disponível em: http://www.dopps.org/DPM/.
22. Heerspink HJ, Ninomiya T, Zoungas S, de Zeeuw D, Grobbee DE, Jardine MJ, et al. Effect of lowering blood pressure on cardiovascular events and mortality in patients on dialysis: a systematic review and meta-analysis of randomised controlled trials. Lancet 2009;373(9668):1009-15.
23. Kotanko P, Garg AX, Depner T, Pierratos A, Chan CT, Levin NW, et al. Effects of frequent hemodialysis on blood pressure: results from the randomized frequent hemodialysis network trials. Hemodial Int 2015;19(3):386-401.
24. Jaber BL, Lee Y, Collins AJ, Hull AR, Kraus MA, McCarthy J, et al. Effect of daily hemodialysis on depressive symptoms and postdialysis recovery time: interim report from the FREEDOM (Following Rehabilitation, Economics and Everyday-Dialysis Outcome Measurements) Study. Am J Kidney Dis 2010;56(3):531-9.
25. Daugirdas JT, Chertow GM, Larive B, Pierratos A, Greene T, Ayus JC, et al. Effects of frequent hemodialysis on measures of CKD mineral and bone disorder. J Am Soc Nephrol 2012;23(4):727-38.
26. Merlino G, Piani A, Dolso P, Adorati M, Cancelli I, Valente M, et al. Sleep disorders in patients with end-stage renal disease undergoing dialysis therapy. Nephrol Dial Transplant 2006;21(1):184-90.
27. Forni Ogna V, Ogna A, Pruijm M, Bassi I, Zuercher E, Halabi G, et al. Prevalence and diagnostic approach to sleep apnea in hemodialysis patients: a population study. Biomed Res Int 2015;2015:103686.
28. Hanly PJ, Pierratos A. Improvement of sleep apnea in patients with chronic renal failure who undergo nocturnal hemodialysis. N Engl J Med 2001;344(2):102-7.

29. Kutlu R, Selcuk NY, Sayin S, Kal O. Restless legs syndrome and quality of life in chronic hemodialysis patients. Niger J Clin Pract 2018;21(5):573-7.
30. Jaber BL, Schiller B, Burkart JM, Daoui R, Kraus MA, Lee Y, et al. Impact of short daily hemodialysis on restless legs symptoms and sleep disturbances. Clin J Am Soc Nephrol 2011;6(5):1049-56.
31. Okundaye I, Abrinko P, Hou S. Registry of pregnancy in dialysis patients. Am J Kidney Dis 1998;31(5):766-73.
32. Bagon JA, Vernaeve H, De Muylder X, Lafontaine JJ, Martens J, Van Roost G. Pregnancy and dialysis. Am J Kidney Dis 1998;31(5):756-65.
33. Barua M, Hladunewich M, Keunen J, Pierratos A, McFarlane P, Sood M, et al. Successful pregnancies on nocturnal home hemodialysis. Clin J Am Soc Nephrol 2008;3(2):392-6.
34. Jesudason S, Grace BS, McDonald SP. Pregnancy outcomes according to dialysis commencing before or after conception in women with ESRD. Clin J Am Soc Nephrol 2014;9(1):143-9.
35. Hladunewich MA, Hou S, Odutayo A, Cornelis T, Pierratos A, Goldstein M, et al. Intensive hemodialysis associates with improved pregnancy outcomes: a Canadian and United States cohort comparison. J Am Soc Nephrol 2014;25(5):1103-9.
36. Johnson WJ, Hagge WW, Wagoner RD, Dinapoli RP, Rosevear JW. Effects of urea loading in patients with far-advanced renal failure. Mayo Clin Proc. 1972;47(1):21-9.
37. National Kidney Foundation. KDOQI Clinical Practice Guideline for Hemodialysis Adequacy: 2015 update. Am J Kidney Dis 2015;66(5):884-930.
38. Vanholder R, Glorieux G, Eloot S. Once upon a time in dialysis: the last days of Kt/V? Kidney Int 2015;88(3):460-5.
39. Chertow GM, Owen WF, Lazarus JM, Lew NL, Lowrie EG. Exploring the reverse J-shaped curve between urea reduction ratio and mortality. Kidney Int 1999;56(5):1872-8.
40. Lowrie EG, Li Z, Ofsthun N, Lazarus JM. Body size, dialysis dose and death risk relationships among hemodialysis patients. Kidney Int 2002;62(5):1891-7.
41. Masakane I, Sakurai K. Current approaches to middle molecule removal: room for innovation. Nephrol Dial Transplant. 2018;33(suppl 3):iii12-iii21.
42. Flythe JE, Kimmel SE, Brunelli SM. Rapid fluid removal during dialysis is associated with cardiovascular morbidity and mortality. Kidney Int 2011;79(2):250-7.
43. Goovaerts T, Jadoul M, Goffin E. Influence of a pre-dialysis education programme (PDEP) on the mode of renal replacement therapy. Nephrol Dial Transplant 2005;20(9):1842-7.
44. Rioux JP, Cheema H, Bargman JM, Watson D, Chan CT. Effect of an in-hospital chronic kidney disease education program among patients with unplanned urgent-start dialysis. Clin J Am Soc Nephrol 2011;6(4):799-804.
45. Joel D Glickman, RKS. Patient selection and training. Daphne Knicely EA-R, Keiko Greenberg editor: McGraw Hill.
46. Chan CT, Wallace E, Golper TA, Rosner MH, Seshasai RK, Glickman JD, et al. Exploring barriers and potential solutions in home dialysis: an NKF-KDOQI Conference Outcomes Report. Am J Kidney Dis 2019;73(3):363-71.
47. Cafazzo JA, Leonard K, Easty AC, Rossos PG, Chan CT. Patient-perceived barriers to the adoption of nocturnal home hemodialysis. Clin J Am Soc Nephrol 2009;4(4):784-9.
48. Berns JS. A survey-based evaluation of self-perceived competency after nephrology fellowship training. Clin J Am Soc Nephrol 2010;5(3):490-6.
49. Seshasai RK, Mitra N, Chaknos CM, Li J, Wirtalla C, Negoianu D, et al. Factors associated with discontinuation of home hemodialysis. Am J Kidney Dis 2016;67(4):629-37.
50. Seshasai RK, Wong T, Glickman JD, Shea JA, Dember LM. The home hemodialysis patient experience: a qualitative assessment of modality use and discontinuation. Hemodial Int 2019;23(2):139-50.
51. Jayanti A, Nikam M, Ebah L, Dutton G, Morris J, Mitra S. Technique survival in home haemodialysis: a composite success rate and its risk predictors in a prospective longitudinal cohort from a tertiary renal network programme. Nephrol Dial Transplant 2013;28(10):2612-20.

52. Suri RS, Larive B, Garg AX, Hall YN, Pierratos A, Chertow GM, et al. Burden on caregivers as perceived by hemodialysis patients in the Frequent Hemodialysis Network (FHN) trials. Nephrol Dial Transplant 2011;26(7):2316-22.
53. Lockridge R, Weinhandl E, Kraus M, Schreiber M, Spry L, Tailor P, et al. A systematic approach to promoting home hemodialysis furing end stage kidney disease. Kidney 360 2020;1(9):993-1001.
54. Weinhandl ED, Nieman KM, Gilbertson DT, Collins AJ. Hospitalization in daily home hemodialysis and matched thrice-weekly in-center hemodialysis patients. Am J Kidney Dis 2015;65(1):98-108.
55. Wong B, Zimmerman D, Reintjes F, Courtney M, Klarenbach S, Dowling G, et al. Procedure-related serious adverse events among home hemodialysis patients: a quality assurance perspective. Am J Kidney Dis 2014;63(2):251-8.
56. Sands JJ, Lacson E, Jr., Ofsthun NJ, Kay JC, Diaz-Buxo JA. Home hemodialysis: a comparison of in-center and home hemodialysis therapy in a cohort of successful home hemodialysis patients. ASAIO J 2009;55(4):361-8.
57. Verhallen AM, Kooistra MP, van Jaarsveld BC. Cannulating in haemodialysis: rope-ladder or buttonhole technique? Nephrol Dial Transplant 2007;22(9):2601-4.
58. MacRae JM, Ahmed SB, Atkar R, Hemmelgarn BR. A randomized trial comparing buttonhole with rope ladder needling in conventional hemodialysis patients. Clin J Am Soc Nephrol 2012;7(10):1632-8.
59. Chow J, Rayment G, San Miguel S, Gilbert M. A randomised controlled trial of buttonhole cannulation for the prevention of fistula access complications. J Ren Care 2011;37(2):85-93.
60. Nesrallah GE, Cuerden M, Wong JH, Pierratos A. Staphylococcus aureus bacteremia and buttonhole cannulation: long-term safety and efficacy of mupirocin prophylaxis. Clin J Am Soc Nephrol 2010;5(6):1047-53.
61. Rocco MV, Daugirdas JT, Greene T, Lockridge RS, Chan C, Pierratos A, et al. Long-term effects of frequent nocturnal hemodialysis on mortality: the Frequent Hemodialysis Network (FHN) nocturnal trial. Am J Kidney Dis 2015;66(3):459-68.
62. Rousseau-Gagnon M, Faratro R, D'Gama C, Fung S, Wong E, Chan CT. The use of vascular access audit and infections in home hemodialysis. Hemodial Int 2016;20(2):298-305.

13

Hemodiafiltração *online* na doença renal crônica: da prática clínica à evidência

José A. Moura-Neto, José Carolino Divino-Filho, Ikuto Masakane, Bernard Canaud

VISÃO GERAL

A hemodiafiltração é uma terapia de substituição renal extracorpórea "híbrida" que combina difusão e convecção no mesmo hemodialisador com uma substituição *online* isovolumétrica do líquido ultrafiltrado. Ao combinar os processos de difusão e convecção, a hemodiafiltração mantém a alta depuração difusiva de pequenas moléculas obtidas na hemodiálise e aumenta a remoção de moléculas maiores, comparável àquela obtida na hemofiltração. Estudos prospectivos de curto prazo com desfechos substitutos demonstraram que a hemodiafiltração aumenta a remoção de solutos de tamanho molecular médio e grande, promove melhor tolerância hemodinâmica das sessões, redução do perfil inflamatório e do consumo de dose do agente estimulador da eritropoiese, além de melhorar o estado nutricional do paciente – todos associados a benefícios clínicos. Nos últimos anos, vários ensaios prospectivos randomizados foram conduzidos na Europa. Embora longe de rejeitar o uso da hemodiafiltração, ainda existem lacunas na medicina baseada em evidências que precisam ser abordadas antes que a superioridade dessa técnica possa ser definitivamente comprovada. Este capítulo discute principalmente princípios básicos, pré-requisitos, modalidades de substituição e as evidências clínicas em torno da hemodiafiltração.

INTRODUÇÃO

A hemodiafiltração (HDF) foi introduzida na década de 1970 para abordar as limitações de desempenho da hemodiálise (HD) de baixo fluxo, ou seja, as depurações limitadas de moléculas médias e grandes, assim como a depuração limitada de pequenas moléculas fornecida pela hemofiltração (HF) de alto fluxo.[1-3] Na HD, a remoção de solutos ocorre principalmente por mecanismos de transporte difusivo, um processo que diminui rapidamente com o aumento do tamanho molecular dos compostos urêmicos.[4] Em contraste, a remoção de solutos na HF depende principalmente do coeficiente de *sieving* de solutos da membrana e do volume total ultrafiltrado, um processo que fornece maiores depurações para solutos maiores do que a HD, mas infelizmente limitado pelo volume total de fluido substituído durante o curto tempo de tratamento.[5,6] Ao combinar os processos de difusão e convecção no mesmo hemodialisador de alto fluxo, a HDF mantém a alta depuração difusiva de pequenas moléculas obtidas na hemodiálise e aumenta a remoção de moléculas maiores comparável à obtida na hemofiltração.[1,7] A introdução dessa terapia combinada teve como objetivo melhorar a eficiência da terapia renal substitutiva e os desfechos dos pacientes. Entretanto, com os esquemas atuais de tratamento com HDF de curta duração/frequência, a remoção de moléculas de peso molecular médio e grande pode ainda permanecer um desafio em alguns pacientes de maior tamanho ou com maior demanda metabólica que podem ser facilmente superadas aumentando o tempo de tratamento e/ou a frequência das sessões de HDF.[8,9]

Após estudos-piloto iniciais, identificou-se que a produção *online* de fluido de substituição era a única opção viável para garantir o desenvolvimento e o uso clínico mais amplo dessa modalidade terapêutica.[10-12] A HDF *online* conta com a produção de fluido de substituição a partir de dialisato novo, por meio de um processo de esterilização a frio de dois estágios (ou seja, dois ultrafiltros esterilizadores em série), o que é possível por uma mudança do circuito hidráulico da máquina de HD equipada com um sistema de controle volumétrico.[13] A adaptação consiste na adjunção de um módulo de bombeamento que desvia uma fração ajustável do dialisato de entrada novo produzido e o infunde diretamente na corrente sanguínea do paciente (pré ou pós-filtro) através de um acesso venoso. O sistema de controle volumétrico da máquina de HD compensa então o fluido desviado pela ultrafiltração de uma fração equivalente do sangue do paciente para compensar a falta de fluido e manter a condição isovolêmica do paciente. Essa opção técnica, atualmente denominada hemodiafiltração *online*, tem diversas vantagens reconhecidas mundialmente:[14,15] em primeiro lugar, é segura e confiável do ponto de vista microbiológico e toxicológico; em segundo, dá acesso a uma quantidade ilimitada de fluido de substituição estéril e não pirogênico a preços relativamente baixos; em terceiro lugar, é facilmente integrada ao *hardware* (ou seja, bomba de substituição adicional, ultrafiltros esterilizantes) e ao *software* (ou seja, controlador de volume, teste de pressão) da máquina de HD; em quarto lugar, permanece fácil de usar, e é facilmente implementada no fluxo de trabalho regular para atendimento do paciente; em quinto lugar, permite personalizar o tratamento (isto é, volume convectivo, tempo de tratamento, prescrição de eletrólitos) de acordo com as necessidades de cada paciente.

A HDF *online* conta com o uso combinado de um hemodialisador de alto fluxo com uma membrana capilar sintética (isto é, coeficiente de ultrafiltração > 20 mL/hora/mmHg/m^2 e um coeficiente de *sieving* para beta-2-microglobulina > 0,6) e uma superfície adequada (isto é, 1,5-2,2 m^2), com uma máquina HDF *online* certificada capaz de fornecer um volume de convecção ajustável (isto é, 20-40 litros por sessão no modo pós-diluição), mantendo um equilíbrio hídrico adequado pela infusão de um fluido estéril e não pirogênico no sangue do paciente.[16] Como pré-requisito, as máquinas de HDF *online* precisam ser alimentadas com água tratada ultrapura e aderir a regras rígidas de higiene (isto é, monitoramento, manutenção, desinfecção) para evitar todos os riscos microbianos e toxicológicos.[17,18] Em outras palavras, um sistema de tratamento de água certificado e validado, incluindo um circuito de distribuição capaz de fornecer água ultrapura no ponto de atendimento dentro do centro de diálise, é necessário antes de considerar a implementação de um programa de tratamento de HDF *online*.[19] Além disso, são necessários educação e treinamento dos funcionários, monitoramento preciso da qualidade microbiológica e química da água e do fluido de diálise, incluindo a desinfecção e protocolos higiênicos precisos para a manutenção. Indicamos aos leitores interessados neste tópico livros didáticos e revisões sobre o assunto.[18-20]

Desde os primeiros dias, a HDF *online* foi reconhecida por seus benefícios clínicos (isto é, percepção do paciente) e melhores desfechos substitutos (ou intermediários), que incluem maior remoção de toxinas urêmicas de pesos moleculares pequeno e médio,[7] redução da hipotensão intradialítica,[21,22] melhor tolerância à diálise[23] e redução da patologia relacionada à diálise, como amiloidose e aterosclerose acelerada.[24-26] Nos últimos anos, foi observado um acúmulo de evidências mais fortes tanto a partir de grandes estudos observacionais quanto de intervenção, que tendem a creditar resultados superiores com HDF em comparação com HD, principalmente pela redução da carga cardiovascular, desde que a dose convectiva adequada seja utilizada.[27-29]

Curiosamente, a cada ano a HDF obtém maior aceitação clínica em todo o mundo. Como indicado por uma pesquisa de 2018, a HDF foi utilizada para tratar 286 mil pacientes no mundo, dos quais 278 mil foram tratados pela HDF *online* (97%), o que representa a grande maioria.[30] Com foco em duas áreas geográficas onde a HDF é principalmente utilizada, a HDF *online* está sendo usada para tratar rotineiramente 120 mil pacientes na Europa e 144 mil no Japão. Curiosamente, as taxas médias de crescimento no período entre 2009 e 2017 são de 8,5% e 24% na Europa e na região da Ásia-Pacífico, respectivamente. Além disso, a HDF *online* está crescendo muito rapidamente na região da Ásia e particularmente no Japão e na China, e menos rapidamente na América Latina, enquanto, por várias razões, a HDF *online* não é ainda utilizada nos EUA.[30]

Neste capítulo abordaremos os seguintes tópicos:

1. Princípios básicos da HDF *online*.
2. Pré-requisitos para desenvolvimento de programas de HDF.
3. Modalidades de substituição e suas vantagens e desvantagens.
4. Prescrição de HDF.
5. Revisão das evidências clínicas apoiando o uso da HDF.
6. Medicina baseada em evidências "revisitada" à luz da HDF.

PRINCÍPIOS BÁSICOS DA HDF *ONLINE*

A HDF *online* é uma terapia "híbrida" de substituição renal extracorpórea que combina difusão e convecção no mesmo hemodialisador com substituição *online* de fluido ultrafiltrado.[31] A prática médica atualmente aplica várias modalidades de HDF em todo o mundo. Apesar dessa diversidade, o elemento comum de todas essas modalidades é a combinação de depuração convectiva e difusiva de solutos, com a produção *online* de fluido de substituição para garantir o controle isovolêmico.[32] Ao final do processo, a remoção total do soluto é o resultado da soma do *clearance* difusivo e convectivo.

A convecção é o mecanismo predominante de transporte de massa de solutos de tamanho molecular médio em técnicas híbridas "convectivo-difusivas" de terapia renal substitutiva. O *clearance* convectivo do soluto resulta do movimento de arrasto pelo solvente (água do plasma) através de uma membrana semipermeável impulsionada pelo gradiente de pressão hidrostática – um gradiente de pressão transmembrana (PTM) – entre o sangue e os compartimentos do dialisato.[33] Uma PTM que causa o movimento do fluido é o elemento-chave da convecção.[32]

Embora a convecção seja constante em um vasto espectro de solutos com pesos moleculares diferentes, ela diminui à medida que o tamanho molecular aumenta se aproximando do tamanho dos poros da membrana semipermeável e para no ponto de corte (*cutoff*) da membrana. As características da membrana do dialisador (raio e conformação dos poros, estrutura e propriedades eletroquímicas) têm um papel fundamental nesse processo.[34-37] A capacidade da membrana do dialisador de remover um soluto por convecção do plasma depende de suas propriedades de *sieving* (peneiramento), expressas como um índice, o coeficiente de *sieving** (S, adimensional), que varia com cada membrana e soluto.[38] Além do coeficiente de *sieving* do soluto e das características da membrana (ou seja, permeabilidade hidráulica [KuF]; carga da membrana e hidrofobicidade), a eficácia clínica da convecção na remoção total do soluto depende de uma variedade mais ampla de fatores, como características do soluto (ou seja, hidrofilicidade, carga, ligação de proteínas, cinética intracorpórea), a concentração de soluto na água do plasma, a taxa de ultrafiltração e condições clínicas de operação (isto é, fluxo sanguíneo, tempo e frequência de tratamento).[33,39]

A difusão é o principal mecanismo de transporte de pequenas moléculas na hemodiálise, bem como nas modalidades híbridas convectivo-difusivas. Nesse processo, os solutos se movem em todas as direções possíveis. O movimento aleatório resulta em uma passagem passiva de moléculas de uma região com maior concentração para outra de menor concentração, até que o gradiente seja eliminado e o equilíbrio entre as soluções seja alcançado. Além do gradiente de concentração, a depuração difusiva do soluto *in vivo* através da membrana varia de acordo com as características da membrana (isto é, proporcional à área de superfície, coeficiente de difusão do soluto e inversamente proporcional à espessura da membrana), o soluto considerado (isto é, peso molecular, fração livre do plasma, coeficiente de difusividade), as características do paciente e as condições de operação (ou seja, fluxo de sangue e do dialisato, tempo de tratamento).[32]

A difusão perde sua eficácia à medida que o peso molecular do soluto aumenta – um soluto de 1.000 Dalton, por exemplo, é removido em cerca de metade da taxa de redução da ureia (soluto com 60 Dalton). Enquanto o transporte difusivo remove com sucesso solutos de tamanho molecular pequeno, a convecção é preferida para remover solutos maiores.[40] A remoção de solutos com um espectro de peso molecular mais amplo deve ser o objetivo não apenas da HDF, mas de todas as terapias de substituição renal.

Embora ambos os mecanismos de transporte de soluto ocorram simultaneamente na HDF, a convecção e a difusão são aplicadas em diferentes exten-

* O coeficiente de *sieving* (SCD) para um determinado soluto é definido como a razão de sua concentração no filtrado (Cf) [SCD = Cf/Ci] e no plasma de "entrada" (Ci). O coeficiente de *sieving* médio (SCA) é definido como a razão entre a concentração de soluto no filtrado (Cf) e a concentração média de entrada (Ci) e saída (Co). SCA = 2Cf/(Ci-Co).[38]

sões nessa terapia híbrida e variam com o respectivo peso molecular do soluto depurado. Para um soluto removido com sucesso por transporte difusivo (p. ex., ureia), pouco resta para ser removido por convecção. Seguindo a mesma suposição lógica, solutos com tamanhos moleculares maiores não removidos efetivamente por transporte difusivo (p. ex., beta-2-microglobulina) estão disponíveis em concentrações mais altas para transporte convectivo. A combinação de ambos os mecanismos de transporte de massa proporciona maior remoção total de soluto do que quando esses princípios de transporte são aplicados separadamente; convecção (hemofiltração) ou difusão (hemodiálise).[40] Por fim, vale ressaltar que o transporte de massa global resulta da interação, e não da simples soma, dos dois componentes separados, que é evidente em maiores taxas de ultrafiltração da HDF. Apesar das tentativas anteriores de quantificar seu efeito combinado em termos de depuração de soluto com equações matemáticas, os efeitos individuais dos transportes convectivos e difusivos não podem ser diferenciados com precisão.[33] Uma modelagem matemática estabeleceu uma correlação empírica para a depuração geral (K) válida para todos os solutos e fluxos sanguíneos entre 200 e 500 mL/minuto, que parece ser K = KD + 0,43 QF + 8,3 x 10-3 Q2F, quando as depurações e QF estão em mL/minuto.[41]

PRÉ-REQUISITOS PARA O DESENVOLVIMENTO DE PROGRAMAS DE HDF

O principal pré-requisito para a realização de HDF *online* é a produção *online* de fluido de substituição estéril e não pirogênico por meio de um processo de esterilização a frio utilizando fluido de diálise novo. A falha em qualquer estágio desse processo ou a desinfecção abaixo do ideal da máquina pode resultar na entrada de endotoxinas, peptidoglicanos e outros produtos derivados de micróbios na corrente sanguínea do paciente. Assim, o cumprimento rigoroso das regras de desinfecção higiênica relativas ao sistema de tratamento de água e máquinas de HDF *online*, o monitoramento microbiano rigoroso e a substituição periódica dos ultrafiltros esterilizantes praticamente eliminam o risco mencionado. Além disso, todas as técnicas de purificação de sangue *online* requerem água ultrapura, que é fundamental para a produção *online* do fluido de substituição estéril.[42,43]

Na taxa de fluxo de dialisato convencional de 500 mL/minuto, por exemplo, o paciente em um programa de sessão de 4 horas 3 vezes por semana é exposto a cerca de 360 litros semanais de fluido de diálise. A HDF *online* pode exigir 20 a 25 litros adicionais (ou seja, 60-75 litros por semana) de fluido de substituição produzido *online* por sessão infundidos diretamente por via intravenosa. A produção de fluidos ultrapuros de diálise e substituição – da torneira ao paciente

– envolve várias etapas, compreendendo sistemas de purificação de água, ultrafiltros especiais, além de dialisadores com capacidade de retenção de endotoxinas, que garantem a pureza microbiológica e química de grandes volumes de fluidos que entram e têm contato com o sistema sanguíneo dos pacientes.[44]

A contaminação microbiológica dos fluidos de diálise é conhecida por afetar negativamente os resultados dos pacientes em diálise devido à estimulação de respostas inflamatórias e vias que causam estresse oxidativo.[44] Existe o risco de endotoxinas e/ou produtos derivados de micróbios (isto é, peptidoglicanos, fragmentos de DNA) entrarem no compartimento sanguíneo dos dialisadores durante a diálise através de mecanismos de retrotransporte, especialmente retrofiltração. A ativação de leucócitos gera citocinas pró-inflamatórias e espécies reativas de oxigênio, contribuindo para doenças cardiovasculares. Por essa razão, várias diretrizes e recomendações propõem níveis máximos aceitáveis de contaminação microbiológica para água e fluido de diálise medidos em termos de unidades de endotoxina (EU/mL) e unidades formadoras de colônias bacterianas (UFC/mL).[44,45] A Tabela 1 mostra os níveis máximos permitidos de contaminantes microbiológicos para água e fluidos de diálise.

Tabela 1 Níveis máximos permitidos de contaminação microbiológica para o dialisato[46]

	Dialisato padrão	Dialisato ultrapuro	Fluido de infusão estéril e sem pirógeno
Limites bacterianos, CFU/mL	< 100	< 0,1	< 0,000001
Limites de endotoxinas, EU/mL	< 0,5	< 0,03	< 0,03

Ultrafiltros esterilizantes especiais que possuem membranas de fibra oca com alta capacidade de adsorção de endotoxinas ajudam a garantir a pureza microbiológica e a segurança dos fluidos de diálise. A parte hidrofóbica das endotoxinas (a cadeia de ácidos graxos da molécula de lipídio A) liga-se aos domínios hidrofóbicos do polímero de polissulfona da membrana, resultando na retenção de endotoxinas no dialisador.[47] A integração de dois desses ultrafiltros esterilizantes colocados em série na via do fluido de diálise das máquinas de diálise é o estágio final da produção do fluido de diálise ultrapuro, oferecendo ainda uma proteção microbiológica redundante. Os filtros esterilizantes devem ser desinfetados rotineiramente, testados para evitar falhas (teste de bolhas de pressão de ar) e usados para um número pré-especificado de sessões de HDF ou durante determinado período de tempo, definido pelo fabricante. Para melhorar a segurança do processo, dialisadores contendo membranas de fibra oca feitas de polímeros sintéticos podem agregar uma linha adicional de proteção microbiológica. Em relação à capacidade de retenção microbiológica e de endotoxinas da membrana para garantir a esterilização a frio do fluido de diálise, alguns estudos mostraram diferenças entre as membranas de diálise.[44,48]

A HDF *online* estabelece um marco evolutivo na terapia de substituição renal extracorpórea. O processo todo exige máquinas de terapia de substituição renal de última geração que produzem, infundem, monitoram e ajustam com segurança o fluido de substituição estéril ultrapuro no paciente durante toda a sessão de diálise. Enquanto os médicos e a medicina baseada em evidências (discutidos mais adiante neste capítulo) ainda lutam para defender um uso mais amplo dessa técnica, alguns já consideram a HDF *online*, incluindo as máquinas de HDF, os hemodiafiltros, membranas, ultrafiltros e todos os seus equipamentos um triunfo em termos de engenharia.[49]

Também é imperativo que a HDF *online* utilize dialisadores com alta permeabilidade hidráulica (KuF $\geq$ 50 mL/hora/mmHg), alta permeabilidade a solutos (KoA ureia > 600 e beta-2-microglobulina > 60 mL/minuto) e grande área de superfície (1,50-2,10 m^2).[50]

Juntamente com a utilização de equipamentos adequados (sistema de purificação de água, máquinas de HDF *online*, ultrafiltros, membranas, dialisadores altamente permeáveis) e rigoroso controle de qualidade dos sistemas de produção *online* de fluido de diálise, a aplicação das melhores práticas clínicas garantem a segurança da HDF *online*.[51,52] Como exemplo de boa prática clínica, recomenda-se avaliar mensalmente a sintomatologia clínica e dosagens seriadas da proteína C-reativa sérica de pacientes tratados por HDF *online*.[43,53]

Outro requisito para HDF, dessa vez relacionado ao paciente, é o acesso vascular adequado. No modo pós-diluição da HDF (discutido na seção seguinte deste capítulo), um acesso capaz de fornecer fluxos sanguíneos de 350 a 400 mL/minuto é desejável para atingir altos volumes convectivos no esquema de diálise convencional de sessão de 4 horas, 3 vezes por semana. Fluxos sanguíneos relativamente altos aumentam o estresse de cisalhamento (*shear stress*) da membrana, reduzem a formação de bolo de proteína, diminuem a pressão transmembrana e facilitam as taxas de ultrafiltração.[50]

Finalmente, treinar e orientar o pessoal de saúde a realizar HDF *online* de forma adequada e segura é essencial e, portanto, outro pré-requisito para a implementação bem-sucedida do programa de HDF em cada unidade de diálise. O Quadro 1 resume todos os pré-requisitos discutidos nesta seção.

A segurança da HDF *online* foi atestada repetidamente por várias publicações nos últimos anos; não há estudos até agora relatando resultados adversos de pacientes com essa terapia. Recentemente, o estudo *Contrast* observou mais de 20 mil sessões de HDF realizadas em dez centros de terapia renal substitutiva, e seus achados podem ser utilizados para confirmar a confiabilidade dessa modalidade.[43,54] Atualmente, a HDF *online* é realizada em 278 mil pacientes com doença renal crônica estágio G5 tratados por diálise (DRC-G5D) em diversos países.[30] Se todos os requisitos mencionados acima forem seguidos e verificados (Quadro 1), a realização da HDF *online* é definitivamente segura.

Quadro 1 Pré-requisitos para realizar HDF *online* com segurança

- Água ultrapura
- Máquina de HDF *online*
- Controle rigoroso da qualidade: regras de desinfecção higiênica relacionadas à máquina HDF *online*, monitoramento microbiano e substituição periódica de ultrafiltros esterilizadores
- Hemodiafiltro adequado: hemodiafiltros altamente permeáveis (KuF ≥ 50 mL/hora/mmHg, KoA ureia > 600, beta-2-microglobulina > 60 mL/minuto) com grande área de superfície (1,50-2,10 m^2), baixa resistência ao fluxo sanguíneo interno e coeficiente de *sieving* para albumina (Sc. alb < 0,001)
- Profissional de saúde treinado para realizar a HDF *online*
- Acesso vascular adequado
- Boas práticas clínicas: acompanhamento dos sinais e sintomas dos pacientes e adequação da diálise; anticoagulação ideal

MODALIDADES DE SUBSTITUIÇÃO

O local de infusão do fluido de substituição pode afetar o desempenho da HDF.[55] As várias modalidades de HDF *online* atualmente disponíveis são classificadas de acordo com o local de substituição:[56] pré-diluição (local de infusão antes do hemodiafiltro), diluição média (infusão entre o compartimento de ultrafiltração e difusão),[57,58] diluição mista (infusão simultânea pré e pós-hemodiafiltro)[59] e pós-diluição (local de infusão após o hemodiafiltro).[60] A diluição média e a mista foram recentemente propostas como modalidades alternativas para melhorar os desempenhos de depuração, reduzindo o consumo de volume de fluido.[50,61-63]

Nos parágrafos seguintes, iremos nos concentrar nas duas modalidades de substituição mais comuns de HDF: pós-diluição e pré-diluição. Além disso, a experiência japonesa com a modalidade de pré-diluição é descrita em detalhes.

HDF pós-diluição

A HDF pós-diluição é a modalidade de substituição mais prevalente na HDF *online*. Nessa modalidade, o sistema HDF produz fluido de substituição estéril e apirogênico *online* a partir do fluido de diálise novo, que é infundido após o hemodiafiltro para repor o fluido perdido pelo paciente durante a ultrafiltração.[43]

A HDF pós-diluição é amplamente considerada a mais eficiente na remoção de soluto de tamanho molecular médio.[33,39,59,64,65] No entanto, a hemoconcentração e a polarização excessiva da concentração de proteína na interface da membrana ao longo do comprimento das fibras ocas podem ocorrer dependendo da fração de filtração.[55]

A hemoconcentração aumenta a resistência ao fluxo e a viscosidade do sangue dentro do hemodiafiltro, particularmente quando altas taxas de ultrafiltração são aplicadas na HDF pós-diluição e quando o paciente tem baixa capacidade de recrutar fluido do espaço extravascular durante a desidratação.[33] A concentração excessiva de proteínas que ocorre ao longo das fibras do hemodialisador tende a favorecer a deposição de resíduos na membrana e a diminuir sua permeabilidade nominal, levando a uma alta pressão transmembrana para manter as taxas de ultrafiltração prescritas.[55]

Vários estudos[66-69] sugerem que pacientes com DRC-G5D que recebem HDF pós-diluição podem ter um risco de morte menor do que pacientes em HD, especialmente quando um alto volume convectivo (23 litros) é alcançado por sessão de diálise.[33] Para a sessão convencional de 4 horas, 3 vezes por semana, altos volumes convectivos na HDF pós-diluição são alcançados por meio da aplicação de altos fluxos sanguíneos (Qb > 350 mL/minuto), o que exige acesso vascular adequado como pré-requisito. Essa continua sendo a principal limitação para uma aplicação mais ampla dessa terapia em pacientes com DRC-G5D.

HDF pré-diluição

A HDF pré-diluição pode proporcionar melhores condições reológicas e hidráulicas em comparação com a modalidade de pós-diluição, conservando a permeabilidade da membrana, pois o fluido de substituição adicionado ao sangue antes do hemodiafiltro reduz a hemoconcentração e facilita o aumento da taxa de fluxo dentro das fibras com efeito intensificado da taxa de cisalhamento na camada proteica secundária.[33] Para atingir uma dose convectiva em HDF pré-diluição equivalente à dose convectiva alvo em HDF pós-diluição, o volume de ultrafiltração deve ser multiplicado por dois.[31]

As principais barreiras para o uso generalizado da HDF pré-diluição são resultantes:

1. Do custo elevado, quando comparado à HDF pós-diluição, devido à maior quantidade de fluido de substituição e concentrados eletrolíticos necessários.
2. Da redução da eficiência de remoção de pequenos solutos na modalidade de pré-diluição, uma consequência da diminuição do componente difusivo.

A HDF pré-diluição pode beneficiar pacientes com hematócrito elevado para auxiliar na anticoagulação do circuito extracorpóreo.[33]

A Figura 1 mostra as duas principais modalidades de substituição da HDF discutidas nesta seção, e a Tabela 2 apresenta as vantagens e desvantagens de cada uma dessas modalidades.

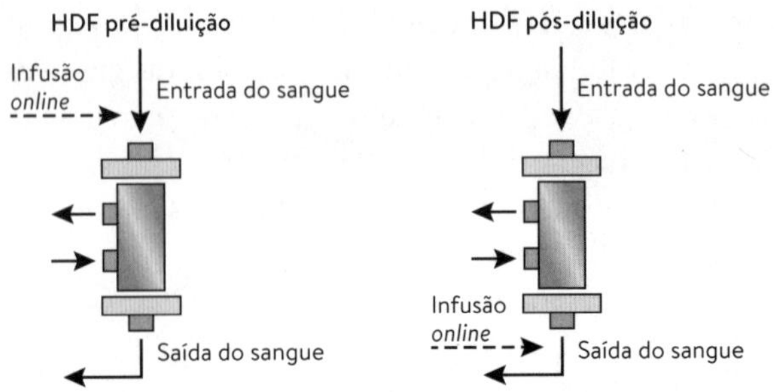

Figura 1 As principais modalidades de substituição da HDF.

Tabela 2 Modalidades de substituição da HDF – vantagens e desvantagens

Modalidades de substituição	Vantagens	Desvantagens
HDF pré-diluição	• Hemodiluição • Hematócrito mais baixo • Proteinócrito reduzido • Menor viscosidade • Pressão oncótica reduzida • Aumento da taxa e do estresse de cisalhamento (*shear stress*) • Redução da deposição de resíduos nas fibras e membranas • Permite HDF com menor fluxo sanguíneo ou condições hemorreológicas desfavoráveis • Pode aumentar a depuração de soluto ligado à proteína • Preserva a permeabilidade da membrana hidráulica e do soluto (reduz o estresse da membrana)	• Menor remoção de solutos pequenos • Maior volume de substituição necessário (multiplicado por dois)

(continua)

Tabela 2 Modalidades de substituição da HDF – vantagens e desvantagens (*continuação*)

Modalidades de substituição	Vantagens	Desvantagens
HDF pós-diluição	• Maior eficiência na remoção de solutos • Menor volume de fluido de substituição do que a pré-diluição, a diluição média ou a diluição mista	• Necessidade de um acesso vascular capaz de fornecer maior fluxo sanguíneo (350-400 mL/minuto) • Hemoconcentração: Maior viscosidade Maior pressão oncótica Aumento do hematócrito e proteinócrito Potencial deposição de resíduos na membrana • Redução da permeabilidade da membrana (hidráulica e ao soluto): Redução do coeficiente de *sieving* Coagulação de fibras Alarmes potenciais Aumento da pressão transmembrana Aumento do estresse da membrana Vazamento potencial de albumina

Fonte: adaptada de Canaud et al., 2015.[31]

HDF PRÉ-DILUIÇÃO – A EXPERIÊNCIA JAPONESA

A HDF pré-diluição é a tendência do momento na HDF *online* no Japão

A HDF *online* com fluido de diálise ultrapuro tem sido utilizada no Japão desde o início da década de 1990. Houve três marcos históricos no desenvolvimento da HDF *online* no Japão:

1. O desenvolvimento da Japanese Society for Hemodiafiltration (JSHDF – Sociedade Japonesa de Hemodiafiltração) em 1995.
2. O pagamento extra pelo fluido de diálise ultrapuro em 2010.
3. O pagamento extra da HDF *online* em 2012.

Nas reuniões anuais da JSHDF, muitos médicos e engenheiros clínicos se reuniram para discutir os benefícios clínicos, as novas tecnologias e o tratamento de água da HDF *online*. Por meio dessas reuniões anuais, a tendência do uso da HDF *online* pré-diluição no Japão foi gradualmente estabelecida. O primeiro reembolso para HDF *online* foi introduzido em 2010, mas o pagamento extra foi estabelecido em 2012. São 500 JPY adicionais (equivalente a cerca de 5 dólares americanos em janeiro de 2021) para cada sessão de HD convencional. Nos primeiros dias, a HDF offline (fluido de substituição em "garrafa") era o único método reembolsado, sendo oferecido apenas para amiloidose relacionada à diálise e hipotensão intradialítica. Entretanto, essas indicações limitadas da HDF foram totalmente suspensas em 2012. Desde então, o número de pacientes tratados com HDF vem aumentando rapidamente; até 38,3% (121.634/316.113) de todos os pacientes em diálise até o final de 2018.[70]

A qualidade do fluido de diálise é um elemento indispensável para a HDF *online*, porque a contaminação bacteriológica do fluido de diálise deteriora a segurança da terapia, bem como sua eficácia. A Japanese Society for Dialysis Therapy (JSDT – Sociedade Japonesa de Terapia de Diálise) recomenda que todas as modalidades de diálise, incluindo a HDF *online*, sejam fornecidas com fluido de diálise ultrapuro.[71] Um pagamento extra para fluido de diálise ultrapuro também foi definido em 2010 como 200 JPY adicionais (2 dólares americanos) para cada sessão. Foi reduzido para 100 JPY (1 dólar americano) em 2020. Na pesquisa anual de 2018 da JSDT, o fluido de diálise ultrapuro foi alcançado em 74,6% (3.168/4.244) de todos os centros de diálise.[70]

Existem vários tipos de métodos de HDF do relatório anual da JSDT 2018: HDF *online* (70,9%), HDF de infusão intermitente (IHDF) (26,0%),[72] biofiltração sem acetato (AFBF) (0,1%), HDF *offline* (2,9%) e HDF *push-pull* (0,0%). Como relatado anteriormente, o modo pré-diluição é a tendência na HDF *online* no Japão desde a primeira pesquisa da JSDT para HDF em 2009. Um total de 95,6% dos pacientes de HDF *online* foi tratado pelo modo de pré-diluição, enquanto 86,6% dos pacientes de HDF *offline* foram tratados pelo modo de pós-diluição.[73] O volume médio de substituição foi de 39,9 litros em pré-diluição e de 10,2 litros em HDF *online* pós-diluição, enquanto foi de 12 litros em pré-diluição e de 8 litros em HDF *offline* pós-diluição.[73] O volume de substituição foi menor na HDF *online* pós-diluição no Japão em comparação com relatos anteriores, que enfatizaram a necessidade de volumes de substituição maiores, superiores a 20 litros por sessão, a fim de alcançar bons resultados clínicos.[69,74] No entanto, os médicos japoneses usam filtros porosos mesmo para HDF pós-diluição, bem como HDF pré-diluição para que seja possível obter a remoção suficiente de proteínas de baixo peso molecular (PBPM), mesmo com pequeno volume de substituição na HDF pós-diluição.[75]

Por que o modo pré-diluição é a tendência do momento no Japão?

A HDF *online* tem sido promovida mundialmente com a intenção de melhorar a qualidade de vida dos pacientes em diálise e de melhorar a taxa de sobrevida. Vários estudos têm mostrado vantagem na sobrevida ou melhora da qualidade de vida para pacientes em diálise por HDF *online*.[69,76,77] A maioria desses ensaios foi realizada com HDF pós-diluição; entretanto, a HDF pré-diluição tem sido a tendência do memento em relação a essa modalidade exclusivamente no Japão. Por que a HDF *online* pré-diluição tem sido a tendência principal nesse país?

No início da história da terapia com HDF no Japão, vários médicos pioneiros descobriram que a remoção agressiva de PBPM com algum vazamento de albumina ocasionalmente melhorava a anemia renal grave.[78,79] Desde então, vários pequenos estudos, que incluíram vantagens clínicas da remoção agressiva de PBPM em sintomas relacionados à diálise, foram relatados. Eles avaliaram dor óssea/articular, prurido cutâneo, hipotensão intradialítica, síndrome das pernas inquietas (SPI) e fadiga geral. Nesses ensaios, foram utilizados filtros porosos no modo pré-diluição da HDF *online*, aceitando-se algum vazamento de albumina, de 3 a 5 g ou maior que 10 g por sessão, dependendo da condição do paciente, para remover as PBPM maiores.[80,81] Infelizmente, a maioria desses estudos foi relatada no Japão. Curiosamente, a experiência japonesa não se espalhou para fora do país, uma vez que a membrana e/ou modalidade com vazamento de proteína está sendo considerada potencialmente prejudicial nessa população vulnerável na Europa.[82,83]

A terapia convectiva desenvolvida para remover as moléculas médias de forma eficaz, e a eficácia da terapia convectiva, dependem principalmente do volume de convecção e da distribuição do tamanho dos poros do filtro. Uma taxa de fluxo sanguíneo mais alta é indispensável para aumentar o volume de convecção no modo pós-diluição; por outro lado, pode ser aumentada sem limites no modo de pré-diluição, mesmo com uma taxa de fluxo sanguíneo mais baixa. No entanto, deve-se ter cuidado ao observar pequenos solutos na HDF pré-diluição.[84,85] No Japão, a taxa média de fluxo sanguíneo (em torno de 200 mL/minuto) tem sido inferior aos 300 a 400 mL/minuto comumente utilizados no resto do mundo. A HDF pré-diluição é capaz de aumentar o volume de convecção com menores taxas de fluxo sanguíneo.[75] Entretanto, Kt/V de ureia suficiente – de cerca de 1,5 – foi relatado em HDF pré-diluição; não foram encontradas diferenças entre as modalidades de diálise.[73]

Quando tentamos remover PBPM maiores que a beta-2-microglobulina, temos de utilizar filtros mais porosos: filtros de ponto de corte alto (*high cutoff*) ou médio (*medium cutoff*). Se utilizarmos esses filtros no modo de pós-diluição, correremos o risco de vazamento de uma quantidade inesperada de albumina devido à camada de proteína concentrada na superfície da membrana. No modo de pré-diluição, podemos controlar o vazamento de albumina escolhendo um filtro e titulando a taxa de fluxo de fluido de substituição. No Japão, várias empresas de diálise produziram diversos tipos de filtros com diferentes propriedades de remoção de solutos, compostos por variados materiais de membrana. Portanto, pode-se escolher facilmente um filtro adequado para a condição do paciente e soluto alvo para remoção.

Com base nesses pontos-chave, a HDF de pré-diluição com grande volume de substituição e filtro poroso tem sido a principal tendência da terapia de HDF no Japão. Costumamos utilizar esses tipos de filtros para HDF pós-diluição com volume de substituição relativamente menor; entretanto, podemos obter remoção suficiente de PBPM em comparação com a HDF pós-diluição com grande volume de substituição, que é mais comumente realizado no mundo.[75] Esses conceitos da terapia convectiva e do uso de membrana adsortiva de proteínas em HD no Japão poderiam ser resumidos como "diálise permeável a proteínas".[80,81]

Como visto anteriormente, a maioria dos ensaios sobre as vantagens clínicas da HDF *online* foi realizada no modo pós-diluição, e houve poucos relatos realizados no modo pré-diluição, principalmente do Japão. Recentemente, Kikuchi et al.[86] relataram a vantagem da sobrevida da HDF *online* de pré-diluição em comparação com a HD de alto fluxo dos dados da JSDT. Sakurai et al. relataram que a HDF de pré-diluição efetivamente melhorou a SPI de acordo com o aumento da intensidade da remoção de proteínas maiores de baixo peso molecular.[87,88] Nagai et al.[89] relataram vantagem da sobrevida do paciente com maior perda de albumina na HDF.

Padrão da prática diária da HDF *online* no Japão

É importante definir parâmetros-chave e relevantes para avaliar a qualidade e a eficácia da terapia de HDF; esses parâmetros devem ser fáceis de utilizar na prática clínica e também devem estar associados aos benefícios do paciente. A terapia convectiva foi desenvolvida para melhorar os sintomas urêmicos por meio da remoção intensiva das moléculas médias, portanto é necessário ter dois tipos de parâmetros para ajustar e personalizar a prescrição segundo as necessidades do paciente; um é a remoção da molécula média, e o outro são os sintomas do paciente.[81] Devemos sempre considerar a relação entre a remoção do soluto e os sintomas.

A diretriz da JSDT recomenda manter a concentração sérica de beta-2-microglobulina antes da diálise abaixo de 25 mg/L, se possível;[90] essa é a única diretriz que aborda a remoção da molécula média em pacientes em diálise.

Entretanto, não houve diretrizes ou valores alvo sobre a taxa de remoção de beta-2-microglobulina. Hoshino mostrou claramente as vantagens de sobrevida nos pacientes em diálise tratados com terapias com a taxa de remoção de beta-2-microglobulina superior a 80%.[91] Recentemente, os alvos da remoção da molécula média tornaram-se PBPM maiores, como citocinas, cadeias leves livres e muito mais.[81,85,92] Há poucos estudos que avaliaram a relação entre a remoção de PBPM e a melhora dos sintomas relacionados à diálise. Sakurai et al.[87] relataram que a taxa de remoção de alfa-1-microglobulina superior a 30% melhorou dramaticamente a SPI e a rigidez muscular causada pela amiloidose relacionada à diálise. Por meio dessas experiências, o nível alvo da taxa de remoção de alfa-1-microglobulina foi estabelecido acima de 35%. Quando tentamos remover a alfa-1-microglobulina de forma intensiva, temos de aceitar alguma perda de albumina (*albumin leakage*) durante a sessão de diálise: 3 a 5 g, > 5 g ou > 10 g por sessão, dependendo da condição do paciente. Quando tentamos esses tipos de terapia, devemos estar cientes das alterações na albumina sérica e verificar a concentração de albumina no dialisato gasto. O modo de pré-diluição é mais seguro para remover efetivamente PBPM maiores, evitando perda excessiva de albumina em comparação ao modo de pós-diluição, conforme visto anteriormente.

A primeira razão para prescrever a HDF é concentrar-se nos sintomas do paciente. É prurido cutâneo, SPI, hipotensão intradialítica, fadiga pós-diálise ou outra coisa? Após decidirmos o sintoma alvo da terapia, devemos avaliá-lo quantitativa ou semiquantitativamente para a consequente avaliação da intervenção.[81] No Japão, o modo de pré-diluição é geralmente escolhido para prurido cutâneo, SPI e hipotensão, e o modo de pós-diluição é escolhido para dor óssea/articular de amiloidose relacionada à diálise. A HDF pré-diluição é iniciada com um filtro com leve permeabilidade à proteína; a taxa de fluxo sanguíneo é geralmente de 250 a 400 mL/minuto, a taxa de fluxo total do fluido de diálise é de 400 a 600 mL/minuto e a taxa de fluxo de substituição é de cerca de 12 litros/hora. Quando o sintoma alvo melhora, a prescrição de diálise é mantida até que outros sintomas possivelmente ocorram. Se a sintomatologia não melhorar, a remoção de PBPM maiores é intensificada, monitorando a taxa de remoção de beta-2-microglobulina, alfa-1-microglobulina, bem como o vazamento de albumina durante a sessão de diálise. Se a sintomatologia persistir, o dialisador é mudado (outro tipo de membrana) ou o modo de diluição para pós-diluição. O tempo de diálise mais longo e a diálise frequente também são eficazes para melhorar os sintomas. A perda de proteínas pelo hemodiafiltro ocasionalmente causa hipoalbuminemia sérica e fadiga geral. Quando admitimos esses sinais, é necessário rebaixar a distribuição de poros do filtro ou diminuir a taxa de fluxo de substituição.

PRESCRIÇÃO DA HDF

Embora outros tempos e frequências de tratamento (HDF diária curta, HDF noturna etc.) estejam disponíveis, o esquema de HDF convencional mais utilizado mundialmente é o mesmo da HD convencional; uma sessão de 4 horas, 3 vezes por semana. Nesse esquema, para obter o melhor resultado, o objetivo da terapia deve ser atingir um volume convectivo por sessão de pelo menos 23 litros em HDF de pós-diluição e de 46 litros em HDF de pré-diluição (duas vezes a meta de pós-diluição).

Não apenas o volume convectivo, mas também o Kt/V, devem ser avaliados periodicamente. Se o objetivo não for alcançado, alterações no fluxo sanguíneo, fluxo de dialisato, tempo e/ou frequência de tratamento devem ser consideradas. A área de superfície do hemodiafiltro deve ser suficiente para atingir o Kt/V alvo, e um KoA mínimo de 1.000 deve ser prescrito. No caso de taxas de filtração mais altas, pode ser necessário ter uma membrana com pelo menos 30 mL/hora/mmHg/m^2 de KuF. Como mencionado anteriormente, um acesso vascular que forneça um fluxo sanguíneo adequado é importante para evitar PTM mais alta, o que pode levar a deposição de resíduos e coagulação. Um hemodiafiltro com maior área de superfície, KoA, KuF e membrana diferente deve ser considerado se os objetivos da terapia não forem alcançados após as manobras iniciais.[74,93]

A prescrição de eletrólitos (p. ex., sódio, potássio, bicarbonato, cálcio, magnésio) deve ser individualizada de acordo com o volume convectivo e as necessidades metabólicas do paciente.[43] A Tabela 3 mostra a concentração usual de eletrólitos no fluido de diálise.

Tabela 3 Concentração de eletrólitos no fluido de diálise por HDF[31]

Eletrólito	Concentração
Sódio	135-138 mM
Potássio	2-4 mM
Bicarbonato	28-30 mM
Cálcio	1,25-1,50 mM (2,5-3 mEq/L)
Magnésio	0,5 mM (1 mEq/L)

Em comparação com a HD convencional, a HDF leva ao aumento da atividade pró-coagulante sanguínea devido à ultrafiltração forçada e à potencial perda de anticoagulante. Importante notar que o mau funcionamento do acesso vascular aumenta ainda mais o risco de coagulação intradialítica, principalmente na HDF de pós-diluição. O agente antitrombótico (isto é, heparina não fracionada, heparina de baixo peso molecular) não deve ser administrado como um bólus na linha de entrada do dialisador; até 80% de heparina de baixo peso molecular e 50% de heparina não fracionada podem ser removidos na primeira passagem através de um sistema de HDF. Por essa razão, a dose em bólus de heparina no início da HDF deve ser administrada preferencialmente pela agulha venosa pelo menos 3 minutos antes de iniciar o fluxo sanguíneo extracorpóreo, para misturar a heparina com o sangue do paciente; alternativamente, por motivos práticos, deve ser administrada pelo cata-bolhas da via de saída venosa. A dosagem de heparina varia para cada paciente, e uma abordagem de aumento gradual é necessária.[31]

REVISÃO DE EVIDÊNCIAS CLÍNICAS QUE APOIAM O USO DA HDF

É de extrema importância fornecer uma perspectiva histórica, científica e clínica sobre onde e como a terapia convectiva começou, bem como quais evidências clínicas foram consideradas ao longo do caminho, como suporte para maior desenvolvimento de suas modalidades e indicações.

Na década de 1960, Belding Scribner fez uma observação de que os pacientes mantidos em diálise peritoneal intermitente (DPI) se saíam notavelmente bem clinicamente, embora a diálise peritoneal (DP) fosse muito menos eficiente do que a HD na remoção das toxinas urêmicas comumente consideradas de baixo peso molecular, como a ureia.[94] O tempo de tratamento mais longo da DPI presumivelmente permitia que os solutos de peso molecular médio em difusão lenta fossem adequadamente removidos. Essa "especulação" deu origem à ideia de Lee Henderson e Lewis W. Bluemle de que a convecção forneceria uma excelente ferramenta para testar a importância da hipótese da "molécula média" e poderia possivelmente oferecer uma nova modalidade de tratamento para a uremia. A identificação do transporte convectivo de solutos em conjunto com a remoção da água foi alcançada em um experimento com pacientes em DP utilizando a membrana peritoneal em 1966.[95]

Lee Henderson inicialmente propôs que a hemofiltração fosse chamada de "diafiltração" para reconhecer os prováveis papéis conjuntos de convecção e difusão no processo geral de transporte.[95] O foco principal do uso de membranas sintéticas de alta permeabilidade durante o final da década de 1960 até meados da década de 1970 foi a hemofiltração intermitente, erroneamente chamada de hemodiafiltração naquela época. Posteriormente, Benjamin Burton, do NIH (National Institute of Health, ou Instituto Nacional de Saúde dos EUA), ao reconhecer o pequeno papel que a difusão desempenhava, sugeriu em 1976 que eles a chamassem de "hemofiltração".[96]

O desempenho *in vitro* e *in vivo* dessa modalidade de limpeza convectiva do sangue foi rigorosamente descrito em dois artigos seminais em 1975.[5,6] Assim, pode-se dizer que, no início da década de 1970, tanto a hemofiltração quanto a hemodiafiltração já eram modalidades de diálise em potencial para o tratamento de pacientes com DRC-G5D.

À medida que os volumes de fluidos sendo infundidos aumentaram ainda mais, um ultrafiltro em linha foi desenvolvido e demonstrou que uma única passagem através de uma nova membrana hidrofóbica anisotrópica com o ponto de corte molecular apropriado tornava o dialisato comum estéril, livre de pirogênios e adequado para infusão intravenosa durante a hemofiltração.[97]

As lembranças da primeira hemofiltração clínica foram relatadas por Lee Henderson;[98] naquela época não havia comitês de investigação em seres humanos para aliviar a angústia dos investigadores sobre essas preocupações. Após longas discussões, decidiu-se empregar uma estratégia de "*creeping substitution*", na qual um pequeno hemofiltro funcionaria em paralelo com o dialisador *twin coil* em um tanque Travenol de 100 litros para diálise de manutenção. Eles gradualmente aumentaram a área da membrana de hemofiltração (de 0,2 m^2 para 1,6 m^2, a taxa de fluxo sanguíneo de 100 para 300-400 mL/minuto), e a quantidade de ultrafiltrado foi alterada (de 500 mL para 100 litros no modo de pré-diluição). As últimas estimativas foram guiadas por modelagem cinética aproximada do desempenho do hemofiltro. Estavam confiantes de que a abordagem incremental permitiria a identificação de qualquer deterioração no estado clínico ou laboratorial do paciente em estudo.[98] Atualmente, esse uso combinado de convecção e difusão é conhecido como HDF.[99]

A facilidade com que o excesso de água corporal podia ser removido pelo primeiro paciente a iniciar o protocolo incremental foi notável; entretanto, 10 a 15 litros de troca de fluidos durante o esquema de tratamento de 5 horas produziram febre baixa em cerca de metade do tempo, que se resolveu aproximadamente 1 hora após o tratamento. Um segundo paciente iniciou o protocolo e também apresentou febres baixas frequentes, que desapareceram prontamente ao término da sessão.[100] Posteriormente, descobriu-se que a causa dessa febre era o uso de água contendo pirogênios no processo que eram adsorvidos à superfície luminal da fibra e era eluída pelo plasma, mas não pela solução salina. O plano era alternar dois tratamentos puramente com *twin coils* com um tratamento de HF de pré-diluição de 15 litros por semana. Este último não ocorreu, pois a hemofiltração clínica foi interrompida e eles retornaram aos estudos com animais pelo resto daquele ano para identificar a causa da febre.

O primeiro paciente a ser totalmente mantido com hemofiltração de pré-diluição de 100 litros como única terapia foi uma mulher com DRC-G5D devido a doença cardiovascular hipertensiva grave. Após 6 meses de terapia, não havia mais hipertensão ou necessidade de anti-hipertensivos, com resolução da cardiomegalia na radiografia de tórax e normalização do eletrocardiograma (anteriormente compatível com hipertrofia ventricular esquerda), enquanto o perfil bioquímico não apresentava diferenças significantes quando comparado com o da HD de rotina.[101]

Foi creditada a Edward Quellhorst de Hannover a primeira aplicação clínica detalhada de hemofiltração de pós-diluição utilizando a membrana AN-69 comercialmente disponível da Hospal e equipamento de circulação de fluidos de *design* próprio dele. Seu grupo publicou a experiência inicial com hemofiltração (20 litros de ultrafiltrado durante uma diálise de 5 horas) em 8 pacientes como tratamento para hipertensão "resistente à diálise" e hiperidratação hipotensiva durante um período de aproximadamente 1 ano (1/2 ano a 1 ano e meio).[102] Sua série de 100 pacientes acompanhados por 10 anos é um trabalho pioneiro,[103] demonstrando que a sobrevida foi comparável, se não melhor, à de pacientes em hemodiálise que foram tratados 3 vezes por semana durante 5 horas, muito embora seus pacientes de hemofiltração estivessem recebendo um Kt/V para ureia de apenas 1,65 por semana.

Outro grupo de Berlim relatou sua experiência clínica com mais de 300 tratamentos em 7 pacientes urêmicos, tratados 3 vezes por semana por hemofiltração crônica, com cada procedimento durando até 18 litros de filtrado.[104] Os resultados sugeriram que a hemofiltração seria superior à hemodiálise convencional. As principais vantagens desse tratamento foram caracterizadas por seu melhor controle da hipertensão, hiperidratação, melhora da resposta hemodinâmica à ultrafiltração e possivelmente da doença óssea urêmica.[105,106] Sua publicação posterior com experiência compilada em mais de 2.400 HF e publicada em novembro de 1978 confirmou que a hemofiltração representava uma forma alternativa de tratamento de pacientes urêmicos.[107]

O primeiro relato publicado de uso do gradiente de pressão arteriovenoso para conduzir o transporte transmembrana em pacientes para remoção primária de fluidos em pacientes com insuficiência renal foi feito por Silverstein et al.[108] com membranas de polissulfona de meio metro quadrado de superfície projetadas para uso experimental em hemofiltração. Kramer et al.[109] aplicaram esse dispositivo de transporte tecnicamente simples para o tratamento da insuficiência renal aguda de forma contínua, utilizando apenas o gradiente de pressão arteriovenosa para acionar o sistema. Incluído em seu conceito estava o uso do tempo para atingir quantidades significativas de remoção de toxina urêmica, ou seja, imitando o rim natural. A próxima inovação significante nessa tecnologia livre de bombas veio de Geronemus e Schneider.[110] Eles redirecionaram a atenção para o transporte difusivo a fim de aumentar a depuração de pequenos solutos em pacientes com insuficiência renal aguda com uma taxa catabólica que excedia a capacidade da hemofiltração arteriovenosa contínua para remover essas toxinas. Eles utilizaram uma membrana celulósica de baixa permeabilidade hidráulica em formato de fibra oca usando os baixos fluxos sanguíneos de um sistema sem bomba, mas com a adição de um fluxo de dialisato de curso lento acionado pela gravidade.

Os próximos passos na evolução dessa técnica envolveram complexidade com a reintrodução de bombas tubulares para mover o sangue da veia (ou artéria) para a veia e a linha de ultrafiltrado para aumentar o fluxo pela gravidade. A difusão e a convecção foram combinadas (hemodiafiltração) utilizando membranas de alta permeabilidade hidráulica adicionada a uma taxa de fluxo de dialisato lenta (10 a 15 mL/minuto).[111]

Duas das razões pelas quais as terapias convectivas não se desenvolveram tão rápido quanto deveriam foram a falta de tecnologia para permitir a produção *online* de soluções estéreis e apirogênicas para infusão como fluido de reposição para a terapia convectiva, e o custo de tais fluidos, que eram comercialmente preparados na época. Além dos custos, essas bolsas apresentavam outras três desvantagens: o manuseio de bolsas pesadas totalmente cheias, a limitação de volume e a não possibilidade de individualizar a composição da solução de reposição para as necessidades individuais de cada paciente.

Uma última, mas não menos importante, razão foi a mentalidade regulatória de aprovar a produção *online* de tais soluções. Trinta a cinquenta litros de solução *online* já estavam disponíveis e foram administrados a 7 pacientes voluntários durante 4 a 5 horas de hemofiltração sem efeitos colaterais em 1978.[97] Embora esse estudo tenha demonstrado a segurança clínica da técnica *online*, a possibilidade de ampla aplicação foi adiada por muitos anos devido aos processos de aprovação regulatória. A introdução da HDF *online* utilizando fluido de diálise ultrapuro como fonte de fluido de reposição permitiu aumentar o volume convectivo e reduzir o custo do procedimento.[112]

Estudos randomizados com tamanhos de amostra limitados e estudos curtos não randomizados mostraram que a HDF *online* melhora a estabilidade hemodinâmica e a resposta aos agentes estimuladores da eritropoetina (AEE) e reduz a incidência de amiloidose e inflamação crônica associadas à hemodiálise.[24,113,117]

O efeito da HDF *online* na sobrevida do paciente foi inicialmente derivado de estudos não controlados. Canaud et al. analisaram os dados do estudo *Dialysis Outcomes and Practice Patterns Study* (*Dopps*) e relataram que a sobrevida estava associada à quantidade de convecção.[66] O estudo *Dopps* europeu foi associado a uma redução do risco de mortalidade de 35% em pacientes tratados com hemodiafiltração de alta eficiência em comparação com aqueles tratados com hemodiálise convencional. Esses resultados foram confirmados em outros estudos não controlados realizados em vários países europeus, embora dois estudos randomizados (*Contrast 2012, Turco 2012/2013*) recentemente não tenham mostrado diferenças na sobrevida dos pacientes.[67,68]

Estudos intervencionistas prospectivos de curto prazo com desfechos substitutos demostraram que a HDF aumentava a remoção de solutos de tamanho molecular médio e grande,[7,114] melhorava o controle do fosfato,[118,119] a tolerância hemodinâmica durante as sessões,[120-122] reduzia o perfil de inflamação com a diminuição dos níveis de produtos de glicação avançada,[123] aumentava a remoção de leptina,[124] solutos ligados a proteínas[125,126,] níveis plasmáticos de PCR e IL-6[127] e reduzia o potencial pró-inflamatório.[117]

Em um estudo prospectivo, 714 pacientes holandeses em hemodiálise crônica foram alocados para hemodiafiltração de pós-diluição *online* (n = 358) ou hemodiálise contínua de baixo fluxo (n = 356).[67] A medida do desfecho primário foi a mortalidade por todas as causas, e o desfecho secundário principal foi um composto de eventos cardiovasculares maiores. Após um seguimento médio de 3 anos, não foi detectada diferença significante entre os grupos de tratamento em relação à mortalidade por todas as causas, enquanto ser submetido à hemodiafiltração de alto volume foi associado a menor mortalidade por todas as causas, um achado que persistiu após o ajuste para potenciais confundidores e centros de diálise. Os pontos fortes do estudo são seu desenho randomizado e a coleta de dados precisa e concisa. Uma potencial limitação pode ser a inclusão de pacientes prevalentes (como sobreviventes), conforme ilustrado por um tempo médio de diálise de 2,9 anos. Esse estudo não permitiu concluir se a inclusão de pacientes incidentes teria mostrado um resultado diferente.

O objetivo do estudo *Turco* (Ok et al., 2013) foi comparar a HDF *online* pós-diluição e a HD de alto fluxo em termos de morbidade e mortalidade.[68] Esse estudo prospectivo, randomizado e controlado recrutou 782 pacientes submetidos à HD 3 vezes por semana e os alocou aleatoriamente em uma proporção de 1:1. O tempo médio de seguimento foi de 22,7 ± 10,9 meses. O desfecho primário foi um composto de morte por qualquer causa e eventos cardiovasculares não fatais. O volume médio de substituição na HDF *online* foi de 17,2 ± 1,3 litros. O desfecho primário não foi diferente entre os grupos, assim como a sobrevida cardiovascular e global, a taxa de hospitalização e o número de episódios hipotensivos. Em análise *post-hoc*, o subgrupo de pacientes em HDF *online* tratados com uma mediana de volume de substituição > 17,4 litros por sessão teve sobrevida cardiovascular e global significantemente melhor em comparação com o grupo de HD de alto fluxo. Na análise de regressão de Cox ajustada, o tratamento com HDF *online* de alta eficiência foi associado a uma redução de risco de 46% para mortalidade geral e a uma redução de risco de 71% para mortalidade cardiovascular em comparação com a HD de alto fluxo.

O estudo apresentou algumas limitações, como o fato de que um erro tipo II na análise estatística não pôde ser excluído, os pacientes inscritos eram mais jovens do que a população europeia de pacientes em diálise, os pacientes já estavam em diálise havia alguns anos antes da inclusão no estudo, 87% dos pacientes tinham a pressão arterial bem controlada e 95% tinham fístula arteriovenosa quando foram incluídos no estudo.

Apesar das restrições do estudo acima mencionadas, os resultados, no entanto, apoiaram a possibilidade de que volumes de substituição mais elevados na HDF *online* poderiam proporcionar um benefício de sobrevida em pacientes em HD. Desse ponto de vista, o estudo estava de acordo com os achados observacionais do banco de dados *Dopps*, mostrando uma associação com melhor sobrevida em pacientes com maior volume de convecção[66] e com os resultados da análise *post-hoc* dos dados do estudo *Contrast* publicada um ano antes.[67]

Logo após a publicação de ambos os estudos, chegou a hora de o estudo *Eshol* (um estudo multicêntrico espanhol, aberto, controlado e randomizado) ser relatado.[69,128] Nesse estudo, os pacientes foram alocados para continuar a hemodiálise (n = 450) ou mudar para HDF *online* pós-diluição de alta eficiência (n = 456). O desfecho primário foi a mortalidade por todas as causas, e os desfechos secundários incluíram mortalidade cardiovascular, hospitalização por todas as causas, tolerabilidade ao tratamento e dados laboratoriais. Em comparação com os pacientes que continuaram em hemodiálise, aqueles designados para HDF *online* tiveram um risco 30% menor de mortalidade por todas as causas, um risco 33% menor de mortalidade cardiovascular e um risco 55% menor de mortalidade relacionada à infecção. O número estimado necessário para tratar sugeriu que a mudança de 8 pacientes de hemodiálise para HDF *online* poderia evitar uma morte anual. As taxas de incidência de sessões de diálise complicadas por hipotensão e hospitalização por todas as causas foram menores em pacientes alocados para HDF *online*.

Esse foi o primeiro ensaio clínico prospectivo e randomizado que demonstrou que HDF *online* de pós-diluição de alta eficiência reduz a mortalidade por todas as causas em comparação com a hemodiálise convencional na população crônica prevalente. O benefício de sobrevida observado nesse estudo mostrou robustez estatística suficiente para apoiar o achado de que a HDF *online* foi o principal determinante da sobrevida. Além disso, os resultados foram consistentes em subgrupos distintos de pacientes de acordo com idade, sexo, presença de diabetes *mellitus*, índice de comorbidade de Charlson e acesso vascular. Embora todos os grupos de pacientes tenham se beneficiado da HDF *online*, os subgrupos que obtiveram o maior benefício foram os de pacientes mais velhos, sem diabetes, sem fístula arteriovenosa e com maior índice de comorbidade de Charlson.

Os pontos fortes desse estudo incluem o desenho randomizado, o grande tamanho da amostra e o longo seguimento, bem como a exigência de altos volumes de convecção. Os centros de hemodiálise participantes desse ensaio clínico foram treinados para utilizar altas taxas de fluxo sanguíneo e longos tempos de diálise com o objetivo de fornecer um volume convectivo médio próximo a 24 litros/sessão. Uma limitação do estudo foi o fato de que uma pequena proporção de pacientes (6,3%) foi tratada com membranas de baixo fluxo e, além disso, a função renal residual não foi monitorada.

Com base nos resultados dos estudos *Contrast* e no estudo *Turco*,[67,68] o volume convectivo parecia ser uma questão importante. Na análise *post-hoc*, ambos os estudos mostraram uma redução do risco de mortalidade de 39 e 46% em pacientes que receberam altos volumes de convecção (22 e 20 litros/sessão, respectivamente). Da mesma forma, a análise *post-hoc* no estudo *Eshol*[69] mostrou uma redução do risco de mortalidade de 40% e 45% em pacientes que receberam volumes de convecção entre 23 e 25 litros/sessão e > 25 litros/sessão, respectivamente. Esses resultados forneceram evidências de ensaios clínicos randomizados da necessidade de fornecer altos volumes de convecção para reduzir a mortalidade por todas as causas. No estudo *Eshol*, a taxa média de fluxo sanguíneo foi maior (387 mL/minuto) do que nos estudos *Contrast* e *Turco* (300 e 310 mL/minuto, respectivamente), enquanto a duração média da diálise foi maior (236 minutos) do que no estudo *Contrast* (226 minutos) e foi semelhante ao do estudo *Turco* (236 minutos). Esses fatores levaram a maior volume médio de convecção utilizado no estudo *Eshol* (23,7 litros/sessão) do que nos estudos *Contrast* (20,7 litros) e *Turco* (20,7 litros). Esses resultados indicam que a modalidade de tratamento pode modificar a sobrevida do paciente quando um volume convectivo suficiente for atingido. Diante desses resultados, os autores sugeriram que a HDF *online* pode se tornar a opção de primeira linha.

No estudo *Frenchie*,[77] um estudo aberto, prospectivo, randomizado e controlado, 381 pacientes idosos em hemodiálise crônica (acima de 65 anos) foram aleatoriamente designados em uma proporção de 1:1 para hemodiálise de alto fluxo ou hemodiafiltração *online*. O desfecho primário foi tolerância intradialítica (dia 30 - dia 120). Durante o período de observação para tolerância intradialítica, 85 e 84% dos pacientes nos braços de hemodiálise de alto fluxo e hemodiafiltração *online*, respectivamente, experimentaram pelo menos um evento adverso sem diferença significante entre os grupos. Como análise exploratória, também foi estudada a tolerância intradialítica, considerando as sessões como uma unidade estatística de acordo com o tratamento efetivamente recebido. Em um total de 11.981 sessões, 2.935 foram complicadas pela ocorrência de pelo menos um evento adverso, com ocorrência significantemente menor na hemodiafiltração *online*, com menos episódios de hipotensão sintomática intradialítica e câibras musculares. Por outro lado, a qualidade de vida relacionada à saúde, morbidade e mortalidade não foi diferente entre os grupos. Melhora no controle de biomarcadores de doença óssea metabólica e nível de beta-2-microglobulina sem alteração na concentração de albumina sérica foi observada com hemodiafiltração *online*. Assim, os resultados gerais favorecem a hemodiafiltração *online* em relação à hemodiálise de alto fluxo em idosos.

Uma grande quantidade de experiência clínica em terapia convectiva foi reunida e um número cada vez maior de colegas foi convencido da convecção como opção na terapia de substituição renal durante as últimas décadas. A qualidade e a eficácia das terapias convectivas não devem ser avaliadas apenas pelos volumes convectivos, padrões de remoção de solutos, taxas de sobrevida, biocompatibilidade e estabilidade hemodinâmica durante a diálise. Os pacientes também devem desempenhar um papel importante nesse processo de avaliação, expressando suas preferências em um processo de tomada de decisão compartilhada. Sua opinião sobre o que é significante e importante para eles faz parte da decisão, mesmo que a decisão não esteja alinhada com os cuidados baseados em diretrizes. Os pacientes geralmente têm como principais objetivos o seu bem-estar, além das preferências e prioridades individuais; por exemplo, tempo com a família, possibilidade de participar mais ativamente da vida familiar/social, trabalho e ausência de sintomas como cansaço, prurido e pernas inquietas.

Devemos não apenas aplicar uma abordagem orientada para a doença, mas também exercer o que hoje é chamado de abordagem centrada no paciente. A experiência japonesa com o sistema de prescrição de diálise baseado nos sentimentos do paciente, denominado "Diálise Orientada ao Paciente" (DOP), tem sido bem-sucedida.[129] O estudo *Convince*, que está em andamento,[130] deve gerar dados importantes sobre os resultados relatados pelos pacientes, o que nos dará novas informações na busca pela melhor terapia e prescrição individualizada para pacientes com DRC-G5D que se esforçam para viver o maior tempo possível, com a melhor qualidade de vida possível.

MEDICINA BASEADA EM EVIDÊNCIAS REVISITADA À LUZ DA HDF

O que é e o que não é?

A medicina baseada em evidências (MBE) foi introduzida no início dos anos 1990 por médicos do Reino Unido para racionalizar as práticas clínicas que enfrentam o rápido desenvolvimento do conhecimento médico para fornecer evidências tangíveis com o objetivo de promover um melhor uso de protocolos para tratar doenças, fornecer apoio à vida com dispositivos médicos ou indicar intervenções cirúrgicas.[131-133] Essa abordagem foi exigida pelos profissionais de saúde, reguladores das autoridades públicas e de saúde. Em 1996, Sackett et al. definiram o que MBE realmente era e também esclareceram o que não era.[134] Nesse posicionamento, os autores claramente descreveram que a MBE estava na intersecção de três domínios, que incluem experiência clínica (ou seja, o médico), valores centrados no paciente (ou seja, o paciente) e evidências científicas relevantes (ou seja, a ciência). Infelizmente, como costuma acontecer na medicina, apenas algumas das boas coisas do conceito foram incorporadas à prática, enquanto uma compreensão limitada do cenário geral levou a muitos equívocos ou uso indevido, levando à desilusão e frustração.[135-137]

Qual é o seu papel no progresso das práticas clínicas?

Ao longo dos últimos anos, vários autores têm criticado a tirania dos métodos da MBE, argumentando que eles são uma tentativa de monopolizar a ciência para padronizar métodos e ferramentas de pesquisa em torno de uma verdade científica única, escondendo outros domínios muito importantes (ou seja, experiência clínica, percepção do paciente, considerações éticas).[138,139] Um ponto culminante veio em um editorial desafiador do *British Medical Journal* em 2014 alegando que a MBE estava "acabada".[140]

A controvérsia da MBE surgiu do fato de que se gostaria de incorporar a Medicina a uma Ciência pura, quando ela também é uma "Arte". O debate sobre a utilidade clínica da MBE continuará para sempre se não se reconhecer que a Medicina é uma "arte baseada em ciência" e não "ciência baseada em medicina". Para garantir uma prática bem-sucedida e preservar o papel humanístico da medicina, é crucial movimentar seu pêndulo cada vez mais em direção à "arte da medicina" perdida.

Onde estamos agora em relação à HDF em termos de evidência clínica?

O debate atual e a controvérsia sobre os benefícios clínicos da HDF podem servir para ilustrar a crise da MBE no campo da nefrologia.[141] Como preâmbulo da discussão sobre a HDF, o uso da MBE na DRC-G5D já enfrenta várias dificuldades. Em primeiro lugar, estudos controlados randomizados (ECR) são escassos, fracos ou mesmo inexistentes, explicando por que o nível atual de recomendações é relativamente fraco em relação às diretrizes de melhores práticas para diálise e CKD-G5D. Em segundo lugar, a maioria dos ECR intervencionistas seminais em diálise não conseguiu atingir seu objetivo primário (p. ex., os estudos *Hemo*,[142] *MPO*,[143] *Nocturnal FHN*,[144] e *Ideal*[145]). Em terceiro lugar, a DRC-G5D e a uremia são patologias altamente complexas que combinam vários distúrbios metabólicos interagindo entre si, com a consequência de que intervenções específicas focalizadas em qualquer um dos componentes provavelmente não terão impacto no resultado do paciente.[146-148] Em quarto lugar, os pacientes em diálise são, em sua maioria, idosos (~ 2/3 têm mais de 65 anos), tendo frequentemente múltiplas comorbilidades, o que lhes confere um perfil de risco vital elevado.[149] Por fim, os padrões de prática no campo da substituição renal são altamente diversos, como demonstrado pela iniciativa *Dopps*, o que significa que os efeitos do centro ou do prestador de cuidados são um fator de confusão significante para o eventual resultado clínico do paciente em diálise.[150]

A hemodiafiltração é obviamente parte desse debate com prós e contras, discutindo sobre sua utilidade ou futilidade.[151-154] A HDF é amplamente reconhecida como a modalidade de diálise mais inovadora e eficiente para pacientes com DRC-G5D,[29,155] e também é certamente objeto de escrutínio científico, para avaliar os fatos baseados em evidências que apoiam seu valor agregado no campo da substituição renal.[156] Considerando a HDF a modalidade de substituição renal mais avançada disponível hoje em pacientes com DRC-G5D, valeu a pena revisar os fatos em termos de evidências clínicas para identificar lacunas e gerar questões de pesquisa complementares quando necessário.[141,157]

Estudos intervencionistas prospectivos de curto prazo com desfechos intermediários (ou substitutos) demostraram que a HDF melhorou a remoção de solutos de tamanho molecular médio e grande (isto é, beta-2-microglobulina, fosfato), melhorou a tolerância hemodinâmica das sessões, reduziu o perfil inflamatório e a dose de AEE e melhorou o estado nutricional dos pacientes, sendo associados a benefícios clínicos. Curiosamente, todos esses benefícios clínicos estão diretamente ligados à dose convectiva total administrada.

Vários grandes estudos de coorte abordando desfechos clínicos duros também identificaram que a HDF melhorou a sobrevida dos pacientes. O estudo prospectivo *Dopps* sugeriu primeiro que os pacientes tratados com HDF de volume relativamente alto (15-25 litros/sessão) tiveram mortalidade 35% menor do que aqueles tratados com HD de baixo fluxo,[66] mesmo que esse achado de referência não tivesse sido confirmado em análise recente do *Dopps*.[158] Mais recentemente, três grandes estudos de coorte nacionais (*French Registry, Rein*;[159] *Australia-New-Zealand Registry, ANZ*;[160] *Japan Registry, JSDT*[86]) ajustados para os principais fatores de confusão mostraram que os pacientes que receberam HDF *online* tiveram expectativa de sobrevida significantemente melhor (até 30%) em comparação com grupos pareados de hemodiálise de alto fluxo. Curiosamente, os benefícios de sobrevida do paciente dependiam de uma mortalidade cardíaca reduzida.[86]

Quatro principais ensaios clínicos randomizados (ECR) prospectivos foram conduzidos na Europa (isto é, *Contrast*,[67] estudo *Turco*,[68] *Eshol*,[69] *Frenchie*[77]) na última década, após as descobertas iniciais do *Dopps*. Como discutido anteriormente, apenas um dos quatro estudos – o *Eshol* – mostrou efeitos benéficos na mortalidade por todas as causas ou cardiovascular. Esses achados mostraram-se decepcionantes para a comunidade médica científica, uma vez que não apoiaram a superioridade da HDF. Entretanto, é interessante notar que, longe de rejeitar o uso da HDF, esses achados estimularam pesquisas na comunidade médica para analisar as causas de falha e possíveis ações corretivas. Além da preocupação metodológica de diferentes estudos, o principal fator crítico identificado como associado aos benefícios de sobrevida do paciente foi o volume total ultrafiltrado por sessão, isto é, a dose convectiva. Curiosamente, a dose convectiva administrada na HDF pós-diluição mostrou um efeito dose-dependente na sobrevida, com um volume mínimo de limiar (ou seja, 22 a 23 litros por sessão no modo pós-diluição e 48 litros no modo pré-diluição). Vários fatores causais que refletem principalmente padrões locais modificáveis de políticas e/ou práticas de cuidado foram identificados (isto é, fluxo sanguíneo, acesso vascular, prescrição, equipamentos de HDF, filtros, modalidade de substituição), oferecendo assim formas potenciais de progresso no atendimento.[74,161,162]

Uma metanálise de dados de pacientes individuais (*IPD-MA*), reconhecida como o padrão ouro para fornecer análise de revisão sistemática,[163,164] foi desenvolvida com base em conjuntos de dados agrupados e completos dos 2.793 pacientes pertencentes aos quatro ECR para superar as limitações de cada um.[76,165] Em resumo, a HDF foi associada a uma redução no risco relativo de mortalidade (por todas as causas e cardiovascular) para pacientes no tercil mais alto do volume de convecção, qualquer que seja o fator de padronização antropométrico utilizado.[165] Novamente, o maior benefício foi para os pacientes que receberam o maior volume de convecção administrado (> 23 litros/sessão ou 25,7 litros/1,73 m^2 de área de superfície corporal).

O QUE ESTÁ FALTANDO PARA PREENCHER A LACUNA E PROVAR A SUPERIORIDADE DA HDF?

A terapia de substituição renal é um processo de progresso contínuo e constante que levou os pioneiros a desenvolver inovações como dialisato tamponado com bicarbonato, membrana de alto fluxo, dialisato ultrapuro, controlador de ultrafiltração e máquinas de diálise "inteligentes". A hemodiafiltração *online* faz parte desse processo evolutivo com o objetivo de reduzir o fardo dos pacientes com DRC-G5D. O que resta para preencher a lacuna e provar a superioridade da HDF em uma perspectiva completa de MBE? Essa questão está sendo abordada atualmente pelo estudo *Convince*, um estudo financiado pela Comunidade Europeia, que começou a inscrever 1.800 pacientes com DRC-G5D prevalentes e planejava comparar em dois braços (de 900 pacientes cada) a HD de alto fluxo e a HDF de alto volume (> 23 litros/sessão) durante um período de seguimento de 3 anos.[130] Para minimizar as preocupações em relação à dosagem de diálise, as metas foram estabelecidas nas diretrizes de melhores práticas tanto para a HD quanto para a HDF. Além disso, para avaliar ainda mais a carga do tratamento de substituição renal, o objetivo principal é concentrar-se na mortalidade (por todas as causas e causas cardiovasculares), enquanto o objetivo secundário é concentrar-se na percepção do paciente (desfechos relatados pelo paciente e experiência relatada pelo paciente) utilizando uma ferramenta inovadora: PROMIS (*Patient-Reported Outcomes Measurement Information System*). Em outras palavras, dentro do mesmo ECR internacional multicêntrico de grande escala, esperamos que o estudo *Convince* forneça respostas definitivas sobre os resultados e as experiências dos pacientes.

REFERÊNCIAS

1. Leber HW, Wizemann V, Goubeaud G, Rawer P, Schütterle G. Hemodiafiltration: a new alternative to hemofiltration and conventional hemodialysis. Artif Organs 1978;2:150-3.
2. Henderson LW, Silverstein ME, Ford CA, Lysaght MJ. Clinical response to maintenance hemodiafiltration. Kidney Int Suppl 1975:58-63.
3. Canaud B, Araujo A, Sany C, et al. A urea kinetic model for haemofiltration. Life Support Syst 1985;3:15-25.
4. Leypoldt JK. Solute fluxes in different treatment modalities. Nephrol Dial Transplant 2000;15 (Suppl 1):3-9.
5. Henderson LW, Colton CK, Ford CA. Kinetics of hemodiafiltration. II. Clinical characterization of a new blood cleansing modality. J Lab Clin Med 1975;85:372-91.
6. Colton CK, Henderson LW, Ford CA, Lysaght MJ. Kinetics of hemodiafiltration. I. In vitro transport characteristics of a hollow-fiber blood ultrafilter. J Lab Clin Med 1975;85:355-71.
7. Maduell F, Navarro V, Cruz MC, et al. Osteocalcin and myoglobin removal in on-line hemodiafiltration versus low- and high-flux hemodialysis. Am J Kidney Dis 2002;40:582-9.
8. Maduell F, Navarro V, Torregrosa E, et al. Change from three times a week on-line hemodiafiltration to short daily on-line hemodiafiltration. Kidney Int 2003;64:305-13.
9. Maduell F, Arias M, Durán CE, et al. Nocturnal, every-other-day, online haemodiafiltration: an effective therapeutic alternative. Nephrol Dial Transplant 2012;27:1619-31.
10. Canaud B, N'Guyen QV, Lagarde C, Stec F, Polaschegg HD, Mion C. Clinical evaluation of a multipurpose dialysis system adequate for hemodialysis or for postdilution hemofiltration/hemodiafiltration with on-line preparation of substitution fluid from dialysate. Contrib Nephrol 1985;46:184-6.
11. Canaud B, Nguyen QV, Argiles A, Polito C, Polascheoo HD, Mion C. Hemodiafiltration using dialysate as substitution fluid. Artif Organs 1987;11:188-90.
12. Canaud B, Imbert E, Kaaki M, et al. Clinical and microbiological evaluation of a postdilutional hemofiltration system with in-line production of substitution fluid. Blood Purif 1990;8:160-70.

13. Canaud B, Bosc JY, Leray-Moragues H, et al. On-line haemodiafiltration. Safety and efficacy in long-term clinical practice. Nephrol Dial Transplant 2000;15(Suppl 1):60-7.
14. Canaud B, Vienken J, Ash S, Ward RA. Hemodiafiltration to Address Unmet Medical Needs ESKD Patients. Clin J Am Soc Nephrol 2018;13:1435-43.
15. Ward RA, Vienken J, Silverstein DM, Ash S, Canaud B. Regulatory considerations for hemodiafiltration in the United States. Clin J Am Soc Nephrol 2018;13:1444-9.
16. Tattersall JE, Ward RA. Online haemodiafiltration: definition, dose quantification and safety revisited. Nephrol Dial Transplant 2013;28:542-50.
17. Canaud B. "On-site" preparation of sterile apyrogenic electrolyte solutions for hemofiltration and hemodiafiltration. In: Cambi V (eds.). Short dialysis topics in renal medicine. v.3. Boston, MA: Springer; 1987;3.
18. Mion CM, Canaud B, Garred LJ, Stec F, Nguyen QV. Sterile and pyrogen-free bicarbonate dialysate: a necessity for hemodialysis today. Adv Nephrol Necker Hosp 1990;19:275-314.
19. Canaud BJM, Mion CM. Water Treatment for contemporary hemodialysis. In: Jacobs C, Kjellstrand CM, Koch KM, Winchester JF, eds. Replacement of renal function by dialysis. Dordrecht: Springer Netherlands; 1996:231-55.
20. Kessler M, Group EW. Dialysis fluid purity: Section IV. Nephrol Dial Transplant 2002;17:45-62.
21. Mion M, Kerr PG, Argiles A, Canaud B, Flavier JL, Mion CM. Haemodiafiltration in high-cardiovascular-risk patients. Nephrol Dial Transplant 1992;7:453-4.
22. Locatelli F, Altieri P, Andrulli S, et al. Hemofiltration and hemodiafiltration reduce intradialytic hypotension in ESRD. J Am Soc Nephrol 2010;21:1798-807.
23. Canaud B. Effect of online hemodiafiltration on morbidity and mortality of chronic kidney disease patients. Contrib Nephrol 2007;158:216-24.
24. Locatelli F, Marcelli D, Conte F, Limido A, Malberti F, Spotti D. Comparison of mortality in ESRD patients on convective and diffusive extracorporeal treatments. The Registro Lombardo Dialisi E Trapianto. Kidney Int 1999;55:286-93.
25. Floege J, Ketteler M. beta2-microglobulin-derived amyloidosis: an update. Kidney Int Suppl 2001;78:S164-71.
26. Takenaka T, Itaya Y, Tsuchiya Y, Kobayashi K, Suzuki H. Fitness of biocompatible high-flux hemodiafiltration for dialysis-related amyloidosis. Blood Purif 2001;19:10-4.
27. Canaud B, Bowry SK. Emerging clinical evidence on online hemodiafiltration: does volume of ultrafiltration matter? Blood Purif 2013;35:55-62.
28. Canaud B, Morena M, Leray-Moragues H, Chalabi L, Cristol JP. Overview of clinical studies in hemodiafiltration: what do we need now? Hemodial Int 2006;10(Suppl 1):S5-s12.
29. Canaud BJ. Changing paradigms of renal replacement therapy in chronic kidney disease patients: ultrapure dialysis fluid and high-efficiency hemodiafiltration for all? Kidney Int 2009;76:591-3.
30. Canaud B, Kohler K, Sichart JM, Moller S. Global prevalent use, trends and practices in haemodiafiltration. Nephrol Dial Transplant 2020;35:398-407.
31. Canaud B, Bowry S, Stuard S. Hemodiafiltration. In Daugirdas JT, Blake PG, Ing TS (eds.). Handbook of dialysis. 5th ed. Philadelphia: Lippincott Williams & Wilkins; 2015.
32. Ronco C, Cruz D. Hemodiafiltration history, technology, and clinical results. Adv Chronic Kidney Dis 2007;14:231-43.
33. Pedrini LA, Zerbi S. Convective techniques. In: Nubé MJ, Grooteman MPC, Blankestijn PJ (eds.). Hemodiafiltration: theory, technology and clinical practice. Springer International Publishing Switzerland; 2016.
34. Floege J, Granolleras C, Deschodt G, et al. High-flux synthetic versus cellulosic membranes for beta 2-microglobulin removal during hemodialysis, hemodiafiltration and hemofiltration. Nephrol Dial Transplant 1989;4:653-7.
35. Kim ST. Characteristics of protein removal in hemodiafiltration. Contrib Nephrol 1994;108:23-37.

36. Morti SM, Zydney AL. Protein-membrane interactions during hemodialysis: effects on solute transport. ASAIO J 1998;44:319-26.
37. Ronco C, Heifetz A, Fox K, et al. Beta 2-microglobulin removal by synthetic dialysis membranes. Mechanisms and kinetics of the molecule. Int J Artif Organs 1997;20:136-43.
38. Weryński A, Malchesky PS, Lewandowski JJ, Waniewski J, Wójcicki J, Piatkiewicz W. Theoretical formulation of sieving coefficient evaluation for membrane plasma separation. Artif Organs 1985;9(3):250-4.
39. Lornoy W, Becaus I, Billiouw JM, Sierens L, Van Malderen P. Remarkable removal of beta-2-microglobulin by on-line hemodiafiltration. Am J Nephrol 1998;18:105-8.
40. Ledebo I. Principles and practice of hemofiltration and hemodiafiltration. Artif Organs 1998;22(1):20-5.
41. Jaffrin MY. Convective mass transfer in hemodialysis. Artif Organs. 1995;19(11):1162-71.
42. Cappelli G, Perrone S, Ciuffreda A. Water quality for on-line haemodiafiltration. Nephrol Dial Transplant 1998;13(Suppl 5):12-6.
43. Canaud B, Ledebo I. History and current status of online haemodiafiltration. In: Nubé MJ, Grooteman MPC, Blankestijn PJ (eds.). Hemodiafiltration: theory, technology and clinical practice. Springer International Publishing Switzerland; 2016.
44. Bowry SK. Membrane requirements for high-flux and convective therapies. Contrib Nephrol 2011;175:57-68.
45. Ward RA. Worldwide guidelines for the preparation and quality management of dialysis fluid and their implementation. Blood Purif 2009;27:2-4.
46. International Organization for Standardization. Quality of dialysis fluid for haemodialysis and related therapies (ISO 23500-5:2019). Geneva: International Organization for Standardization; 2019.
47. Lonnemann G. Chronic inflammation in hemodialysis: the role of contaminated dialysate. Blood Purif 2000;18:214-23.
48. Bowry SK, Gatti E, Vienken J. Contribution of polysulfone membranes to the success of convective dialysis therapies. Contrib Nephrol 2011;173:110-18.
49. Greenwood RN. The machine and the therapy concept. Contrib Nephrol 2011;175:27-34.
50. Canaud BC, Chenine L, Renaud S, Leray H. Optimal therapeutic conditions for online hemodiafiltration. Contrib Nephrol 2011;168:28-38.
51. Vaslaki L, Karátson A, Vörös P, Major L, Pethö F, Ladányi E, et al. Can sterile and pyrogen-free on-line substitution fluid be routinely delivered? A multicentric study on the microbiological safety of on-line haemodiafiltration. Nephrol Dial Transplant 2000;15(Suppl 1):74-8.
52. Di Felice A, Cappelli G, Facchini F, Tetta C, Cornia F, Aimo G, et al. Ultrafiltration and endotoxin removal from dialysis fluids. Kidney Int Suppl 1993;41:S201.
53. den Hoedt CH, Bots ML, Grooteman MP, van der Weerd NC, Mazairac AH, Penne EL, et al., Contrast Investigators. Online hemodiafiltration reduces systemic inflammation compared to low-flux hemodialysis. Kidney Int 2014;86(2):423-32.
54. Penne EL, Visser L, van den Dorpel MA, van der Weerd NC, Mazairac AH, van Jaarsveld BC, et al. Microbiological quality and quality control of purified water and ultrapure dialysis fluids for online hemodiafiltration in routine clinical practice. Kidney Int 2009;76(6):665-72.
55. Ronco C. Hemodiafiltration: technical and clinical issues. Blood Purif 2015;40(1):2-11.
56. Canaud B. Online hemodiafiltration: technical options and best clinical practices. Contrib Nephrol 2007;158:110-22.
57. Pedrini LA, Feliciani A, Zerbi S, Cozzi G, Ruggiero P. Optimization of middilution haemodiafiltration: technique and performance. Nephrol Dial Transplant 2009;24:2816-24.
58. Feliciani A, Riva MA, Zerbi S, Ruggiero P, Plati AR, Cozzi G, et al. New strategies in haemodiafiltration (HDF): prospective comparative analysis between on-line mixed HDF and mid-dilution HDF. Nephrol Dial Transplant 2007;22:1672-9.

59. Pedrini LA, De Cristofaro V, Pagliari B, et al. Mixed predilution and postdilution online hemodiafiltration compared with the traditional infusion modes. Kidney Int 2000;58:2155-65.
60. Canaud B, Lévesque R, Krieter D, Desmeules S, Chalabi L, Moragués H, et al. On-line hemodiafiltration as routine treatment of end-stage renal failure: why pre- or mixed dilution mode is necessary in on-line hemodiafiltration today? Blood Purif 2004;22(Suppl 2):40-8.
61. Pedrini LA, Zerbi S. Mixed dilution hemodiafiltration. Contrib Nephrol 2007;158:123-30.
62. Krieter DH, Falkenhain S, Chalabi L, Collins G, Lemke HD, Canaud B. Clinical cross-over comparison of mid-dilution hemodiafiltration using a novel dialyzer concept and post-dilution hemodiafiltration. Kidney Int 2005;67:349-56.
63. Santoro A, Ferramosca E, Mancini E, Monari C, Varasani M, Sereni L, et al. Reverse mid-dilution: new way to remove small and middle molecules as well as phosphate with high intrafilter convective clearance. Nephrol Dial Transplant 2007;22:2000-5.
64. Wizemann V, Kulz M, Techert F, Nederlof B. Efficacy of haemodiafiltration. Nephrol Dial Transplant 2001;16(Suppl 4):27-30.
65. Ahrenholz P, Winkler RE, Ramlow W, Tiess M, Muller W. On-line hemodiafiltration with pre and postdilution: a comparison of efficacy. Int J Artif Organs 1997;20:81-90.
66. Canaud B, Bragg-Gresham JL, Marshall MR, et al. Mortality risk for patients receiving hemodiafiltration versus hemodialysis: European results from the Dopps. Kidney Int 2006;69:2087-93.
67. Grooteman MP, van den Dorpel MA, Bots ML, et al. Effect of online hemodiafiltration on all-cause mortality and cardiovascular outcomes. J Am Soc Nephrol 2012;23:1087-96.
68. Ok E, Asci G, Toz H, et al. Mortality and cardiovascular events in online haemodiafiltration (OL--HDF) compared with high-flux dialysis: results from the Turkish OL-HDF study. Nephrol Dial Transplant 2013;28:192-202.
69. Maduell F, Moreso F, Pons M, et al. High-efficiency postdilution online hemodiafiltration reduces all-cause mortality in hemodialysis patients. J Am Soc Nephrol 2013;24:487-97.
70. Nitta K, Masakane I, Hanafusa N, et al. 2018 Annual dialysis data report, JSDT renal Data Registry. Japan J Dial 2019;52:679-754.
71. Kawanishi H, Akiba T, Masakane I, et al. Standard on microbiological management of fluids for hemodialysis and related therapies by the Japanese Society for Dialysis Therapy 2008. Ther Apher Dial 2009;13:161-6.
72. Mineshima M, Takahashi S, Tomo T, et al. A clinical significance of intermittent infusion hemodiafiltration using backfiltration of ultrapure dialysis fluid compared to hemodialysis: a multicenter randomized controlled crossover trial. Blood Purif 2019;48:368-81.
73. Masakane I, Taniguchi M, Nakai S, et al. Annual Dialysis Data Report 2016, JSDT Renal Data Registry. Renal Replacement Therapy 2018;4:45.
74. Chapdelaine I, de Roij van Zuijdewijn CL, Mostovaya IM, et al. Optimization of the convection volume in online post-dilution haemodiafiltration: practical and technical issues. Clin Kidney J 2015;8:191-8.
75. Sakurai K, Hosoya H, Kurihara Y, et al. Evaluation of low-volume post-dilution online hemodiafiltration with Japanese high-performance hemodiafilters. J Artif Organs; 2020.
76. Peters SA, Bots ML, Canaud B, et al. Haemodiafiltration and mortality in end-stage kidney disease patients: a pooled individual participant data analysis from four randomized controlled trials. Nephrol Dial Transplant 2016;31:978-84.
77. Morena M, Jaussent A, Chalabi L, et al. Treatment tolerance and patient-reported outcomes favor online hemodiafiltration compared to high-flux hemodialysis in the elderly. Kidney Int 2017;91:1495-509.
78. Saito A, Suzuki I, Chung TG, Okamoto T, Hotta T. Separation of an inhibitor of erythropoiesis in "middle molecules" from hemodialysate from patients with chronic renal failure. Clin Chem 1986;32:1938-41.

79. Yamada S, Kataoka H, Kobayashi H, Ono T, Minakuchi J, Kawano Y. Identification of an erythropoietic inhibitor from the dialysate collected in the hemodialysis with PMMA membrane (BK-F). Contrib Nephrol 1999;125:159-72.
80. Tsuchida K, Minakuchi J. Albumin loss under the use of the high-performance membrane. Contrib Nephrol 2011;173:76-83.
81. Masakane I, Sakurai K. Current approaches to middle molecule removal: room for innovation. Nephrol Dial Transplant 2018;33:iii12-iii21.
82. Krieter DH, Canaud B. High permeability of dialysis membranes: what is the limit of albumin loss?. Nephrol Dial Transplant 2003;18(4):651-54.
83. Ward RA. Protein-leaking membranes for hemodialysis: a new class of membranes in search of an application?. J Am Soc Nephrol 2005;16(8):2421-30.
84. Masakane I, Kikuchi K, Kawanishi H. Evidence for the clinical advantages of predilution on-line hemodiafiltration. Contrib Nephrol 2017;189:17-23.
85. Maduell F, Broseta JJ, Rodas L, et al. Comparison of solute removal properties between high-efficient dialysis modalities in low blood flow rate. Ther Apher Dial; 2019.
86. Kikuchi K, Hamano T, Wada A, Nakai S, Masakane I. Predilution online hemodiafiltration is associated with improved survival compared with hemodialysis. Kidney Int 2019;95:929-38.
87. Sakurai K. Biomarkers for evaluation of clinical outcomes of hemodiafiltration. Blood Purif 2013;35(Suppl 1):64-68.
88. Sakurai K, Saito T, Hosoya H, Kurihara Y, Yamauchi F. Therapeutic effect of high-efficiency online hemodiafiltration for recurrent restless legs syndrome in dialysis patients. J Artif Organs 2020.
89. Nagai K, Tsuchida K, Ishihara N, et al. Implications of albumin leakage for survival in maintenance hemodialysis patients: a 7-year observational study. Ther Apher Dial 2017;21:378-86.
90. Watanabe Y, Kawanishi H, Suzuki K, et al. Japanese society for dialysis therapy clinical guideline for "Maintenance hemodialysis: hemodialysis prescriptions." Ther Apher Dial 2015;19(Suppl 1):67-92.
91. Hoshino J, Yamagata K, Nishi S, et al. Carpal tunnel surgery as proxy for dialysis-related amyloidosis: results from the Japanese society for dialysis therapy. Am J Nephrol 2014;39:449-58.
92. Kirsch AH, Lyko R, Nilsson LG, et al. Performance of hemodialysis with novel medium cut-off dialyzers. Nephrol Dial Transplant 2017;32:165-72.
93. Ronco C, Samoni S, De Rosa S. Dialyzers for hemodiafiltration. In: Nubé MJ, Grooteman MPC, Blankestijn PJ (eds.). Hemodiafiltration: theory, technology and clinical practice. Springer International Publishing Switzerland; 2016.
94. Scribner BH. In discussion. Trans Am Soc Artif Intern Organs 1965;81.
95. Henderson LW. Peritoneal ultrafiltration dialysis: enhanced urea transfer using hypertonic peritoneal dialysis fluid. J Clin Invest 1966;45:950-5.
96. Henderson LW. Hemofiltration. Clin Nephrol 1978;9 43-4.
97. Henderson LW, Beans E. Successful production of sterile pyrogen-free electrolyte solutions by ultrafiltration. Kidney Int 1978;14:522-25.
98. Henderson LW. The beginning of clinical hemofiltration: a personal account. ASAIO J 2003;513-7.
99. Leber HW, Wizeman V, Goubaud G, Rawer P, Schutterle S. Simultaneous hemofiltration/hemodialysis: an effective alternative to hemofiltration and conventional hemodialysis in the treatment of uremic patients. Clin Nephrol 1978;9:115-21.
100. Hamilton R, Ford C, Colton C, Cross R, Steinmuller S, Henderson L. Blood cleansing by diafiltration in uremic dog and man. Trans Am Soc Artif Intern Organs 1971;17:259-65.
101. Silverstein ME, Ford CA, Lysaght MJ, Henderson LW. Response to rapid removal of intermediate molecular weight solutes in uremic man. Trans Am Soc Artif Int Organs 1974;20B:614-21.
102. Schunemann B, Girndt J, Quellhorst E. Hemofiltration as a treatment for "dialysis-resistant" hypertension and hypotensive hyperhydration. J Dial 1977;1(6):575-83.

103. Quellhorst E, Scheunnemann B, Hildebrand UH. Morbidity and mortality in long-term hemofiltration. ASAIO J 1983;6(4):185-91.
104. von Herrath D, Schaefer K, Hufler M, Asmus G, Hensel A. Clinical aspects of hemofiltration. J Dial 1977;1(6):545-58.
105. Bergström J, Asaba H, Fürst P, Oulès R. Dialysis, ultrafiltration, and blood pressure. 1976. Blood Purif 2006;24(2):222-31.
106. Baldamus CA, Ernst W, Lysaght MJ, Shaldon S, Koch KM. Hemodynamics in hemofiltration. Int J Artif Organs 1983;6(1):27-31
107. Schaefer K, von Herrath D, Gullberg CA, Asmus G, Hufler M, Offermann G, et al. Chronic hemofiltration: a critical evaluation of a new method for the treatment of blood. Journal of Artificial Organs 1978;2(4):386-94.
108. Silverstein ME, Ford CA, Lysagth MJ, Henderson LW. The treatment of severe fluid overload by ultrafiltration. New Engl J Med 1974;291:747-51.
109. Kramer P, Wigger W, Rieger J, Matthaei D, Scheler F. A new and simple method for treatment of overhydrated patients resistant to diuretics. Klin Wschr 1977;55:1121-2.
110. Geronemus R, Schneider W. Continuous arteriovenous hemodialysis: a new modality for treatment of acute renal failure. Trans ASAIO 1984;30:610-3.
111. Henderson LW. Hemofiltration: from the origin to the new wave. Am J of Kidney Dis 1996;5(S3):105-7.
112. Canaud B, Flavier JL, Argilés A, Stec F, Nguyen QV, Bouloux C, et al. Hemodiafiltration with on-line production of substitution fluid: long-term safety and quantitative assessment of efficacy. Contrib Nephrol 1994;108:12-22.
113. Maduell F, del Pozo C, Garcia H, Sanchez L, Hdez-Jaras J, Albero MD, et al. Change from conventional haemodiafiltration to on-line haemodiafiltration. Nephrol Dial Transplant 1999;14:1202-7.
114. Lornoy W, Becaus I, Billiouw JM, Sierens L, Van Malderen P, D'Haenens P. On-line haemodiafiltration: remarkable removal of b2-microglobulin. Long-term clinical observations. Nephrol Dial Transplant 2000;15(1):49-54.
115. Ward RA, Schmidt B, Hullin J, Hillebrand GF, Samtleben W. A comparison of on-line hemodiafiltration and high-flux hemodialysis: a prospective clinical study. J Am Soc Nephrol 2000;11:2344-50.
116. Wizemann V, Lotz C, Techert F, Uthoff S. On-line haemodiafiltration versus low-flux hemodialysis: a prospective randomized study. Nephrol Dial Transplant 2000;15(1):43-8.
117. Carracedo J, Merino A, Nogueras S, Carretero D, Berdud I, Ramírez R, et al. On-line hemodiafiltration reduces the proinflammatory CD14+CD16+ monocyte-derived dendritic cells: a prospective, crossover study. J Am Soc Nephrol 2006;17:2315-21.
118. Zehnder C, Gutzwiller JP, Renggli K. Hemodiafiltration: a new treatment option for hyperphosphatemia in hemodialysis patients. Clin Nephrol 1999;52:152-9.
119. Penne EL, van der Weerd NC, van den Dorpel MA, Grooteman MPC, Lévesque R, Nubé MJ, et al. Short-term effects of online hemodiafiltration on phosphate control: a result from the randomised controlled Convective Transport Study (Contrast). Am J Kidney Dis 2010;55:77-87.
120. Lin CL, Huang CC, Chang CT, Wu MS, Hung CC, Chien CC, et al. Clinical improvement by increased frequency of on-line hemodialfiltration. Ren Fail 2001;23:193-206.
121. Donauer J, Schweiger C, Rumberger B, Krumme B, Böhler J. Reduction of hypotensive side effects during online-haemodiafiltration and low temperature haemodialysis. Nephrol Dial Transplant 2003;18(8):1616-22.
122. Vilar E, Fry AC, Wellsted D, Tattersall JE, Greenwood RN, Farrington K. Long-term outcomes in online hemodiafiltration and high flux hemodialysis: a comparative analysis. Clin J Am Soc 2009;4(12):1944-53.
123. Gerdemann A, Wagner Z, Solf A, Bahner U, Heidland A, Vienken J, et al. Plasma levels of advanced glycation end products during haemodialysis, haemodiafiltration and haemofiltration: potential importance of dialysate quality. Nephrol Dial Transplant 2002;17:1045-9.

124. Lepenies J, Stahl C, Ludat K, et al. Elimination of leptin by different extracorporeal treatment modalities. Nephrol Dial Transplant 2000;15:220.
125. Bammens B, Evenepoel P, Verbeke K, Vanrenterghem Y. Removal of the protein-bound solute p-cresol by convective transport: a randomized crossover study. Am J Kidney Dis 2004;44:278-85.
126. Bammens B, Evenepoel P, Keuleers H, et al. Free serum concentrations of the protein-bound solute p-cresol predict mortality in hemodialysis patients. Kidney Int 2006;69:1081-7.
127. Filipoulos V, Hadiyannakos D, Metaxaki P, Sideris V, Takouli L, Anogiati A, et al. Inflammation and oxidative stress in patients on hemodiafiltration. Am J Nephrol 2008;28(6) 949-57.
128. Maduell F, Moreso F, Pons M, Ramos R, Mora-Macià J, Foraster A, et al., Online Hemodiafiltration Study Group from the Catalonian Society of Nephrology. Design and patient characteristics of Eshol study, a Catalonian prospective randomized study. J Nephrol 2011;24:196-202.
129. Masakane I. High-quality dialysis: a lesson from the Japanese experience. NDT Plus 2010;3(1):i28-i35.
130. Blankestijn PJ, Fischer KI, Barth C, et al. Benefits and harms of high-dose haemodiafiltration versus high-flux haemodialysis: the comparison of high-dose haemodiafiltration with high-flux haemodialysis (Convince) trial protocol. BMJ Open 2020;10:e033228.
131. Richardson PE. David Sackett and the birth of evidence based medicine: how to practice and teach EBM. BMJ 2015;350:h3089.
132. Sackett D. Evidence-based medicine. Lancet1995;346:1171.
133. Smith BH. Evidence based medicine. Rich sources of evidence are ignored. BMJ 1996;313:169; author reply 70-1.
134. Sackett DL, Rosenberg WM, Gray JA, Haynes RB, Richardson WS. Evidence based medicine: what it is and what it isn't. BMJ 1996;312:71-2.
135. Haynes B. Evidence-based medicine. Lancet 1995;346:1171.
136. Maynard A. Evidence based medicine: cost effectiveness and equity are ignored. BMJ 1996;313:170-1.
137. Miles A, Loughlin M, Polychronis A. Evidence-based healthcare, clinical knowledge and the rise of personalised medicine. J Eval Clin Pract 2008;14:621-49.
138. Goldenberg MJ. On evidence and evidence-based medicine: lessons from the philosophy of science. Soc Sci Med 2006;62:2621-32.
139. Greenhalgh T, Howick J, Maskrey N. Evidence based medicine Renaissance G. Evidence based medicine: a movement in crisis? BMJ 2014;348:g3725.
140. Spence D. Evidence based medicine is broken. BMJ 2014;348:g22-g.
141. Canaud B, Busink E, Apel C, Bowry SK. Is there not sufficient evidence to show that haemodiafiltration is superior to conventional haemodialysis in treating end-stage kidney disease patients? Blood Purif 2018;46:7-11.
142. Eknoyan G, Beck GJ, Cheung AK, et al. Effect of dialysis dose and membrane flux in maintenance hemodialysis. N Engl J Med 2002;347:2010-9.
143. Locatelli F, Martin-Malo A, Hannedouche T, et al. Effect of membrane permeability on survival of hemodialysis patients. J Am Soc Nephrol 2009;20:645-54.
144. Rocco MV, Daugirdas JT, Greene T, et al. Long-term effects of frequent nocturnal hemodialysis on mortality: the frequent hemodialysis network (FHN) nocturnal trial. Am J Kidney Dis 2015;66:459-68.
145. Cooper BA, Branley P, Bulfone L, et al. A randomized, controlled trial of early versus late initiation of dialysis. N Engl J Med 2010;363:609-19.
146. Twardowski ZJ, Misra M, Singh AK. Con: Randomized controlled trials (RCT) have failed in the study of dialysis methods. Nephrol Dial Transplant 2013;28:826-32; discussion 832.
147. Singh AK, Kari JA, Twardowski ZJ, Misra M. Pro: The value of randomized controlled studies in dialysis methods. Nephrol Dial Transplant 2013;28:834-5; discussion 5-6.
148. Novak JE, Inrig JK, Patel UD, Califf RM, Szczech LA. Negative trials in nephrology: what can we learn? Kidney Int 2008;74:1121-7.
149. Gomez AT, Kiberd BA, Royston JP, et al. Comorbidity burden at dialysis initiation and mortality: a cohort study. Can J Kidney Health Dis 2015;2:34.

150. Robinson BM, Akizawa T, Jager KJ, Kerr PG, Saran R, Pisoni RL. Factors affecting outcomes in patients reaching end-stage kidney disease worldwide: differences in access to renal replacement therapy, modality use, and haemodialysis practices. Lancet 2016;388:294-306.
151. Mann JF. How does hemodiafiltration improve survival? Kidney Int 2013;84:1287-8.
152. Farrington K, Davenport A. The Eshol study: hemodiafiltration improves survival-but how? Kidney Int 2013;83:979-81.
153. Kuhlmann MK. On-line hemodiafiltration: not a self-fulfilling prophecy. J Am Soc Nephrol 2012;23:974-5.
154. Golper TA. Is hemodiafiltration ready for broader use? Kidney Int 2015;88:940-2.
155. Maduell F, Moreso F. Should high-flux hemodialysis be replaced by online hemodiafiltration for treating end-stage renal disease patients? J Comp Eff Res 2013;2:347-9.
156. Mostovaya IM, Blankestijn PJ, Bots ML, et al. Clinical evidence on hemodiafiltration: a systematic review and a meta-analysis. Semin Dial 2014;27:119-27.
157. Schiffl H. Online hemodiafiltration and mortality risk in end-stage renal disease patients: a critical appraisal of current evidence. Kidney Res Clin Pract 2019;38:159-68.
158. Locatelli F, Karaboyas A, Pisoni RL, et al. Mortality risk in patients on hemodiafiltration versus hemodialysis: a "real-world" comparison from the Dopps. Nephrol Dial Transplant 2018;33:683-9.
159. Mercadal L, Franck JE, Metzger M, et al. Hemodiafiltration versus hemodialysis and survival in patients with ESRD: the French renal epidemiology and information network (Rein) registry. Am J Kidney Dis 2016;68:247-55.
160. See EJ, Hedley J, Agar JWM, et al. Patient survival on haemodiafiltration and haemodialysis: a cohort study using the Australia and New Zealand Dialysis and Transplant Registry. Nephrol Dial Transplant 2019;34:326-38.
161. de Roij van Zuijdewijn CLM, Chapdelaine I, Nubé MJ, et al. Achieving high convection volumes in postdilution online hemodiafiltration: a prospective multicenter study. Clin Kidney J 2017;10:804-12.
162. Marcelli D, Scholz C, Ponce P, et al. High-volume postdilution hemodiafiltration is a feasible option in routine clinical practice. Artif Organs 2015;39:142-9.
163. Riley RD, Lambert PC, Abo-Zaid G. Meta-analysis of individual participant data: rationale, conduct, and reporting. BMJ 2010;340:c221.
164. Stewart LA, Tierney JF. To IPD or not to IPD? Advantages and disadvantages of systematic reviews using individual patient data. Eval Health Prof 2002;25:76-97.
165. Davenport A, Peters SA, Bots ML, et al. Higher convection volume exchange with online hemodiafiltration is associated with survival advantage for dialysis patients: the effect of adjustment for body size. Kidney Int 2016;89:193-9.

14

Cuidados paliativos em diálise

Rebecca Schmidt, Anas Diab

VISÃO GERAL

A terapia renal substitutiva mantém a vida de pacientes com insuficiência renal, e seus benefícios costumam superar a carga e o desconforto impostos pelo procedimento e suas complicações decorrentes. À medida que o contexto clínico do paciente muda e as dificuldades associadas à diálise se tornam menos aceitáveis, alguns pacientes passam a desejar uma abordagem mais conservadora e menos proativa para seus cuidados gerais. Os cuidados paliativos priorizam o conforto e as preferências dos pacientes para tratamento de acordo com os objetivos de vida e podem ser apropriados para pacientes que contemplam a interrupção ou desejam diminuir seus cuidados. Os desafios de incorporar os cuidados paliativos na sequência de cuidados para pacientes em diálise são multifatoriais e justapostos a uma cultura assistencial que evolui das origens fundamentais da diálise e é apoiada por estruturas regulatórias e de pagamento de longa data. Este capítulo aborda os desafios envolvidos na incorporação de práticas e processos paliativos na atual cultura de atendimento ao paciente em diálise, a justificativa para uma mudança na abordagem dos cuidados em diálise e os componentes necessários para integrar o enfoque paliativo na assistência de pacientes crônicos dependentes de diálise.

INTRODUÇÃO

Para pacientes com falência renal, a terapia renal substitutiva proporciona a correção de anormalidades bioquímicas potencialmente fatais e do acúmulo de fluidos, aliviando sinais e sintomas pela correção parcial dos equilíbrios fisiológicos e volêmicos. Uma vida aparentemente normal é restaurada por esse processo, de modo que os benefícios da diálise para muitos pacientes superam os encargos e desconfortos impostos pelo procedimento e complicações decorrentes. Com o tempo, à medida que o contexto clínico do paciente muda, as dificuldades associadas à diálise podem aumentar o sofrimento e alguns pacientes optam por desistir do tratamento. Outros pacientes podem desejar continuar a diálise, mas com uma abordagem mais conservadora e menos proativa em seus cuidados gerais.

A diálise pode ser uma decisão padrão para pacientes que se apresentam aos médicos em situações clínicas graves e para aqueles em que a complexidade de seu estado médico pode suplantar o imediatismo da tomada de decisão sobre uma terapia de suporte à vida, como a diálise. A identificação da injúria renal aguda, por causa da necessidade de ação emergencial, também leva ao início da diálise sem considerar ramificações futuras. A diálise às vezes é aplicada como um teste de tempo limitado para permitir a observação, enquanto a condição médica do paciente continua a evoluir.[1] Em muitas circunstâncias, uma vez iniciada, a diálise crônica é interrompida apenas no momento da morte, a menos que uma decisão consciente de interrompê-la seja tomada pelo paciente ou por um representante legal. Associado à literatura médica e ao interesse em cuidados não dialíticos conservadores para pacientes que optam por renunciar à diálise,[2-5] há um crescente reconhecimento e aceitação de que os cuidados dialíticos conservadores constituem uma intervenção paliativa adequada para pacientes que desejam continuar (ou aqueles que não podem parar) com a diálise.[6-8]

De acordo com a definição da Organização Mundial da Saúde, cuidados paliativos são

> uma abordagem que promova a qualidade de vida de pacientes e seus familiares, diante de uma doença que ameace a vida, através da prevenção e alívio do sofrimento por meio da identificação precoce, avaliação impecável e tratamento da dor e outros problemas, físicos, psicossociais e espirituais.[9]

Aplicados aos pacientes em diálise, os cuidados paliativos podem ser apropriados e implementados para pacientes que desejam interromper a diálise ou reduzir a busca ativa de novos diagnósticos ou outras intervenções ativas para abordagem paliativa definida enquanto continua o tratamento dialítico. Tal abordagem é aquela em que o cuidado prioriza o conforto e as preferências do paciente pelo tratamento em consonância com os objetivos de vida. A integração dos cuidados paliativos na terapia de substituição renal inclui, portanto, a prestação de cuidados paliativos de suporte para os pacientes que assim o desejam, independentemente de a interrupção da diálise ser ou não escolhida. Os desafios de incorporar os cuidados paliativos na sequência de cuidados para os pacientes em diálise que desejam uma abordagem menos proativa são multifatoriais e justapostos a uma cultura de cuidados de longa data apoiada por estruturas regulatórias e de pagamento que podem estar em desacordo com considerações contextuais psicossociais e emocionais.

Este capítulo aborda os desafios inerentes à incorporação da prática de cuidados paliativos na cultura atual dos cuidados aos pacientes em diálise, apresenta fundamentação para a mudança de nossa abordagem aos cuidados de diálise e oferece recomendações para integrar um enfoque paliativo nos cuidados dos pacientes com falência renal dependente de diálise que desejam uma abordagem conservadora.

INCLUINDO A OPÇÃO DE CUIDADOS PALIATIVOS NA CULTURA ATUAL DE CUIDADOS DE DIÁLISE

Conceito da diálise como terapia restauradora da vida *vs.* suporte ou manutenção da vida

Com a aprovação da legislação em 1972, a oportunidade de receber diálise tornou-se uma realidade para a maioria dos pacientes com doença renal crônica em estágio terminal (DRCT), uma população predominantemente jovem, sem problemas médicos crônicos e progressivos, como diabetes e doenças cardíacas.[10] Avanços nos cuidados médicos de doenças cardiovasculares e outras doenças têm contribuído para maior expectativa de vida dos pacientes com falência renal e, desde então, as indicações para terapia renal substitutiva se expandiram para pacientes que, historicamente, não receberiam diálise em virtude da idade ou de comorbidades associadas.[11,12] Avanços subsequentes na tecnologia, melhora na eficácia e na capacidade de operacionalização do processo de diálise foram acompanhados pelo aumento imprevisto de pacientes idosos iniciando diálise[13] e uma população com DRCT prevalente para a qual uma abordagem padrão de atendimento pode não atender às expectativas e às necessidades de pacientes individuais cujas razões para prosseguir e continuar a diálise podem ser extremamente díspares.

A introdução da paliação na cultura dos cuidados de diálise desafia a base fundamental da terapia renal substitutiva como um tratamento essencialmente proativo, sem o qual a morte pode ocorrer em poucos dias. A resistência à ideia de cuidados paliativos em diálise provavelmente deriva do conceito de que a diálise foi concebida, em sua origem, como meio de restauração da vida para aqueles pacientes mais jovens cujos sintomas e complicações da insuficiência renal os impediam de continuar no emprego ou realizar as atividades da vida diária.[14,15] Como caminho para a reabilitação, era esperado que o programa da DRCT fomentasse e promovesse o regresso ao trabalho de seus beneficiários – daí a evolução de processos estruturados e objetivos desenhados para maximizar os benefícios proporcionados. A expectativa de que a diálise, se fosse paga, tornaria possível que a maioria dos pacientes retornasse ao trabalho[16] não se concretizou e continuam baixas as taxas de emprego entre pacientes com doença renal avançada.[17-19] À medida que a população de pacientes incidentes em terapia renal substitutiva aumentou, incluindo pacientes mais velhos[13] com uma variedade de problemas médicos, alguns progressivos e alguns terminais, o reconhecimento de que os pacientes optam por fazer diálise por razões diversas gerou escrutínio da natureza genérica de oferecer a diálise crônica. A reabilitação não é uma meta uniforme em todos os pacientes com doença renal avançada, alguns dos quais iniciam a diálise para evitar ou prevenir a morte ou porque esperam que a diálise possa mantê-los vivos por tempo suficiente para participar de algum evento próximo de importância em suas vidas.[20] Muitos pacientes idosos são significantemente frágeis, com o que foi descrito como "fenótipo renal",[21] e a decisão entre a diálise ou a morte foi feita sob pressão.[22] O compromisso com cuidados continuados, que podem ser intensivos e exigir viagens a hospitais ou admissão em instituições de repouso para cuidados especializados, pode ser uma opção menos do que desejável para alguns pacientes idosos.[23] Para aqueles pacientes que iniciam a diálise, planos ou mesmo esperanças de que a diálise permitirá a reabilitação ou um retorno aos níveis anteriores de função podem não se realizar, e os desejos podem mudar ao longo do tempo.[24,25] À medida que os pacientes sofrem declínio clínico e a carga da diálise se intensifica, a reabilitação pode não ser mais uma meta realista (Figura 1). As mudanças no estado clínico podem ser evidentes ou sutis, embora não seja incomum que a trajetória seja de declínio contínuo,[26,27] e a diálise pode se transformar de restauradora da vida para "mantenedora" da vida, com potencial para prolongar o sofrimento. O reconhecimento de que a continuidade da diálise não é o desejo de todos os pacientes acompanha os esforços para incluir opções paliativas na cultura do cuidado de pacientes em diálise.[28,29]

Cultura focada na doença, nos centros de diálise e na população

O oferecimento de diálise segura requer infraestrutura complexa, pessoal com conhecimento e treinamento especializados e um conjunto abrangente de processos, sistemas e programas projetados para garantir que a diálise seja

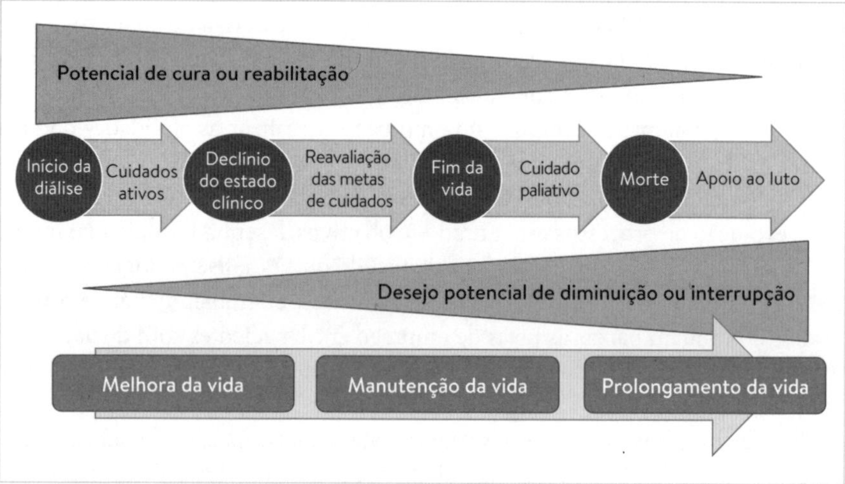

Figura 1 Sequência de cuidados continuados em diálise, do início até o óbito.

realizada com segurança e os pacientes sejam monitorados quanto à resposta à diálise, evidenciado por valores laboratoriais e avaliações interdisciplinares.[30] Embora os tratamentos sejam prescritos de forma individualizada, os cuidados de diálise geralmente se concentram em atingir parâmetros clínicos associados à sobrevida, promovendo uma cultura de cuidados projetada para acomodar as necessidades de pacientes que desejam cuidados agressivos em vez de conservadores. A predominância da diálise no centro obriga a grande maioria dos pacientes com DRCT a tratamentos focados em grupos e oferecidos pelo centro de diálise, em vez de um tratamento individualizado e realizado em casa. Seja dialisando em casa ou no centro de diálise, os pacientes podem sofrer declínio clínico agudo, subagudo ou lento e progressivo, qualquer um dos quais pode justificar o redirecionamento para uma abordagem paliativa dos cuidados de diálise.

A flexibilidade de agendamento e a aceitação de adesão menos rigorosa aos tempos de tratamento de diálise podem se alinhar com as metas individuais de um paciente, mas podem resultar em metas de desempenho abaixo do ideal, que vão contra os escores da métrica de qualidade do centro de diálise.[31] O nefrologista é frequentemente interposto entre os objetivos de base populacional do centro e aqueles específicos às preferências de um paciente individual e, como líder da equipe médica, deve abordar e equilibrar essa discrepância. A prestação de cuidados paliativos pode exigir mudanças no paradigma de tratamento rotineiro de diálise três vezes por semana ou outras flexibilidades que permitirão que a diálise se adapte melhor às necessidades daqueles pacientes que estão em declínio clínico e desejam individualizar seus tratamentos. A obrigação de oferecer cuidados direcionados ao indivíduo pode colidir com a oportunidade de oferecer diálise de qualquer maneira e mostra a necessidade de mudança na forma como se presta os cuidados aos pacientes em diálise.

Barreiras de provedor, sistema e regulação

Uma série de barreiras dificultam a integração dos cuidados paliativos na prática das unidades de diálise (Quadro 1). A falta de treinamento em cuidados paliativos ou opções de suporte[32-35] e a falta de compreensão ou desconforto em relação a conversas sobre o fim da vida em geral podem ser subjacentes à reticência de alguns profissionais de saúde em oferecer cuidados que sejam contrários ao manejo agressivo e proativo. Diretrizes de prática clínica são incorporadas de forma variável na prática.[36] Além disso, uma conversa para explicar e explorar alternativas de tratamento leva tempo, um ativo altamente precioso para a maioria dos médicos, e os afasta das tarefas de monitoramento do dia a dia e das urgências do tratamento. A má comunicação, não

Quadro 1 Barreiras à integração dos cuidados paliativos ao paciente em diálise e à família

Paciente e família
• Falta de consciência de opção
• Medo relacionado à aceitação dos outros
• Irrealista sobre condição e prognóstico
• Falta de capacidade de tomada de decisão
• Medo do desfecho em seus entes queridos remanescentes
• Medo de a interrupção significar falta de esperança, o que influenciaria o cuidador
Prestador de saúde
• Dificuldade em estimar prognóstico
• Imperativo moral para continuar os esforços que salvam vidas
• Falta de compreensão dos desejos do paciente
• Expectativas irreais sobre o prognóstico
• Incapacidade ou falta de vontade de oferecer essa opção
• Oposição ética
• Carga emocional da lembrança
Sistema de saúde
• Métricas de qualidade e desempenho do médico
• Métricas de qualidade e desempenho do centro
• Eficiência nas operações da unidade de diálise
• Abordagem não individualizada – do tipo "tamanho único"
• Origens históricas da diálise

surpreendentemente, afeta de maneira negativa o planejamento antecipado de cuidados.[37] Os pacientes às vezes apresentam sintomas ou sinais que justificam diálise urgente, levando a seu início em um momento em que as circunstâncias clínicas mais graves impedem discussões sobre cuidados de fim de vida entre o paciente e o nefrologista, que pode ser novo na equipe de atendimento do paciente. Conversa que inclui a opção de cuidados paliativos, independentemente do início da diálise, pode ser adequada para um paciente idoso e frágil, com comorbidades graves, independentemente do início da diálise; entretanto, a presença de sintomas que causam desconforto ou anormalidades bioquímicas potencialmente fatais exigem que esse tipo de conversa seja adiado. Uma vez em diálise crônica, vários especialistas podem estar envolvidos. Isso representa um desafio para a coordenação e pode resultar em cuidados desarticulados que carecem de um "*locus* de responsabilidade".[38] A tomada de decisão em diálise pode ser emocionalmente onerosa[39] e moralmente angustiante.[40] A experiência anterior do paciente também pode afetar a decisão do nefrologista sobre quando, como e com quem essas conversas devem ser iniciadas.

As barreiras regulatórias em forma de metas também podem servir como desincentivos à prestação de cuidados menos proativos ao paciente em terapia renal substitutiva. Nos EUA, os requisitos estabelecidos pelos centros de serviços *Medicare* e *Medicaid* (*Centers for Medicare & Medicaid Services* – CMS), criados para garantir que o nível de atendimento prestado aos pacientes em diálise atenda aos padrões de aceitabilidade, esteja de acordo com o objetivo triplo[41] em relação à grande maioria dos pacientes com DRCT com direito à cobertura pelo *Medicare*.[30] As métricas de medida de desempenho que compõem o Programa de Incentivo à Qualidade (*Quality Incentive Program*) do sistema de pagamento prospectivo (*prospective payment system* – PPS) para DRCT incluem um conglomerado de valores laboratoriais, dose de diálise e acesso à diálise, todos baseados na porcentagem de pacientes que atingem as metas de base populacional.[31] Incentivos como evitar cateter venoso central, embora geralmente apropriados, podem não ser do melhor interesse de um paciente que deseja diálise em curto prazo em vez de uma terapia em longo prazo. Embora o acesso vascular em si seja frequentemente realizado com sucesso em idosos, a carga e o risco da cirurgia podem ser um infortúnio para muitos desses pacientes. As barreiras de nível institucional podem ser impactantes na definição da abordagem de um nefrologista para esse diálogo.[40]

Uma barreira adicional diz respeito ao oferecimento de instituições para fornecer cuidados paliativos a pacientes terminais com doença renal avançada. As diferenças regionais dos pagadores podem afetar a elegibilidade para o benefício de receber cuidados paliativos nessas instituições e essa falta de uniformidade entre os pagadores tem criado confusão. A frequência de utilização de instituições de cuidados paliativos por pacientes com DRCT aumentou um pouco na última década,[42-45] mas permanece bastante baixa. Mesmo entre aqueles que optaram por interromper a diálise, quando são utilizadas, são contratadas muitas vezes imediatamente antes da morte.[46] Um uso mais amplo de instituições de cuidados paliativos tem sido associado à consulta de cuidados paliativos de pacientes internados, embora, mesmo nesse cenário, a instituição raramente seja envolvida.[47] Para os pacientes que interromperam a diálise e não precisam mais receber o benefício relacionado à DRCT para cobrir os cuidados de diálise, contratar uma instituição com base em um diagnóstico terminal de DRCT é uma questão simples. Para pacientes que desejam contratar os serviços de uma instituição de cuidados paliativos, mas mantêm seu benefício do *Medicare* para DRCT e continuam a diálise, é necessário um diagnóstico terminal diferente de DRCT para receber o benefício que fará o pagamento da instituição (a menos que a entidade da instituição de cuidados paliativos concorde em cobrir o procedimento de diálise). Nessas circunstâncias, pacientes sem diagnóstico terminal diferente de DRCT podem ser incapazes de ser internados na instituição de cuidados paliativos sem a interrupção.[48]

RACIONAL PARA A MUDANÇA NA ABORDAGEM

Múltiplos cenários clínicos não podem ser abordados por meio de uma abordagem do tipo "tamanho único"

Embora o curso clínico dos pacientes em geral possa seguir uma trajetória previsível,[26,27] os pacientes têm necessidades específicas com base em suas experiências individuais. Os efeitos da hemodiálise na carga de sintomas podem diferir entre pacientes com DRCT que sofrem de diferentes doenças, com pacientes terminais com DRCT apresentando escores mais altos de gravidade dos sintomas.[49] Para a maioria dos pacientes, o curso clínico muda ao longo do tempo, o que mostra a multiplicidade de cenários em potencial de pacientes que justificam a observação. Em contraste com o paciente que está melhorando, progredindo de maneira ativa e não tem motivos para mudar o tratamento e o paciente que deseja que todos os esforços diagnósticos e terapêuticos continuem, independentemente de seu potencial de sucesso, outros pacientes podem desejar adotar uma abordagem de cuidados paliativos.[50] Outros ainda podem mostrar sinais de declínio, apesar de estarem menos cientes de suas circunstâncias clínicas ou, apesar de estarem cientes, incapazes/não dispostos a reconhecer seu próprio declínio. Sinais de declínio iminente ou de risco de declínio podem ser evidenciados pelo aumento da frequência de hospitalização, internação em uma casa de repouso,[51,52] diagnóstico de doença não renal terminal ou aceleração do processo de doença coexistente. O declínio pode ser sutil, com perda gradual da capacidade funcional e independência, levando ao sofrimento psicológico e emocional e à perda do desejo pessoal de continuar a diálise. As principais preocupações incluirão a compreensão do paciente sobre seu estado clínico atual e seu potencial de melhora. Oferecer um prognóstico baseado em estimativas específicas do paciente em tempo real será um aspecto importante do diálogo médico-paciente, juntamente com um baixo limite para iniciar ou revisar o planejamento antecipado de cuidados.[36,53-55] Os pacientes que já apresentam sintomas sugerindo que a diálise não é mais benéfica podem precisar de aconselhamento sobre a revisão de decisões tomadas anteriormente e do envolvimento ativo de seu representante ou procurador para decisões médicas. A oferta de cuidados paliativos em uma instituição e possivelmente a interrupção da diálise podem ser um próximo passo apropriado e/ou parte da conversa. Alternativamente, um plano para continuar a diálise, mas diminuir outras intervenções sem envolvimento da instituição de cuidados paliativos, pode ser apropriado para pacientes que estão satisfeitos com seu estado de vida ou que não estão prontos para interromper a diálise. Exemplos de pacientes que provavelmente se beneficiarão da abordagem paliativa aos cuidados de diálise são mostrados no Quadro 2. À medida que a diálise se transforma em uma terapia que prolonga a vida em vez de uma que a melhore, muitos pacientes e famílias podem ver cada vez menos valor ou benefício na continuação do procedimento.[56]

Mudanças nos fatores funcionais e clínicos podem alterar desejos e metas de cuidado

Os fatores clínicos e o estado funcional evoluem ao longo do tempo com a trajetória descendente da doença[27,52] para DRCT, muitas vezes ocorrendo abruptamente e em paralelo com cuidados de alta intensidade[57,58] nas últimas semanas de vida. O fato de que nem todos os pacientes desejam se submeter a tal tratamento indica a necessidade de planejamento antecipado de cuidados e de uma abordagem focada no contexto clínico e psicossocial específico do

Quadro 2 Cenários propensos a justificar abordagem de cuidados paliativos em pacientes em diálise

• Paciente que está declinando sutilmente, mas deseja continuar a diálise
• O paciente está declinando abruptamente
• Pacientes que iniciaram a diálise por ser procedimento-padrão ou por injúria renal aguda que não diminui
• Pacientes em teste de diálise por tempo limitado
• Pacientes que não desejam buscar diagnóstico médico ativo ou tratamento
• Pacientes que estão prontos para interromper a diálise ou desejam diminuição do atendimento

paciente.[59] As preferências dos pacientes podem seguir mudanças nas circunstâncias clínicas, e alternativas que se encaixam no cenário em evolução justificam a exploração.[24,25] Pacientes com injúria renal aguda podem iniciar a diálise abruptamente quando o prazo para a necessidade de terapia renal substitutiva não é conhecido e a projeção da probabilidade de recuperação renal é difícil ou impossível. O diálogo sobre as opções para cada desfecho potencial e o monitoramento dos sinais e sintomas que prenunciam a necessidade permanente de diálise serão componentes importantes da conversa, bem como a advertência de que qualquer decisão pode ser alterada. Relatos arrependidos de pacientes[60] sobre a decisão de iniciar a diálise exemplificam a importância de uma comunicação honesta e clara.

Os pacientes em diálise de manutenção crônica podem sofrer deterioração clínica indolente e sem risco de morte, enquanto a doença comórbida acelera muitas vezes sem pistas evidentes e problemas intercorrentes por causa da DRCT (como aqueles associados ao acesso vascular) têm precedência por padrão. A perda subsequente de independência e o declínio do estado funcional podem ser seguidos por falha de melhora; esses pacientes podem deixar de se beneficiar da diálise, apesar de não apresentarem doença aguda (Figura 2). A fragilidade é comum entre pacientes com DRCT,[22,61-63] particu-

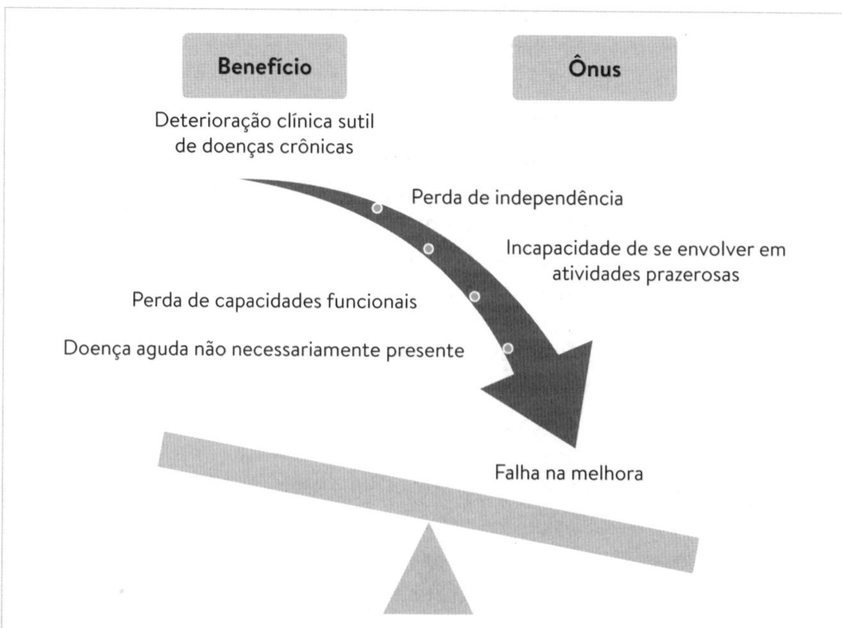

Figura 2 Alteração do balanço benefício-ônus para pacientes em diálise

larmente aqueles em hemodiálise, idosos e mulheres. Uma maior incidência de quedas e hospitalizações são importantes marcadores de declínio e indicam mau prognóstico. Relatos de que muitos pacientes idosos morrem alguns meses após o início da diálise[52] indicam alta probabilidade de que alterações clínicas e funcionais não apenas ocorram, mas sejam graves o suficiente para justificar uma conversa sobre a utilização de uma abordagem paliativa. Além disso, os pacientes idosos apresentam múltiplas deficiências funcionais, sintomas físicos e alta taxa de depressão[64-66]. Infelizmente, muitos pacientes que morrem com doença renal avançada recebem poucos cuidados paliativos ou suporte ao luto, apesar da alta prevalência de dor,[67] desconforto respiratório e ansiedade.[68]

As ferramentas para auxiliar na tomada de decisão clínica podem ajudar a identificar pacientes em risco de declínio clínico.[69,70] A pergunta da surpresa ("Você ficaria surpreso se esse paciente morresse no próximo ano?") é uma ferramenta intuitiva e eficaz para prever resultados em pacientes em hemodiálise.[71,72] Os gatilhos para iniciar ou revisar conversas sobre futuros tratamentos incluem resposta negativa à pergunta da surpresa, hospitalizações cada vez mais frequentes, internação em uma casa de repouso, incapacidade de cuidar de si mesmo, depressão refratária ao tratamento ou desejo persistente de interromper a diálise (Quadro 3). O julgamento clínico, a intuição e um relacionamento sólido com o paciente podem superar os inquéritos cada vez mais utilizados em unidades de diálise para avaliar parâmetros que supostamente refletem a qualidade de vida. A pesquisa de saúde em curto prazo – escore de 12 componentes físicos – pode não capturar a ampla gama de pacientes que podem estar em risco de declínio funcional[73] e ser menos ideal para pacientes mais velhos (Hall) que se adaptaram a reduções na capacidade funcional e aqueles que sucumbiram a um novo nível de aceitação. Os modelos de trajetória de doença podem ser úteis na identificação do momento adequado para intensificar o diálogo sobre os desejos de fim de vida.

Quadro 3 Possíveis gatilhos para considerar uma mudança na abordagem do cuidado

• Aceleração da doença comórbida
• Aumento da frequência de internações
• Internação em casa de repouso
• Diálise de doença terminal não renal
• Perda significante de habilidades funcionais
• Perda de desejo pessoal para continuar a diálise
• Depressão persistente e refratária
• Prognóstico ruim e específico do paciente
• Médico avalia que "não ficaria surpreso" com a morte do paciente

Quando a diálise se torna um tratamento que prolonga a vida em vez de um tratamento que melhora a vida

As evidências de que pacientes com DRCT receberam tratamento de maior intensidade em comparação com pacientes com outras doenças crônicas,[58,59] juntamente com preocupações em relação ao fato de que muitos pacientes podem realmente não desejar tal tratamento, indicam a necessidade de discussões cuidadosas, proativas e deliberadas sobre desejos de cuidados no fim da vida.[28,36,74,75] A expectativa de vida após o início da diálise em longo prazo é muitas vezes severamente limitada em idosos, e fica evidente que muitos pacientes idosos que estão recebendo diálise sofrem de doença concomitante, limitação funcional e outros sintomas.[27,76] Pacientes frágeis e idosos com DRCT são mais propensos a serem hospitalizados, têm mais que o dobro do risco de morte[77] e, funcionalmente, são mais propensos a apresentar declínio que melhora em virtude da diálise.[52,53]

Por sua vez, muitos pacientes com DRCT relatam que suas necessidades de cuidados paliativos não são atendidas,[68] com cargas físicas e emocionais, como dor, depressão e disfunção sexual, contribuindo para a queda na qualidade de vida relacionada à saúde observada em pacientes em hemodiálise de manutenção crônica ao longo do tempo.[78] De fato, a qualidade dos cuidados no final da vida tem sido relatada como significantemente melhor para pacientes com câncer e demência que para aqueles com DRCT, insuficiência cardiopulmonar e fragilidade,[79] talvez em decorrência de intervenções de cuidados paliativos de maior penetrância há muito incorporadas aos cuidados de pacientes com doenças consideradas terminais. Distúrbios do sono são altamente prevalentes em pacientes com DRCT e foram recentemente correlacionados com pior qualidade de vida física e mental.[80] Melhor qualidade de vida física foi observada em pacientes com DRCT mais jovens e mais instruídos, que tinham menos dor e maior suporte. A percepção de apoio foi importante nesse grupo de pacientes – quanto mais apoio percebido, menor a probabilidade de os pacientes apresentarem sintomas depressivos.[80]

Atrasos na recuperação dos sintomas intradialíticos podem se somar a um nível já reduzido de funcionalidade entre os tratamentos que afetam a qualidade de vida, tanto física como emocionalmente. A necessidade de intervenções de acesso vascular e a logística necessária para continuar a hemodiálise em pacientes com falha de acesso ou pacientes sem opções disponíveis para acesso vascular adicional ou adequação médica para diálise peritoneal podem servir de motivação para a decisão de um paciente de diminuir o tratamento ou interromper a diálise completamente.[81-84]

Em suma, o declínio clínico e, talvez, outros eventos que tragam mudança na vida do paciente podem resultar em uma situação na qual a diálise se torne um prolongamento da vida em vez de uma melhora da vida. As prioridades são relativas, e as dos pacientes (tempo livre fora da diálise, capacidade de viajar) podem diferir daquelas de seus profissionais de saúde (adequação da diálise, mecânica da diálise).[85] A qualidade de vida pode superar a morte em importância para os pacientes, portanto, abordar os sintomas e eventos específicos do processo de diálise que podem se tornar menos aceitáveis ao longo do tempo será importante para garantir que o cuidado integral seja oferecido.[86]

COMPONENTES ESSENCIAIS DA INTEGRAÇÃO DOS CUIDADOS PALIATIVOS AO CUIDADO DO PACIENTE EM DIÁLISE

Planejamento antecipado de cuidados na sequência do tratamento

Integrar os princípios de cuidados paliativos ao tratamento do paciente em diálise envolve planejamento de preparação e tomada de decisão compartilhada como base para direcionar o cuidado.[28,33,54] Baseada em maior conscientização e na mentalidade de que o planejamento antecipado do cuidado é essencial para o cuidado centrado no paciente, a adoção de cuidados paliativos requer um ambiente em que a tomada de decisão compartilhada esteja enraizada na cultura e no processo de cuidado, por meio da qual os pacientes tenham a oportunidade de aprender sobre sua doença e prognóstico. Os componentes principais dos cuidados paliativos em pacientes em diálise são apresentados no Quadro 4.

Estabelecer relacionamentos e construir confiança é a chave para a capacidade dos médicos de auxiliar de maneira significante um paciente e sua família na tomada de decisão sobre a continuação da diálise.[87,88] Reconhecer quando os pacientes e/ou os familiares não estão cientes de suas opções ou têm medo de que os outros não aceitem a decisão de mudar o curso do tratamento pode ser difícil, mas é uma parte necessária da responsabilidade de um médico com

Quadro 4 Componentes principais dos cuidados paliativos em diálise

• Planejamento contínuo antecipado de cuidados ao longo da sequência de experiência da diálise
• Tomada de decisão compartilhada ao longo do curso da doença do paciente
• Reconhecimento da mudança de fatores clínicos e funcionais que impactam as metas de cuidado
• Diálogo honesto e direto com o paciente e a família sobre metas de tratamento, ramificações de decisões para continuar ou interromper a diálise e/ou diminuir os cuidados
• Manejo antecipatório e proativo dos sintomas
• Metas personalizadas para cuidados paliativos com e sem interrupção da diálise

seus pacientes. Os pacientes podem temer que o resultado de suas escolhas afete negativamente seus entes queridos ou signifique uma perda de esperança que influenciará as decisões de cuidado de seu médico. Pacientes e familiares podem ter expectativas irreais sobre o prognóstico, e os médicos podem ter dificuldade em estimar o prognóstico do paciente, ambos os quais devem ser abordados para seguir em frente.

A relação de empatia estabelecida no início da doença de um paciente permite que haja tempo para que a confiança seja construída e os valores e preferências sejam esclarecidos. As discussões focadas no paciente e na família sobre os objetivos do cuidado são melhores se realizadas no começo (de preferência antes ou no início da diálise) e geralmente exigem conversas em série que ocorrem ao longo do processo e do cuidado da doença. Esclarecer a situação logo no início para pacientes com prognóstico ruim pode ser útil quando ocorrem alterações adicionais no estado clínico. As conversas precoces, e não tardias, que esclareçam a compreensão do paciente sobre seu prognóstico e o potencial de sua saúde se deteriorar ainda mais, apesar da diálise contínua, podem ser pontos de partida úteis. Garantir que os membros da família entendam os desejos de seus entes queridos e apoiem qualquer decisão de diminuir ou interromper os cuidados deve ser ativamente reconhecido.

As preferências pela continuação do tratamento ou pela interrupção da diálise podem ser dinâmicas e relativas, exigindo conversas em série e reconhecimento de que fatores contextuais emocionais, espirituais e sociais podem afetar a tomada de decisão.[28,33] O medo ou a negação podem impulsionar a capacidade do paciente de se envolver em uma discussão sobre o que é essencialmente uma escolha entre a vida e a morte autoimposta.[89] Questões específicas a serem abordadas incluirão as cargas e os efeitos da diálise na vida diária, curso clínico e prognóstico previstos, potencial de declínio funcional e opção de interrupção do tratamento.[7,36]

O planejamento antecipado de cuidados capacita pacientes e familiares diante de decisões sobre tratamentos futuros e pode ajudar a orientar os médicos a identificar e oferecer tratamentos que se alinhem aos valores de um paciente e às circunstâncias clínicas em evolução. Um baixo limiar para revisar as diretivas antecipadas e oferecer aos pacientes a oportunidade de mudar suas diretivas de fim de vida é raramente inadequado para pacientes em diálise e deve ser acompanhado pela opção de interromper a diálise nas circunstâncias apropriadas. As decisões devem ser proativas e deliberadas e dirigidas pelo paciente, embora possam ser orientadas pelo médico quando as circunstâncias clínicas se tornarem devastadoras.

Diretivas antecipadas, consentimento informado, documentação, *Physicians Orders for Life Sustaining Treatment* (POLST)[90] são mais do que exercícios de documentação feitos para proteção legal e devem servir também como orientação para pacientes, familiares e médicos. Em alguns contextos, a participação de especialistas em cuidados paliativos pode ser fundamental para discussões e documentação de objetivos de cuidados e *status* do código.[91] Esclarecer as diferenças e a necessidade de documentações orientada para o futuro, geral e de responsabilidade do paciente e da família (diretivas antecipadas) e documentação focada no cuidado atual, específica e de responsabilidade do médico (POLST) será fundamental para garantir que os pacientes e as famílias estejam adequadamente preparados para lidar com quaisquer decisões tomadas sobre cuidados contínuos e de fim de vida. As complexidades de oferecer consentimento informado causam preocupação[92] e são confundidas por preferências que mudam ao longo do tempo.[24,25] Os nefrologistas estão em uma posição especial para se envolver com o planejamento antecipado de cuidados e o consentimento informado para facilitar as decisões sobre diálise e garantir que os desejos dos pacientes sejam respeitados.

RECONHECENDO AS MUDANÇAS EM FATORES CLÍNICOS, FUNCIONAIS E PSICOSSOCIAIS QUE IMPACTAM A TOMADA DE DECISÕES E AS METAS DE CUIDADO

O início da diálise é impactante para a maioria dos pacientes, a magnitude e as circunstâncias da vida mudam, e o futuro pode ser difícil de compreender e inimaginável de aceitar. Os desafios trazidos pelo processo de diálise em si, pelos sintomas e pela trajetória de adoecimento da DRCT se misturam com a realidade da própria mortalidade e da dependência de uma máquina para manutenção da vida. Com o tempo, mudanças no estado clínico e emocional podem fazer com que os pacientes percebam a diálise de forma diferente e apresentem conflitos sobre seus benefícios e menos aceitação de sua carga. Quando o equilíbrio entre benefício e ônus ou dano muda e a qualidade de vida se torna menos aceitável, uma mudança na direção e/ou no tipo de cuidado provavelmente merece discussão. Altas taxas de interrupção foram associadas à fragilidade, a complicações médicas agudas[57] e ao aumento da frequência de hospitalizações,[93] sem o uso significante ou universal de cuidados paliativos (34% de interrupções *vs.* 17% entre aqueles que não interromperam o tratamento).[57]

A aceleração da progressão da doença comórbida, o agravamento ou a incapacidade de controlar a dor ou outros sintomas podem ser subjacentes ao sofrimento emocional e psicossocial e constituir gatilhos para avaliar se a continuidade da diálise é benéfica para o paciente. Gatilhos objetivos que podem ser úteis na identificação de pacientes para os quais uma mudança na abordagem de cuidado pode ser justificada são mostrados no Quadro 4. Mais difícil é a situação do paciente com estado clínico em deterioração que é sutil, mas não potencialmente fatal de imediato, cujo declínio no estado funcional tem sido lento, embora significante. Muitas vezes classificados como "falha na melhora", os pacientes para os quais a realização de atividades prazerosas não é mais possível podem não estar se beneficiando da diálise contínua, apesar de não estarem gravemente doentes. Um baixo limiar para revisar as diretivas antecipadas, bem como um esforço deliberado para abordar a mudança no contexto clínico a cada novo evento é um aspecto crucial desse processo.

A avaliação contínua dos benefícios proporcionados pela diálise, e a identificação de pacientes para os quais a interrupção pode ser apropriada ou pacientes cujos desejos podem estar em conflito com os de sua família são pré-requisitos essenciais para uma abordagem de cuidado individualizado. Considerar a interrupção também pode ser apropriado para pacientes que não têm mais capacidade de decisão e cujo representante em cuidados de saúde solicita a descontinuação da diálise, pacientes com comprometimento neurológico irreversível e profundo que não têm consciência de si mesmos ou não têm comportamento intencional, pacientes que não podem mais cooperar com o procedimento de diálise ou pacientes com doença não renal terminal.[7,36]

Educando pacientes e famílias sobre suas escolhas

O planejamento antecipado de cuidados oferece uma estrutura por meio da qual os médicos podem ajudar os pacientes a conhecer, entender e implementar as opções disponíveis para eles durante o curso de sua doença.[20,33,53,54,92] Médicos e cuidadores podem ter grande influência[94] sobre pacientes que enfrentam decisões de vida ou morte em relação às opções de tratamento, daí a importância de oferecer informações completas e abrangentes sobre as consequências das opções disponíveis para cada paciente. Os pacientes podem evitar a discussão de questões de fim de vida com suas famílias[28,29,95] e procurar seus médicos para levantá-las[96] e oferecer conselhos.[37,54] Informações adequadas e completas que atendam aos rigores do consentimento informado e forneçam ao paciente dados para tomar uma decisão informada são ainda mais críticas no caso de diálise, em que o tratamento é de manutenção da vida e envolve sofrimento do paciente, embora não seja a causa principal desse sofrimento. Discussões proativas sobre opções de cuidados no final da vida podem reforçar a confiança, promover a esperança[20] e impactar as escolhas dos pacientes.[97,98] O ato de informar aos pacientes as contingências de seu consentimento é centrado no paciente e mantém desejos, preferências e valores do paciente no foco da conversa.

A maioria dos pacientes deseja receber informações detalhadas sobre sua condição para se preparar para o futuro, incluindo informações negativas e positivas sobre prognóstico e expectativa de vida.[55] Pode ser apropriado alertar às famílias sobre o potencial de sobrecarga do cuidador, que é multifacetada e pode se tornar muito grande, exigindo força emocional, física e psicossocial significante, bem como a capacidade de navegar o sistema de saúde.[99] As escolhas pessoais afetarão a decisão do paciente de buscar cuidados ativos, passivos, conservadores ou paliativos que não incluam diálise; de fato, alguns pacientes podem optar por aceitar sintomas desconfortáveis ou mesmo dolorosos,[100,101] e outras cargas associadas à diálise com base na esperança e na expectativa de que ela prolongará sua vida. As mudanças no contexto clínico determinam a comunicação contínua e a garantia de que os pacientes compreendam o impacto de tais mudanças em seu prognóstico e qualidade de vida. A alta prevalência de comprometimento cognitivo[102] e depressão[66] em pacientes com doença renal ressalta a importância de garantir que os pacientes compreendam suas opções de interromper a diálise e/ou diminuir os cuidados.

Em contraste com os pacientes para os quais a diálise continua a melhorar a vida e para quem as cargas de cuidados ativos contínuos com a diálise são aceitáveis, alguns pacientes podem desejar manter a diálise para aliviar os sintomas relacionados à DRCT enquanto adotam uma abordagem conservadora para suas outras doenças. Outros pacientes podem querer descontinuar completamente a diálise e buscar cuidados paliativos/de suporte. Para esses pacientes, é importante assegurar-lhes que a cessação da diálise não significa a cessação dos cuidados ou anunciar o abandono e garantir que os cuidados médicos máximos com ou sem internação em uma instituição de cuidados paliativos sejam oferecidos. Os pacientes que desejam continuar a diálise, mas desejam fazê-lo de maneira conservadora, podem optar por diminuir seus cuidados e continuar a diálise para suporte de condições relacionadas à DRCT, como desconforto respiratório induzido por sobrecarga de volume.

APOIANDO OS PACIENTES ATRAVÉS DA SEQUÊNCIA DE CUIDADOS EM SUA JORNADA CLÍNICA E PSICOSSOCIAL

As considerações contextuais são fundamentais para otimizar a chance de um curso suave e confortável até o fim da vida com planos de cuidados que se alinham às necessidades específicas de cada paciente e priorizam uma abordagem centrada no paciente em vez de centrada na doença ou no centro de diálise (Tabela 1). Preparar pacientes com prognóstico ruim ou estado clínico em declínio com diálogo sobre as opções de diminuição ou interrupção de cuidados pode ser útil para pacientes que estão lutando com declínio físico/médico e perda de independência ou habilidades funcionais. As recomendações para apoiar os pacientes que optam por diminuir os cuidados ou interromper a diálise são apresentadas no Quadro 5.

Tabela 1 Abordagem centrada no paciente para cuidados de fim de vida em diálise

	Centrado no paciente	Centrado na doença ou no centro de diálise	Estratégias
Preocupações	• Dependente de membros da família • Declínio funcional, fisiológico ou emocional • Cansado demais para participar de atividades • "Cansado" de se deslocar e da logística da diálise • Faltando motivação pessoal para continuar a diálise	• Conformidade do paciente com tratamentos • Conformidade do paciente com medicamentos	• Diálogo aberto e honesto com tomada de decisão compartilhada e planejamento antecipado de cuidados
Prioridades	• Qualidade de vida remanescente • Capacidade de se envolver em atividades • Estar sem sintomas • Otimizar a capacidade funcional remanescente	• Obtenção de métricas de qualidade e desempenho • Tratamentos mínimos perdidos • Evitar internações	• Baixo limiar para iniciar ou revisar conversa sobre planejamento antecipado de cuidados
Objetivos	• Conforto físico e emocional • Controle de sintomas físicos • Não há necessidade aguda de decisões	• Manejo de anemia, metabolismo mineral, pressão arterial, diabetes e peso seco	• Tratamento que o paciente recebe se alinha com o tratamento que o paciente deseja
Questões de discussão	• Planos para lidar com as mudanças nas necessidades clínicas • Estabelecer gatilhos para interrupção • Esclarecer procuração médica e representante em cuidados de saúde • Trabalhar com a equipe de diálise para oferecer tratamentos alinhados e otimizar o conforto do paciente	• Manejar sintomas de sobrecarga de fluidos • Minimizar flebotomias • Inclinação para a diálise	• Considerar a interrupção • Oferecer internação na instituição de cuidados paliativos

Quadro 5 Recomendações para apoiar os pacientes que escolhem a diminuição dos cuidados ou a interrupção da diálise

- Garantir que a interrupção ou a diminuição do cuidado não signifique o término do cuidado ou o abandono
- Enfatizar um plano para oferecer terapia médica centrada no paciente e com foco no indivíduo
- Abordar sintomas clínicos, emocionais e físicos com foco na dor e no sofrimento "no momento"
- Oferecer internação em instituição de cuidados paliativos para ajudar a oferecer cuidados clínicos e apoio social para o paciente e sua família
- Trabalhar com equipe multidisciplinar para manter o atendimento coordenado
- Planejar o manejo de sintomas não agudos, mas desconfortáveis, que possam ocorrer com reduções do cuidado ou interrupção da diálise
- Planejar o manejo dos sintomas agudos para antecipar a necessidade de decisões no "calor do momento"
- Assegurar apoio emocional, espiritual e ao paciente e sua família para dor psicológica

A descontinuação da diálise ocorre com frequência significante[103-110] e é uma opção para os pacientes que não desejam mais realizar a diálise, aceitam as consequências de sua interrupção e estão prontos para morrer. Uma barreira para a interrupção da diálise para alguns pacientes pode ser o medo de morrer sozinho, o medo de que todos os cuidados serão interrompidos e que as famílias dos pacientes estejam mal equipadas para oferecer cuidados domiciliares durante o processo de morte, relacionado a necessidades físicas e emocionais. Os pacientes que contemplam a interrupção da diálise devem ser assegurados de que sua interrupção não significa que nenhum cuidado será prestado e garantias devem ser dadas em contrário e providências tomadas para auxiliar a família em seus cuidados com o membro da família que decidiu interromper a diálise. As estimativas do tempo desde a interrupção da diálise até a morte podem ser úteis para os familiares e o paciente ao planejarem a morte iminente. Os pacientes que optarem por interromper a diálise devem ser informados sobre sintomas comuns para antecipar e planejar o manejo de sintomas agudos e não agudos, mas desconfortáveis, que possam ocorrer. Os medicamentos devem ser revisados, mantidos e continuados por seu impacto nos sintomas desconfortáveis. As restrições dietéticas devem ser extintas de acordo com cada paciente, e as coletas de sangue, eliminadas.

A continuação do cuidado ativo com planos para rever a decisão é apropriada para aqueles pacientes que não têm certeza, aqueles com familiares em conflito ou aqueles cujo estado clínico flutuou e pode haver potencial para melhora no estado ao longo do tempo. A possibilidade de que a saúde se deteriore ainda mais deve ser esclarecida, e a justificativa para a conversa oferecida ao paciente e à família, juntamente com a discussão aberta de questões contextuais e familiares, pode mudar ao longo do tempo. A revisão frequente das diretivas antecipadas e do POLST ajudará a garantir que o tratamento oferecido seja o tratamento desejado. A continuação da diálise com cuidados paliativos/de suporte para os pacientes que desejam suporte de sintomas relacionados à DRCT, como sobrecarga de volume, pode exigir alteração na prescrição de diálise e aceitação por parte da unidade de diálise e do nefrologista de que as métricas em relação ao paciente em questão são de menor prioridade.

Um foco no controle dos sintomas, em vez de atingir as metas-alvo, é primordial para os pacientes que optam por interromper a diálise, bem como para aqueles pacientes que desejam diminuir os cuidados. O manejo dos sintomas (Quadro 6) inclui antieméticos, manejo da acidose para minimizar anorexia, náusea e vômito, metoclopramida, haloperidol para o componente de gastroparesia, diuréticos para minimizar dispneia e edema, agentes tópicos, anti-histamínicos ou gabapentina para prurido, tratamento para a síndrome das pernas inquietas e analgesia para a dor. A importância do apoio emocional, espiritual e familiar para a dor psicológica não pode ser subestimada.

A orientação para os pacientes que optam pela interrupção deve assegurar a documentação e disponibilizar suas diretivas antecipadas de vontade, testamento, procuração e inventário de informações financeiras. Instruções sobre as preferências do funeral e uma mensagem escrita, de áudio ou vídeo para familiares e amigos podem ser desejadas.[7,36]

Quadro 6 Manejo de sintomas para pacientes que interromperam a diálise ou diminuíram os cuidados

- Antecipar o desenvolvimento dos sintomas e prescrever proativamente
- Manejar náuseas e vômitos com agentes procinéticos (metoclopramida, haloperidol) ou, se refratário, metotrimeprazina
- Minimizar a falta de ar e edema com diuréticos ou, se refratário, fentanila ou hidromorfona
- Manejar inquietação, agitação ou delírio com haloperidol ou, se refratário, metotrimeprazina; lorazepam ou midazolam para ansiedade
- Oferecer agentes tópicos e anti-histamínicos; gabapentina pode ser necessária para prurido
- Oferecer tratamento específico para sintomas de síndrome da perna inquieta
- Considerar agentes estimulantes da eritropoetina para fadiga associada à anemia
- Oferecer analgesia para dor física grave

CONCLUSÃO

O declínio clínico ocorre frequentemente em pacientes com DRCT em diálise, mas pode ser difícil para os pacientes e familiares reconhecerem e aceitarem. Muitos podem desconhecer ou não estar inclinados a ver outras opções além da diálise contínua. Os membros da família podem ter medo de que seu ente querido irá experimentar o agravamento de seu sofrimento ou se sentir culpados que uma mudança de abordagem constitua um delito. A transição de uma abordagem proativa para uma paliativa do cuidado deve ser uma decisão consciente sobre a jornada clínica de cada um. Diálogo honesto e aberto de questões contextuais e familiares, reconhecimento e explicação das expectativas para o estado clínico e/ou recuperação e revisão frequente de diretivas antecipadas e POLST ajudarão a garantir que o tratamento oferecido seja o desejado.

Seja escolhendo cuidados continuados ou a interrupção, os pacientes merecem entender as opções disponíveis para eles e as consequências das escolhas que fazem. Uma maior conscientização, comunicação e discussão, relacionamentos de confiança, juntamente com a tomada de decisões compartilhadas, são pré-requisitos para criar uma cultura de cuidados que atenda às necessidades médicas, clínicas, emocionais, físicas, espirituais e psicossociais dos pacientes em diálise. De fato, a distinção entre a oportunidade de prolongar a vida e a obrigação de fazê-la se aplica ao longo da jornada de um paciente com DRCT e em diálise.

REFERÊNCIAS

1. Scherer JS, Holley JL. The role of time-limited trials in dialysis decision making in critically ill patients. Clin J Am Soc Nephrol 2016 Feb 5;11(2):344-53.
2. Chandna SM, Da Silva-Gane M, Marshall C, Warwicker P, Greenwood RN, Farrington K. Survival of elderly patients with stage 5 CKD: comparison of conservative management and renal replacement therapy. Nephrol Dial Transplant 2011 May 1;26(5):1608-14.
3. Carson RC, Juszczak M, Davenport A, Burns A. Is maximum conservative management an equivalent treatment option to dialysis for elderly patients with significant comorbid disease? Clin J Am Soc Nephrol 2009 Oct 1;4(10):1611-9.
4. Ellam T, El-Kossi M, Prasanth KC, El-Nahas M, Khwaja A. Conservatively managed patients with stage 5 chronic kidney disease – outcomes from a single center experience. QJM 2009 Aug 1;102(8):547-54.
5. Dalrymple LS, Katz R, Kestenbaum B, Shlipak MG, Sarnak MJ, Stehman-Breen C, et al. Chronic kidney disease and the risk of end-stage renal disease versus death. J Gen Intern Med 2011 Apr 1;26(4):379-85.
6. Tamura MK, O'Hare AM, Lin E, Holdsworth LM, Malcolm E, Moss AH. Palliative care disincentives in CKD: changing policy to improve CKD care. Am J Kidney Dis 2018 Jun 1;71(6):866-73.
7. Davison SN, Levin A, Moss AH, Jha V, Brown EA, Brennan F, et al. Executive summary of the KDIGO controversies conference on supportive care in chronic kidney disease: developing a roadmap to improving quality care. Kidney Int 2015 Sep 1;88(3):447-59.

8. Tamura MK, Meier DE. Five policies to promote palliative care for patients with ESRD. Clin J Am Soc Nephrol 2013 Oct 7;8(10):1783-90.
9. World Health Organization. Definition of Palliative Care. Disponível em: https://www.who.int/cancer/palliative/definition/en/; acessado em: 4 jun. 2020.
10. Eggers PW. A quarter century of Medicare expenditures for ESRD. Semin Nephrol 2000 Nov;20(6):516-22.
11. Committee on Chronic Kidney Disease, Gottschalk CW. Report of the committee on chronic kidney disease; 1967.
12. Rosansky SJ, Eggers PW. Trends in the US end-stage renal disease population: 1973-1983. Am J Kidney Dis 1987 Feb 1;9(2):91-7.
13. United States Renal Data System. 2019 USRDS annual data report: Epidemiology of kidney disease in the United States. National Institutes of Health, National Institute of Diabetes and Digestive and Kidney Diseases, Bethesda, MD; 2019.
14. Levinsky NG. The Organization of Medical Care – Lessons from the Medicare End Stage Renal Disease Program. N Engl J Med 1993 Nov 4;329(19):1395-9.
15. Rettig RA. Special treatment – the story of Medicare's ESRD entitlement. N Engl J Med 2011 Feb 17;364(7):596-8.
16. Gutman RA, Stead WW, Robinson RR. Physical activity and employment status of patients on maintenance dialysis. N Engl J Med 1981 Feb 5;304(6):309-13.
17. Kutner NG, Brogan D, Fielding B. Employment status and ability to work among working-age chronic dialysis patients. Am J Nephrol 1991;11(4):334-40.
18. Rasgon S, James-Rogers A, Chemleski B, Ledezma M, Mercado L, Besario M, et al. Maintenance of employment on dialysis. Adv Ren Replace Ther 1997 Apr 1;4(2):152-9.
19. Muehrer RJ, Schatell D, Witten B, Gangnon R, Becker BN, Hofmann RM. Factors affecting employment at initiation of dialysis. Clin J Am Soc Nephrol 2011 Mar 1;6(3):489-96.
20. Davison SN, Simpson C. Hope and advance care planning in patients with end stage renal disease: qualitative interview study. BMJ 2006 Oct 26;333(7574):886.
21. Swidler M. Considerations in starting a patient with advanced frailty on dialysis: Complex biology meets challenging ethics. Clin J Am Soc Nephrol 2013 Aug 7;8(8):1421-8.
22. Elliott BA, Gessert CE, Larson P, Russ TE. Religious beliefs and practices in end-stage renal disease: implications for clinicians. J Pain Symptom Manag 2012 Sep 1;44(3):400-9.
23. Jassal SV, Watson D. Dialysis in late life: benefit or burden. Clin J Am Soc Nephrol 2009 Dec 1;4(12):2008-12.
24. Moranne O, Fafin C, Roche S, Francois M, Allot V, Potier J, et al. Treatment plans and outcomes in elderly patients reaching advanced chronic kidney disease. Nephrol Dial Transplant 2018 Dec 1;33(12):2182-91.
25. Elliott BA, Gessert CE, Larson P, Russ TE. Shifting responses in quality of life: People living with dialysis. Qual Life Res 2014 Jun 1;23(5):1497-504.
26. Holley JL. Palliative care in end-stage renal disease: illness trajectories, communication, and hospice use. Adv Chronic Kidney Dis 2007 Oct 1;14(4):402-8.
27. Murtagh FE, Sheerin NS, Addington-Hall J, Higginson IJ. Trajectories of illness in stage 5 chronic kidney disease: a longitudinal study of patient symptoms and concerns in the last year of life. Clin J Am Soc Nephrol 2011 Jul 1;6(7):1580-90.
28. Holley JL, Schmidt RJ. Conservative/palliative treatment and end-of-life care in chronic kidney disease. In: Management of Chronic Kidney Disease. Berlin, Heidelberg: Springer; 2014, p. 451-61.
29. Hines SC, Babrow AS, Badzek L, Moss AH. Communication and problematic integration in end-of-life decisions: Dialysis decisions among the elderly. Health Commun 1997 Jul 1;9(3):199-217.
30. US Department of Health and Human Services, Centers for Medicare and Medicaid Services. Conditions for Coverage for ESRD Facilities, final rule (42 CFR Part 494.80). Fed Regist; 2008, 20393.

31. US Department of Health and Human Services, Centers for Medicare and Medicaid Services. ESRD Quality Incentive Program. Disponível em: https://www.cms.gov/Medicare/Quality-Initiatives-Patient-Assessment-Instruments/ESRDQIP/index; acessado em: 6 abr. 2020.
32. Davison SN, Jhangri GS, Holley JL, Moss AH. Nephrologists' reported preparedness for end-of-life decision-making. Clin J Am Soc Nephrol 2006 Nov 1;1(6):1256-62.
33. Holley JL, Carmody SS, Moss AH, Sullivan AM, Cohen LM, Block SD, et al. The need for end-of-life care training in nephrology: National survey results of nephrology fellows. Am J Kidney Dis 2003 Oct 1;42(4):813-20.
34. Combs SA, Culp S, Matlock DD, Kutner JS, Holley JL, Moss AH. Update on end-of-life care training during nephrology fellowship: a cross-sectional national survey of fellows. Am J Kidney Dis 2015 Feb 1;65(2):233-9.
35. Schell JO, Green JA, Tulsky JA, Arnold RM. Communication skills training for dialysis decision-making and end-of-life care in nephrology. Clin J Am Soc Nephrol 2013 Apr 5;8(4):675-80.
36. Renal Physicians Association. Shared decision-making in the appropriate initiation of and withdrawal from dialysis. Renal Physicians Association; 2000.
37. Goff SL, Eneanya ND, Feinberg R, Germain MJ, Marr L, et al. Advance care planning: a qualitative study of dialysis patients and families. Clin J Am Soc Nephrol 2015 Mar 6;10(3):390-400.
38. O'Hare AM, Szarka J, McFarland LV, Taylor JS, Sudore RL, Trivedi R, et al. Provider perspectives on advance care planning for patients with kidney disease: Whose job is it anyway?. Clin J Am Soc Nephrol 2016 May 6;11(5):855-66.
39. Wachterman MW, Leveille T, Keating NL, Simon SR, Waikar SS, Bokhour B. Nephrologists' emotional burden regarding decision-making about dialysis initiation in older adults: a qualitative study. BMC Nephrol 2019 Dec 1;20(1):385.
40. Ladin K, Pandya R, Kannam A, Loke R, Oskoui T, Perrone RD, et al. Discussing conservative management with older patients with CKD, an interview study of nephrologists. Am J Kidney Dis 2018 May 1;71(5):627-35.
41. Berwick DM, Nolan TW, Whittington J. The triple aim: care, health, and cost. Health affairs 2008 May;27(3):759-69.
42. O'Hare AM, Hailpern SM, Wachterman M, Kreuter W, Katz R, Hall YN, et al. Hospice use and end-of-life spending trajectories in Medicare beneficiaries on hemodialysis. Health Affairs 2018 Jun 1;37(6):980-7.
43. O'Hare AM, Rodriguez RA, Hailpern SM, Larson EB, Tamura MK. Regional variation in health care intensity and treatment practices for end-stage renal disease in older adults. JAMA 2010 Jul 14;304(2):180-6.
44. Murray AM, Arko C, Chen SC, Gilbertson DT, Moss AH. Use of hospice in the United States dialysis population. Clin J Am Soc Nephrol 2006 Nov 1;1(6):1248-55.
45. O'Connor NR. Hospice among hemodialysis patients: too Little, too late to impact care delivery or costs?. Am J Kidney Dis 2018 Dec 1;72(6):903-5.
46. Wachterman MW, Hailpern SM, Keating NL, Tamura MK, O'Hare AM. Association between hospice length of stay, health care utilization, and Medicare costs at the end of life among patients who received maintenance hemodialysis. JAMA Intern Med 2018 Jun 1;178(6):792-9.
47. Chettiar A, Montez-Rath M, Liu S, Hall YN, O'Hare AM, Tamura MK. Association of inpatient palliative care with health care utilization and postdischarge outcomes among Medicare beneficiaries with end stage kidney disease. Clin J Am Soc Nephrol 2018 Aug 7;13(8):1180-7.
48. Medicare Hospice Benefit. Disponível em: https://www.medicare.gov/Pubs/pdf/02154-Medicare-Hospice-Benefits; acessado em 4 jun. 2020.
49. Wu YL, Cheung DS, Takemura N, Lin CC. Effects of hemodialysis on the symptom burden of terminally ill and nonterminally ill end-stage renal disease patients. J Palliat Med 2019 Mar 1;22(3):282-9.

50. Schell JO, Patel UD, Steinhauser KE, Ammarell N, Tulsky JA. Discussions of the kidney disease trajectory by elderly patients and nephrologists: a qualitative study. Am J Kidney Dis 2012 Apr 1;59(4):495-503.
51. Kurella Tamura M, Covinsky KE, Chertow GM, Yaffe K, Landefeld CS, McCulloch CE. Functional status of elderly adults before and after initiation of dialysis. N Engl J Med 2009 Oct 15;361(16):1539-47.
52. Jassal SV, Chiu E, Hladunewich M. Loss of independence in patients starting dialysis at 80 years of age or older. N Engl J Med 2009 Oct 15;361(16):1612-3.
53. Moss AH. Integrating supportive care principles into dialysis decision making: a primer for palliative medicine providers. J Pain Symptom Manag 2017 Mar 1;53(3):656-62.
54. Davison SN, Moss AH. Supportive care: meeting the needs of patients with advanced chronic kidney disease. Clin J Am Soc Nephrol 2016 Oct 7;11(10):1879-80.
55. Davison SN, Jhangri GS, Koffman J. Knowledge of and attitudes towards palliative care and hospice services among patients with advanced chronic kidney disease. BMJ Support Palliat 2016 Mar 1;6(1):66-74.
56. Chen JC, Thorsteinsdottir B, Vaughan LE, Feely MA, Albright RC, Onuigbo M, et al. End of life, withdrawal, and palliative care utilization among patients receiving maintenance hemodialysis therapy. Clin J Am Soc Nephrol 2018 Aug 7;13(8):1172-9.
57. Eneanya ND, Hailpern SM, O'Hare AM, Tamura MK, Katz R, Kreuter W, et al. Trends in receipt of intensive procedures at the end of life among patients treated with maintenance dialysis. Am J Kidney Dis 2017 Jan 1;69(1):60-8.
58. Wong SP, Kreuter W, O'Hare AM. Treatment intensity at the end of life in older adults receiving long-term dialysis. Arch Intern Med 2012 Apr 23;172(8):661-3.
59. Davison SN. End-of-life care preferences and needs: perceptions of patients with chronic kidney disease. Clin J Am Soc Nephrol 2010 Feb 1;5(2):195-204.
60. Saeed F, Ladwig SA, Epstein RM, Monk RD, Duberstein, PR. Dialysis regret prevalence and correlates. Clin J Am Soc Nephrol 2020 Jul 1;15(7):957-63.
61. McAdams-DeMarco MA, Tan J, Salter ML, Gross A, Meoni LA, Jaar BG, et al. Frailty and cognitive function in incident hemodialysis patients. Clin J Am Soc Nephrol 2015 Dec 7;10(12):2181-9.
62. McAdams-DeMarco MA, Law A, Salter ML, Boyarsky B, Gimenez L, Jaar BG, et al. Frailty as a novel predictor of mortality and hospitalization in individuals of all ages undergoing hemodialysis. J Am Geriatr Soc 2013 Jun;61(6):896-901.
63. Fried LP, Ferrucci L, Darer J, Williamson JD, Anderson G. Untangling the concepts of disability, frailty, and comorbidity: implications for improved targeting and care. J Gerontol A Biol Sci Med Sci 2004 Mar 1;59(3):M255-63.
64. Blumenfield M, Levy NB, Spinowitz B, Charytan C, Beasley Jr CM, Dubey AK, et al. Fluoxetine in depressed patients on dialysis. Int J Psychiat Med 1997 Mar;27(1):71-80.
65. Levy NB, Blumenfield M, Beasley Jr CM, Dubey AK, Solomon RJ, Todd R, et al. Fluoxetine in depressed patients with renal failure and in depressed patients with normal kidney function. Gen Hosp Psychiatry 1996 Jan 1;18(1):8-13.
66. Kimmel PL. Depression in patients with chronic renal disease: what we know and what we need to know. J Psychosom Res 2002 Oct 1;53(4):951-6.
67. Barakzoy AS, Moss AH. Efficacy of the world health organization analgesic ladder to treat pain in end-stage renal disease. J Am Soc Nephrol 2006 Nov 1;17(11):3198-203.
68. Axelsson L, Alvariza A, Lindberg J, Öhlén J, Håkanson C, Reimertz H, et al. Unmet palliative care needs among patients with end-stage kidney disease: a national registry study about the last week of life. J Pain Symptom Manage 2018 Feb 1;55(2):236-44.
69. Bansal N, Katz R, De Boer IH, Peralta CA, Fried LF, Siscovick DS, et al. Development and validation of a model to predict 5-year risk of death without ESRD among older adults with CKD. Clin J Am Soc Nephrol 2015 Mar 6;10(3):363-71.

70. Wick JP, Turin TC, Faris PD, MacRae JM, Weaver RG, Tonelli M, et al. A clinical risk prediction tool for 6-month mortality after dialysis initiation among older adults. Am J Kidney Dis 2017 May 1;69(5):568-75.
71. Moss AH, Ganjoo J, Sharma S, Gansor J, Senft S, Weaner B, et al. Utility of the "surprise" question to identify dialysis patients with high mortality. Clin J Am Soc Nephrol 2008 Sep 1;3(5):1379-84.
72. Cohen LM, Ruthazer R, Moss AH, Germain MJ. Predicting six-month mortality for patients who are on maintenance hemodialysis. Clin J Am Soc Nephrol 2010 Jan 1;5(1):72-9.
73. Hall RK, Luciano A, Pieper C, Colón-Emeric CS. Association of Kidney Disease Quality of Life (KDQOL-36) with mortality and hospitalization in older adults receiving hemodialysis. BMC Nephrol 2018 Dec 1;19(1):11.
74. Davison SN. The ethics of end-of-life care for patients with ESRD. Clin J Am Soc Nephrol 2012 Dec 1;7(12):2049-57.
75. Moss AH. Ethical principles and processes guiding dialysis decision-making. Clin J Am Soc Nephrol 2011 Sep 1;6(9):2313-7.
76. Weisbord SD. Symptoms and their correlates in chronic kidney disease. Adv Chronic Kidney Dis 2007 Oct 1;14(4):319-27.
77. Johansen KL, Chertow GM, Jin C, Kutner NG. Significance of frailty among dialysis patients. J Am Soc Nephrol 2007 Nov 1;18(11):2960-7.
78. Murtagh FE, Addington-Hall JM, Higginson IJ. End-stage renal disease: a new trajectory of functional decline in the last year of life. J Am Geriatr Soc 2011 Feb;59(2):304-8.
79. Wachterman MW, O'Hare AM, Rahman OK, Lorenz KA, Marcantonio ER, Alicante GK, et al. One-year mortality after dialysis initiation among older adults. JAMA Intern Med 2019 Jul 1;179(7):987-90.
80. Shen Q, Huang X, Luo Z, Xu X, Zhao X, He Q. Sleep quality, daytime sleepiness and health-related quality-of-life in maintenance haemodialysis patients. J Int Med Res 2016 Jun;44(3):698-709.
81. O'Hare AM. Vascular access for hemodialysis in older adults: a "patient first" approach. J Am Soc Nephrol 2013 Jul 31;24(8):1187.
82. Vachharajani TJ, Moossavi S, Jordan JR, Vachharajani V, Freedman BI, Burkart JM. Re-evaluating the fistula first initiative in octogenarians on hemodialysis. Clin J Am Soc Nephrol 2011 Jul 1;6(7):1663-7.
83. Vachharajani TJ. Hemodialysis access in the elderly: planning to execution. In: Dialysis in Older Adults. New York: Springer; 2016, p. 45-55.
84. Gomes A, Schmidt R, Wish J. Re-envisioning Fistula First in a patient-centered culture. Clin J Am Soc Nephrol 2013 Oct 7;8(10):1791-7.
85. Urquhart-Secord R, Craig JC, Hemmelgarn B, Tam-Tham H, Manns B, Howell M, et al. Patient and caregiver priorities for outcomes in hemodialysis: an international nominal group technique study. Am J Kidney Dis 2016 Sep 1;68(3):444-54.
86. Schmidt RJ, Moss AH. Dying on dialysis: the case for a dignified withdrawal. Clin J Am Soc Nephrol 2014 Jan 7;9(1):174-80.
87. Noble H, Chesser A, Kelly D. The cessation of dialysis in patients with end-stage renal disease: developing an appropriate evidence base for practice. EDTNA-ERCA Journal 2005 Oct 12;31(4):208-11.
88. Wilson FP, Yang W, Machado CA, Mariani LH, Borovskiy Y, Berns JS, et al. Dialysis versus nondialysis in patients with AKI: a propensity-matched cohort study. Clin J Am Soc Nephrol 2014 Apr 7;9(4):673-81.
89. Hussain JA, Flemming K, Murtagh FE, Johnson MJ. Patient and health care professional decision-making to commence and withdraw from renal dialysis: a systematic review of qualitative research. Clin J Am Soc Nephrol 2015 Jul 7;10(7):1201-15.
90. Citko J, Moss AH, Carley M, Tolle S. The national POLST paradigm initiative. 2. ed. # 178. J Palliat Med 2011 Feb 1;14(2):241-2.

91. Feely MA, Swetz KM, Zavaleta K, Thorsteinsdottir B, Albright RC, Williams AW. Reengineering dialysis: the role of palliative medicine. J Palliat Med 2016 Jun 1;19(6):652-5.
92. Schmidt RJ. Informing our elders about dialysis: Is an age-attuned approach warranted? Clin J Am Soc Nephrol 2012 Jan 1;7(1):185-91.
93. Wetmore JB, Molony JT, Liu J, Peng Y, Herzog CA, Collins AJ, et al. Readmissions following a hospitalization for cardiovascular events in dialysis patients, a retrospective cohort study. J Am Heart Assoc 2018 Feb 13;7(4):e007231.
94. Tonkin-Crine S, Okamoto I, Leydon GM, Murtagh FE, Farrington K, Caskey F, et al. Understanding by older patients of dialysis and conservative management for chronic kidney failure. Am J Kidney Dis 2015 Mar 1;65(3):443-50.
95. Sellars M, Tong A, Silvester W, Pollock C, Luckett T, Morton RL, et al. P-52 delivering advance care planning in chronic kidney disease (CKD): The perspectives of healthcare providers. BMJ Support Palliat Care 2015;5:A59.
96. Luckett T, Sellars M, Tieman J, Pollock CA, Silvester W, Butow PN, et al. Advance care planning for adults with CKD: a systematic integrative review. Am J Kidney Dis 2014 May 1;63(5):761-70.
97. Amro OW, Ramasamy M, Strom JA, Weiner DE, Jaber BL. Nephrologist-facilitated advance care planning for hemodialysis patients: a quality improvement project. Am J Kidney Dis 2016 Jul 1;68(1):103-9.
98. Schmidt RJ, Weaner BB, Long D. The power of advance care planning in promoting hospice and out-of-hospital death in a dialysis unit. J Palliat Med 2015 Jan 1;18(1):62-6.
99. Maddalena V, O'Shea F, Barrett B. An exploration of palliative care needs of people with end-stage renal disease on dialysis: family caregiver's perspectives. J Palliat Care 2018 Jan;33(1):19-25.
100. Abdel-Kader K, Unruh ML, Weisbord SD. Symptom burden, depression, and quality of life in chronic and end-stage kidney disease. Clin J Am Soc Nephrol 2009 Jun 1;4(6):1057-64.
101. Weisbord SD, Fried LF, Arnold RM, Fine MJ, Levenson DJ, Peterson RA, Switzer GE. Prevalence, severity, and importance of physical and emotional symptoms in chronic hemodialysis patients. J Am Soc Nephrol 2005 Aug 1;16(8):2487-94.
102. Murray AM, Tupper DE, Knopman DS, Gilbertson DT, Pederson SL, Li S, et al. Cognitive impairment in hemodialysis patients is common. Neurology 2006 Jul 25;67(2):216-23.
103. Findlay MD, Donaldson K, Doyle A, Fox JG, Khan I, McDonald J, et al. Factors influencing withdrawal from dialysis: a national registry study. Nephrol Dial Transplant 2016 Dec 9;31(12):2041-8.
104. Gessert CE, Haller IV, Johnson BP. Regional variation in care at the end of life: discontinuation of dialysis. BMC Geriatr 2013 Dec 1;13(1):39.
105. Chan HW, Clayton PA, McDonald SP, Agar JW, Jose MD. Risk factors for dialysis withdrawal: an analysis of the Australia and New Zealand Dialysis and Transplant (ANZDATA) Registry, 1999-2008. Clin J Am Soc Nephrol 2012 May 1;7(5):775-81.
106. Mizuno M, Ito Y, Tanaka A, Suzuki Y, Hiramatsu H, Watanabe M, et al. Peritonitis is still an important factor for withdrawal from peritoneal dialysis therapy in the Tokai area of Japan. Clin Exp Nephrol 2011 Oct 1;15(5):727-37.
107. Birmelé B, François M, Pengloan J, Français P, Testou D, Brillet G, et al. Death after withdrawal from dialysis: the most common cause of death in a French dialysis population. Nephrol Dial Transplant 2004 Mar 1;19(3):686-91.
108. Seshasai RK, Mitra N, Chaknos CM, Li J, Wirtalla C, Negoianu D, et al. Factors associated with discontinuation of home hemodialysis. Am J Kidney Dis 2016 Apr 1;67(4):629-37.
109. Wetmore JB, Yan H, Gilbertson DT, Liu J. Factors associated with elective withdrawal of maintenance hemodialysis: a case-control analysis. Am J Nephrol 2020;51(3):227-36.
110. Qazi HA, Chen, H, Zhu M. Factors influencing dialysis withdrawal: a scoping review. BMC Nephrol 2018 Dec 1;19(1):96.

15

Uma perspectiva global de 360 graus da diálise peritoneal: economia, programas e políticas de saúde

Natália Maria da Silva Fernandes, Celso Souza de Moraes Junior, Nicola Wearne, Bianca Davidson, Talerngsak Kanjanabuch, José Carolino Divino-Filho

VISÃO GERAL

O custo global da diálise é alto, estimado em 87 bilhões de dólares (dólares norte-americanos) em 2016, com um valor estimado de 123 bilhões de dólares em 2023. O relatório global de pesquisa da OMS 2019 sobre a capacidade dos países de atuar na prevenção e no controle das doenças não transmissíveis informou que 71% dos Estados-membros oferecem a diálise como serviço, normalmente disponibilizado por meio de financiamento público, a pelo menos 50% das pessoas que dependem de terapia. Ainda há muitos países incapazes de desenvolver um programa de diálise peritoneal (DP), principalmente por razões econômicas. Além disso, não há consenso sobre um padrão-ouro para mensurar o custo, o que pode afetar a tomada de decisão tanto do ponto de vista do pagador como do prestador do serviço. Na África, o acesso à diálise e DP é escasso. A mediana do número de centros de DP é de 0,09 pmp (*vs.* 1,27 pmp globalmente). A escassez de acesso e distribuição da DP, os desafios da prática da DP no contexto do racionamento da diálise, a pobreza e as altas taxas de peritonite e doenças transmissíveis são avaliadas neste capítulo. Entretanto, programas de DP bem-sucedidos no continente também são relatados com resultados comparáveis aos do resto do mundo, demonstrando como a DP está salvando vidas no cenário de lesão renal aguda. A

Tailândia, uma área endêmica de doenças tropicais, foi lentamente ofuscada por doenças não transmissíveis. A introdução da política "*PD-first*" em 2008 é uma iniciativa importante para fechar a lacuna de acesso aos serviços de saúde entre ricos e pobres. Seu sucesso após dez anos reforça o papel do trabalho em equipe entre os membros do serviço de saúde e os formuladores de políticas em direção a soluções concretas para pacientes com doença renal em estágio terminal. Neste capítulo, o foco é a perspectiva global da DP, abrangendo três tópicos importantes: panorama global da DP e da economia da saúde, diálise como recurso escasso e DP como oportunidade e *PD-first* como política nacional.

INTRODUÇÃO

Na década de 1950, a diálise peritoneal (DP) já estava, mesmo em seus primeiros passos como terapia renal substitutiva (TRS), salvando e prolongando a vida de pacientes com insuficiência renal aguda e crônica. Enquanto isso, a experiência clínica inicial com hemodiálise (HD), dos professores Nils Alwall na Suécia e Wilhelm Kolff na Holanda, mostrava-se muito promissora, embora com desenvolvimento limitado. Com a criação de um acesso vascular natural permanente para pacientes crônicos por Cimino e Brescia, a HD acelerou seu desenvolvimento, permitindo a realização da diálise para dezenas, centenas e hoje milhares de pessoas em todo o mundo.

Durante os anos 1960 e 1970, a DP no formato de DP intermitente (DPI) não conseguia acompanhar a HD. Entretanto, com o advento do acesso peritoneal permanente (cateter de Tenckhoff) e da DP ambulatorial contínua (DPAC), a DP como terapia finalmente decolou em um longo voo, disseminando a terapia, inicialmente sobre o chamado mundo ocidental desenvolvido e, posteriormente, lenta, mas de maneira contínua, para os outros continentes e países. Ainda existem muitos países incapazes de desenvolver um programa de DP, principalmente por razões econômicas e, em alguns países onde não prevalecem as restrições financeiras à saúde, por contraindicação médica baseada na preferência tendenciosa (para HD) por profissionais médicos.

Enquanto a falta de recursos financeiros impacta no destino dos pacientes com doença renal crônica (DRC) em muitos países em desenvolvimento, as taxas de sobrevida dos pacientes nos países desenvolvidos são satisfatórias. Os recursos financeiros da TRS são oriundos do setor público de saúde ou do setor privado. Por exemplo, a maioria dos pacientes em HD prevalentes em Portugal é tratada em centros de diálise privados, enquanto, em Cuba, todos os centros de HD são operados pelo governo, além de esses centros serem de sua propriedade. Existem globalmente muitos modelos de reembolso de TRS, o que torna o assunto ainda mais complexo.

O preço de reembolso por sessão de HD na Grécia é quase equivalente para os setores público e privado, e não há aumento nas despesas do orçamento do governo e do orçamento da saúde com aumento do número de centros privados de HD, enquanto, no Brasil, há uma grande diferença no reembolso de uma sessão de HD, dependendo se o pagamento é feito pelo governo ou por um plano de saúde privado (saúde suplementar).

Existem países, especialmente no mundo em desenvolvimento, em que a DP não é indicada por causa de restrições financeiras da TRS, enquanto outros países têm uma política de programa de "DP em primeiro lugar" (*PD-first*). O México foi, com Hong Kong, o primeiro país a operar com sucesso a política "DP em primeiro lugar" em resposta ao terremoto de 1985 que destruiu grande número de centros públicos de HD na Cidade do México. Isso apresentou oportunidade para uma necessidade urgente de terapia de diálise ser prontamente coberta pela DP.

Neste primeiro, dos três capítulos sobre DP deste livro, concentra-se a perspectiva global da DP, abrangendo três tópicos importantes: um instantâneo global da DP e da economia da saúde, a diálise como recurso escasso e a DP como oportunidade e a DP em primeiro lugar como política nacional.

ECONOMIA DA SAÚDE E DIÁLISE PERITONEAL: O MOMENTO GLOBAL

O número médio de pessoas que recebem cuidados para DRC globalmente é de 759 por milhão de população (pmp); essa prevalência varia muito, de 4 pmp em Ruanda a 3.392 pmp em Taiwan. As informações sobre terapia dialítica (TD) (hemodiálise – HD ou diálise peritoneal – DP) estão disponíveis em cerca de 60% dos países e, à semelhança da DRC, a prevalência de pacientes em TD aumenta à medida que a renda do país aumenta (média mundial de 343 pmp, variando de 0,5 pmp na Tanzânia a 3.251 pmp em Taiwan).[1]

O custo global da diálise é alto, sendo estimado em 87 bilhões de dólares em 2016, com valor estimado de 123 bilhões de dólares em 2023.[2] No entanto, a Organização Mundial da Saúde (OMS),[3] em seu relatório de pesquisa global de 2019 sobre a capacidade dos países de atuar na prevenção e no controle de doenças não transmissíveis, abordou a TD apenas superficialmente, mostrando que 71% dos Estados-membros oferecem a diálise como serviço, geralmente disponibilizado por meio de financiamento público, a pelo menos 50% das pessoas que dependem de terapia (Figura 1).

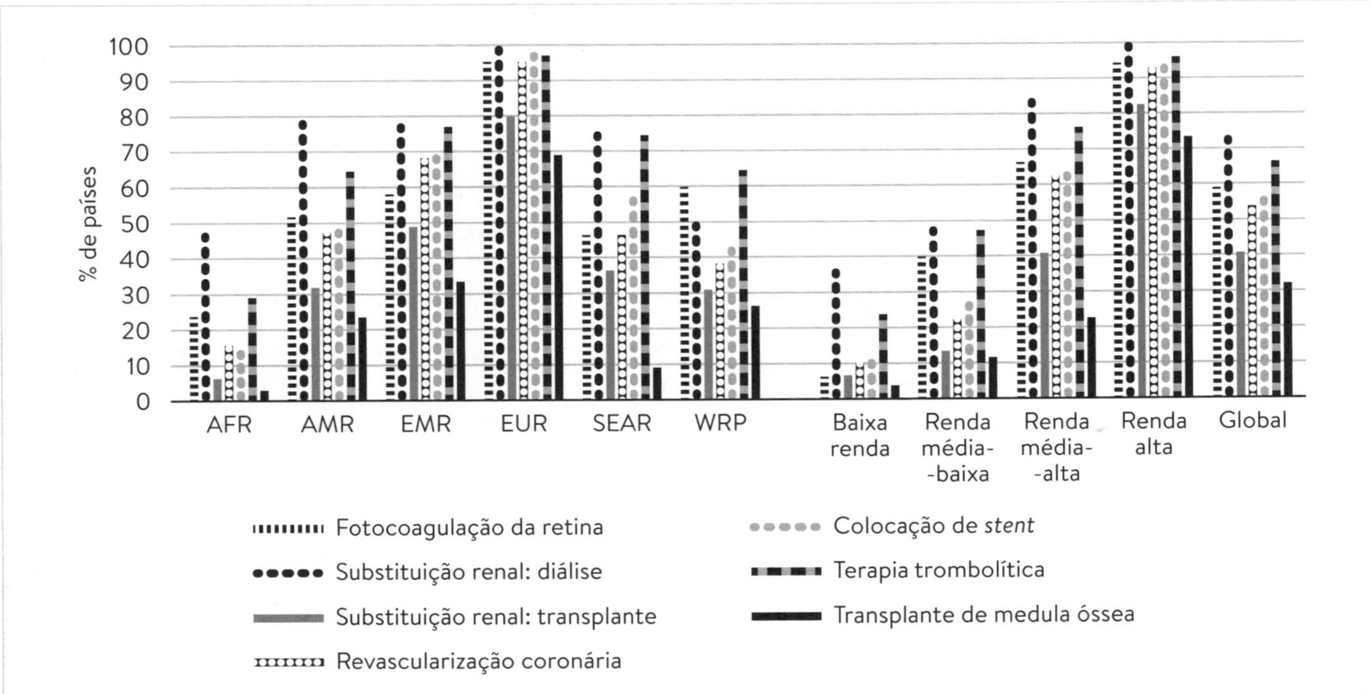

Figura 1 Porcentagem de países com procedimentos para o tratamento de doenças crônicas não transmissíveis relatados como "geralmente disponíveis" no financiamento público para o sistema de saúde, por região da OMS e grupo de renda do Banco Mundial.

AFR: Região Africana (*African Region*); AMR: Região das Américas (*Region of the Americas*); EMR: Região Mediterrânea Oriental (*Eastern Mediterranean Region*); EUR: Região Europeia (*European Region*); SEAR: Região do Sudeste Asiático (*South-East Asia Region*); WPR: Região do Pacífico Ocidental (*Western Pacific Region*).

Fonte: Assessing national CAPACITY for the prevention and control of non-communicable diseases (OMS, 2020).

A diálise é oferecida em maior proporção em países de baixa renda quando comparada ao transplante renal, que é oferecido em menor grau. Entretanto, este capítulo se concentrará especificamente na TD. Em quase todas as regiões definidas pela OMS, a HD tem sido a terapia mais frequentemente oferecida. A maioria dos países empobrecidos, em particular, sofre com o baixo número de nefrologistas por milhão de habitantes (< 5), e a incapacidade de financiar a terapia por meios públicos, o que sugere a necessidade de uma combinação de recursos públicos e privados nesses casos.[4] Estudos têm indicado que a alta taxa de mortalidade em adultos e crianças na África Subsaariana acontece por causa da incapacidade dos pacientes de financiar parte ou a totalidade dos custos da terapia dialítica,[5] demonstrando que, apesar de a diálise ser o procedimento mais recorrente em países pobres, isso não significa que a terapia seja oferecida a todos e que seja possível oferecer todas as modalidades de terapia às pessoas necessitadas.

O que determina o tipo de TD oferecida? Múltiplas variáveis estão envolvidas nessa resposta. Embora a renda do país possa ser um desses determinantes, vale destacar que, na América Latina, as taxas de HD (67%) são semelhantes às dos EUA (64%), mas diferentes das da Europa (48%). A taxa de DP, por sua vez, está em torno de 7% nos EUA e na Europa e 10% na América Latina.[6-8] A Ásia apresenta taxas heterogêneas de DP, refletindo a natureza da economia dos países asiáticos. Para citar alguns exemplos, na Índia, as proporções variam entre 18% e 20%, na China 20%, em Hong Kong 79,6%, no Japão 3,1% e no Oriente Médio 10,2%.[9] Portanto, foi observado que a maior oferta de HD em comparação às demais modalidades de terapia sugere contradição econômica em relação à DP, que é uma opção de custo mais viável.[10]

Outra variável relacionada é a política de saúde pública do país. Para citar um exemplo na América Latina, a Costa Rica tem as maiores taxas de transplante renal, seguida por DP e HD.[8] O sistema de saúde desse país é baseado em três pilares: previdência social, setor público e setor privado. Outros países da América Latina compartilham esse tipo de sistema de saúde; entretanto, esses países apresentam grande variação percentual entre os tipos de TD. Os dados de países europeus, por sua vez, com diversos tipos de sistemas de saúde, também não indicam o tipo de TD mais prevalente no país. Entretanto, a porcentagem de transplante renal nesses países é, em média, maior que em outras partes do mundo.[1]

O impacto de diferentes modelos de reembolso de diálise foi abordado por Piccoli et al. que diferenciaram os tipos de reembolso por sessão, pacientes ou pacote. Pode haver mais de um tipo de reembolso no mesmo país, como ocorre na França.[11] Os gastos do governo com reembolso de serviços de TD são alocados de maneira diferente em um mundo separado por diferenças econômicas. Os países de renda mais alta têm maior disponibilidade de recursos para cobrir a prestação de serviços de saúde relacionados à TRS.[12] Portanto, conhecer o custo das modalidades de TD e do transplante pode contribuir para um planejamento mais eficiente dos gastos públicos e privados em TD em todo o mundo.

Assim, deve-se considerar que, se não for realizada nenhuma análise de custos que demonstre o custo da terapia, apenas estimativas de gastos estarão disponíveis, e o valor que o país gastará em TD será baseado em dados que podem divergir da realidade. Isso significa que o valor do financiamento público direcionado à diálise pode não representar, em alguns países, o custo da terapia. Entender mais profundamente a composição dos custos pode ajudar a definir variáveis a serem investigadas em pesquisas futuras sobre as diferenças entre os custos das modalidades de terapia e as restrições de custo na cobertura de procedimentos com potencial redução de valores, como DP em oposição à HD.

As principais análises de custo utilizadas em avaliações econômicas são a análise de minimização de custos,[*] a análise de custo-benefício,[†] a análise de custo-efetividade[‡] e a análise de custo-utilidade.[§] Entretanto, há concordância sobre as estimativas de custos *top-down* poderem não ser suficientes para um tomador de decisão.[13] Isso pode ser por causa da riqueza de um país, que limita sua capacidade orçamentária, ou mesmo em razão de um paciente com capacidade limitada para arcar com o tratamento. Assim, qualquer proposta de política

---

* Análise de minimização de custos (AMC): é usada para comparar os custos de tratamento entre grupos que recebem terapias clinicamente equivalentes (como HD e DP). O resultado da comparação é expresso em unidades monetárias como dólares ou euros.[14]

† Análise de custo-benefício (ACB): é usada para estabelecer se uma terapia é considerada benéfica ou não. Os benefícios obtidos (como os anos de vida ganhos) de um programa são primeiro convertidos em unidades monetárias e depois comparados diretamente com o custo de fornecimento do programa. Esses custos e benefícios são usados para calcular uma relação custo-benefício (C:B), que é finalmente usada para decidir se um programa é economicamente benéfico ou não. Um programa é considerado economicamente benéfico se C:B > 1,0, e não economicamente benéfico se C:B <1,0.> Observe que o termo benefícios à saúde em unidades monetárias não é amplamente aceito.[14]

‡ Análise de custo-efetividade (ACE): nesse tipo de estudo, determinado benefício (ou resultado) para a saúde, como a redução da pressão arterial em X, e o custo total da terapia são convertidos em uma razão de custo-efetividade (RCE). A menor RCE, ou o menor custo por desfecho, está associado à terapia mais econômica.[14]

§ Análise de custo-utilidade (ACU): é semelhante a uma RCE, mas também considera quantidades intangíveis, como preferência do paciente e qualidade de vida. Geralmente, uma ACU descreve cada programa em termos de Ano de Vida Ajustado à Qualidade (QALY – *Quality-Adjusted Life Year*). Um QALY refere-se a um ano inteiro vivendo uma vida saudável em uma pessoa saudável. Por exemplo, pacientes em diálise podem considerar 5 anos de sua vida igual a 3 anos de vida em uma pessoa saudável ou QALYs 3.0. Um tomador de decisão pode escolher o programa que resulta no número máximo de QALYs ou o programa que tem o menor custo por QALY alcançado.[14]

que vise a redução do acesso desigual à TD estará condicionada a uma resposta à pergunta "quanto isso realmente custa ou custaria?" para determinado sistema de saúde, prestador de serviço ou paciente para cobrir essa terapia específica.

Embora esforços sejam feitos para chegar-se a um consenso sobre como as metodologias de pesquisa clínica devem medir a eficácia, ainda não há consenso sobre um padrão-ouro para medir o custo, o que pode afetar a tomada de decisão. Por esse motivo, entende-se que as informações de custo devem ser levantadas com base na perspectiva do pagador do serviço (*top-down*) e do prestador do serviço (*bottom-up*), o que amplia o poder de detectar possíveis restrições de custo em uma perspectiva dupla e mais ampla. Além disso, os dados de custeio (que consideram os métodos envolvidos no microcusto) podem aumentar a conscientização sobre os componentes do custo da TD. Isso aumentaria a capacidade de comparação entre regiões e países, além de permitir uma análise mais criteriosa das formas de pagamento de reembolso pelos sistemas de saúde público e privado.

Pode-se citar o caso do Brasil, em que a não determinação do custo da TD impediu que o país tivesse reajustes minimamente adequados nos últimos dez anos. O total de gastos pagos pelo sistema público de saúde brasileiro (Sistema Único de Saúde – SUS) representou um crescimento nominal[¶] de gastos de cerca de 3,3% ao ano de 2009 a 2018. No entanto, a realidade é que, ao longo de dez anos, a TD no Brasil nem sequer acompanhou as variações dos impactos inflacionários, o que levou a uma taxa de desconto negativa em alguns serviços, como a DP. Em geral, a TD obteve uma taxa média real de retração de despesas em relação à inflação de –2,6% ao ano. A Figura 2 mostra esses valores percentuais acumulados. Um desconto médio de –21,3% em 10 anos é um indicador grave quando se trata da cobertura de terapia dialítica pela saúde pública. Quando os valores de DP e HD são avaliados isoladamente, pode-se observar aumento nos procedimentos de HD e redução nos de DP, como mostrado na Figura 2. Considerando os valores médios ao longo de dez anos, analisados por conjunto de procedimentos, desconsiderando implantes e treinamento, a HD manteve valor nominal (não ajustado pela inflação brasileira) de \$ 6.995,20 e a DP manteve valor nominal de \$ 6.059,40 (taxa de câmbio: US\$ 1,00: R\$ 3,87; 31.12.2018).[15]

Schreider et al. avaliaram o custo da TD no Brasil sob duas perspectivas, *bottom-up* e *top-down*, e encontraram uma restrição no custo da TD tanto no setor público quanto na saúde suplementar. No caso da DP, a diferença entre o custo *bottom-up*, avaliado em percentual por três anos, e o repasse de recursos para DP pelo SUS (*top-down*) foi de –29,8%.[16]

¶ Nominal: sem considerar correção inflacionária ou índice similar.

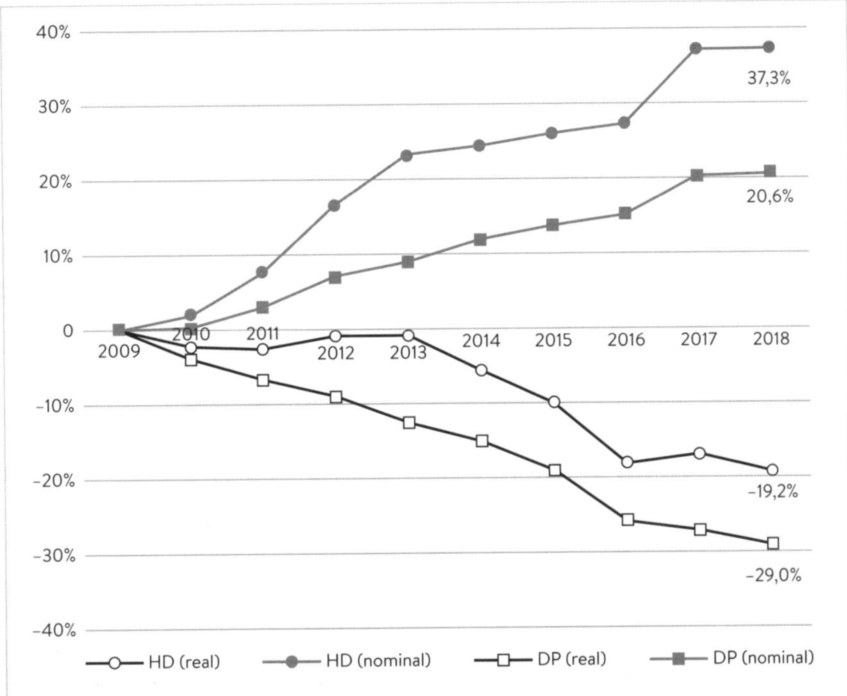

Figura 2 Evolução percentual acumulada dos gastos totais em hemodiálise e diálise peritoneal (nominal e real) de 2009 a 2018.

Fonte: elaborada por Moraes-Junior com base em dados coletados no banco de dados do Sistema de Informações Ambulatoriais (SIA) do SUS DATASUS (2019) e do Instituto Brasileiro de Geografia e Estatística (IBGE) (2019).

Ao analisar os estudos que avaliaram os custos da TD nos últimos dez anos, identificados por meio de busca nos bancos de dados Medline e EMBASE, observou-se relativa heterogeneidade das metodologias utilizadas e grande variação nos custos da TD na análise de composição dos custos. Uma limitação dos dados apresentados aqui refere-se ao que pode ser comparado, uma vez que os elementos para a composição dos custos não foram apresentados de forma clara em alguns estudos, mesmo com a TD seguindo um protocolo clínico muito semelhante em todo o mundo.

Utilizamos o custo do ano mencionado no estudo corrigido pela inflação do país (dados extraídos das bases de dados Statista, Trading Economics e Macrotrends Economic) e ajustado pela cotação do dólar em 31.12.2019 para fins de padronização e comparação. Bélgica, EUA, França, Holanda e Suécia apresentam custo desproporcionalmente alto quando comparados aos demais países avaliados (Figura 3). Entretanto, em todos os países analisados (com exceção da Bélgica), a DP ainda teve custo menor. Isso é sempre enfatizado em estudos comparativos entre HD e DP. Os menores custos da DP foram observados na Malásia, no México e na China. É importante observar que essas são estimativas baseadas em dados publicados corrigidos pela inflação (até 2019) e pelo US dólar norte-americano, o que pode resultar em dados não condizentes com a realidade.

A discussão mais atual sobre custos é baseada na medicina baseada em valor. Acima de tudo, entende-se que muitas questões sobre aspectos de determinação de custos ainda precisam evoluir no campo das avaliações econômicas de saúde. A área de estudo da TD pode ser precursora na busca de formas mais robustas de estabelecer um padrão-ouro na definição de quanto custa de fato a diálise no mundo.

DIÁLISE NA ÁFRICA, UM RECURSO ESCASSO: DIÁLISE PERITONEAL COMO UMA OPORTUNIDADE

Fundamento

O mais recente Atlas Global de Saúde Renal (GKHA-África) relatou que a prevalência de DRC na África é de 6,28%, inferior à prevalência global de 9,46%. No entanto, o fardo da doença renal crônica em estágio terminal (DRCT) é acentuado nos países africanos, em que o tratamento é muitas vezes inacessível e indisponível. A África continua a ser afligida pela pobreza, pela infraestrutura precária e por um fardo maciço de doenças transmissíveis (HIV, malária, tuberculose e doenças diarreicas). Dados esses desafios significativos, abordar questões associadas a doenças não transmissíveis, como a DRCT, é de baixa prioridade para muitos governos.[37]

Em 2010, Liyanage et al. relataram que a África tinha a maior diferença percentual entre as pessoas que precisam e as que recebem TRS.[38] Há também escassez de informações que descrevam a extensão e a diversidade da doença renal na África por causa da falta de dados do registro renal. A África do Sul é o único país do continente que relatou consistentemente dados nacionais sobre TRS.[39]

Há grandes disparidades na força de trabalho para cuidados renais. Na África, o número de nefrologistas é de 0,62 por milhão de população (pmp), o que é muito inferior à média global de 9,95 pmp. Na África, 27 países têm menos de 1 nefrologista pmp. Em geral, o norte da África (exceto a Líbia) está mais bem equipado, com mais de 10 nefrologistas pmp.[37] Há escassez significativa de todos os membros da equipe de cuidados renais, incluindo: enfermeiros de diálise, técnicos, coordenadores de transplante e cirurgiões. Isso se deve ao treinamento inadequado e à migração de especialistas.[40]

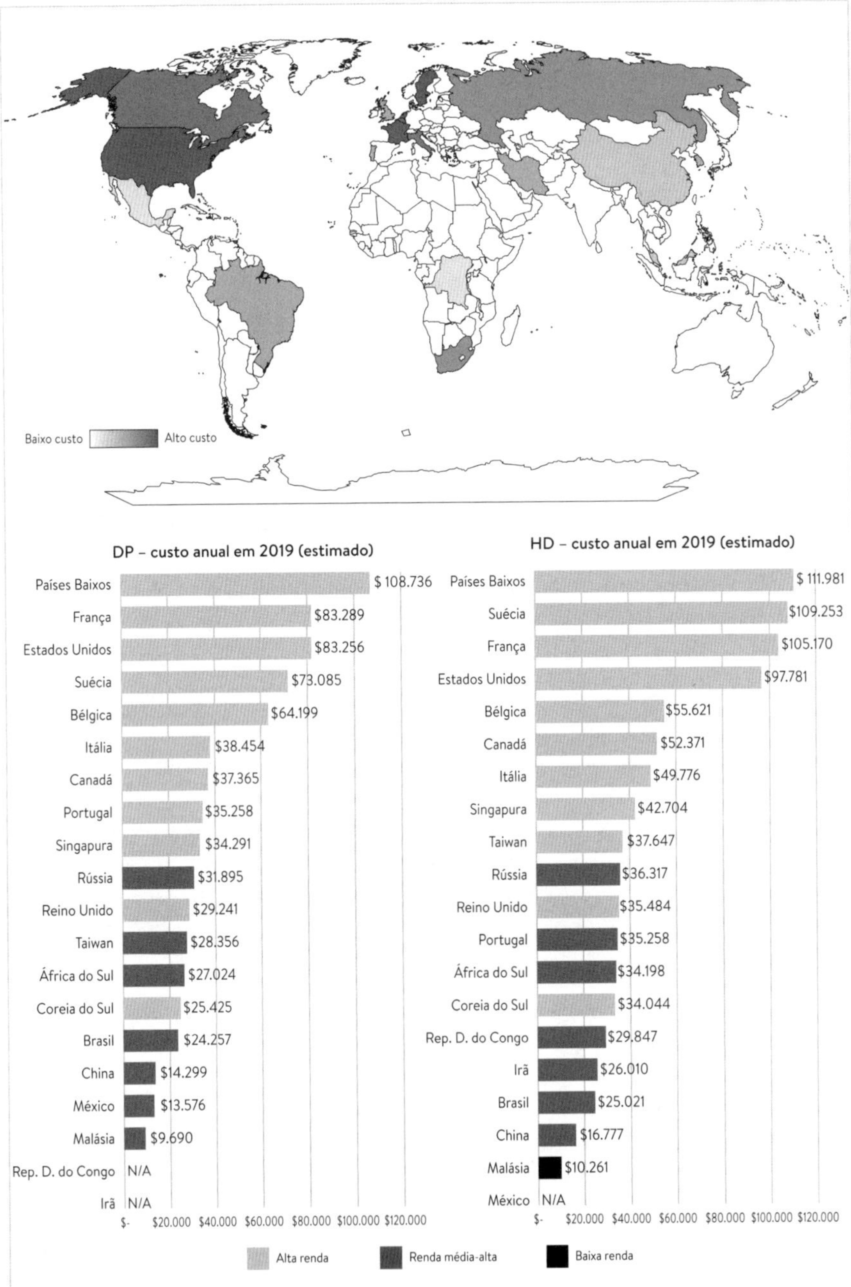

Figura 3 Mapa do custo da diálise peritoneal (DP) e custo por tipo de terapia dialítica por país ajustado pela inflação (valores em US$).[17-36]

Existem diferentes modelos de financiamento de cuidados renais na África. Uma combinação de sistemas públicos e privados financia a TRS em 29% dos países africanos. A criação de acesso e o transplante renal exigem um pagamento direto (*out-of-pocket* – OOP) em 26 e 29% dos países, respectivamente.[37] Os custos do pagamento direto anuais de HD e DP são geralmente mais de US$ 10.000 mais altos na África Subsaariana que no Norte da África. Portanto, a TRS não é acessível na maioria dos países.

Por que a DP faz sentido na África e a *PD-first* na África do Sul

A DPAC deveria ser uma forma ideal de TRS na África. Não requer tecnologias avançadas, muita infraestrutura ou necessidade de suporte da equipe de diálise. Permite aos que vivem longe dos centros de diálise a conveniência da diálise domiciliar e permite flexibilidade com o emprego/a escolaridade dos pacientes e de seus cuidados. Além disso, a DP reduz a demanda de HD em áreas urbanas. As evidências também apoiam a *PD-first*, pois há benefícios conhecidos para a preservação da função renal residual, a proteção do acesso vascular e um benefício inicial de sobrevida.[41] Nas últimas duas décadas, a sobrevida dos pacientes tratados com DPAC nos países desenvolvidos tem melhorado constantemente, tanto em termos absolutos como em comparação com aqueles em HD.[42-44]

Apesar das vantagens, a HD continua sendo a TRS mais comum na África, com a maioria dos centros localizados nas grandes cidades.[37] Na África do Sul, as demandas por HD predominantemente urbana levaram algumas províncias a praticar a *PD-first* a menos que haja fatores médicos, físicos ou psicossociais que impeçam a DP. A sobrevida do paciente, em um programa *PD-first* na Cidade do Cabo, não foi inferior à sobrevida em outros programas *PD-first* ou dados de registros internacionais.[45]

Distribuição da diálise peritoneal na África

O GKHA-África foi publicado recentemente. Seu objetivo foi avaliar a qualidade e a disponibilidade dos cuidados renais em todo o mundo. Na África, 42 dos 54 países responderam ao questionário. Todos os países relataram a disponibilidade de serviços de HD; entretanto, o acesso e a qualidade variaram geograficamente.[37] Vários relatos demonstram distribuição assimétrica dos serviços de TRS em favor de algumas grandes cidades.[46,47] A maior prevalência de diálise crônica (tanto HD como DP) é encontrada no norte da África, com a Tanzânia tendo a menor taxa (0,5 pmp).[37]

A DP não é a forma predominante de diálise em nenhum país. Apenas 41% relataram a disponibilidade de DP crônica. Na África, o número médio de centros de DP é de 0,09 pmp (*vs.* 1,27 pmp globalmente). Apenas 17% dos países relataram a capacidade de realizar 3 a 4 trocas de DP diariamente. Serviços de transporte eficientes impedem o acesso aos cuidados de saúde em muitas áreas rurais, deixando milhões de pessoas sem acesso à TRS ou tendo de viajar longas distâncias.[37]

A África do Sul e a Tunísia realizam o maior número de DP na África, com prevalência pmp de 23,3 e 36,8, respectivamente. Os únicos países que oferecem diálise de baixo custo ou sem custo são a África do Sul, Maurícia e Sudão.[48] Um relato do Egito mostrou prevalência decrescente de DPAC de 0,29 pmp para 0,1 pmp.[37,49] Elzorkany expressou preocupação de que isso estivesse levando à diminuição da conscientização da DP como a primeira opção de TRS, bem como à falta de médicos experientes.[49] O Sudão é o terceiro maior país da África (população de aproximadamente 30 milhões), tem desvantagens geográficas significativas, mas possui um programa de DP funcional e atualmente suporta 2,5 pmp em DP.[37]

Desafios para programas de diálise peritoneal em um cenário africano

Racionamento de diálise

Na África do Sul, com uma população de 56,62 milhões, do total de pacientes com acesso à TRS, 7.682 (71,5%) estavam em HD e 1.199 (11,2%) em DP. O setor privado atualmente atende 7.582 (855 pmp) em TRS, enquanto o setor público, que atende 84% da população, fornece TRS para apenas 66 pmp.[39] Por causa das graves restrições de recursos e da enorme disparidade de acesso à TRS no setor estadual, foram desenvolvidas diretrizes nacionais. Essas diretrizes determinam que apenas pacientes que podem ser transplantados sejam aceitos em programas de diálise crônica do setor público. O Tribunal Constitucional da África do Sul decidiu que o racionamento da diálise é apropriado, dada a escassez de recursos.[50] Na província de *Western Cape*, as diretrizes dos critérios de seleção foram desenvolvidas após ampla consulta com as partes interessadas, incluindo representantes de pacientes e especialistas em ética. A abordagem de "Responsabilidade pela Razoabilidade" e o princípio ético abrangente do utilitarismo foram usados neste processo.[51] Uma revisão do processo de seleção ao longo de um período de 4 anos relata que mais da metade (53,9%) dos pacientes que foram encaminhados para TRS não foram aceitos.[52] Outro centro na mesma província relatou que 75% de todos os pacientes considerados foram recusados.[53]

Pobreza – exclusão para diálise peritoneal ou um obstáculo?

O Índice de Desenvolvimento Humano (IDH) é um índice estatístico composto de indicadores de expectativa de vida, educação e renda *per capita*. Na África Subsaariana, o IDH continua sendo o mais baixo entre todas as regiões em desenvolvimento. Há também grandes discrepâncias na distribuição da riqueza dentro dos países. Dos dez países com os escores mais altos do índice Gini, seis estão na África Subsaariana.[54,55] Além disso, os gastos do governo com saúde são baixos. A OMS relatou uma diferença de 70 vezes nos gastos com saúde entre países de alta e baixa renda, com os menores gastos nos países da África Ocidental, Central e Oriental.[56]

O papel que o *status* socioeconômico (ESE) desempenha na DP continua a ser debatido na África do Sul e no exterior. Relatos da África do Sul não conseguiram demonstrar que o ESE estava ligado à baixa sobrevida ou à falha da técnica.[57,58] No BRAZDP, o *status* econômico não estava independentemente associado aos resultados.[59] Se o ESE é um obstáculo ou um fator preditivo ruim para o desfecho requer investigação adicional.

O que fica claro é que a pobreza impacta os pacientes que recebem DP. Em uma recente revisão não publicada da Cidade do Cabo, na África do Sul (um hospital público em um ambiente urbano), foi observada pobreza acentuada. Nessa coorte, apenas 29% estavam empregados, 40% dependiam de subsídios ou pensões por invalidez e a renda média era baixa (R 3.750 por mês, equivalente a US$ 199,79). Um quinto dos pacientes relatou ter passado fome em algum momento do ano anterior. O mínimo para a sobrevivência e saneamento também eram desafiadores, pois 30% viviam em habitações irregulares. Apenas 87,9% tinham acesso a água encanada e 19% não possuíam vasos sanitários com descarga em suas residências. A literatura é limitada sobre como a DP é realizada em ambientes mais rurais na África.

Esses desafios têm sido implicados no impacto na qualidade de vida (QV) do paciente em DP. Na África, a maioria dos estudos de QV foi realizada na África do Sul. Um estudo inicial não relatou diferença na QV entre HD e DP.[60] No entanto, estudos subsequentes mostraram que os pacientes com DP têm escores de QV mais baixos, com maior carga de sintomas.[61-63] A renda dentro da coorte foi um dos maiores determinantes da QV.[62]

Por último, os ambientes alteram as práticas de DP. Na Cidade do Cabo, África do Sul, as visitas domiciliares de DP não são permitidas por causa das preocupações com a segurança da equipe.[9] A Cidade do Cabo tem uma das maiores taxas de crimes violentos e assassinatos (1.647/100 mil e 63/100 mil habitantes, respectivamente).[64] Isso é extremamente alto em comparação com a taxa média global de homicídios de 6,04/100 mil.[65] As visitas domiciliares se mostram essenciais para o suporte e educação do paciente e para a diminuição das taxas de peritonite.

Custo da diálise peritoneal

As comparações de custos entre DPAC e HD têm sido objeto de debate. Apenas a África do Sul e o Quênia produzem seu próprio fluido de DP localmente.[48] Infelizmente, por causa da falta de infraestrutura, outros países africanos dependem inteiramente de fluidos de DP importados, o que torna o custo excessivamente alto. O transporte internacional, as tarifas de importação e o custo de armazenamento aumentam o valor da DP.[66,67] Portanto, o custo em muitas regiões não torna a DP economicamente sustentável.

Quando o fluido da DP é produzido localmente, o custo da DP diminui. Em 2017, um hospital público na África do Sul relatou diferenças de microcusto entre a HD e a DP. O estudo estabeleceu que os custos da HD foram superiores aos da DP. Isso se deveu principalmente a exames laboratoriais, soluções de HD, bem como aquisição e manutenção do equipamento de diálise.[68] Isso enfatiza a necessidade de investir na fabricação de fluidos (seja nacional seja regionalmente) na África para melhorar a aceitação da DPAC.

Peritonite

A peritonite é uma das principais causas de morbidade (como falha técnica, transferência para HD e troca de cateter) e é responsável pela mortalidade em 2% a 6% dos casos.[69] Os preditores de peritonite incluem características basais, incluindo idade, sexo, nível educacional, albumina sérica reduzida e presença de diabetes *mellitus*.[70-72] O clima e a variação sazonal também influenciam a incidência de peritonite, com picos nos meses quentes e úmidos.[73] Entretanto, a prevalência e as causas da peritonite variam dependendo da região e do tempo.[69]

Uma revisão sistemática de 1.512 pacientes com DP na África relatou a prevalência e a mortalidade da peritonite. Altas taxas de peritonite foram observadas e variaram de 0,55 a 2,8 episódios/paciente-ano. Estudos recentes demonstraram declínio nas taxas de peritonite em comparação com os estudos anteriores. As taxas de mortalidade por todas as causas variaram de 0 a 38,7%, sendo a peritonite o principal contribuinte para a morte. Organismos gram-positivos foram a causa mais comum de infecção, mas, entre as infecções gram-negativas, predominaram as *Pseudomonas*. A África relatou altas taxas de infecções fúngicas em algumas regiões (0,7%-31%). A peritonite por tuberculose variou de 0,8% a 3%. Altas taxas de peritonite com cultura negativa foram relatadas na maioria dos estudos (variando de 12,5% a 62,5%).[74]

A Tabela 1 relata as taxas de peritonite publicadas recentemente em grandes centros na África, variando de 0,4 a 0,89 episódio/paciente-ano. Muitos cen-

Tabela 1 Taxas de peritonite de grandes centros na África

	PIB $ bilhões	Despesas totais em saúde (% PIB)	N	Idade anos (média)	DM	Eventos de peritonite	Cultura negativa	Micro-organismos gram-positivos	Micro--organismos gram--negativos	Outros	Mortes por peritonite
Marrocos (2006-2011)[1]	298,6	5,5	36	49 ± 17	22%	18,59 (meses × pacientes/ peritonite)	26,3%	Gram-positivo (56,6%) *CNS* (53,3%) *Staphylococcus aureus* (36,6%) *Streptococcus* não agrupáveis (6,6%)	Gram--negativo (37,7%) Pseudomonas (30%) Enterobacter (20%) Klebsiella (15%)	–	0
Senegal (2004-2010)[2]	54,8	4,0	62	47 ± 13	19%	1 episódio/20 pacientes-mês (0,60 episódio/ pacientes-ano)	51%	*Staphylococcus aureus* (18%) *Streptococcus* (2%)	Pseudomonas (16%) Klebsiella (2%) Serratia (2%) Acinetobacter (2%)	Fúngico (7%)	2/16
Egito (1997-2010)[3]	1.204,0	4,6	33	31,7	24%	1 episódio/21,3 pacientes-mês (0,56 episódio/ pacientes-ano)	49%	*Staphylococcus aureus* (24%)	Pseudomonas (8%)	Fúngico (6%)	–

(continua)

Tabela 1 Taxas de peritonite de grandes centros na África (*continuação*)

	PIB $ bilhões	Despesas totais em saúde (% PIB)	N	Idade anos (média)	DM	Eventos de peritonite	Cultura negativa	Micro-organismos gram-positivos	Micro-organismos gram-negativos	Outros	Mortes por peritonite
Tunísia (2006-2016)[4]	12,97	6,6	182	43,9 ± 17	35%	1 episódio/27,25 pacientes-mês (0,44 episódio/pacientes-ano)	33,5%	–	–	–	–
Sudão (2005-2007)[5] (2010-2013)[6]	177,4	6,3	111	56 (Mdn)		1 episódio a cada 14 meses (0,85 episódio/pacientes-ano)	53% 46% (2010) 5% (2012)	*Staphylococcus aureus* (11,8%) *Staphylococcus epidermides* (5,9%)	*E. coli* (23,5%) Pseudomonas (21%) Klebsiella (5,9%)	13,2%	2/111
Nigéria (1995)[7]	1.121,0	3,6	23	36,4	–	70% da coorte	88%	*Staphylococcus aureus*	Klebsiella	–	–
AS: Limpopo (2007-2012)[8,9]	767,2	8,2	152	36,8 ± 11,4	9,9	0,82 episódio/pacientes-ano	62,3%	Gram-positivo (50,6%)	Gram-negativo (38%)	TB (7,6%) Fúngico (3,8%)	–

(*continua*)

Tabela 1 Taxas de peritonite de grandes centros na África *(continuação)*

	PIB $ bilhões	Despesas totais em saúde (% PIB)	N	Idade anos (média)	DM	Eventos de peritonite	Cultura negativa	Micro-organismos gram-positivos	Micro-organismos gram-negativos	Outros	Mortes por peritonite
AS: Western Cape/GSH (2008-2015)[10]	767,2	8,2	199	39	9,8	0,87 episódio/pacientes-ano	19,5%	*Staphylococcus aureus* (19,4%) *Staphylococcus epidermides* (12,6%) *CNS* (15,12%)	Pseudomonas (3,7%)	Fúngico (4,2%)	–

AS: África do Sul; CNS: *Staphylococcus* coagulase-negativo; DM: diabetes *mellitus*; *E. coli: Escherichia coli*, GSH: Groote Schuur Hospital; Klebsiella: *Klebsiella pneumoniae*; Mdn: mediana; N: total na coorte; PIB: produto interno bruto; Pseudomonas: *Pseudomonas aeruginosa;* Serratia: *Serratia plymuthica*.

1. Bekaoui S, Haddiya I, Houti MS, Berkchi FZ, Ezaitouni F, Ouzeddoun N, et al. Infectious peritonitis profile in peritoneal dialysis at Ibn Sina University Hospital: a 6-year data report. Int J Nephrol Renovasc Dis 2014;7:323-7. Epub 2014/09/05.
2. Niang A, Cisse MM, Mahmoud SM, Lemrabott AT, Ka el HF, Diouf B. Pilot experience in senegal with peritoneal dialysis for end-stage renal disease. Perit Dial Int 2014;34(5):539-43. Epub 2014/03/04.
3. Mahmoud KM, Sheashaa HA, Gheith OA, Wafa EW, Agroudy AE, Sabry AA, et al. Continuous ambulatory peritoneal dialysis in Egypt: progression despite handicaps. Perit Dial Int 2010;30(3):269-73. Epub 2010/04/29.
4. Lasfar LB, Guedri Y, Zellama D, El Meknassi I, Azzebi A, Mrabet S, et al. Long-term clinical outcomes of peritoneal dialysis patients: 10-year experience of a single unit from Tunisia. Saudi J Kidney Dis Transpl 2019;30(2):451-61. Epub 2019/04/30.
5. Elhassan EA, Kaballo B, Fedail H, Abdelraheem MB, Ali T, Medani S, et al. Peritoneal dialysis in the Sudan. Perit Dial Int 2007;27(5):503-10. Epub 2007/08/21.
6. Kheir SM, Kafi SK, Ryden P, Elbir H, Soliman MA, Ali S, et al. Results of application of the ISDP guidelines to the management of peritoneal dialysis in a single center in Sudan. J Infect Public Health 2017;10(3):348-52. Epub 2016/10/09.
7. Arije A, Akinlade KS, Kadiri S, Akinkugbe OO. The problems of peritoneal dialysis in the management of chronic uraemia in Nigeria. Trop Geogr Med 1995;47(2):74-7. Epub 1995/01/01.
8. Isla RA, Mapiye D, Swanepoel CR, Rozumyk N, Hubahib JE, Okpechi IG. Continuous ambulatory peritoneal dialysis in Limpopo province, South Africa: predictors of patient and technique survival. Perit Dial Int 2014;34(5):518-25.
9. Tamayo-Isla RA, de la Cruz MC, Okpechi IG. Mycobacterial peritonitis in DPAC patients in Limpopo: a 6-year cumulative report from a single center in South Africa. Perit Dial Int 2016;36(2):218-22. Epub 2016/03/24.
10. Davidson B, Crombie K, Manning K, Rayner B, Wearne N. Outcomes and challenges of a PD-first program, a South-African perspective. Perit Dial Int 2018;38(3):179-86. Epub 2018/06/01.

tros, incluindo o Sudão e a África do Sul, descreveram taxas decrescentes de peritonite nos últimos quinze anos. Essa tabela confirma altas taxas de peritonite com cultura negativa e predominância de *Pseudomonas*.

HIV e DP

Em 2008, o primeiro doador HIV positivo para receptor HIV positivo foi utilizado no Hospital Groote Schuur, na África do Sul, aumentando assim o *pool* de doadores renais. Esse foi o ponto de virada para os pacientes HIV positivos terem acesso à TRS financiada pelo estado. O programa demonstrou ser um sucesso, com resultados semelhantes aos de pacientes não HIV e melhores que os programas de transplante de doador de critérios estendidos.[76] Pacientes em DP infectados pelo HIV com contagem de CD4 < 200 células/mm^3 demonstraram ter risco aumentado de peritonite e peritonite recidivante. O HIV não foi associado à falha da técnica.[77]

Desfechos da diálise peritoneal no continente africano

Há dados relatados limitados sobre os desfechos dos programas de DP na África. A sobrevida do paciente em 1 ano variou entre 86,7% e 91,3%, e em 5 anos de 50,2% a 89% (Tabela 2). Esses resultados são comparáveis aos relatados em registros internacionais de DP, países de renda média e de renda alta. Esses resultados, entretanto, precisam ser vistos em contexto. Em certos países da África (especificamente a África do Sul), coortes mais jovens e saudáveis são selecionadas para diálise por causa do racionamento de diálise. Mesmo comparando coortes dentro da África, os países do norte da África (Senegal e Egito) apresentam faixas etárias e taxas de comorbidade semelhantes às de coortes internacionais. Entretanto, os países subsaarianos estavam dialisando coortes mais jovens (16-18 anos mais jovens que os registros internos) com um número surpreendentemente menor de diabéticos (9,8% *vs.* 20%-44%) (Tabela 2).

As taxas de mortalidade relatadas em países em que o racionamento de diálise é praticado precisam considerar que uma proporção significante de pacientes em DP (31%) morreu com falha técnica e não recebeu oferta de mudança de modalidade para HD, por causa da não transplantabilidade. Quando uma mudança oportuna foi realizada nesse cenário, a sobrevida foi excelente, sem mortes registradas em 5 anos.[45]

Os fatores associados ao aumento da mortalidade incluíram diabetes, baixo IMC, baixa albumina sérica, baixa hemoglobina e mais de um episódio de peritonite.[45,58,78] A causa mais comum de falha técnica foi peritonite em todas as coortes africanas. A etnia negra africana e o aumento da idade foram fortes pre-

Tabela 2 Sobrevida do paciente e da técnica em programas de diálise peritoneal na África

					Sobrevida da técnica (%)				Sobrevida do paciente (%)			
	Período	n	Idade anos (média)	DM (%)	1 ano	2 anos	3 anos	5 anos	1 ano	2 anos	3 anos	5 anos
AS: Western Cape (GSH)[1]	2008--2015	199	39	9,8	85,0	75,2	-	45,0	91,3	79,6	-	50,2
AS: Western Cape (TBH)[2]	2008--2014	170	36	1,7	80,0	-	54,0	39,0	90,0	-	82,0	63,0
AS: Limpopo[3]	2007--2012	152	37	9,9	83,3	71,7	-	62,1	86,7	78,7	-	65,3
Egito[4]	1997--2010	33	31,7	24	94,4	-	-	-	91,9	-	-	-
Senegal[5,6]	2004--2010 2004--2007	62	Mdn 47 ± 13	19,4	62	45	38	-	63	42	-	-
Marrocos[7]	2006--2011	36	Mdn 49 ± 17	22	ND				ND			
Tunísia[8]	2006--2016	182	43,9 +/- 16,95	33,5	96,7	90	84,5	73,9	96,1	93,2	91,4	89,3

AS: África do Sul; DM: diabetes *mellitus*, GSH: Groote Schuur Hospital, Mdn: mediana; n: número na coorte; ND: não disponível; TGB: Tygerberg Hospital.

1. Davidson B, Crombie K, Manning K, Rayner B, Wearne N. Outcomes and challenges of a PD-first program, a South-African perspective. Perit Dial Int 2018;38(3):179-86. Epub 2018/06/01.

2 .Kapembwa KC, Bapoo NA, Tannor EK, Davids MR. Peritoneal dialysis technique survival at Tygerberg Hospital in Cape Town, South Africa. Afr J Nephrol 2017;20(1):25-33.

3. Isla RA, Mapiye D, Swanepoel CR, Rozumyk N, Hubahib JE, Okpechi IG. Continuous ambulatory peritoneal dialysis in Limpopo province, South Africa: predictors of patient and technique survival. Perit Dial Int 2014;34(5):518-25.

4. Mahmoud KM, Sheashaa HA, Gheith OA, Wafa EW, Agroudy AE, Sabry AA, et al. Continuous ambulatory peritoneal dialysis in Egypt: progression despite handicaps. Perit Dial Int 2010;30(3):269-73. Epub 2010/04/29.

5. Niang A, Cisse MM, Mahmoud SM, Lemrabott AT, Ka el HF, Diouf B. Pilot experience in Senegal with peritoneal dialysis for end-stage renal disease. Perit Dial Int 2014;34(5):539-43. Epub 2014/03/04.

6. Cisse MM, Hamat I, Gueye S, Seck SM, Ka el HF, Tall AO, et al. Peritonitis in patients on peritoneal dialysis: a single-center experience from Dakar. Saudi J Kidney Dis Transpl 2012;23(5):1061-4. Epub 2012/09/18.

7. Bekaoui S, Haddiya I, Houti MS, Berkchi FZ, Ezaitouni F, Ouzeddoun N, et al. Infectious peritonitis profile in peritoneal dialysis at Ibn Sina University Hospital: a 6-year data report. Int J Nephrol Renovasc Dis 2014;7:323-7. Epub 2014/09/05.

8. Lasfar LB, Guedri Y, Zellama D, El Meknassi I, Azzebi A, Mrabet S, et al. Long-term clinical outcomes of peritoneal dialysis patients: 10-year experience of a single unit from Tunisia. Saudi J Kidney Dis Transpl 2019;30(2):451-61. Epub 2019/04/30.

ditores de falha técnica em ambas as coortes da Cidade do Cabo na África do Sul.[45,78] As razões permanecem obscuras, mas podem incluir o impacto do ESE.

Lesão renal aguda e diálise peritoneal

Os menores de 18 anos representam aproximadamente 50% (± 600 milhões de crianças) da população na África, o que tem grande impacto nos recursos de saúde.[79] Das admissões em um centro de emergência pediátrica do Malawi, 11% foram atribuídas à lesão renal aguda (LRA) com sepse, malária e gastroenterite identificadas como a causa em 85%.[80] As crianças geralmente têm pouca comorbidade e, se capazes de sobreviver ao insulto inicial, frequentemente se recuperam completamente. A DP aguda pode, portanto, ser altamente custo-efetiva para jovens que têm potencial para concluir a escolaridade e se tornar um contribuinte significativo para a comunidade.[81] A DP aguda é potencialmente mais custo-efetiva, requer o mínimo de água e eletricidade e requer menos treinamento da equipe e diminui a necessidade de inserção de cateteres de HD, o que pode ser desafiador em uma criança pequena. Além disso, dois ensaios clínicos randomizados mostraram recuperação renal mais precoce com DP aguda (34%) em comparação com a HD.[82,83]

O Programa *Saving Young Lives* (SYL) foi estabelecido em 2012 para desenvolver programas sustentáveis de DP aguda para tratar pacientes jovens com LRA em ambientes de poucos recursos.[84] O programa representa uma parceria entre quatro organizações internacionais de nefrologia (ISN, IPNA, ISDP e Euro-DP) e a Sustainable Kidney Care Foundation. Na África, o programa alcançou 18 países. Um suporte local é o fator mais importante, pois o objetivo é que as unidades apoiadas pelo SYL se tornem autossuficientes. Um problema comum tem sido a dificuldade de obter soluções comerciais de DP; a mistura local de soluções de DP mostrou ser segura e uma alternativa eficaz se os fluidos não estiverem disponíveis.[85]

Conclusão

Ainda há um número inaceitavelmente alto de pessoas incapazes de ter acesso à TRS na África. Iniciativas como o SYL continuam a se esforçar para melhorar o acesso à DP. No entanto, apesar de muitos desafios, existem programas de DP eficazes com resultados comparáveis aos de grandes centros. As taxas de peritonite na África continuam sendo um desafio. Entretanto, muitos centros relataram taxas de peritonite que atendem às metas do ISDP. Vários países, incluindo o Sudão e a África do Sul, relataram taxas decrescentes de peritonite ao longo do tempo. A África do Sul demonstrou que uma abordagem *PD-first* pode ser bem-sucedida em ambiente com recursos limitados. O

HIV e a pobreza continuam a ser problemas generalizados em toda a África, mas devem ser vistos como obstáculos e não contraindicações para receber DP.

A POLÍTICA DE *PD-FIRST* NA TAILÂNDIA

O número de pacientes com DRCT vem aumentando em todo o mundo. Na Tailândia, mais de 100 mil pacientes necessitam de diálise,[86] e mais de 20 mil pessoas iniciam o tratamento com HD ou DP todos os anos.[87] Embora a primeira HD e DP tenham sido realizadas em 1964 e 1982, respectivamente, o número de pacientes tailandeses tratados com diálise só aumentou gradualmente nas primeiras três décadas por causa do acesso limitado decorrente de custos proibitivos, o que precipitou gastos catastróficos em saúde para muitas famílias.[88] Em 2008, o governo tailandês ampliou o escopo da cobertura de saúde para incluir a TRS, lançando a política da *PD-first*. Isso proporcionou aos cidadãos tailandeses cobertura universal de saúde para diálise, de modo que o número de pacientes dialisados e de centros de diálise aumentou exponencialmente. De acordo com o relatório anual do *United States Renal Data System* em 2018, a Tailândia estava entre os cinco principais países com as maiores taxas de incidência de DRCT tratada, 1.515 pmp/ano em 2016 em comparação com 100 pmp/ano em 2008.[89] Essa breve revisão detalha o princípio e os principais fatores de sucesso da política *PD-first* e como eles desafiaram e influenciaram o tratamento de diálise na Tailândia.

Sistema de reembolso

Localizada no meio do sudeste da Ásia continental, a Tailândia é um país agrícola dividido em 77 províncias e 13 regiões de saúde com uma população atual de 66,6 milhões.[90] Um sexto dos cidadãos vive na região metropolitana de Bangcoc. De acordo com os registros do Banco Mundial, a Tailândia é classificada como um país de renda média alta, que gastou 6,5% de seu produto interno bruto em saúde.[91] Atualmente, existem três planos governamentais de seguro saúde com diferentes características e gestão administrativa. Em primeiro lugar, o *Civil Servant Medical Beneficiary System* (CSMBS), no âmbito do Ministério das Finanças, abrange 4,5 milhões de funcionários públicos e seus familiares imediatos[92]. Em segundo, o Sistema de Previdência Social (*Social Security System* – SSS), administrado pela Secretaria de Previdência Social do Ministério do Trabalho, atende 12,6 milhões de empregados. O financiamento para esse esquema provém de contribuições tripartidas, incluindo empregadores, empregados e governo.[93] Por fim, o Esquema de Cobertura Universal (*Universal Coverage Scheme* – UCS), também conhecido como "*30 Bahts* (1 dólar americano) *Scheme*", administrado pelo *National Health Security Office*

(NHSO), apoia 51,6 milhões de cidadãos restantes, que são autônomos e não funcionários do governo, de empresas estatais e de estabelecimentos privados.[94]

O UCS foi introduzido em 2002; no entanto, a compensação da TRS foi estabelecida em 2008.[95] Sob o UCS, a DPAC é oferecida como a modalidade de diálise de primeira linha, a menos que os pacientes não sejam adequados para receber a DP por causa de uma contraindicação ou um histórico de falha da técnica de DP. Esses pacientes podem ter acesso à HD sem pagamento adicional. Pacientes que são clinicamente adequados para DP podem recusar a DP e escolher a HD como tratamento de primeira linha, mas eles precisam arcar totalmente com os custos relacionados à diálise.[96,97] No entanto, todos os pacientes do programa de pré-diálise são apresentados tanto à DP como à HD. É importante observar que o financiamento de medicamentos para cuidados renais, incluindo bolsas de DP, agentes estimuladores da eritropoiese (AEE), suplementos de ferro e agentes calcimiméticos, tem seu custo totalmente financiado pela política se os medicamentos estiverem na Lista Nacional de Medicamentos da Tailândia. De acordo com a política, as bolsas de DP são fornecidas apenas como bolsas de 2 L à base de glicose para trocas manuais, limitadas a 5 bolsas por dia, de marcas internacionais, mas fabricadas local ou regionalmente. Soluções de DP baseadas em icodextrina, aminoácidos e produtos de degradação da glicose (PDG) podem ser prescritas, mas não são reembolsadas pela política. Apenas os AEE de ação curta são permitidos para reembolso e limitados a 4 mil unidades 2 vezes por semana.

Viabilizando a estratégia *PD-first* na Tailândia

Em essência, o sucesso-chave da implementação da política *PD-first* incluiu nove elementos,[98] como demonstrado no Quadro 1. Com esses elementos, foi introduzido um sistema de entrega domiciliar de soluções para DP. A Organização Farmacêutica do Governo (Government Pharmaceutical Organization – GPO) é responsável pela aquisição nacional da solução. Os produtos são distribuídos principalmente pela Thailand Post Co., Ltd (THDP), enquanto as empresas de logística locais são subcontratadas para os pacientes que residem em áreas rurais.[99] Todos os hospitais e clínicas de DP têm de digitar mensalmente os dados de prescrição para a quantidade de consumíveis de DP necessários para cada paciente. O THDP conecta vários parceiros utilizando um sistema baseado na *web* e adota o Sistema de Posicionamento Global (*Global Positioning System* – GPS) móvel para rastrear as bolsas de DP durante a distribuição e informar os pacientes antes da entrega.[100] O sistema de distribuição foi realizado de forma eficaz na última década, com mais de 27 milhões de bolsas sendo entregues nas casas dos pacientes a cada ano; além disso, o sistema foi

Quadro 1 Principais fatores de sucesso da implementação da política *PD-first* na Tailândia

Nove fatores-chave de sucesso
1. Mudanças fundamentais nos sistemas de reembolso da saúde, aumentando os incentivos para que médicos e hospitais iniciem pacientes na DPAC
2. Contenção de custos, particularmente para a aquisição de soluções de DP e AEE
3. Controle do número crescente de pacientes em DP, expandindo programas de transplante de rins e integrando conceitos de "cuidados crônicos" e "cuidados paliativos" em um modelo de manejo de DRC, além de se comprometer a educar o público e os profissionais de saúde
4. Aumento do número de funcionários dedicados que possuem experiência e conhecimento em DP, ampliando a capacidade dos centros de DP e fortalecendo a rede de profissionais de saúde de DP
5. Criação de sistemas nacionais de apoio, incluindo cursos nacionais para certificar enfermeiros de DP e operadores de inserção de cateter da DP, modelo de centro de serviço com práticas multidisciplinares de atendimento e visitas domiciliares, quatro centros regionais de treinamento, livro didático padrão, módulos educacionais de DP baseados na *web* e rede nacional de pacientes em DP
6. Promoção da pesquisa e do cuidado orientado à inovação. Realização de reunião nacional anual e oferecimento de recompensas ou reconhecimento aos profissionais de saúde da linha de frente
7. Melhora do suporte à HD como *backup* para dar apoio a pacientes em DP que estão precisando de HD, de forma temporária ou permanente
8. Integrar novas tecnologias no atendimento clínico, como a telemedicina para visitas domiciliares
9. Desenvolver diretrizes nacionais de prática clínica de DP, indicadores-chave de desempenho específicos para a Tailândia (KPI)[98] e credenciamento de centros de DP (conhecidos como visita de supervisão)

AEE: agentes estimuladores de eritropoiese; DP: diálise peritoneal; DPAC: diálise peritoneal ambulatorial contínua; DRC: doença renal crônica.

capaz de lidar com a grande inundação na região central da Tailândia em 2011 sem uma escassez significante de abastecimento.[100] A força desse sistema de entrega em domicílio sobre o sistema logístico tradicional é a redução da carga clínica/hospitalar de DP e do custo na gestão do estoque. Isso é importante, particularmente na Tailândia, em que a maioria das forças de trabalho de saúde dos hospitais públicos tem enormes cargas de trabalho dedicadas ao gerenciamento clínico, administrativo e farmacêutico, bem como espaço hospitalar limitado para armazenar bolsas de DP em salas de armazenamento.

Taxa de utilidade da DP

Ao longo da década em que a política *PD-first* esteve em vigor, o número de pacientes e centros de DP cresceu exponencialmente. Desde dezembro de 2016, o número de pacientes com DP prevalente e incidente foi de 26.450 (390 pmp) e 10.783 (159 pmp), respectivamente. A penetração da DP aumentou, respectivamente, 31% e 46% de todos os pacientes em diálise prevalentes e incidentes quando comparados com < 10% antes de 2008[87] (Figura 4). Quase 90% dos pacientes com DP estão sob o UCS.[87] Diferenças regionais na aceitação relativa da modalidade de DP também foram observadas, variando de 17% na região metropolitana de Bangcoc a 37% nas regiões rurais.[88]

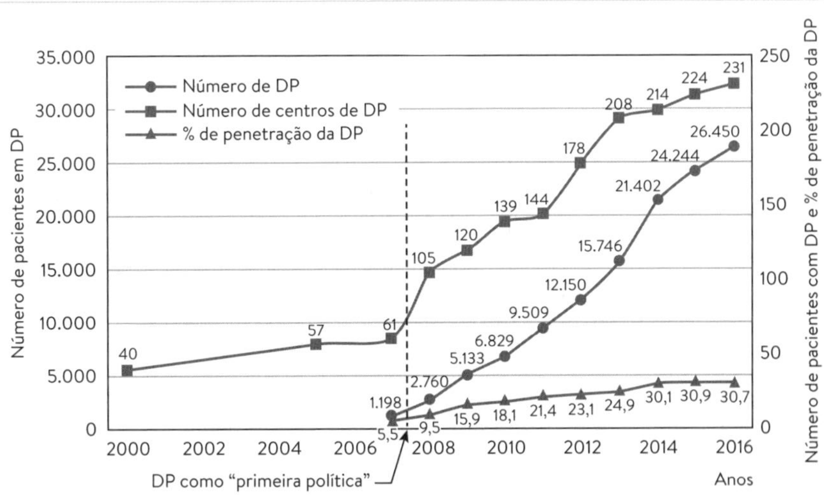

Figura 4 Números relativos à diálise peritoneal (DP), centros de DP e % de penetração da diálise peritoneal (DP) de pacientes (Pc) prevalentes em diálise ao longo do tempo.[87]

Centros de diálise peritoneal e características dos pacientes

Quase todas os centros de DP são afiliados a hospitais públicos/governamentais, embora uma organização pública autônoma possua um centro de DP e outro centro seja uma clínica privada. Os centros tailandeses de DP são grandes, com média de 102 (intervalo interquartil: 48-208) pacientes de DP por centro[101] e baixa penetração de DP automatizada (DPA) (5%).[102] A relação médico-paciente é de 87:1, enquanto a relação enfermeiro-paciente do DP é de 70:1.[102] Quatro centros (de 231 centros) não têm nefrologistas responsáveis, todos os quais pertencem aos hospitais comunitários ou padrão. É geralmente aceito que a proporção ideal enfermeiro-paciente da DP deve ser inferior a 20-25:1.[103,104] A carga de trabalho dos enfermeiros de DP é ainda mais difícil, se contar com tarefas não relacionadas à DP e serviços de plantão e fora do expediente. A crescente carga de trabalho da equipe médica na Tailândia pode ser explicada pela rápida implementação da política *PD-first*. O número de pacientes ativos em DP aumentou dez vezes em uma década, enquanto o crescimento de centros de DP aumentou apenas quatro vezes desde o início da política.

Os pacientes tailandeses em DP têm média de idade de 56 anos, peso corporal de 58 kg, índice de massa corporal de 22,6 e área de superfície corporal (ASC) de 1,6 m^2. Além disso, apresentam baixos níveis de escolaridade e renda familiar; a maioria no ensino fundamental ou em nível inferior e renda familiar inferior a \$ 5.000/ano. Esses parâmetros são piores em pacientes localizados em áreas provinciais. A DPAC é o modo dominante (95%); 82% dos DPAC realizam 2 L × 4 trocas por dia. Menos de 20% dos pacientes realizam ≤ 3 ou ≥ 5 trocas por dia. O volume médio prescrito de troca de 24 horas, normatizado para a ASC, é de 8,7 L/1,73 m^2, enquanto 81% dos pacientes em DPA não têm permanência diária com um volume médio total de ciclador prescrito por ASC de 11 L/1,73 m^2. A icodextrina não é utilizada por pacientes em DPAC e é limitada a apenas 17% dos pacientes em DPA. As soluções de baixo PDG de pH neutro não são prescritas na Tailândia. Apenas 9% dos pacientes em DP utilizam soluções de DP a 3,86%, e 73% não usam nenhuma das soluções de DP com alto teor de glicose. O Kt/V peritoneal médio semanal é de 1,73 e 1,75 em pacientes em DPAC e DPA, respectivamente.[102]

A hipocalemia e a hipoalbuminemia são comumente observadas em 37% e 67% dos pacientes, respectivamente. As médias de potássio e albumina séricos são 3,7 ± 0,6 mEq/L e 3,1 ± 0,8 gm/dL. O nível médio de hemoglobina é de 10,2 gm/dL, 42% têm níveis de Hb abaixo de 10 gm/dL.[105] A maioria dos pacientes tailandeses em DP utiliza AEE de ação curta e 93% utilizam epoetina-alfa.[106] De acordo com os resultados do estudo *Thailand Peritoneal Dialysis Outcomes and Practice Patterns Study* (PDOPPS), mais da metade dos pacientes tailandeses em DP precisam de cuidadores para auxiliar nas trocas de DP (60%), o que provavelmente reflete a alta prevalência de comprometimento funcional em pacientes em DP (47%).[107] Pacientes que persistente ou subsequentemente requerem cuidadores para auxiliar na troca de DP estão associados a um risco aumentado de mortalidade, mas não a peritonite ou o risco de transferência de HD quando comparados a pacientes que nunca precisaram de cuidadores para ajudar com a DP.[108]

Desfechos da diálise peritoneal

A infecção relacionada à DP é a principal causa de falha técnica e morte em pacientes tailandeses em DP. Em 2016, a taxa bruta de peritonite foi de 0,39 episódio/ano e a taxa média de peritonite nos centros foi de 0,43 episódio/ano.[101] As taxas são comparáveis às de países de baixa e alta renda, incluindo o Brasil

(0,63 episódio/ano),[109] a Malásia (0,27 episódio/ano)[110] e no limite superior da faixa relatada no estudo DPOPPS (0,28-0,40 episódio/ano) (Figura 5),[101] indicando melhora ao longo de uma década da política de 0,67 em 2008[111] para 0,48 em 2011[112] e 0,39 em 2017.[101] Apenas 18% dos centros de diálise não conseguiram atingir a meta de 2016 da Diretriz da International Society for Peritoneal Dialysis (ISPD) de menos de 0,5 episódio/ano.[101] A taxa de micro-organismos gram-negativos ultrapassou a taxa de peritonite bacteriana por micro-organismos gram-positivos (0,12 *versus* 0,10 episódio/ano),[101] e há uma taxa de peritonite com cultura negativa notavelmente alta na Tailândia (0,11 episódio/ano), representando 28% de todos os episódios de peritonite.[101] O rendimento das culturas de efluente de DP depende muito das práticas dos centros/laboratórios. Existe variabilidade considerável na capacidade, aptidão e práticas dos laboratórios de microbiologia, com alguns sem acreditação formal. O desvio das diretrizes do ISDP está associado a taxas de peritonite com cultura negativa.[113]

No entanto, as taxas de sobrevida do paciente e da técnica melhoraram substancialmente. Em 2016, as taxas de sobrevida de pacientes em DP em 1 e 5 anos foram de 83% e 54%, respectivamente,[114] em comparação com a taxa de 2012 com uma sobrevida de pacientes em um ano de 79%. Essas taxas são comparáveis às dos países da Ásia-Pacífico, incluindo Hong Kong (1 ano, 91% e 5 anos, 48%), China (1 ano, 94% e 5 anos, 64%) e Austrália (1 ano, 89% e 5 anos, 39%).[115] Além disso, as taxas de sobrevida da técnica (censurada para

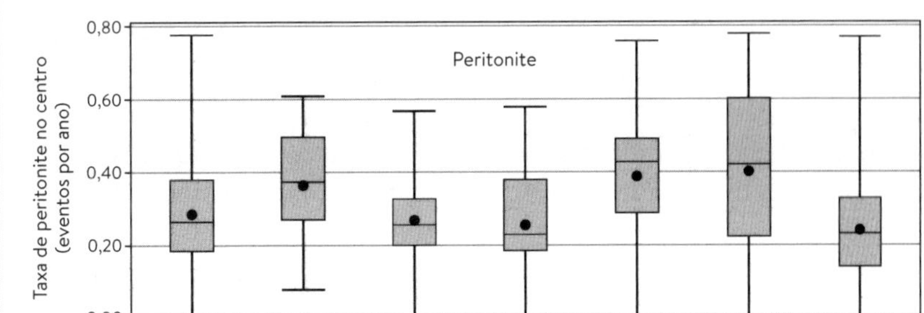

	Global	Austrália/ Nova Zelândia	Canadá	Japão	Tailândia	Reino Unido	EUA
N. do centro	209	17	20	29	22	18	103
Média	0,28	0,36	0,27	0,26	0,39	0,40	0,24
Mínimo	0,00	0,08	0,00	0,00	0,00	0,00	0,00
10°	0,08	0,14	0,14	0,11	0,12	0,11	0,06
25°	0,18	0,27	0,20	0,18	0,29	0,22	0,14
50°	0,26	0,37	0,26	0,23	0,43	0,42	0,23
75°	0,38	0,50	0,32	0,38	0,49	0,60	0,33
90°	0,50	0,59	0,41	0,47	0,52	0,70	0,40
Máximo	0,78	0,61	0,57	0,58	0,76	0,78	0,77

Figura 5 Distribuição das taxas de peritonite nos centros por país participante do estudo *Peritoneal Dialysis Outcomes and Practice Patterns Study* (DPOPPS). Os marcadores em círculo denotam valores médios. As caixas estendem-se aos percentis 25 e 75.[16]

óbito e transplante renal) são de 95% e 81% no primeiro e quinto anos de DP, respectivamente.[114] A taxa de sobrevida da técnica é análoga aos relatos anteriores, incluindo China (1 ano, 95% e 5 anos, 86%) e Austrália (1 ano, 70% e 5 anos, 10%).[115] Além disso, os pacientes tailandeses têm uma qualidade de vida específica relacionada à saúde (QVRS) ligeiramente mais alta pelo questionário *European Quality of Life-5 Dimensions* (EQ-5D) que as populações gerais em DP[116] e têm um bom bem-estar espiritual.[117]

Desafios

A enorme expansão dos números de casos de DRCT na Tailândia levanta importantes preocupações nacionais em relação à sustentabilidade do financiamento da saúde e da prestação de serviços de saúde. Iniciativas concentradas para mitigar o crescimento da DRC e expandir os programas de transplante renal em regiões fora de Bangcoc devem ser implementadas como parte das estratégias de contenção de custos de longo prazo. A centralização de recursos e padronização do mecanismo de financiamento da diálise entre três diferentes esquemas de saúde poderiam ser considerados para promover o uso mais eficiente dos recursos nacionais e criar igualdade de reembolso. Vários desafios exigem mais pesquisas e melhorias, incluindo prevenção de morte relacionada à peritonite, prevenção da desnutrição e doenças cardiovasculares, melhoria da longevidade da DP e redução da dependência do cuidador. Em curto prazo, são urgentemente necessárias melhorias nos sistemas de apoio à DP em conformidade com os padrões internacionais, incluindo técnicas de cultura e apoio nutricional, para a sustentabilidade da política *PD-first*. Além disso, a quantidade crescente de descarte de bolsas de DP é uma preocupação ambiental recente, gerando mais de 5 mil toneladas por ano. Despachá-las para aterros ou incinerá-las pode poluir o meio ambiente. A reciclagem das bolsas de DP é necessária.

O sucesso da política, em termos de taxa de utilização de DP, bem como sobrevida de pacientes e técnicas, destaca o papel crucial das equipes de saúde tailandesas na defesa e colaboração com os formuladores de políticas para trabalhar em direção a soluções sustentáveis para pessoas que vivem com doença renal.

CONCLUSÃO

O custo global da diálise é alto, projetado em US$ 123 bilhões até 2023.[2] A OMS relatou que 71% dos Estados-membros oferecem diálise como serviço, geralmente disponível por meio de financiamento público para, pelo menos,

50% das pessoas que necessitam dela.[3] Como uma tendência global, a população mundial em diálise está aumentando continuamente. Entretanto, existem enormes lacunas entre as políticas de doença renal crônica (DRC) e TRS entre países e continentes. Além disso, não há consenso sobre um padrão-ouro para mensurar o custo, o que pode afetar a tomada de decisão tanto do ponto de vista do pagador como do prestador do serviço.

A diálise é um recurso escasso na África, assim como a água no deserto. No entanto, a DP novamente é vista como uma oportunidade para preencher a lacuna na África do Sul, em que a abordagem de "DP em primeiro lugar" (*PD-first*) foi implementada com desafios como racionamento de diálise, pobreza, custo da DP, peritonite e HIV. Apesar deles, programas de DP muito bons foram estabelecidos e seus resultados não ficam atrás dos resultados de grandes centros localizados em outras regiões do mundo.

A Tailândia, uma área endêmica de doenças tropicais, foi lentamente ofuscada por doenças não transmissíveis. A introdução da política *PD-first* em 2008 é uma iniciativa importante para eliminar a lacuna de acesso aos serviços de saúde entre ricos e pobres. Seu sucesso após dez anos reforça o papel do trabalho em equipe entre os membros da saúde e os formuladores de políticas em direção a soluções concretas para pacientes com DRCT.

A beleza da diálise peritoneal ainda é sua simplicidade, flexibilidade e disponibilidade. À medida que a DP evoluiu, novas fronteiras se abriram, opções terapêuticas foram desenvolvidas e indicações clínicas foram propostas, testadas e estabelecidas. Além disso, a diálise peritoneal também é, em termos de custo, opção tentadora de TRS para países com orçamentos limitados para DRCT.

REFERÊNCIAS

1. Bello AK, Levin A, Lunney M, Osman MA, Ye F, Ashuntantang G, et al. Global Kidney Health Atlas: A report by the International Society of Nephrology on the Global Burden of End-stage Kidney Disease and Capacity for Kidney Replacement Therapy and Conservative Care across World Countries and Regions. Brussels: International Society of Nephrology; 2019. Disponível em: www.theisn.org/global-atlas.
2. Brown EN. Influence of reimbursement policies on dialysis modality distribution around the world. Clin J Am Soc Nephrol 2019:14(1):10-2.
3. World Health Organization 2020. Assessing national capacity for the prevention and control of noncommunicable diseases: report of the 2019 global survey. Geneva: World Health Organization; 2020.
4. Bilal Q, Mohamed AO, Levin A, Feehally J, Harris D, Jindal K, et al. Kidney care in low- and middle-income countries. Clin Nephrol 2020:93(1):21-30.
5. Ashuntantang G, Osafo C, Olowu WA, Arogundade F, Niang A, Porter J, et al. Outcomes in adults and children with end-stage kidney disease requiring dialysis in sub-Saharan Africa: a systematic review. Lancet Global Health 2017:5(4):e408-17.
6. United States Renal Data System. USRDS. Disponível em: https://www.usrds.org/2019/download/USRDS_2019_ES_final.pdf.

7. European Renal Association-European Dialysis and Transplant Association. ERA-EDTA. Disponível em: https://era-edta-reg.org/index.jsp?p=14.
8. Sociedade Latino-Americana de Nefrologia e Hipertensão. SLANH. Disponível em: https://slanh.net/wp-content/uploads/2019/10/INFORME-2018.pdf.
9. Navva PKR, Sreepada SV, Karopadi AN. Present status of renal replacement therapy in Asian countries. Blood Purif 2015:40:280-7.
10. Bello AK, Levin A, Lunney M, Osman MA, Ye F, Ashuntantang G, et al. Status of care for end stage kidney disease in countries and regions worldwide: international cross sectional survey. BMJ 2019:367:l5873.
11. Piccoli GB, Cabiddu G, Breuer C, Jadeau C, Testa A, Brunori G. Dialysis reimbursement: what impact do different models have on clinical choices. J Clin Med 2019:8(276):1-17.
12. Van der Tol A, Lameire N, Morton RL, Van Biesen W, Vanholder R. An international analysis of dialysis services reimbursement. Clin J Am Soc Nephrol 2019:14(1):84-93.
13. Xu X, Nardini HKG, Ruger JP. Micro-costing studies in the health and medical literature: protocol for a systematic review. Syst Rev 2014:47(3):1-7.
14. Karopadi AN. Analysis of cost in renal replacement therapy. Perit Dial Int 2017:37(5):497-9.
15. Souza de Moraes Jr C. Custos com prestadores de serviços na atenção a doença renal crônica em meio aos caminhos e descaminhos do SUS. 2019. [Ph.D. Tese – Programa de Pós-Graduação em Saúde Brasileira, Faculdade de Medicina.]. Universidade Federal de Juiz de Fora: Juiz de Fora; 2019, 149 f.: il..
16. Schreider A, Moraes Júnior CS, Fernandes NMDS. Three years evaluation of peritoneal dialysis and hemodialysis absorption costing: perspective of the service provider compared to funds transfers from the public and private healthcare systems. J Bras Nefrol 2022 Jan 19:S0101-28002022005003401.
17. Arefzadeh A, Lessanpezeshki M, Seifi S. The cost of hemodialysis in Iran. Saudi J Kidney Dis Transpl 2009;20(2):307-11. Disponível em: http://www.sjkdt.org/temp/SaudiJKidneyDisTranspl202307-8132251_223522.pdf.
18. Izeide PPM, Nlandu YM, Lepira FB, Makulo JRR, Engole YM, Mokoli VM, et al. Cost estimate of chronic hemodialysis in Kinshasa, the Democratic Republic of the Congo: a prospective study in two centers. Hemodial Int 2019.
19. Surendra NK, Abdul Manaf MR, Hooi LS, Bavanandan S, Mohamad Nor FS, Firdaus Khan SS, et al. Cost utility analysis of end stage renal disease treatment in ministry of health dialysis centres, Malaysia: hemodialysis versus continuous ambulatory peritoneal dialysis. PLoS ONE 2019:14(10):e0218422.
20. Cortes-Sanabria L, Paredes-Cesena C, Herrera-Llamas RM, Cruz-Bueno Y, Soto-Molina H, Pazarın L, et al. Comparison of cost-utility between automated peritoneal dialysis and continuous ambulatory peritoneal dialysis. Arch Med Res 2013;44:655-61.
21. Zhang H, Zhang C, Zhu S, Ye H, Zhang D. Direct medical costs of end-stage kidney disease and renal replacement therapy: a cohort study in Guangzhou City, southern China. BMC Health Services Research 2020;20:122.
22. Sbrissia D, Gouveia S, Bignelli AT, Hokazono SR, Danucalov I, Siemens TA, et al. Analysis of economic impact among modalities of renal replacement therapy. J Bras Nefrol 2017:39(2):162-71.
23. Kim SH, Jo MW, Go DS, Ryu DR, Park J. Economic burden of chronic kidney disease in Korea using national sample cohort. J Nephrol 2017;30:787-93.
24. Makhele L, Matlala M, Sibanda M, Martin AP, Godman B. A Cost analysis of haemodialysis and peritoneal dialysis for the management of end stage renal failure at an academic hospital in Pretoria, South Africa. Pharmacoecon 2019;3:631-41.
25. Tang CH, Chen HH, Wu MJ, Hsu BG, Tsai JC, Kuo CC, et al. Out-of-pocket costs and productivity losses in haemodialysis and peritoneal dialysis from a patient interview survey in Taiwan. BMJ Open 2019:9:e023062.

26. Li B, Cairns JA, Fotheringham J, Tomson CR, Forsythe JL, Watson C, et al. Understanding cost of care for patients on renal replacement therapy: looking beyond fixed tariffs. Nephrol Dial Transplant 2015;30:1726-34.
27. Yagudina R, Kulikov A, Abdrashitova G, Serpik VG. Cost-effectiveness analysis of medical care for chronic renal disease patients in need of renal replacement therapy via peritoneal dialysis and hemodialysis in the Russian health care environment. Value in Health 2016;19:A1-A318 (PUK12).
28. Yang F, Lau T, Luo N. Cost-effectiveness of haemodialysis and peritoneal dialysis for patients with end-stage renal disease in Singapore. Nephrology 2016;21:669-77.
29. Rocha MJ, Ferreira S, Martins LS, Almeida M, Dias L, Pedroso S, et al. Cost analysis of renal replacement therapy by transplant in a system of bundled payment of dialysis. Clin Transplant 2012;26:529-31.
30. Beaudry A, Ferguson TW, Rigatto C, Tangri N, Dumanski S, Komenda. Cost of dialysis therapy by modality in Manitoba. Clin J Am Soc Nephrol 2018:13:1197-1203.
31. Roggeri A, Roggeri DP, Zocchetti C, Bersani M, Conte F, ReNe (Renal Lombardy Network). Additional contributors from ReNe Network. Healthcare costs of the progression of chronic kidney disease and different dialysis techniques estimated through administrative database analysis. J Nephrol 2017;30:263-9.
32. Cleemput I, De Laet CA. Analysis of the costs of dialysis and the effects of an incentive mechanism for low-cost dialysis modalities. Health Policy 2013;110:172-9.
33. Eriksson JK, Neovius M, Jacobson SH, Elinder CG, Hylander B. Healthcare costs in chronic kidney disease and renal replacement therapy: a population-based cohort study in Sweden. BMJ Open 2016;6:e012062.
34. United States Renal Data System. 2019 USRDS annual data report: Epidemiology of kidney disease in the United States. Bethesda: National Institutes of Health, National Institute of Diabetes and Digestive and Kidney Diseases; 2019. Disponível em: https://www.usrds.org/2019/viewDefault.aspx.
35. Zambrowski J. Coût de la dialyse. Néphrol Ther 2016;12:S95-7.
36. Mohnen SM, van Oosten MJM, Los J, Leegte MJH, Jager KJ, Hemmelder MH, et al. Healthcare costs of patients on different renal replacement modalities – Analysis of Dutch health insurance claims data. PLoS ONE 2019;14(8):e0220800.
37. Bello AK, Johnson DW, Feehally J, Harris D, Jindal K, Lunney M, et al. Global Kidney Health Atlas (GKHA): design and methods. Kidney Int Suppl 2017;7(2):145-53.
38. Liyanage T, Ninomiya T, Jha V, Neal B, Patrice HM, Okpechi I, et al. Worldwide access to treatment for end-stage kidney disease: a systematic review. Lancet 2015;385(9981):1975-82.
39. Davids MR, Jardine T, Marais N, Zunza M, Jacobs JC, Sebastian S. South African Renal Registry Annual Report 2017. Afr J Nephrol 2019;22(1):60-71.
40. Swanepoel CR, Wearne N, Okpechi IG. Nephrology in Africa – not yet uhuru. Nat Rev Nephrol 2013;9(10):610.
41. Bargman JM, Thorpe KE, Churchill DN, Group CPDS. Relative contribution of residual renal function and peritoneal clearance to adequacy of dialysis: a reanalysis of the CANUSA study. J Am Soc Nephrol 2001;12(10):2158-62.
42. Heaf JG, Løkkegaard H, Madsen M. Initial survival advantage of peritoneal dialysis relative to haemodialysis. Nephrol Dial Transplant 2002;17(1):112-7.
43. Fenton SS, Schaubel DE, Desmeules M, Morrison HI, Mao Y, Copleston P, et al. Hemodialysis versus peritoneal dialysis: A comparison of adjusted mortality rates. Am J Kid Dis 1997;30(3):334-42.
44. Lukowsky LR, Mehrotra R, Kheifets L, Arah OA, Nissenson AR, Kalantar-Zadeh K. Comparing mortality of peritoneal and hemodialysis patients in the first 2 years of dialysis therapy: a marginal structural model analysis. Clin J Am Soc Nephrol 2013;8(4):619-28.
45. Davidson B, Crombie K, Manning K, Rayner B, Wearne N. Outcomes and challenges of a PD-First program, a South-African perspective. Perit Dial Int 2018;38(3):179-86.
46. Wearne N, Okpechi IG, Swanepoel CR. Nephrology in South Africa: not yet ubuntu. Kidney Dis 2019;5(3):189-96.

47. Tannor EK, Awuku YA, Boima V, Antwi S. The geographical distribution of dialysis services in Ghana. Ren Replace Ther 2018;4(1):3.
48. Abu-Aisha H, Elamin S. Peritoneal dialysis in Africa. Perit Dial Int 2010;30(1):23-8.
49. Elzorkany KMA. Current state of continuous ambulatory peritoneal dialysis in Egypt. Saudi J Kidney Dis Transpl 2017;28(6):1369.
50. Moosa MR, Wearne N. Invited commentary should we be rationing dialysis in South Africa in the 21st century? Perit Dial Int 2018;38(2):84-8.
51. Moosa MR, Maree JD, Chirehwa MT, Benatar SR. Use of the 'accountability for reasonableness' approach to improve fairness in accessing dialysis in a middle-income country. PloS ONE 2016;11(10):e0164201.
52. Kilonzo KG, Jones ES, Okpechi IG, Wearne N, Barday Z, Swanepoel CR, et al. Disparities in dialysis allocation: an audit from the new South Africa. PloS ONE 2017;12(4):e0176041.
53. Moosa MR, Meyers AM, Gottlich E, Naicker S. An effective approach to chronic kidney disease in South Africa. S Afr Med J 2016;106(2):156-9.
54. UN. United Nations Development Programme. Human development data (1990-2018). 2018. Disponível em: http://hdr.undp.org/en/data; acessado em: 21 jul. 2020.
55. CIA. Central Intelligence Agency. Distribution of family income – GINI index. Disponível em: https://wwwciagov/library/publications/the-world-factbook/fields/223rankhtml; acessado em: 21 jul. 2020.
56. WHO. World Health Organization (WHO). Global spending on health: a world in transition. 2019. Disponível em: https://wwwwhoint/health_financing/documents/health-expenditure-report-2019/en/; acessado em: 21 jul. 2020.
57. Katz IJ, Sofianou L, Hopley M. An African community-based chronic ambulatory peritoneal dialysis programme. Nephrol Dial Transplant 2001;16(12):2395-400.
58. Isla RAT, Mapiye D, Swanepoel CR, Rozumyk N, Hubahib JE, Okpechi IG. Continuous ambulatory peritoneal dialysis in Limpopo province, South Africa: predictors of patient and technique survival. Perit Dial Int 2014;34(5):518-25.
59. de Andrade Bastos K, Qureshi AR, Lopes AA, Fernandes N, Barbosa LM, Pecoits-Filho R, et al. Family income and survival in Brazilian Peritoneal Dialysis Multicenter Study Patients (BRAZPD): time to revisit a myth? Clin J Am Soc Nephrol 2011;6(7):1676-83.
60. Okpechi IG, Nthite T, Swanepoel CR. Health-related quality of life in patients on hemodialysis and peritoneal dialysis. Saudi J Kidney Dis Transpl 2013;24(3):519.
61. Okaka EI, Naidoo S, Ahmed MM, Davies M, Naicker S. Quality of life in patients on continuous ambulatory peritoneal dialysis in an African setting. Saudi J Kidney Dis Transpl 2015;26(3):631.
62. Okaka E, Davies M, Ahmed M, Naidoo S, Naicker S. Impact of socio-economic factors on quality of life in patients on continuous ambulatory peritoneal dialysis in an African setting. West Afr J Med 2014;33(2):125.
63. Tannor EK, Archer E, Kapembwa K, Van Schalkwyk SC, Davids MR. Quality of life in patients on chronic dialysis in South Africa: a comparative mixed methods study. BMC Nephrology 2017;18(1):4.
64. Victims of crime survey 2015/2016. Disponível em: https://www.statssa.gov.za/publications; acessado em: jun. 2017.
65. Global study on homicide executive summary. Disponível em: https://www.unodc.org/documents/data; acessado em: fev. 2019.
66. Wearne N, Kilonzo K, Effa E, Davidson B, Nourse P, Ekrikpo U, et al. Continuous ambulatory peritoneal dialysis: perspectives on patient selection in low-to middle-income countries. Int J Nephrol Renovasc Dis 2017;10:1.
67. Swanepoel CR, Wearne N, Okpechi IG. Nephrology in Africa – not yet uhuru. Nat Rev Nephrol 2013;9(10):610-22.
68. Makhele L, Matlala M, Sibanda M, Martin AP, Godman B. A cost analysis of haemodialysis and peritoneal dialysis for the management of end-stage renal failure at an Academic Hospital in Pretoria, South Africa. PharmacoEconomics-open 2019;3(4):631-41.

69. Mehrotra R, Devuyst O, Davies SJ, Johnson DW. The current state of peritoneal dialysis. J Am Soc Nephrol 2016;27(11):3238-52.
70. Chern Y-B, Ho P-S, Kuo L-C, Chen J-B. Lower education level is a major risk factor for peritonitis incidence in chronic peritoneal dialysis patients: a retrospective cohort study with 12-year follow-up. Perit Dial Int 2013;33(5):552-8.
71. Kotsanas D, Polkinghorne KR, Korman TM, Atkins RC, Brown F. Risk factors for peritoneal dialysis-related peritonitis: can we reduce the incidence and improve patient selection? Nephrology 2007;12(3):239-45.
72. Chow KM, Szeto CC, Leung CB, Kwan B, Law MC, Li P. A risk analysis of continuous ambulatory peritoneal dialysis-related peritonitis. Perit Dial Int 2005;25(4):374-9.
73. Szeto CC, Chow KM, Wong TYH, Leung CB, Li PKT. Influence of climate on the incidence of peritoneal dialysis-related peritonitis. Perit Dial Int 2003;23(6):580-6.
74. Moloi M, Kajawo S, Noubiap J, Mbah I, Ekrikpo U, Kengne A, et al. Prevalence of peritonitis and mortality amongst patients on peritoneal dialysis in Africa: a systematic review. BMJ Open 2018;8:e020464.
75. Kapembwa KC, Bapoo NA, Tannor EK, Davids MR. Peritoneal dialysis technique survival at Tygerberg Hospital in Cape Town, South Africa. Afr J Nephrol 2017;20(1):25-33.
76. Muller E, Barday Z, Mendelson M, Kahn D. HIV-positive-to-HIV-positive kidney transplantation – results at 3 to 5 years. N Engl J Med 2015;372(7):613-20.
77. Ndlovu KC, Sibanda W, Assounga A. Peritonitis outcomes in patients with HIV and end-stage renal failure on peritoneal dialysis: a prospective cohort study. BMC Nephrology 2017;18(1):48.
78. Kapembwa KC. Peritoneal dialysis technique survival at Tygerberg Hospital in cape town, South Africa. Stellenbosch: Stellenbosch University; 2017.
79. Desa U. United Nations Department of Economic and Social Sffairs, population division. World Population Prospects: The 2015 revision, key findings and advance tables. Technical Report: Working Paper n. ESA/P/WP 2412015.
80. Evans RD, Docherty M, Seeley A, Craik A, Mpugna M, Mann S, et al. Incidence, etiology, and outcomes of community-acquired acute kidney injury in pediatric admissions in Malawi. Perit Dial Int 2018;38(6):405-12.
81. Kilonzo KG, Akrabi HF, Yeates KE. Cost-effectiveness of acute peritoneal dialysis: Considerations from Africa. Clin Nephrol 2019.
82. Gabriel DP, Caramori J, Martim L, Barretti P, Balbi AL. High volume peritoneal dialysis vs daily hemodialysis: a randomized, controlled trial in patients with acute kidney injury. Kidney Int 2008;73:S87-S93.
83. Al-Hwiesh A, Abdul-Rahman I, Finkelstein F, Divino-Filho JC, Qutub H, Al-Audah N, et al. Acute kidney injury in critically ill patients: A prospective randomized study of tidal peritoneal dialysis versus continuous renal replacement therapy. Ther Apher Dial 2018;22(4):371-9.
84. Cullis B, Lalya F, Smoyer WE. Saving more young lives in Africa. Perit Dial Int 2020:0896860820931662.
85. McCulloch MI, Nourse P, Argent AC. Use of locally prepared peritoneal dialysis (PD) fluid for acute PD in children and infants in Africa. Perit Dial Int 2020:0896860820920132.
86. Krittayaphong R, Rangsin R, Thinkhamrop B, Hurst C, Rattanamongkolgul S, Sripaiboonkij N, et al. Prevalence of chronic kidney disease associated with cardiac and vascular complications in hypertensive patients: a multicenter, nation-wide study in Thailand. BMC Nephrol 2017;18:115.
87. Chuasuwan A, Praditpornsilpa K. Thailand renal replacement therapy: Year 2015. Disponível em: http://www.nephrothai.org/images/Final_TRT_report_2015 _%E0%B8%89%E0%B8%9A%E0%B8%9A%E0%B9%81%E0%B8%81%E0%B9%84%E0%B8%82.pdf; acessado em: 20 jan. 2020.
88. Kanjanabuch T, Takkavatakarn K. Global dialysis perspective: Thailand. *Kidney360.* April 2020.
89. United States Renal Data System: 2018 USRDS annual data report. Chapter II: International comparisons. Disponível em: https://www.usrds.org/2018/download/v2_c11_IntComp_18_usrds.pdf; acessado em: 20 jan. 2020.

90. Official Statistics Registration Systems Thailand: 2019. Disponível em: http://stat.dopa. go.th/stat/statnew/upstat_age.php; acessado em: 14 fev. 2020.
91. Central Intelligence Agency: The world factbook: East Asia/Southeast Asia: Thailand. Disponível em: https://www.cia.gov/library/publications/the-world-factbook/geos/th.html; acessado em: 20 jan. 2020.
92. Announcement of the Ministry of finance September 21, 1998: Determining the criteria and reimbursement rate of medical expenses for patients with kidney disease. Disponível em: http://saraban-law.cgd.go.th/CGDWeb/simple_search.jsp; acessado em: 20 jan. 2020.
93. Announcement of the medical committee under the social security act: Criteria and reimbursement rate of medical expenses for renal replacement therapy 2015. Disponível em: https://www.sso.go.th/wpr/assets/upload/files_storage/_th/dfff6f731d973161024 501fff69071d5.pdf; acessado em: 20 jan. 2020.
94. National Health Security Office. NHSO Annual Report 2017. Disponível em: http://stream.nhso.go.th/wp-content/uploads/ebooks/annual-2017; acessado em: 20 jan. 2020.
95. The Secretariat of the Cabinet: The Cabinet resolution 2007 [in Thai. Disponível em: https://cabinet.soc.go.th/soc/Program2-3.jsp?top_serl=214283; acessado em: 20 jan. 2020.
96. Chuengsaman P, Kasemsup V. PD First policy: Thailand's response to the challenge of meeting the needs of patients with end-stage renal disease. Semin Nephrol 2017;37:287-95.
97. Tantivess S, Werayingyong P, Chuengsaman P, Teerawattananon Y. Universal coverage of renal dialysis in Thailand: promise, progress, and prospects. BMJ 2013;346:f462.
98. Pongpirul K, Kanjanabuch T, Puapatanakul P, Chuengsaman P, Dandecha P, Kingwatanakul P, et al. National feasibility survey of peritoneal dialysis key performance indicators in Thailand from provider perspective. Nephrology (Carlton) 2020;25(6):483-90.
99. Takkavatakarn K, Puapatanakul P, Kanjanabuch T, Buanet T, Thongbor N, Pitakmongkol S, et al. An early experience of check list to improve patient self-care and product defect report in continuous ambulatory peritoneal dialysis (CLIP-SP) study. Int J Artif Organs 2020;43(2):137-40.
100. Thailand Post Distribution Co., Ltd [Internet]. 2020 [cited 2020, Feb 1]. Disponível em: https://www.thailandpost.co.th/un/article_detail/article/11/3951.
101. Perl J, Fuller DS, Bieber BA, Boudville N, Kanjanabuch T, Ito Y, et al. Peritoneal dialysis-related infection rates and outcomes: Results from the peritoneal dialysis outcomes and Practice Patterns study (PDOPPS). Am J Kidney Dis 2020;76(1):42-53.
102. Wang AY, Zhao J, Bieber B, Kanjanabuch T, Wilkie M, Marshall MR, et al. International comparison of peritoneal dialysis prescriptions from the Peritoneal Dialysis Outcomes and Practice Patterns Study (PDOPPS). Perit Dial Int 2020;40(3):310-9.
103. Chaudhary K. Peritoneal dialysis drop-out: causes and prevention strategies. Int J Nephrol 2011;2011:434608.
104. Moreiras-Plaza MM. Where we come from and where we are going in terms of peritoneal dialysis: identifying barriers and strategies for the future. Nefrologia 2014;34(6):756-67.
105. Kanjanabuch T, Puapatanakul P, Halue G, Lorvinidnun P, Tangjittrong K, Pongpirul K, et al. Implementation and Challenges of PDOPPS in a Middle Income Country: Thailand Experience. Perit Dial Int 2020.
106. Li PKT, Choy ASM, Bavanandan S, Chen W, Foo M, Kanjanabuch T, et al. Anemia management in peritoneal dialysis: perspectives from the Asia Pacific Region. Kidney Med 2021;3(3):405-11.
107. Tennankore K, Zhao J, Karaboyas A, Bieber BA, Robinson BM, Morgenstern H, et al. The Association of Functional Status with Mortality and Dialysis Modality Change: Results from the Peritoneal Dialysis Outcomes and Practice Patterns Study (PDOPPS). Perit Dial Int 2019;39:103-11.
108. Puapatanakul P, Kanjanabuch T, Cheawchanwattana A, Tungsanga K, Tangjittrong K, Lowmseng N, et al. Caregiver Requirement Status of Peritoneal Dialysis Patients in Thailand and Its Effects on Patient Outcomes: The Results of Thailand PDOPPS. Manuscript in preparation.
109. Figueiredo AE, Poli-de-Figueiredo CE, Meneghetti F, Lise GA, Detofoli CC, Silva LB. Peritonitis in patients on peritoneal dialysis: analysis of a single Brazilian center based on the International Society for Peritoneal Dialysis. J Bras Nefrol 2013;35(3):214-9.

110. Ong LM, Ch'ng CC, Wee HC, Supramaniam P, Zainal H, Goh BL, et al. Risk of peritoneal dialysis--related peritonitis in a multi-racial Asian population. Perit Dial Int 2017;37(1):35-43.
111. Siriwong T. Why PD get in trend and why everyone love it? Cardiovascular Metabolic (Thailand) 2011;24:43-4.
112. Kanjanabuch T, Chancharoenthana W, Katavetin P, Sritippayawan S, Praditpornsilpa K, Ariyapitipan S, et al. The incidence of peritoneal dialysis-related infection in Thailand: a nationwide survey. J Med Assoc Thai 2011;94(Suppl 4):S7-12.
113. Kanjanabuch T, Chatsuwan T, Udomsantisuk N, Nopsopon T, Puapatanakul P, Halue G; Thailand PDOPPS steering teams. Association of local unit sampling and microbiology laboratory culture practices with the ability to identify causative pathogens in peritoneal dialysis-associated peritonitis in Thailand. Kidney Int Rep 2021;6(4):1118-29.
114. Changsirikulchai S, Sriprach S, Thokanit NS, Janma J, Chuengsaman P, Sirivongs D. Survival analysis and associated factors in Thai patients on peritoneal dialysis under the PD-first policy. Perit Dial Int 2018;38:172-8.
115. Li PK, Chow KM, Van de Luijtgaarden MW, Johnson DW, Jager KJ, Mehrotra R, et al. Changes in the worldwide epidemiology of peritoneal dialysis. Nat Rev Nephrol 2017;13(2):90-103.
116. Sakthong P, Kasemsup V. Health utility measured with EQ-5D in Thai patients undergoing peritoneal dialysis. Value Health 2012; 15:S79-84.
117. Cheawchanwattana A, Kanjanabuch T, Narenpitak S, Halue G, Tungsanga K, Tatiyanupanwong S, et al. The validity, reliability, and results of the WHOQOL-SRPB in Thai reritoneal dialysis patients. Manuscript in preparation.

16

Uma realidade global 360 graus da diálise peritoneal: experiência clínica e evidência

Ramón Paniagua, Marcela Ávila Diaz, Abdullah Khalaf Al-Hwiesh, Daniela Ponce, Welder Zamoner, André Luís Balbi, Johan Rosman, José Carolino Divino-Filho

VISÃO GERAL

O México precisava preservar a diálise peritoneal (DP) como tratamento mais barato e acessível sem exigir grandes investimentos em centros de hemodiálise (HD). O Instituto Mexicano de Seguro Social (em espanhol, Instituto Mexicano del Seguro Social – IMSS) facilitou um ensaio clínico randomizado e multicêntrico, o estudo *Adequação da DP no México (Ademex – Adequacy of PD in Mexico)*, que questionou o uso da depuração de pequenas moléculas para medir a adequação da DP e, assim, promoveu o retorno à avaliação clínica abrangente como a medida de diálise mais eficiente.

A DP é subutilizada na Arábia Saudita e no Oriente Médio; entre os motivos, falta de programas de educação pré-diálise e nefrologistas especialistas em inserção de cateter, posterior encaminhamento e ampliação da terceirização de HD. O programa do King Fahad University Hospital deve ser considerado um dos centros de DP mais prolíficos que realizam estudos clínicos sobre o assunto.

O interesse no uso da DP no manejo de pacientes com injúria renal aguda (IRA) vem aumentando recentemente. Hoje existem evidências clínicas sólidas de que hipervolemia, hiperpotassemia, acidose, uremia e hipercatabolismo podem ser bem manejados pela DP em diferentes cenários. Muitos desses estudos foram realizados em uma pequena cidade universitária brasileira, Botucatu.

Os dilemas do uso da DP em pacientes aborígenes na Austrália são discutidos aqui. O foco está em povos aborígenes em áreas muito remotas. Alguns pontos de vista pessoais são apresentados sobre as causas da lacuna entre os desfechos para pacientes aborígenes e não aborígenes e as maneiras como as muitas tentativas fracassadas de fechar a lacuna podem ser abordadas.

INTRODUÇÃO

O Dr. Fred Boen escreveu e defendeu sua tese de doutorado em Amsterdã em 1959,[1] contendo uma narrativa muito completa da técnica de diálise peritoneal (DP), incluindo uma revisão inicial da literatura de 1877 até 1958. Na última parte de sua tese, o Dr. Boen apresentou relatos de casos completos de 22 pacientes tratados com 32 tratamentos, durante os anos de 1951-1959, descrevendo os resultados. As principais indicações foram hiperidratação 16 vezes e hipercalemia 16 vezes; mais frequentemente, uma combinação desses dois fatores foi o motivo para iniciar a DP. Nove pacientes se recuperaram, sete deles com valor de depuração acima de 60% do normal; esses sete pacientes apresentavam lesões renais reversíveis: anuria por HgCl, hemólise (transfusão de sangue, prostatectomia, malária), anuria por sulfa, intoxicação por CCl4 e anuria pós-parto. Dois pacientes se recuperaram com um valor de depuração baixo: um deles provavelmente tinha necrose cortical bilateral, o outro, com anuria por sulfa, tinha glomerulonefrite crônica preexistente. Além disso, sua tese fez considerações sobre o manejo da IRA e as indicações para DP.

O Dr. Jon Gjessing, um anestesiologista na Suécia, descreveu em sua tese de 1967[2] novas indicações para DP, como pancreatite hemorrágica grave, novos agentes osmóticos, como aminoácidos e dextrano, farmacocinética de medicamentos administrados por via intraperitoneal e como teste diagnóstico em condições abdominais agudas, bem como o uso de DP no tratamento de intoxicações agudas (mais especificamente, barbitúricos, salicilatos e álcool metílico).

A mortalidade na IRA infelizmente não mudou nas últimas duas décadas, embora novas terapias renais substitutivas (TRS) tenham sido desenvolvidas e ensaios controlados randomizados (ECR) com essas novas técnicas tenham sido publicados. Esses estudos mostraram que haveria um limiar de dose de diálise abaixo do qual haveria um impacto na sobrevida, mas acima do qual não pareceria aumentar o benefício.[3-5] Também é lamentável que, não raramente, os médicos confiem apenas em um alvo matemático, o Kt/V, para a tomada de decisão sobre qual modalidade de TRS prescrever. Os países de alta renda podem se considerar privilegiados, pois podem adequar a decisão sobre qual modalidade escolher para cada paciente com IRA, incluindo a DP; mas os países de renda média e baixa não devem se sentir desprivilegiados porque, se nem todas as modalidades de TRS às vezes não estiverem disponíveis, com certeza a DP, provavelmente a mais econômica, é sempre viável para ser utilizada em quase todos os lugares do mundo.

ADEQUAÇÃO DA DIÁLISE NO MÉXICO: SUAS ORIGENS E CONSEQUÊNCIAS NÃO RESOLVIDAS

A doença renal crônica (DRC) é uma epidemia moderna com um número crescente de pacientes em todo o mundo; esse crescimento contínuo está ligado às altas taxas de incidência e prevalência de diabetes *mellitus* e hipertensão. A DRC é considerada um desafio para os sistemas de saúde devido à grande quantidade de recursos que demanda, como recursos humanos, infraestrutura e financiamento.[6-8]

O transplante renal é amplamente reconhecido como o tratamento mais eficaz para a DRC, enquanto a escolha da modalidade de diálise, diálise peritoneal (DP) ou HD, tem sido objeto de intenso debate. Entre as vantagens da DP sobre a HD estão melhor qualidade de vida, maior independência do paciente e menor custo. Além disso, quando a opinião do paciente interfere na escolha da modalidade de tratamento, a DP é a mais frequentemente escolhida.[9]

Apesar das vantagens mencionadas, por muitos anos a HD foi considerada superior à DP por apresentar melhores taxas de sobrevida da técnica. A falha da técnica de DP deve-se principalmente à peritonite, que é o motivo mais frequente de transferência de pacientes de DP para HD.[10] Atualmente, as taxas de peritonite foram significativamente reduzidas graças à melhoria nos sistemas de desconexão e ao melhor treinamento do paciente no manejo da terapia e prevenção de complicações.[11-13]

Um argumento importante para apoiar o uso preferencial da HD sobre a DP tem sido as maiores taxas de sobrevida dos pacientes. Em diferentes análises anteriores, verificou-se que a vantagem da HD estava principalmente em mulheres diabéticas com mais de 65 anos de idade e em pacientes com comorbidades significantes, como diabetes e insuficiência cardíaca.[14] As análises de coorte mais recentes mostraram que as taxas de sobrevida são semelhantes ou até melhores na DP do que na HD, pelo menos nos primeiros 5 anos de tratamento.[15,16]

Ambiente da diálise antes do Ademex

Em meados da década de 1990, a DP foi intensamente questionada, considerando que a adequação da diálise era insuficiente, se avaliada pela remoção de pequenas moléculas, como ureia e creatinina. Na HD, a remoção de ureia medida pelo Kt/V podia ser substancialmente aumentada com o uso de dialisadores com maior permeabilidade, sessões mais longas, bem como com sessões mais frequentes por semana. A remoção de fluidos também podia ser aumentada de acordo com as necessidades do paciente.[17,18]

Um argumento importante foi o de que a DP tinha limites naturais, impedindo um aumento substancial no Kt/V. A diálise peritoneal ambulatorial contínua (DPAC) tem um tempo limitado a 24 horas, o volume de fluido infundido é limitado pela capacidade da cavidade peritoneal e pelo tamanho do paciente, enquanto mais de cinco trocas por dia limitam a autonomia e a qualidade de vida do paciente.[19] Além disso, a disponibilidade e o uso de soluções de DP com altas concentrações de glicose para aumentar a ultrafiltração dificultou o manejo metabólico de pacientes diabéticos, comprometendo a manutenção do equilíbrio hídrico.

Em 1996, a publicação do estudo *CanUSA* (Canada-USA) aprofundou as dúvidas sobre os limites da remoção eficiente de pequenas moléculas com DPAC, ao mostrar que o aumento de 0,1 unidade de Kt/V ureia total (peritoneal + renal) por semana estava associado a uma redução de 5% no risco de morte, enquanto um aumento de 5 L/1,73 m^2/semana (peritoneal + renal) na depuração de creatinina estava associado a uma redução de 7% no risco de morte. O estudo supôs uma equivalência entre o Kt/V derivado dos rins e o obtido pela DP. Esses conceitos justificavam que pacientes que não atingissem determinado valor limite de Kt/V fossem transferidos para HD, com ou sem evidência clínica de diálise insuficiente. Na prática clínica, isso desencorajou o uso da DP, e a HD tornou-se a melhor opção para modalidade de diálise.[20]

As conclusões do *CanUSA* contrastam com estudos não intervencionistas publicados apenas alguns anos depois, nos quais o Kt/V renal ou função renal residual (FRR) estavam associados à mortalidade, mas não o Kt/V peritoneal ou depuração de creatinina peritoneal.[21-23] Em uma reanálise dos dados do *CanUSA* publicados em 2001, as depurações de ureia e creatinina foram separadas em seus componentes peritoneal e renal; nessa nova abordagem, verificou-se que, para cada 5 L/semana/1,73 m^2 de aumento na taxa de filtração glomerular, o risco relativo de morte foi reduzido em 12%, mas não foi observada nenhuma associação com a depuração de creatinina peritoneal.[24]

Ademex, o estudo e a percepção da comunidade de diálise peritoneal

O *Ademex* incluiu 965 pacientes em DPAC de 24 centros de diálise pertencentes a três instituições diferentes no México (Instituto Mexicano del Seguro Social, Instituto de Seguridad y Servicios Sociales pa los Trabajadores del Estado e Instituto de Ciencias Médicas y Nutrición Salvador Zubirán) entre junho de 1998 e maio de 1999, foi encerrado em 2001, quando o último paciente inscrito completou dois anos de seguimento, e foi publicado em 2002.[25] Quatrocentos e oitenta e quatro pacientes receberam DPAC em doses padrão de 4 × 2 L diariamente, e 481 pacientes receberam uma prescrição otimizada para atingir uma depuração de creatinina ≥ 60 L/semana/1,73 m^2, aumentando o volume de fluido de diálise de 2 para 3 L/troca, e/ou o número de trocas/dia de 4 para 5; as alterações foram feitas de acordo com as dimensões e a tolerância dos pacientes. Os resultados mostraram que a depuração renal de ureia e creatinina estava associada à mortalidade, mas a depuração peritoneal nas faixas analisadas não teve efeito.

O estudo foi apresentado pela primeira vez no Congresso da Sociedade Internacional de Diálise Peritoneal em Montreal em 2001, e tem sido amplamente discutido e comentado desde então. Na época da sua publicação, em 2002, em um editorial na mesma edição, foi comentada a excessiva atenção que foi dada ao estudo desde sua apresentação, incluindo as notas da imprensa internacional.[26] O editorial preconiza a obtenção dos resultados de forma objetiva, sem precipitar mudanças na prescrição dialítica, considerando algumas dúvidas razoáveis sobre a validade interna e externa do estudo, como (a) foram incluídos pacientes incidentes e prevalentes; (b) a avaliação do tipo de transporte peritoneal foi realizada com o teste de adequação e transporte dialítico (DATT – *dialysis adequacy and transport test*) e não com o tradicional teste de equilíbrio peritoneal (TEP); (c) provavelmente os transportadores altos estavam sub-representados; e (d) as causas de mortalidade não eram exatamente as mesmas. A ênfase foi colocada no menor tamanho e idade dos pacientes mexicanos em comparação com estudos em outras populações e na exclusão de pacientes com manifestações de insuficiência cardíaca. Apesar das dúvidas, também foi apontada a congruência com os resultados da reanálise do estudo *CanUSA*[24] e de estudos anteriores não intervencionistas.[21-23] Outros editoriais destacaram o valor do *Ademex* como ECR e sua força como evidência.[27]

No mesmo ano, foram publicados os primeiros dados do estudo *Hemodialysis* (*Hemo*),[28] um ECR com 1.846 pacientes no qual foram comparados valores de Kt/V ureia de 1,71 com o Kt/V ureia padrão de 1,32; não foram observadas diferenças de sobrevida. Os dois estudos, *Ademex* e *Hemo*, foram interpretados como evidência de que as depurações de ureia e creatinina não são índices confiáveis para adequação da diálise.

Após esses estudos, a depuração de solutos de baixo peso molecular (PM < 500 Da) passou a ser mais seriamente questionada como parâmetro para avaliar a prescrição de diálise. Em várias publicações, tem sido sugerido avaliar a adequação da diálise pela remoção de moléculas médias (PM entre 1.000-50.000 Da), e não de pequenas. Entretanto, quando a concentração de algumas dessas moléculas foi analisada em amostras de pacientes no estudo *Hemo*, não foram encontradas diferenças entre os grupos em todas as moléculas analisadas, sugerindo que o Kt/V não reflete a concentração total dessas toxinas (fração livre + fração ligada à proteína) em pacientes tratados com HD padrão ou de alto fluxo. Além disso, não foi demonstrado que a depuração dessas moléculas estivesse relacionada à sobrevida.[29]

Procurando novos índices de adequação

Ademex e *Hemo* são dois grandes ECR que questionam como prescrever a dose de diálise. No entanto, seus resultados não promovem um excesso de confiança de que a dose adequada de diálise medida pelo Kt/V não importa; eles apenas indicam que não há vantagem óbvia em aumentar obsessivamente a remoção de moléculas de baixo PM. De fato, os dois estudos desafiaram o conceito de adequação e estimularam a busca não por um indicador isolado, mas pela melhora de outros aspectos do cuidado ao paciente que possam melhorar os desfechos clínicos, principalmente aqueles relacionados às doenças cardiovasculares.[30-32]

Vários líderes de opinião propuseram uma ampla avaliação da adequação da diálise, com base no efeito de algumas variáveis bioquímicas relacionadas à sobrevida de pacientes com DRC.[33] Entre essas variáveis está o metabolismo do cálcio e do fósforo. A associação de hiperfosfatemia com comorbidade e mortalidade cardiovascular já foi amplamente reconhecida, assim como a melhora na sobrevida, com melhor controle dos níveis de fósforo.[34,35] A prevenção e o tratamento do hiperparatireoidismo secundário também apresentam benefícios consideráveis na sobrevida e no risco cardiovascular.[36]

A anemia é uma das primeiras manifestações da DRC. Os níveis de hemoglobina e hematócrito estão associados de forma não linear à mortalidade, e níveis de hemoglobina entre 12-13 g/dL parecem ser ideais. Níveis de hemoglobina inferiores e superiores a 12-13 g/dL apresentam maiores riscos de mortalidade.[37,38] Em pacientes em DP, assim como em HD, além do uso de eritropoetina, a ingestão de ferro é um fator essencial, sem esquecer que a inflamação crônica tem uma influência muito importante na biodisponibilidade do ferro.[39]

A desnutrição e especialmente a presença da síndrome desnutrição-inflamação-aterosclerose (MIA – *malnutrition-inflammation-atherosclerosis*) estão associadas a maior suscetibilidade a infecções, danos cardiovasculares e morte.[40-42] Uma importante manifestação da síndrome urêmica é a perda de apetite. Esse fator, além do aumento da ingestão de calorias por meio de soluções de diálise contendo glicose, pode reduzir a ingestão de nutrientes importantes.[43] As perdas de proteínas, minerais e vitaminas hidrossolúveis no fluido de diálise se somam aos fatores que levam à deterioração do estado nutricional.[44] Muitos desses aspectos negativos são passíveis de intervenção por meio da prescrição integral da DP.

O controle de fluidos é um bom índice de adequação da diálise peritoneal?

Quase vinte anos se passaram desde que os resultados do estudo *Ademex* foram apresentados e um indicador numérico para medir a dose de DP ainda não foi encontrado. O controle do volume extracelular está entre os indicadores mais úteis para avaliar a adequação. Na análise secundária do estudo *CanUSA*, descobriu-se que a redução do volume urinário era um fator de risco para mortalidade.[24] No estudo *Ademex*, a remoção de fluidos e o fator natriurético cerebral foram preditores de mortalidade por todas as causas, incluindo a cardiovascular.[25,45] Outros estudos não intervencionistas mostraram que a remoção de fluidos e sódio, mas não o Kt/V, são fatores de risco para mortalidade.[46] A crescente utilização da bioimpedância elétrica como método não invasivo para estimar a sobrecarga hídrica, tanto em pacientes em HD quanto em DP, permitiu reconhecer que a hiperidratação é um achado frequente em pacientes com DP. Em alguns estudos, até 70% dos pacientes podem apresentar algum grau de hiperidratação.[47]

A expansão do volume de fluido extracelular está associada a maior índice de massa ventricular, remodelamento anormal do ventrículo esquerdo, redução da fração de ejeção e da fração de encurtamento, disfunção diastólica e espessamento da íntima/média da artéria carótida. A sobrecarga hídrica está relacionada à mortalidade, principalmente a mortalidade de origem cardiovascular, bem como à falha da técnica em pacientes em DPAC.[46,48,49]

Pacientes com hiperidratação geralmente apresentam hipertensão e perda do ritmo circadiano. O controle rigoroso da ingestão de sódio e a ultrafiltração reduzem a pressão arterial. Entretanto, é importante notar que, em alguns estudos, a hipertensão está mais relacionada à resistência periférica do que à hiperidratação. Um número significante de pacientes com expansão de volume extracelular também foi descrito como tendo pressão arterial normal.[46,50,51]

A remoção de líquidos deve ser monitorada de perto, pois vários dos mecanismos fisiopatológicos envolvidos no controle da sobrecarga hídrica são suscetíveis a modificações com a prescrição de diálise. Em alguns estudos, a redução da função renal residual foi relacionada à sobrecarga de volume, embora o achado seja inconsistente.[46,51] A ultrafiltração insuficiente é um dos fatores mais importantes e pode, por sua vez, estar relacionada ao alto transporte peritoneal, resultando em rápida perda do gradiente osmótico.[52]

A sobrecarga de fluidos e os tipos de transporte peritoneal alto estão diretamente relacionados ao aumento dos biomarcadores de inflamação.[53-55] A sobrecarga de fluidos e a inflamação podem ter várias associações; uma delas envolve a passagem de bactérias ou produtos bacterianos do lúmen intestinal para a circulação. A permeabilidade do epitélio intestinal em pacientes e animais com DRC está aumentada, e a toxicidade do soro urêmico pode intervir nesse fenômeno.[56] Curiosamente, em estados edematosos, como insuficiência cardíaca, o edema da parede intestinal também aumenta a permeabilidade e a concentração de toxinas bacterianas no sangue.[57] Esse mesmo mecanismo foi citado para explicar a presença de endotoxemia em pacientes em diálise com sobrecarga de fluidos.[58,59] Em um estudo com pacientes em HD e DP, a perfusão esplâncnica foi medida e foi encontrada uma correlação entre imagens de ressonância magnética, endotoxemia, marcadores de hidratação e morfologia cardíaca.[60]

A super-hidratação pode ser controlada pela prescrição adequada de diálise. O uso de diálise peritoneal automatizada (DPA) com tempos de permanência curtos na cavidade evita a perda do gradiente osmótico e aumenta a ultrafiltração, mais especificamente para transportadores altos. O aumento da osmolalidade com alta concentração de glicose tem o mesmo efeito;[47] entretanto, o uso de soluções de icodextrina, para longa permanência em DPAC ou DPA, é mais eficaz e também metabolicamente amigável para pacientes diabéticos.[61]

Desenho, planejamento, validade e colaboração ampla

O estudo *Ademex* surpreendeu muitos pelo desenho, tamanho da amostra e resultados, o que despertou descrença em alguns, mas grande expectativa em outros quanto ao futuro da adequação da diálise. Houve também alguma preocupação com sua validade interna e externa, por ter sido realizado em uma população mexicana com dimensões corporais menores e alta prevalência de indivíduos diabéticos e desnutrição. Também foi surpreendente que tenha surgido de um país que, embora tivesse a DP como modalidade de diálise dominante (aplicada a 90% dos pacientes com doença renal crônica em estágio terminal – DRCT),[62,63] também teve menos desenvolvimento científico do que muitos outros países ocidentais.

Apesar dessas limitações, o México também apresentou características que facilitaram a realização de um importante ECR em DRCT. Como era um país em desenvolvimento, a disponibilidade de recursos para a saúde era limitada. Além disso, havia a preocupação de não conseguir atingir as metas de adequação, e, portanto, a DP seria substituída pela HD, uma modalidade mais cara e menos acessível devido a suas exigências tecnológicas, de pessoal especializado e instalações.[17-19] É importante destacar que a existência do Instituto Mexicano de Previdência Social (IMSS), instituição que presta serviços de saúde e previdência social a mais de 70 milhões de pessoas, foi um apoio determinante para o sucesso do estudo. O IMSS possui uma rede nacional de 1.522 clínicas de atenção primária e 256 hospitais gerais, a maioria deles com programas de DP e 36 hospitais terciários.[64]

Importante no planejamento do estudo *Ademex* foi a experiência de um ECR multicêntrico anterior bem-sucedido, no qual as vantagens do sistema de desconexão de bolsa de duplo compartimento foram demonstradas ao reduzir a taxa de peritonite e custos associados.[65] Para esse estudo, o *Ademex* e outros ECR subsequentes,[66] além das instalações da rede hospitalar da instituição, tiveram a vantagem de contar com o apoio de sua rede acadêmica, com uma quantidade significativa de programas de treinamento para médicos e enfermeiros especialistas, bem como pesquisa clínica e programas de treinamento para pesquisadores, assim como programas em estreita colaboração com universidades reconhecidas internacionalmente.

Grandes ECR exigem grande esforço de muitas pessoas e organizações. Em um comentário editorial a uma das antigas publicações mexicanas de DP,[67] o autor aconselha uma ampla colaboração de nefrologistas com o governo, indústria farmacêutica e fabricantes de equipamentos médicos para enfrentar o problema crescente da DRC.[68] A equipe do estudo *Ademex* contou com o apoio decisivo de instituições médicas mexicanas, assim como da Baxter Management, Scientific/Medical Affairs e pesquisadores clínicos, e todos juntos tornaram o estudo possível.

O *Ademex* mudou o conceito de adequação da DP, estimulando uma avaliação clínica mais ampla em vez de um simples alvo numérico; entretanto, a busca por tais alvos permanece ativa. O equilíbrio hídrico talvez possa surgir como um bom parâmetro de prescrição dialítica.

UMA EXPERIÊNCIA DE DIÁLISE PERITONEAL ÚNICA NO ORIENTE MÉDIO

Os países do Oriente Médio têm uma população total de cerca de 280 milhões e uma renda nacional bruta média *per capita* de US$ 9.500. O número total de pacientes com DRCT no Oriente Médio é de cerca de 120 mil indivíduos. A DP foi iniciada na Turquia em 1968 e posteriormente introduzida no Reino da Arábia Saudita (RAS) e Irã em 1980.[69] O RAS tem uma população total de 32 milhões de habitantes, de acordo com o Censo de 2016. A TRS começou no RAS a partir de um único centro em 1970 e expandiu-se substancialmente para mais de 243 centros em 2020. O diabetes *mellitus* é responsável pela maioria dos pacientes (41%), seguido pela hipertensão (35%).

Até o final de 2019, o número total de pacientes com DRCT em diálise no RAS era de 19.659, de acordo com o Centro Saudita de Transplante de Órgãos (SCOT, Saudi Center for Organ Transplantation), com 18.270 deles sendo tratados por HD, enquanto 1.900 eram tratados por DP em 35 centros de DP e 77% deles em DPA.[70] Isso significa que a DP representou 9,66% do total de pacientes em diálise em 2019, com um ligeiro aumento de 1.372 pacientes em 2016.

Embora a maioria dos nefrologistas encoraje e apoie a ideia da "*PD first*", a DP ainda é subutilizada.[71] As razões para a subutilização de DP no RAS foram elegantemente ilustradas por Dahlan et al.,[71] incluindo falta de programas de educação pré-diálise, pacientes que não recebem aconselhamento adequado de seus nefrologistas, falta de nefrologistas especialistas em implantação de cateter de DP, encaminhamento posterior e expansão de programas terceirizados de HD.[72] A maioria dos centros de diálise é supervisionada pelo Ministério da Saúde (MS), seguido por hospitais governamentais que não estão sob o MS, hospitais privados e instituições de caridade.[73]

A população da Província Oriental Saudita, onde está localizado o King Fahad University Hospital (KFUH), é de 4.780.619, e o número total de pacientes em diálise é de 2.257; 350 deles em DP, que constitui a maior penetração no Reino (15,5%). O programa de DP do KFUH começou com 15 pacientes em 2004, tendo tratado 1.300 deles ao longo dos 16 anos seguintes.

Mais de 100 artigos do programa de DP no KFUH foram publicados em revistas nacionais e internacionais de renome; além disso, duas novas técnicas para inserção de cateter de DP, percutânea e laparoscópica, foram propostas.[74,75] Também foi desenvolvido um cateter de DP (saudita) de acesso peritoneal baixo com três *cuffs*, que melhorou a taxa de sobrevida do cateter, eliminou totalmente sua migração e diminuiu significativamente a taxa de peritonite.[74]

A peritonite é uma complicação comum e grave da DP, e as taxas de infecção devem ser monitoradas e relatadas anualmente em cada programa de diálise clínica, de acordo com a recomendação da Sociedade Internacional de Diálise Peritoneal (ISPD, International Society for Peritoneal Dialysis).[76] Não há dados convincentes sobre o efeito do desenho e configuração do cateter de DP no risco de peritonite. Oito estudos randomizados compararam os cateteres Tenckhoff de DP retos e ondulados e não encontraram diferença nas taxas de peritonite.[77-88] Vários estudos retrospectivos sugeriram que os cateteres Tenckhoff com dois *cuffs* estão associados a menor taxa de peritonite do que os de *cuff* único. Entretanto, o único estudo randomizado sobre esse tópico não mostrou diferença no risco de peritonite entre os dois tipos de cateter.[87,88] O cateter Tenckhoff de DP com dois *cuffs* foi utilizado desde o início do programa de DP do KFUH até 2013. Posteriormente, foi substituído pelo cateter saudita de acesso peritoneal baixo com três *cuffs*, descrito anteriormente.[74]

Um estudo observacional prospectivo do programa de DP do KFUH com 1.123 pacientes em DP foi realizado ao longo de doze anos, comparando o cateter saudita com três *cuffs* com o cateter Tenckhoff convencional com dois *cuffs*. O estudo teve como objetivo determinar a magnitude do problema de infecção, identificar possíveis fatores de risco para peritonite associada à DP e comparar os desfechos com esses dois tipos de cateter de DP, bem como identificar os patógenos causadores de infecção. A peritonite bacteriana foi registrada em 70,8% dos pacientes com cateter de Tenckhoff com dois *cuffs* e em 29,2% daqueles com o cateter saudita de três *cuffs* ($p = 0,0001$). O patógeno mais frequentemente isolado foram microrganismos Gram-positivos, e os episódios de peritonite secundários a organismos Gram-positivos apresentaram melhor prognóstico. Em 24,8% dos episódios, os pacientes tiveram de ser transferidos para HD devido a peritonite não resolvida. As taxas de peritonite variaram significantemente entre os dois tipos de cateter de DP utilizados; 0,11/paciente-ano com o cateter saudita de acesso peritoneal baixo com três *cuffs* e 0,16/paciente-ano para episódios com o cateter de Tenckhoff convencional com dois *cuffs* ($p = 0,001$). Esse resultado positivo foi atribuído à presença de três *cuffs*, que provavelmente funcionam como uma tripla barreira contra a infecção. Além disso, a porção relativamente curta do cateter de DP com três *cuffs* dentro da cavidade peritoneal pode desempenhar um papel na redução da taxa de peritonite. Esse estudo demonstrou taxas de sobrevida de cateter que excederam as recomendações da ISPD.[89] As complicações infecciosas e não infecciosas, antes e após o uso do cateter saudita com três *cuffs*, estão descritas na Figura 1 (complicações infecciosas) e na Figura 2 (complicações por mau funcionamento do cateter).

Um ensaio clínico prospectivo randomizado controlado de 125 pacientes críticos com IRA comparando diálise peritoneal tidal (DPT) ($n = 63$) *versus* hemodiafiltração venovenosa contínua (CVVHDF – *continuous venousvenous hemodiafiltration*) ($n = 63$) também foi realizado. A sobrevida em 28 dias foi significantemente melhor (69,8% *vs.* 46,8%, $p < 0,01$), e as complicações infecciosas foram significantemente menores ($p < 0,01$) nos pacientes do grupo DPT (9,5% *vs.* 17,7%) quando comparados ao grupo CVVHDF. Além disso, a recuperação da função renal (60,3% *vs.* 35,5%), o tempo médio para resolução da IRA [5 dias (4-6) *vs.* 8 dias (7-10)] e a duração mediana de permanência na unidade de terapia intensiva (UTI) [9 dias (7-11) *vs.* 19 dias (13-20)] ($p < 0,01$) também foram significantemente melhores para os pacientes do grupo DPT. Esse importante estudo foi utilizado como uma das referências para as diretrizes de 2020 da ISPD (International Society for Peritoneal Dialysis) para IRA. Além disso, o programa de DP do KFUH foi homenageado ao participar das diretrizes de 2020 para IRA da ISPD.[90,91]

Também foi realizado um estudo observacional prospectivo sobre DP de início imediato, com 23 pacientes com falência de acesso vascular em estágio terminal que se apresentaram de forma aguda no hospital. A falência de acesso vascular em estágio terminal foi definida como a incapacidade de criar um acesso vascular em membros superiores e inferiores devido a estenose venosa ou trombose documentada por tomografia computadorizada ou angiografia. Cateteres Tenckhoff de urgência para DP, curvos com dois *cuffs,* foram implantados por via percutânea dentro de algumas horas, pela equipe de nefrologia, utilizando o método de implantação de cateter do programa de DP do KFUH.[75] A conclusão foi a de que a DP de início instantâneo como modalidade "salvadora de vidas" é uma alternativa viável e segura à HD em pacientes com falência de acesso vascular.[92]

A peritonite causada por *S. aureus* e bactérias Gram-negativas geralmente é grave e muitas vezes requer hospitalização do paciente e remoção do cateter de DP. Foi realizado um estudo prospectivo com 203 pacientes, comparando regimes de aplicação nasal de mupirocina e creme de gentamicina na prevenção de infecção do local de saída (ILS) e peritonite, em um país de clima quente como a Arábia Saudita. A taxa de ILS Gram-positiva foi de 0,31/episódio/paciente-ano *vs.* 0,22 episódio/paciente-ano ($p < 0,05$) a favor da gentamicina, enquanto a taxa de ILS Gram-negativa foi de 0,28 episódio/paciente-ano *vs.* 0,11 episódio/paciente-ano ($p < 0,01$) nos grupos mupirocina e gentamicina, respectivamente. ILS Gram-positiva ocorreu em 17,1% *vs.* 10,2% ($p < 0,05$), enquanto 20 e 5,1% dos pacientes ($p < 0,001$) tiveram ILS Gram-negativa no grupo mupirocina e gentamicina, respectivamente. As taxas de peritonite foram menores utilizando creme de gentamicina (0,17 episódio/pacientes-ano comparado com a mupirocina, 0,39 episódio/pacientes-ano, $p < 0,01$). A conclusão do estudo foi que o uso prolongado de mupirocina para profilaxia da ILS está associado ao surgimento de *S. aureus* resistente à mupirocina. O creme de gentamicina é superior à pomada de mupirocina na prevenção de infecções de cateter de DP.[93]

A utilização a longo prazo de soluções de diálise peritoneal é considerada a culpada pelas alterações estruturais e funcionais pró-agressivas da membrana

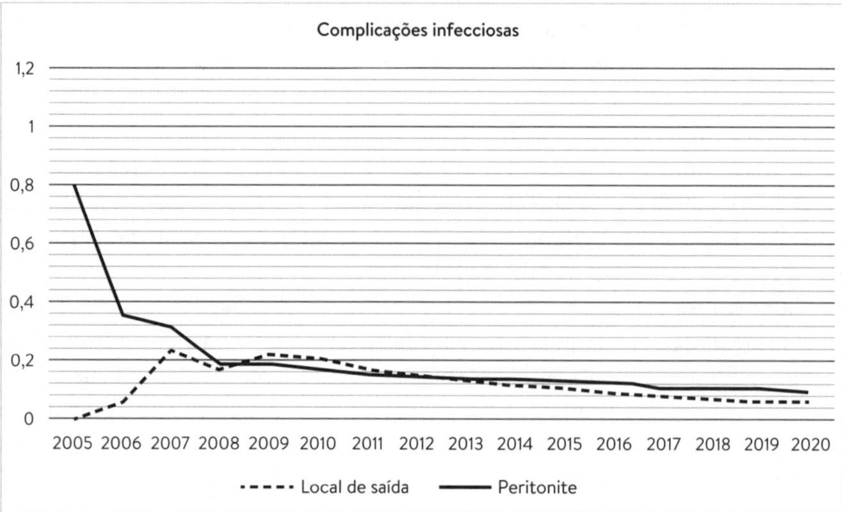

Figura 1 Complicações infecciosas do ano de 2005 a 2020.

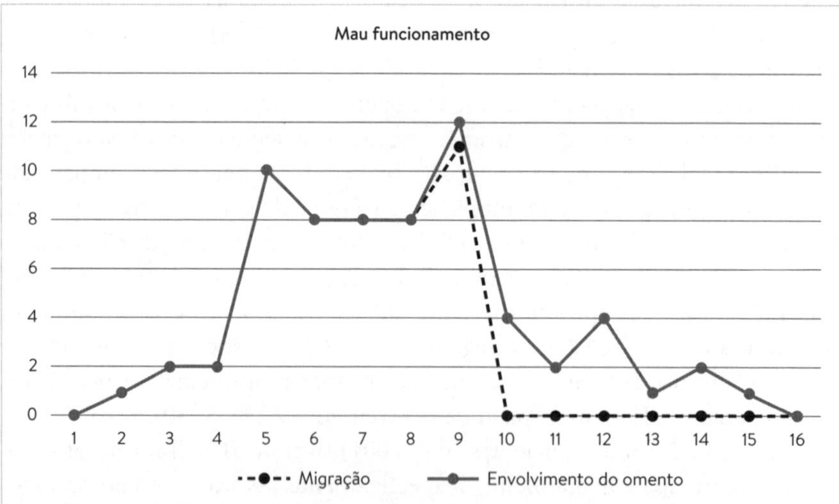

Figura 2 Complicações do mau funcionamento do cateter ao longo de 16 anos.

peritoneal. Os achados proeminentes nas biópsias peritoneais de pacientes em DP são anormalidades das células mesoteliais, fibrose intersticial, elastose e vasculopatia da membrana peritoneal. O programa de DP do KFUH publicou um estudo comparativo randomizado em 39 pacientes em DP incidentes que foram randomizados em dois grupos: 19 pacientes com solução de DP Dianeal®

(grupo A) e 20 pacientes com solução de DP biocompatível Physioneal® (grupo B). Todos os pacientes usaram DPA por um período médio de 31 e 32 meses, respectivamente.

A alteração mais comum observada foi a fibrose peritoneal, observada em 89,7% dos pacientes. A prevalência de alterações vasculares, fibrose moderada a grave, bem como anormalidades de células mesoteliais, não diferiu entre as duas soluções.[94]

As diretrizes da ISPD de 2016 mostraram evidências favoráveis ao uso de antibióticos profiláticos antes da colonoscopia. Entretanto, há poucas publicações na literatura apoiando essa recomendação. O programa de DP do KFUH realizou um estudo prospectivo randomizado de 93 pacientes randomizados em dois grupos pareados por idade e sexo; grupo A (46 pacientes) com Ceftazidima intraperitoneal (IP) antes da colonoscopia e grupo B (47 pacientes) sem antibióticos profiláticos. A peritonite pós-colonoscopia foi documentada em três (6,5%) e quatro (8,5%) pacientes dos grupos A e B, respectivamente ($p > 0,05$). Concluiu-se que a relação entre o uso de antibiótico profilático antes da colonoscopia em pacientes em DPA e o risco de peritonite não se mantém. Apenas idade avançada, diabetes *mellitus* e albumina sérica baixa parecem ter importância.[95]

O uso de metformina em pacientes com DRCT é proibido há muito tempo. Pouco se sabia sobre o efeito da DP na depuração da metformina e o fantasma da acidose láctica, privando os pacientes com DRCT das vantagens terapêuticas da metformina. O programa de DP do KFUH realizou dois estudos com metformina em pacientes diabéticos em DPA. O primeiro estudo incluiu 35 pacientes tratados com metformina em uma dose oral diária na faixa de 0,5 a 1 g e acompanhados durante 1 ano.[96] Esse estudo demonstrou a viabilidade do uso da metformina na DPA, mas não foi grande o suficiente para demonstrar segurança. Portanto, um estudo observacional maior com 83 pacientes em DPA com diabetes *mellitus* tipo 2[97] foi realizado. A metformina foi administrada na dose diária de 500 mg. Os pacientes foram monitorados para controle glicêmico, lactato plasmático e níveis plasmáticos de metformina de maneira programada. O nível médio global de lactato no plasma em todas as amostras de sangue foi de 1,44 + 0,6. Níveis de lactato plasmático > 2 mmol/L e < 3 mmol/L foram encontrados em 11,8%, e níveis de 3-3,6 mmol/L foram encontrados em 2,4% das amostras. A hiperlactatemia (nível > 2 e < 5 mmol/L) não foi associada à acidemia evidente. Nenhum dos pacientes apresentou acidose lática (níveis > 5 mmol/L). Idade > 60 anos foi um preditor para hiperlactatemia. Nenhuma relação foi encontrada entre os níveis plasmáticos de metformina e lactato. Concluímos que a metformina pode ser utilizada com cautela em um grupo específico de pacientes com DRCT em DPA. A metformina permitiu melhor controle diabético, com redução significativa do IMC. A DP pareceu ser uma salvaguarda contra o desenvolvimento de acidose láctica nesse grupo de pacientes.[97]

Outro estudo incluiu pacientes com DPA com síndrome cardiorrenal (SCR) tipo 1. Eles foram aleatoriamente alocados (n = 88) para uma estratégia de terapia de ultrafiltração (UF) (n = 44) ou diálise peritoneal tidal (DPT) (n = 44). O desfecho primário foi a alteração do nível basal de creatinina sérica (Figura 3) e da função ventricular esquerda representada como fração de ejeção (FE) (Figura 4), avaliada 72 horas e 120 horas após a atribuição aleatória. Os pacientes foram acompanhados por 90 dias após a alta hospitalar. Foi possível demonstrar que a DPT é um meio seguro e eficaz para remover toxinas e grandes quantidades de excesso de fluido de pacientes com insuficiência cardíaca (IC) intratável. Em pacientes com SCR tipo 1, o uso de DPT foi superior à terapia com UF para a preservação da função renal, melhora da função cardíaca e perda líquida de fluidos. A terapia com UF foi associada a maior taxa de eventos adversos.[98]

O RENASCIMENTO DA DIÁLISE PERITONEAL NA INJÚRIA RENAL AGUDA

Décadas atrás, a DP era amplamente aceita como tratamento para a IRA; no entanto, seu uso declinou em favor da HD. O interesse pela DP no tratamento de pacientes com IRA foi reacendido, e a DP tem sido frequentemente

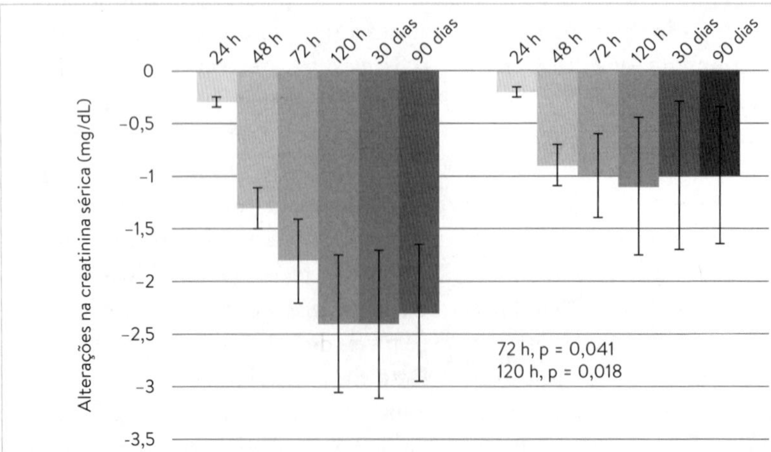

Figura 3 Alterações médias da creatinina sérica ao longo do período do estudo.
DP: diálise peritoneal tidal; IC: intervalo de confiança; UF: ultrafiltração, 30 dias - 30 dias após a alta, 90 dias = 90 dias após a alta. As barras de erro indicam IC de 95%.

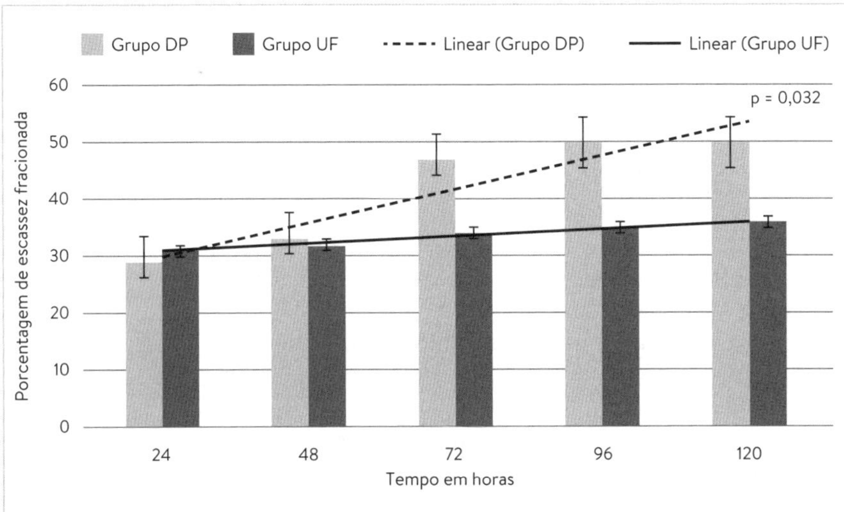

Figura 4 Fração de ejeção do ventrículo esquerdo em relação ao tempo nos grupos DP e UF. As barras de erro indicam IC de 95%.

DP: diálise peritoneal tidal; IC: intervalo de confiança; UF: ultrafiltração.

utilizada em países em desenvolvimento, devido aos custos mais baixos e aos requisitos mínimos de infraestrutura.

Aspectos técnicos e controvérsias

A utilização da DP na IRA é facilitada pela colocação à beira do leito do cateter de Tenckhoff, o que pode ser realizado com segurança por um nefrologista, radiologista ou cirurgião. A DP oferece vantagens sobre a HD, como menor risco de sangramento e simplicidade técnica.

As características contínuas e graduais da DP garantem a prevenção da síndrome do desequilíbrio, bem como significativamente menos estresse cardiovascular, reduzindo o risco de isquemia renal e de desequilíbrio hidroeletrolítico.[99-106]

Além da indicação clássica (sintomas urêmicos, sobrecarga hídrica, distúrbios ácido-base ou distúrbios eletrolíticos), a DP também pode ser indicada para manter o equilíbrio hídrico em pacientes com insuficiência cardíaca congestiva, bem como para controlar a hipo e a hipertermia. No cenário de desastres naturais e pandemias, quando várias vítimas podem desenvolver IRA e em que danos à infraestrutura de saúde tornam indisponível o acesso à energia, água potável e instalações de tratamento de água, a DP é uma modalidade de TRS importante e salvadora de vidas.[106-110]

Também é verdade que a DP não é a terapia mais eficiente; por exemplo, a depuração por troca pode diminuir se um tempo de permanência menor for aplicado; menor eficiência pode ser observada em pacientes de grande porte e severamente hipercatabólicos; a remoção de fluidos pode ser imprevisível; o risco de infecção também pode ser uma possibilidade; e possíveis problemas com ventilação mecânica também podem existir.[103] A DP é relativamente contraindicada em pacientes com cirurgia abdominal recente, hérnia abdominal, íleo adinâmico, aderências intra-abdominais, fibrose peritoneal ou peritonite. O Quadro 1 mostra as vantagens e desvantagens da DP.

Como a remoção de volume e soluto é lenta e imprevisível, a DP pode não ser tão eficiente quanto as técnicas de HD para o tratamento de emergências, como edema agudo de pulmão ou hipercalemia potencialmente fatal.[108-114] No entanto, vários estudos demonstraram que a DP é uma terapia que salva a vida de muitos pacientes com hipercalemia ou edema pulmonar agudo.[115,116] Outra possível limitação da DP na IRA é que as perdas proteicas associadas podem agravar a desnutrição. Foram relatadas perdas de proteína de até 48 g/dia, mas alguns relatos documentam a manutenção dos níveis séricos de albumina.[116-120] A suplementação proteica, enteral ou parenteral (1,5 g/kg/dia) é recomendada para pacientes com IRA tratados por DP.[121,122]

Quadro 1 Vantagens e desvantagens da diálise peritoneal na lesão renal aguda

Vantagens	Desvantagens
Tecnicamente simples	Requer cavidade peritoneal intacta com função de membrana adequada
Não há necessidade de equipamentos caros	Pode não ser adequada para edema grave ou hipercalemia
Não é necessário acesso vascular	Peritonite
Perda mínima de sangue	Ultrafiltração e depuração não podem ser exatamente previstas
Biocompatível	Perda de proteína
Útil em todos os tipos de IRA	Pode causar hiperglicemia e hipernatremia
Recuperação renal mais rápida	Pode prejudicar a mecânica respiratória
Fornece terapia de substituição renal contínua e estabilidade cardiovascular	Buffer de lactato
Benéfico na população de pacientes selecionados (crianças, insuficiência cardíaca, cirrose, tendência a sangramento)	

IRA: injúria renal aguda.

As altas concentrações de glicose no dialisato peritoneal podem causar hiperglicemia, mesmo em pacientes não diabéticos. Isso é facilmente corrigível pela administração intravenosa ou intraperitoneal de insulina. A peritonite que ocorre em pacientes com IRA usando DP como modalidade de TRS pode levar a resultados ruins, com estudos mais antigos relatando uma frequência de até 40%.[100,101,103] Com melhores técnicas de implantação de cateter e métodos automatizados, a incidência de peritonite diminuiu e o risco de infecção na DP é semelhante à purificação extracorpórea do sangue para IRA.[100, 101]

Estudos anteriores relataram que a DP pode aumentar a pressão intra-abdominal (PIA), levando ao comprometimento da mobilização do diafragma, bem como à redução da complacência pulmonar e da ventilação, o que pode causar ou piorar a insuficiência respiratória.[121,122] No entanto, a DP raramente causa comprometimento ventilatório em pacientes sem doença pulmonar. Os resultados do nosso grupo sugerem aumento da complacência pulmonar sem alterações na PIA em pacientes com IRA em DP.[123]

Evidências e diretrizes

O interesse no uso da DP no manejo de pacientes com IRA tem aumentado recentemente. A primeira pergunta que deve ser feita é se a DP pode proporcionar controle metabólico adequado em pacientes com IRA tratados pela DP. O grupo de Botucatu demonstrou que, com considerações e planejamento cuidadosos, pacientes com IRA grave podem ser tratados com sucesso com DP.[100,107,124-128] Para superar algumas limitações clássicas ao uso de DP na IRA (como baixa taxa de ultrafiltração [UF], alto risco de complicações infecciosas e mecânicas e ausência de controle metabólico), o uso de cateteres flexíveis, cicladoras, terapia contínua (24 horas) e altos volumes (AV) de fluido de diálise foram propostos.

A eficácia da diálise peritoneal de alto volume (DPAV) foi avaliada em dois estudos prospectivos de 30 e 204 pacientes consecutivos com IRA, respectivamente.[108,126] A DP foi realizada usando um cateter de Tenckhoff, trocas de 2 L e tempos de permanência de 35-50 minutos. O valor prescrito de Kt/V foi de 0,6 por sessão, a duração de cada sessão foi de 24 horas e foi utilizado um volume total de dialisato de 36 a 44 L/dia. A DPAV foi eficaz na correção de nitrogênio ureico no sangue (NUS), creatinina, bicarbonato e sobrecarga de fluidos. O Kt/V semanal foi em torno de 3,5, e a mortalidade, de 57%. Idade avançada e sepse foram identificadas como fatores de risco para óbito, enquanto UF mais alta após três sessões foram identificadas como fatores prognósticos favoráveis. Concluiu-se que a DPAV é eficaz em pacientes selecionados. Houve complicações mecânicas em 7,3% dos pacientes com IRA tratados com DPAV, e 12%

dos pacientes tiveram complicações infecciosas (peritonite). A mudança de modalidade dialítica ocorreu em 13,3% dos pacientes por peritonite refratária ou complicações mecânicas (vazamento ou falha de UF).

A adequação da dose de diálise na IRA é um assunto controverso; há dados muito limitados sobre o efeito da dose de DP na IRA. A depuração do soluto na DP é limitada pelo fluxo do dialisato, permeabilidade da membrana e área de superfície em contato com o dialisato. Trocas de 2 L com duração de aproximadamente 1 hora podem atingir uma saturação do dialisato gasto na faixa de 50%. Isso significa que, em 24 horas, um Kt/V diário de 0,5 pode ser alcançado em um paciente com peso corporal entre 60-65 kg.[100,106-108]

Foi realizado um estudo com 61 pacientes com IRA séptica randomizados para receber terapia de DP de maior (n = 31) ou menor (n = 30) intensidade (Kt/V prescrito de 0,8/sessão *vs.* 0,5/sessão). Os dois grupos apresentaram mortalidade semelhante após 30 dias (55% *vs.* 53%, p = 0,83). Concluiu-se que o aumento da intensidade da terapia contínua de DPAV não reduz a mortalidade e não melhora o controle dos níveis de ureia, potássio e bicarbonato.[127]

De acordo com as diretrizes da ISPD: DP para recomendações devido a IRA, onde os recursos permitirem, visando a um Kt/V de ureia semanal de 3,5, fornece resultados comparáveis aos da HD diária; objetivar doses mais altas não melhora os resultados. Essa dose pode não ser necessária para muitos pacientes com IRA, e atingir um Kt/V semanal de 2,1 pode ser aceitável.[128]

Seguindo as diretrizes anteriores sobre DP para IRA, Parapiboon et al. randomizaram 80 pacientes críticos com IRA para dois regimes recomendados nas diretrizes da ISPD, com o objetivo de atingir a meta semanal de Kt/V de 3,5 e 2,1, respectivamente.[128] Os pacientes foram randomizados para receber 1,5 L de fluido de DP usando DP manual e um sistema aberto de bolsa única administrado a cada hora (36 L/24 horas) ou a cada 2 horas (18 L/24 horas) nas primeiras 48 horas. As características basais não foram significantemente diferentes entre os dois grupos. No entanto, deve-se notar que o peso corporal médio era baixo (60,1 kg ± 11,1) em comparação com o observado em outros países e, consequentemente, os volumes de permanência foram baixos. Os pacientes eram semelhantes aos do estudo de Ponce-Gabriel et al.,[129,130] com 88% em ventilação mecânica, 69% em suporte inotrópico e escore Apache II médio de 26,2. Os valores de NUS pré-diálise foram inferiores aos observados nos estudos brasileiros (~ 75 mg/dL) e, portanto, podem representar início mais precoce da diálise.

O Kt/V alcançado foi de 2,26 no grupo de baixa intensidade e 3,3 no grupo de alta intensidade. Não houve diferença significante no controle metabólico, embora a UF tenha sido maior no grupo de alta intensidade. A mortalidade foi de 72% no grupo de alta intensidade e 63% no grupo de baixa intensidade (p =

0,18), não sugerindo nenhuma vantagem para o tratamento de alta intensidade. Esses resultados sugerem que é improvável que haja qualquer vantagem em atingir um Kt/V semanal > 2,2.

A segunda questão a considerar é se a DP é comparável a outros métodos de diálise em pacientes com IRA. Phu et al.[112] compararam DP intermitente com TRS contínua e demonstraram pior resultado em pacientes tratados com DP. Tais relatos não devem ser subestimados, embora fatores específicos (como o uso de cateteres rígidos, acetato como tampão, trocas manuais, tempo de permanência muito curto; isto é, 15 minutos e nenhuma quantificação da dose de diálise) precisem ser seriamente levados em consideração.

Um estudo randomizado realizado pelo grupo de Botucatu com 120 pacientes com IRA comparou DPAV *vs.* HD intermitente diária.[124] As características basais eram semelhantes em ambos os grupos, que incluíram pacientes mais velhos (idade média > 60 anos), com escores Apache II altos e pacientes em uso de drogas vasoativas (> 60%). Ambas as modalidades de TRS alcançaram controle metabólico e ácido-básico. A mortalidade também não diferiu significantemente entre os dois grupos (58% *vs.* 53%). A recuperação renal foi semelhante para ambas as modalidades, mas a DPAV foi associada a um tempo de recuperação significantemente menor (7,2 ± 2,6 *vs.* 10,6 ± 4,7 dias).

George et al.[131] realizaram um estudo randomizado comparando HD venovenosa contínua (CVVHD) e diálise peritoneal (DP) em pacientes em estado crítico. Não foi observada diferença em relação à correção dos parâmetros metabólicos e sobrecarga hídrica. As depurações de ureia e creatinina foram maiores, e a correção de fluidos mais rápida com a CVVHDF. As taxas de mortalidade em ambos os grupos foram semelhantes. Infelizmente, os procedimentos foram realizados em diferentes níveis tecnológicos em detrimento da DP, nos quais foram utilizados cateteres rígidos, fluidos de DP localmente disponíveis e trocas manuais. Os procedimentos de DP utilizados em George et al. foram muito semelhantes aos aplicados por Phu et al.[113]

Em outro estudo prospectivo, o efeito da diálise peritoneal de alto volume (DPAV) contra a hemodiálise prolongada (HDP) diária foi comparado ao resultado dos pacientes com IRA.[130] Os grupos HDP e DPAV eram semelhantes em gênero, gravidade e etiologia da IRA. Houve tendência de diferença estatística significante quanto à presença de sepse (62,3% no grupo HDP *vs.* 44,9% no grupo DPAV, p = 0,054). O Kt/V e a UF obtidos foram maiores no grupo HDP, e não houve diferença entre os dois grupos na mortalidade e na recuperação da função renal, ou necessidade de diálise crônica.

No ensaio mais recente,[90] Al-Hwiesh et al. compararam 120 pacientes com IRA randomizados para tratamento com DPT ou CVVHDF. É importante notar que DPT de alto volume (25 L por sessão) e uma solução de DP mais biocompatível foram utilizadas nesse estudo. A sobrevida em 28 dias foi significativamente melhor nos pacientes tratados com DPT quando comparada à da CVVHDF (69,8% *vs.* 46,8%, $p < 0,01$). A recuperação da função renal também foi favorável à DPT (60,3% *vs.* 35,5%, $p < 0,01$). A Tabela 1 mostra os estudos controlados randomizados comparando a DP com terapias extracorpóreas e com dose alta *vs.* baixa de DP.

O maior estudo de coorte que fornece características do paciente, prática clínica, padrões e sua relação com os desfechos em um país em desenvolvimento foi publicado.[133] Seu objetivo foi descrever os principais determinantes da sobrevida do paciente e da técnica, incluindo tendências ao longo do tempo de tratamento da DP em pacientes com IRA. Um total de 301 pacientes foram incluídos, e 16,9% foram transferidos para HD durante o período do estudo. A principal causa de falha técnica (FT) foi complicação mecânica (47%) seguida de peritonite (41,2%). Houve mudança na FT durante o período do estudo; pacientes tratados durante 2009-2014 tiveram uma redução do risco relativo (RR) de 0,86 (IC 95%, 0,77-0,96) em comparação com pacientes tratados entre 2004 e 2008, e três fatores de risco de mortalidade independentes foram identificados: período de tratamento (2009 e 2014), sepse e idade > 65 anos.

Muito recentemente, todas as experiências clínicas e estudos sobre a prática da nefrologia em todo o mundo, especialmente em países em desenvolvimento, têm apoiado o uso da DP na IRA relacionada à covid-19, e a DPA é a forma preferida para minimizar o risco de exposição. Quando a DPA não estiver disponível, a DPAC pode ser utilizada.

DIÁLISE PERITONEAL EM INDÍGENAS AUSTRALIANOS: UMA VISÃO PESSOAL

Introdução

A Austrália tem a massa de terra dos EUA, mas apenas 25 milhões de habitantes. A maioria vive perto da costa, onde os recursos e o acesso à água estão disponíveis. Demograficamente, a Austrália é muito multicultural, predominantemente caucasiana, e apenas 3,3% se identificam como aborígenes (indígenas). Muitos dos aborígenes australianos se integraram em comunidades costeiras (300 mil), mas um número significante manteve seu estilo de vida rural/remoto em comunidades espalhadas pelo país; 350 mil em áreas regionais externas, 150 mil em lugares remotos, muitas vezes de difícil acesso, a centenas de quilômetros da vila mais próxima. É uma crítica à história australiana pós-colonização de que os povos indígenas viveram nesse país por 50 mil anos antes de os europeus se estabelecerem violentamente, mas só foram reconhecidos como cidadãos aus-

Tabela 1 Protocolo da técnica dialítica, prescrição, parâmetros de adequação, eventos adversos e desfecho de diálise em diferentes estudos recentes sobre diálise peritoneal em injúria renal aguda

Estudo	Período de tempo	Pacientes	Prescrição de DP	Kt/V semanal	UF (L/sessão)	Eventos adversos	Desfecho
Ponce-Gabriel et al.[107] Estudo prospectivo	2007	N = 30 59 ± 8 anos 60% séptico	Cateter flexível 36-44 L DPAV	3,8 ± 0,6	1,8 ± 0,6	17% Infeccioso: 17% Mecânico: 7%	Mortalidade = 57% Sem recuperação da função renal = 13%
Ponce-Gabriel et al.[124] Ensaio randomizado DP x HDd	2008	N = 120 64 ± 20 *vs.* 62 ± 21 42 *vs.* 47% séptico	Cateter flexível 36-44 L DPAV	3,6 ± 0,6 *vs.* 5,8 ± 1,9 p < 0,01	2,1 ± 0,7 *vs.* 2,4 ± 0,7 p = 0,39	23% *vs.* 24% p = 0,21 Infeccioso: 18% *vs.* 13% Mecânico: 5% *vs.* 13% p > 0,05	Mortalidade = 58% *vs.* 53% (p = 0,71) Sem recuperação da função renal = 17% *vs.* 23% (p = 0,61)
George et al.[131] Ensaio randomizado CVVHDF x DPC	2011	N = 50 45 ± 17 *vs.* 44 ± 16 48% *vs.* 28% séptico p > 0,05	Cateter flexível 24-48 L DPC	NR	2,9 ± 2,4 *vs.* 2,8 ± 4,1 p > 0,05	24% *vs.* 12% p > 0,05 Infeccioso: NR Mecânico: 24% *vs.* 8% p > 0,05	Mortalidade = 84% *vs.* 72% (p = 0,71) Sem recuperação da função renal = NR
Ponce et al.[125] Estudo prospectivo	2012	N = 150 64 ± 16 anos 55% séptico	Cateter flexível 36-44 L DPAV	3,6 ± 0,6	1,2 ± 0,7	18% Infeccioso: 12% Mecânico: 7,3%	Mortalidade = 57,3% Sem recuperação da função renal = 6,6%

(continua)

Tabela 1 Protocolo da técnica dialítica, prescrição, parâmetros de adequação, eventos adversos e desfecho de diálise em diferentes estudos recentes sobre diálise peritoneal em injúria renal aguda (*continuação*)

Estudo	Período de tempo	Pacientes	Prescrição de DP	Kt/V semanal	UF (L/sessão)	Eventos adversos	Desfecho
Ponce et al.[130] Ensaio randomizado DP x HDd	2013	N = 143 57 ± 21 *vs.* 68 ± 24 p > 0,05 45% *vs.* 51% séptico p > 0,05	Cateter flexível 36-44 L DPAV	5,8 ± 1,6 *vs.* 3,6 ± 0,4 p < 0,01	2,5 ± 0,7 *vs.* 1,4 ± 0,7 p = 0,039	23% *vs.* 24% p = 0,21 Infeccioso: 19% *vs.* 16% Mecânico: 15% *vs.* 13% p > 0,05	Mortalidade = 63,3% *vs.* 63,9% (p = 0,91) Sem recuperação da função renal = 9,6% *vs.* 6,5% (p = 0,67)
Parapiboon et al.[128] Ensaio randomizado DPAV x DP de baixo volume	2017	N = 75 59 ± 21 *vs.* 60 ± 24 p > 0,05 65% *vs.* 61% séptico p > 0,05	Cateter flexível 18-36 L DPAV	3,3 ± 0,6 *vs.* 2,2 ± 0,4 p < 0,05	2,5 ± 0,7 *vs.* 2,6 ± 0,4 p = 0,39	15% *vs.* 8% p = 0,21 Infeccioso: 15% *vs.* 8% p > 0,05 Mecânico: NR	Mortalidade = 72% *vs.* 63,9% (p = 0,81) Sem recuperação da função renal = NR
Al-Hwiesh et al.[89] Ensaio randomizado CVVHDF x DPT	2018	N = 120 44 ± 12 *vs.* 45 ± 44 p > 0,05 60,3% *vs.* 35,5% séptico p > 0,05	Cateter flexível 25 L DPT	NR	1,9 ± 0,7 *vs.* 1,4 ± 0,4 p = 0,39	17% *vs.* 9% p = 0,21 Infeccioso: 17% *vs.* 9% p < 0,05 Mecânico: NR	Mortalidade = 69,8% *vs.* 46,8% (p = 0,04) Sem recuperação da função renal = 60,3% *vs.* 35,5% (p = 0,03)

CVVHDF: hemodiafiltração venovenosa contínua; DP: diálise peritoneal; DPAV: DP de alto volume; DPC: DP contínua, DPT: DP tidal; HDd: hemodiálise diária; NC: não calculado; NR: não relatado; UF: ultrafiltração.

tralianos e incluídos no censo em 1967.[134] Os aborígenes que vivem em lugares remotos têm o *status* socioeconômico mais baixo e há pobreza generalizada, negligência e abuso na infância, alcoolismo, desnutrição e desvantagem no desenvolvimento. Traduzida para doença renal, a privação está correlacionada com glomerulomegalia, alta incidência de diabetes e glomerulosclerose segmentar focal (GESF), entre outros.[135-138] Estatisticamente, isso leva a uma incidência de 8-32 vezes de doença renal dependente de substituição renal com taxas de mortalidade excessivas em pessoas mais jovens.[137] A expectativa média de vida para aborígenes em lugares remotos é de 65,9 anos para homens e de 69,6 anos para mulheres. Isso é, em média, 15 a 22 anos a menos do que para os não aborígenes.[134,140] Esses números são ainda piores para pacientes renais.

Esta seção abordará a "lacuna" entre a saúde aborígine e a não aborígine, e o autor (Johan Rosman) apresentará experiências pessoais. Muitos governos anteriores tentaram resolver o problema estendendo o financiamento, o que não parece ter feito diferença. É necessário um pensamento crítico sobre o futuro, tanto do lado aborígene como do lado não aborígene.

Incidência e prevalência de doenças renais em povos indígenas

A idade média dos aborígenes no diagnóstico de DRCT é trinta anos mais jovem do que um grupo comparável de australianos não aborígenes,[137] e a incidência de terapia de substituição renal mostra uma taxa de 8 a 32 vezes (400 pacientes por milhão na cidade, com um extremo de 1.600 ppm em áreas remotas) em comparação com australianos não aborígenes.[138] A taxa real de dependência dialítica seria ainda maior, pois, por diversos motivos, os pacientes indígenas não chegam ao tratamento dialítico. Esses obstáculos serão discutidos a seguir. Suas taxas de transplante também são significantemente mais baixas do que as de outros australianos. Apesar de sua extrema incidência e prevalência de diálise, os pacientes aborígenes contribuem com apenas 3% do total de pacientes transplantados em 2016.[139]

Barreiras globais à diálise peritoneal em pacientes indígenas

Pacientes indígenas em outros países mostraram ter barreiras em relação ao uso de DP.[140] Esse estudo teve um desenho de coorte prospectivo e observacional em três áreas remotas no Canadá. Eles descobriram que os pacientes indígenas iniciaram a DP cerca de onze anos antes dos pacientes não indígenas. As duas barreiras mais significantes, segundo o autorrelato dos pacientes indígenas, foram a falta de dinheiro e a ansiedade. A primeira barreira pode parecer improvável em um país que, como a Austrália, tem um programa universal de saúde sem custos, para qualquer paciente, em qualquer forma de diálise. No entanto, a desigualdade continua generalizada em qualquer sociedade ocidental. Em um estudo de Mathew et al.,[139] um dos 67 pacientes não indígenas participantes morreu antes do início da diálise, contra 5 dos 32 pacientes indígenas. Isso pode ser uma indicação de um processo de decisão demorado e de resistência para iniciar a diálise em tempo hábil. De fato, as estatísticas da ANZDATA mostram que os pacientes indígenas iniciam a TRS com uma taxa de filtração glomerular estimada (TFGe) mais baixa que os não indígenas (7 mL/minuto *vs.* 11 mL/minuto), e muitos pacientes indígenas fazem um "início de emergência", sendo levados por Medivac e tendo a HD iniciada por cateteres venosos centrais.[138]

Prakash[141] relatou em 2011 que, ao analisar a diálise peritoneal em pacientes indígenas, as taxas de mortalidade, falha técnica e peritonite foram significativamente maiores entre os pacientes indígenas e enfatizou a importância da localização remota. Esses achados foram posteriormente confirmados em um estudo australiano.[138] Além disso, o tratamento de diálise em áreas remotas é muito caro.

A situação específica de Kimberley

A Austrália Ocidental é o maior estado do país, um pouco maior que toda a União Europeia (UE). A capital é a cidade de Perth, com 2 milhões de habitantes, com uma infraestrutura bem desenvolvida e três grandes hospitais terciários. O autor, a cada 6 a 8 semanas, visita Kimberley, uma vasta área no noroeste da Austrália, com 50 mil habitantes, com 47% deles aborígenes. Apenas três cidades têm mais de 2 mil pessoas. A região de Kimberley é parcialmente costeira, parcialmente deserta, e nela a cultura aborígene em pequenas comunidades tem sido amplamente mantida com rituais e estilo de vida. São feitas visitas a 4 cidades principais que possuem centros de HD, e os voos são feitos em pequenos aviões para visitar comunidades mais remotas para ver pacientes. Quatro meses por ano, essas comunidades não são acessíveis por causa das chuvas de monção e do desaparecimento das faixas de areia. O acesso por veículos com tração nas quatro rodas também não é possível.

Os aborígenes na região de Kimberley aceitam a medicina ocidental, mas apenas de forma limitada. A *bush medicine* (que compreende os medicamentos tradicionais usados pelos indígenas australianos) e a cura (*healing*) desempenham um papel importante. A apresentação às clínicas renais geralmente é muito tardia, a taxa de não comparecimento nas clínicas é superior a 45% e a evacuação aérea urgente para o hospital terciário mais próximo (Perth) fica a mais de 2.000 km de distância. Unidades de HD foram estabelecidas nas cidades de Broome, Derby e Kununurra, com 10-14 cadeiras de diálise cada.

Recentemente, Fitzroy Crossing (não costeira) foi adicionada, com 4 pontos de diálise. A demanda é muito maior, fazendo com que os pacientes aborígenes tenham de começar em Perth, em um ambiente estranho e percebido como hostil para eles, com tempos de espera de até 18 meses antes de poderem retornar ao "país", como chamam sua origem. Existe uma ligação muito forte da cultura aborígene com o local de origem ("país") e os ancestrais que ali viveram. Isso causa sofrimento, depressão, não aderência, abuso de álcool e suicídio naqueles forçados a viver longe de casa.

Todas as formas de diálise na Austrália Ocidental são terceirizadas para um provedor de serviços de diálise privado, que é responsável pela diálise de todos os pacientes em Perth (cinco grandes unidades satélites, hospitais com unidades pequenas para pacientes internados e pacientes em diálise muito doentes), mas também pelo fornecimento de serviços domiciliares em Kimberley.

Desde cerca de uma década, houve um forte impulso para usar mais tratamentos domiciliares, para possibilitar um retorno precoce ao país e também para permitir mais autonomia. Por inúmeras razões, os muitos projetos que foram lançados falharam. Esses serão discutidos no tópico "Barreiras à diálise peritoneal em Kimberley".

Aumentar o número de indígenas em tratamentos domiciliares, em particular a DP, é um desafio bem conhecido. Grace et al.[142] realizaram um estudo australiano ligando a localização remota à captação de diálise peritoneal, e descobriram que pacientes rurais e remotos tiveram uma captação significantemente menor de DP, postulando que eles estão mais dispostos a se mudar para locais onde a HD está disponível. Seu estudo, no entanto, não abordou especificamente os pacientes aborígenes como um subgrupo. Marley et al.[143] analisaram os resultados da diálise peritoneal de aborígenes australianos em Kimberley (71 entre 2003-2009) com outros aborígenes australianos no mesmo período (384) e não aborígenes (5.285). A idade mediana no início da DP foi 10 anos mais jovem nos aborígenes em geral. Eles encontraram uma mediana de tempo significantemente menor para a primeira peritonite, maior falha técnica e sobrevida média menor, apesar da idade jovem em que iniciaram a DP. Tiveram o dobro de episódios de peritonite, um verdadeiro desafio em áreas muito remotas. Concluíram que a expansão das opções mais seguras de HD em Kimberley precisava continuar. Essa conclusão pode ser oposta ao consenso internacional entre nefrologistas e formuladores de políticas.

Barreiras à diálise peritoneal em Kimberley

O autor visita os principais centros e comunidades remotas a cada 6 a 8 semanas por uma semana inteira para ver pacientes em diálise e pacientes transplantados e revisar os estágios anteriores da DRC. Existem muitas barreiras para expandir um programa de DP, mas não houve uma revisão abrangente além daquela realizada por Marley et al.[143]

Um dos autores (Johan Rosman) tem suas opiniões pessoais e as apresentará a seguir.

Acomodação

Os aborígenes muitas vezes não têm nenhuma forma de renda além do apoio social. Frequentemente vivem em habitações sociais velhas, mofadas e malconservadas. A cultura exige que a porta esteja sempre aberta para qualquer um da família estendida. Isso pode significar que em determinado momento duas pessoas moram em uma casa de dois quartos e, algumas semanas depois, quinze pessoas estão vivendo na mesma casa. Muitas vezes não há lugar para armazenamento, e as bolsas de DP às vezes podem ser encontradas do lado de fora da casa a 40 °C. O uso de álcool e a violência doméstica são lamentavelmente frequentes, e, compreensivelmente, esse não é o ambiente propício para a DP dependente de higiene. Doenças infecciosas, como infecções sexualmente transmissíveis (IST), infecção por *Staphylococcus* resistente à meticilina (MRSA) e infecções de pele por enterococos resistentes à vancomicina (VRE) e hanseníase, são comuns. As taxas de complicações e mortalidade, impactadas por hesitações em consultar um médico e não aderência deliberada, são altas.

Cultura

A cultura aborígene é de mobilidade, principalmente a pé. Embora a residência principal possa ser em uma pequena comunidade, muitos aborígenes aderem aos costumes de "ir para o mato", onde passam um tempo significativo (semanas/meses) longe de casa, no deserto, e exercem sua importante necessidade cultural de manter contato próximo com o "país". No entanto, isso não é compatível com a DP nem com a HD, levando à morte em regiões remotas, aumento da mortalidade por todas as causas e evacuações urgentes, se houver ajuda disponível. Também pode haver desconfiança em relação à medicina ocidental, já que os pacientes em Kimberley viram parentes se mudarem para Perth para iniciar a diálise e nunca os viram retornar. Esse é um argumento ainda mais forte contra a DP, pois as altas taxas de peritonite com alta mortalidade criam resistência contra esse método. Como uma pessoa que oferece ajuda, como um médico, pode levar anos para ser aceito na comunidade indígena e ainda não conseguir atingir os níveis de aderência necessários para fornecer cuidados renais adequados. Isso é um desafio, pois poucos médicos estão dispostos a viver em Kimberley, e, portanto, a população depende de um fluxo constante de substitutos, que muitas vezes permanecem apenas algumas semanas.

Fornecedor

Na Austrália Ocidental, HD e DP não são oferecidas pelos hospitais, que possuem apenas unidades de HD muito pequenas destinadas a pacientes internados e pacientes muito doentes. O programa regular de hemo-satélite e DP é terceirizado para um grande fornecedor global de TRS. Isso significa que os custos desempenham um papel ainda mais importante do que no serviço público, e não há, por exemplo, nenhuma enfermeira de DP disponível em Kimberley. O enfermeiro mais próximo também está em Perth, que fica a mais de 2.000 km de distância. Também não há concorrência, pois o Estado licitou o contrato de HD e DP para milhares de pacientes a apenas um provedor.

Em Kimberley, a governança abrangente para os cuidados dos aborígenes está nas mãos de uma organização aborígene, os Serviços Médicos Aborígenes de Kimberley (KAMS - Kimberley Aboriginal Medical Services) e todos os cuidados prestados são gratuitos, desde os cuidados primários aos secundários, medicamentos e transporte de e para as clínicas. Embora o KAMS como uma camada burocrática extra aumente a complexidade, ajuda a preservar a atitude aborígene única sob nossos cuidados.

Ser removido do "país"

Para receber um cateter de DP e, posteriormente, o treinamento de DP, os pacientes têm de viajar para Perth, pois nenhum hospital da região de Kimberley implanta cateteres de DP. A grande cidade é intimidante para eles e tem uma temperatura média de 10 a 15 °C mais baixa do que a temperatura de Kimberley, o que não é aceitável para muitos pacientes aborígenes. Eles são privados de seus entes queridos mais próximos e longe do "país", pois nenhum membro da família pode ficar em moradia temporária em Perth com eles. A situação é realmente pior para pacientes em HD, pois as quatro unidades em Kimberley não conseguem atender à demanda e todos os pacientes precisam iniciar sua diálise em Perth. O tempo de espera para voltar para casa pode ser de 12 a 18 meses. Esse é um cenário muito ruim; problemas com álcool, assim como depressão e solidão, são muito comuns na cidade. As mães não veem seus filhos pequenos por mais de 1 ano. Seria de esperar que isso fosse um incentivo para escolher a DP, mas, curiosamente, outros fatores prevalecem. Os projetos não conseguiram aumentar o número de pacientes em DP, principalmente pelos motivos descritos acima. Em 2011, o governo de WA emitiu uma "Estrutura para melhorar a terapia de diálise domiciliar na Austrália Ocidental". Após uma análise completa, chegaram a 6 principais recomendações clínicas. Uma delas era ter um nefrologista, que vivesse permanentemente em Kimberley. Além da falta de financiamento, não foi possível manter um nefrologista, e a perspectiva de mudança constante de nefrologistas substitutos provavelmente piorará a situação. As outras recomendações já estavam em vigor, por exemplo, "aderir às diretrizes baseadas em evidências"; e eles não puderam contribuir, pois os impedimentos decisivos para a expansão, em particular habitações superlotadas e incompatibilidade cultural com o tratamento de diálise, permanecem em grande parte sem solução devido à falta de concordância dos lados aborígene e não aborígene para mudar essa situação.

Em agosto de 2020, Kimberley tinha apenas 17 pacientes em DP, contra 138 pacientes aborígenes em HD. Isso ocorre apesar de 15 anos de projetos caros de melhora da qualidade e do trabalho árduo de muitos que visitam o país ou viajam de e para as clínicas renais a título profissional, o que pode incluir assistência médica gratuita, como medicamentos e transporte gratuitos.

O futuro

1. Não é fácil prever um futuro promissor para a terapia da DP nas comunidades aborígines, já que, em Kimberley, os aborígenes aderem rigorosamente a sua cultura histórica e sistemas de crenças. Há um "choque de culturas" em andamento, levando à não aderência a visitas clínicas, medicação e vontade de iniciar a TRS. O incentivo de estar de volta ao "país" mais cedo no caso de DP está falhando por causa das taxas extremas de peritonite, com mortalidade maior que o normal. O governo australiano, ao longo dos anos, tentou resolver o problema investindo cada vez mais dinheiro e atraindo mais aborígenes como pessoas de contato para trabalhar nos hospitais. Mas, além das unidades de satélite de diálise de primeira classe sendo construídas nos ambientes mais pobres da Austrália, o resultado não mudou.[145] Um resumo de algumas ideias está listado a seguir:
2. Ajuste de cultura em ambos os lados. Um número crescente de aborígenes, especialmente mais jovens, percebe que, para alcançar o sucesso, é necessária uma relação mais próxima com a cultura ocidental e aborígene. Há um número crescente de aborígenes no quadro de funcionários dos hospitais, e os anciãos tomaram a decisão de alertar os jovens sobre alimentação não saudável, exercícios e muitas formas de prevenção do diabetes. Um nivelamento da incidência de doença renal em aborígenes tornou-se aparente,[139] embora seja muito cedo para comemorar. Do ponto de vista governamental, é hora de perceber que habitação/acomodação é a questão principal. Isso vale para adoecer, ter maior número de infecções e até IRA em idade jovem, relacionado à DRC mais tarde na vida, devido à situação de moradia. Investir dinheiro em habitação fará mais bem do que distribuir pagamentos em dinheiro que pode ser gasto em álcool. Em uma das comunidades que visitamos, é construído um hotel renal, onde os indígenas podem morar, fazer sua DP ou HD e compartilhar suas histórias.

3. Reduzir a ansiedade entre os aborígenes. Muitas vezes subestima-se que grande parte da não aderência, o não comparecimento à clínica e as promessas não cumpridas de seguir as recomendações são, na verdade, motivados pelo medo. Para muitos pacientes aborígenes em Kimberley, os médicos e enfermeiros são pessoas altamente consideradas em um lugar de autoridade, que intimidam. A derrubada dessa muralha foi tentada com sucesso nas comunidades. A educação renal, seja para DRC ou diálise, é sempre dada com a presença apropriada da pessoa de ligação tribal, e são utilizadas ferramentas especiais, principalmente de natureza visual, como desenhos e imagens, que são utilizados em vez de texto e DVD.
4. Começar com as crianças. Um programa de ensino escolar completo deve ser desenvolvido, no qual a saúde é uma parte muito importante do currículo. Isso pode reduzir o número de infecções em uma idade jovem, doenças cardíacas reumáticas e também diabetes. As crianças levarão essas mensagens para casa, na esperança de atingir o "ensino inverso" dos pais.
5. Reconhecimento do "choque cultural". Enquanto nenhum dos lados estiver disposto a aceitar que as culturas aborígenes e não aborígenes são inerentemente diferentes, nenhum progresso será alcançado. Os profissionais de saúde não aborígenes devem perceber que nem todo paciente aborígene deseja ser "salvo" por certos métodos de TRS. O mesmo vale para a aderência à medicação. Os pacientes aborígenes devem entender que, se uma vida mais longa tem valor para eles, isso só pode ser alcançado adotando pelo menos os princípios mais básicos de cuidados não aborígenes, sendo aderentes e seguindo a conformidade. Além disso, as preciosas e longas viagens ao "mato" durante o ano infelizmente não serão mais possíveis. Para muitos dos profissionais de saúde não aborígenes é difícil entender que entre o povo aborígene há muitos que não querem viver "a qualquer custo". Persistindo em nossos modos de pensar ocidentais, vemos as consequências muito dramáticas de pacientes morrendo a 2.000 km de distância em Perth, enquanto o coração e a alma do paciente estão no "país". A menos que estejamos prontos para uma mudança maciça na aceitação cultural de ambos os lados, nada mudará, pois a lacuna não diminuiu desde a primeira tentativa em 2011.[147]

OBSERVAÇÕES FINAIS

O *Ademex* foi o ECR realizado mais importante para a DP, desafiando o conceito de adequação e estimulando a busca pela melhora de outros aspectos do atendimento ao paciente que provavelmente melhorarão os resultados clínicos. Pode haver um nefrologista ou enfermeiro de DP que não conheça o significado do *Ademex* para a terapia de DP, mas provavelmente ele ou ela é a exceção.

O estudo *Ademex* e o estudo *Hemodialysis* (*Hemo*) são dois grandes ECR que questionaram como prescrever a dose de diálise. A HDF, uma alternativa à HD padrão, ao adicionar o componente convectivo à difusão, remove moléculas médias e proteínas maiores de baixo peso molecular de forma mais eficaz. Maiores volumes convectivos aumentam a depuração das toxinas urêmicas. É interessante salientar que a identificação do transporte convectivo de solutos em conexão com a remoção de água foi realizada em um experimento utilizando a membrana peritoneal de pacientes com DRCT mantidos em DP crônica em 1966.[148]

Este capítulo fornece informações não apenas apoiando a DP como alternativa à terapia extracorpórea para DRCT e IRA, mas também evidências baseadas na prática clínica abordando diversos tópicos em DP, incluindo adequação, metabolismo, infecção, cateteres de DP, equilíbrio de fluidos, síndrome cardiorrenal, profilaxia antibiótica, utilização de metformina, impacto da solução de DP na estrutura e função da membrana peritoneal. Contribuições importantes têm sido fornecidas continuamente ao longo dos anos da Província Oriental da Arábia Saudita pela equipe de DP do KFUH, por meio da prática clínica, publicações de sua própria experiência e inovações, como suas técnicas de inserção de cateteres de DP.

O ponto de virada na utilização da DP para IRA foi a publicação de um grupo de nefrologistas de uma pequena cidade universitária do Brasil, Botucatu. Eles estabeleceram uma expedição pioneira de DP em 2007, que foi exercida com perfeição, resultando em um artigo de mudança de atitude sobre IRA em relação à indicação de DP e aplicação da definição "DP: estado da arte": cateter Tenckhoff, máquina cicladora, solução de DP em bolsas plásticas, sistema fechado e grandes volumes.[108]

A DP é uma forma simples, segura e eficiente de corrigir distúrbios metabólicos, eletrolíticos, ácido-básicos e de volume gerados pela IRA; pode ser usada como uma modalidade de TRS para tratar a IRA em países em desenvolvimento e desenvolvidos, dentro ou fora da UTI. Além disso, observou-se uma melhora na sobrevida do paciente e da técnica ao longo dos anos, mesmo após a correção de vários fatores de confusão.

A DP é uma terapia global, sendo oferecida não apenas a pacientes instruídos, mas também analfabetos; não apenas nas áreas afluentes, mas também nos subúrbios menos privilegiados das grandes cidades; não só às pessoas que sabem ler e podem ouvir, mas também aos cegos e surdos; não só aos não indígenas, mas também aos indígenas. Os povos indígenas em países ricos têm desfechos de doenças crônicas que são comparáveis aos de pacientes em países em desenvolvimento de baixo nível socioeconômico. Muitas são as barreiras e diferenças culturais enfrentadas pelos pacientes em diferentes cantos, mesmo os mais remotos, do mundo. A visão pessoal de Johan Rosman, nefrologista que trabalha com a população indígena de DRC na Austrália Ocidental há muitos anos, é de extremo valor e interesse para todos nós, independentemente de onde moramos e trabalhamos com DRC e TRS. É uma interação complexa, ao decidir a modalidade de diálise, pois muitos fatores desempenham um papel, incluindo socioeconômico, médico, cultural e psicológico. Além disso, há a necessidade, sempre que possível, de uma tomada de decisão compartilhada junto ao paciente e sua família, ponderando prós e contras, bem como ressaltando os valores e preferências da cultura do paciente. O Dr. Rosman aborda a partir de uma perspectiva pessoal as causas da lacuna entre os desfechos para pessoas aborígenes e não aborígenes e as maneiras como as muitas tentativas fracassadas de fechar a lacuna podem ser abordadas.

Do México e da América Central ao Reino da Arábia Saudita e de lá para a América do Sul, continuando para a Austrália, depois África do Sul e desembarcando na Tailândia: uma riqueza de evidências clínicas sólidas, experiências únicas, política arrojada, abordagem direcionada para criar oportunidades onde elas são escassas, as lacunas culturais estão sendo fechadas. Ainda há muito mais a aprender sobre a DP em todos os lugares, pois a experiência da DP é um privilégio de todos e a terapia da DP uma realidade global em 360 graus.

REFERÊNCIAS

1. Boen ST. Peritoneal dialysis: a clinical study of factors governing its effectiveness. Dissertation thesis at University of Amsterdam. 1959. p.1-166.
2. Gjessing J. Studies of peritoneal dialysis. Kidney Int 2008;73:S18-S25.
3. The Renal Replacement Therapy Investigators. Bellomo R, Cass A, Cole L, Finfer S, Gallagher M, Lo S, et al. Intensity of renal-replacement therapy in critically ill patients. New Engl J Med 2009;361:1627-38.
4. The VA/NIH Acute Renal Failure Trial Network. Palevsky PM, Zhang JH, O'Connor TZ, Chertow GM, Crowley ST, Choudhury D. Intensity of renal support in critically ill patients with acute kidney injury. New Engl J Med 2008;359:7-20.
5. Ronco C, Bellomo R, Homel P, Brendolan A, Dan M, Picccinni P, La Greca G. Effects of different doses in continuous veno-venous hemofiltration on outcomes of acute renal failure: a prospective randomized trial. Lancet 2000;355:26-30.
6. GBD Chronic Kidney Disease Collaboration. Global, regional, and national burden of chronic kidney disease, 1990-2017: a systematic analysis for the Global Burden of Disease Study 2017. Lancet 2020;395(10225):709-33.
7. Jager KJ, Fraser SDS. The ascending rank of chronic kidney disease in the global burden of disease study. Nephrol Dial Transplant 2017;32(Suppl 2):ii121-ii128.
8. Jha V, Garcia-Garcia G, Iseki K, Li Z, Naicker S, Plattner B, et al. Chronic kidney disease: global dimension and perspectives. Lancet 2013;382(9888):260-72.
9. Struijk DG. Peritoneal dialysis in Western countries. Kidney Dis (Basel). 2015;1(3):157-64.
10. Cho Y, Johnson DW. Peritoneal dialysis-related peritonitis: towards improving evidence, practices, and outcomes. Am J Kidney Dis 2014;64(2):278-89.

11. Monteón F, Correa-Rotter R, Paniagua R, Amato D, Hurtado ME, Medina JL, et al. Prevention of peritonitis with disconnect system in CAPD: a randomized control trial. Kidney Int 1998;54(6):2123-128.
12. Piraino B, Bernardini J, Brown E, Figueiredo A, Johnson D W, Lye W C, et al. ISPD position statement on reducing the risks of peritoneal dialysis-related infections. Perit Dial Int 2011;31(6):614-30.
13. Figueiredo AE, Moraes TP, Bernardini J, Poli-de-Figueiredo CE, Barretti P, Olandoski M, et al. Impact of patient training patterns on peritonitis rates in a large national cohort study. Nephrol Dial Transplant 2015;30(1):137-42.
14. Vonesh EF, Snyder JJ, Foley RN, Collins AJ. Mortality studies comparing peritoneal dialysis and hemodialysis: what do they tell us? Kidney Int Suppl 2006;(103):S3-S11.
15. Kumar VA, Sidell MA, Jones JP, Vonesh EF. Survival of propensity matched incident peritoneal and hemodialysis patients in a United States health care system. Kidney Int 2014;86:1016-22.
16. Lukowsky LR, Mehrotra R, Kheifets L, Arah OA, Nissenson AR, Kalantar-Zadeh K. Comparing mortality of peritoneal and hemodialysis patients in the first 2 years of dialysis therapy: a marginal structural model analysis. Clin J Am Soc Nephrol 2013;8(4):619-28.
17. Keshaviah PR, Nolph KD, Van Stone JC. The peak concentration hypothesis: a urea kinetic approach to comparing the adequacy of continuous ambulatory peritoneal dialysis (CAPD) and hemodialysis. Perit Dial Int 1989;9(4):257-60.
18. Harty J, Boulton H, Venning M, Gokal R. Impact of increasing dialysis volume on adequacy targets: a prospective study. J Am Soc Nephrol 1997;8(8):1304-10.
19. Diaz-Buxo JA, Gotch FA, Folden TI, et al. Peritoneal dialysis adequacy: a model to assess feasibility with various modalities. Kidney Int 1999;55(6):2493-501.
20. Churchill DN, Taylor DW, Keshaviah PR for the CanUSA Peritoneal Dialysis Study Group. Adequacy of dialysis and nutrition in continuous peritoneal dialysis: association with clinical outcomes. J Am Soc Nephrol 1996;7(2):198-207.
21. Diaz-Buxo JA, Lowrie EG, Lew NL, Zhang SM, Zhu X, Lazarus JM. Associates of mortality among peritoneal dialysis patients with special reference to peritoneal transport rates and solute clearance. Am J Kidney Dis 1999;33(3):523-34.
22. Szeto CC, Wong TY, Leung CB, Wang AY, Law MC, Lui SF, et al. Importance of dialysis adequacy in mortality and morbidity of Chinese CAPD patients. Kidney Int 2000;58(1):400-7.
23. Rocco M, Soucie JM, Pastan S, McClellan WM. Peritoneal dialysis adequacy and risk of death. Kidney Int 2000;58(1):446-57.
24. Bargman JM, Thorpe KE, Churchill DN. CanUSA Peritoneal Dialysis Study Group. Relative contribution of residual renal function and peritoneal clearance to adequacy of dialysis: a reanalysis of the CanUSA study. J Am Soc Nephrol 2001;12(10):2158-62.
25. Paniagua R, Amato D, Vonesh E, Correa-Rotter R, Ramos A, Moran J, et al. Effects of increased peritoneal clearances on mortality rates in peritoneal dialysis: Ademex, a prospective, randomized, controlled trial. J Am Soc Nephrol 2002;13(5):1307-20.
26. Churchill DN. The Ademex Study: make haste slowly. J Am Soc Nephrol 2002;13(5):1415-8.
27. Blake P. Ademex: a landmark peritoneal dialysis study. Should we change our practice? Perit Dial Int 2002;22(5):545.
28. Eknoyan G, Beck GJ, Cheung AK, Daugirdas JT, Greene T, Kusek JW, et al. Hemodialysis (Hemo) Study Group. Effect of dialysis dose and membrane flux in maintenance hemodialysis. N Engl J Med 200219;347(25):2010-9.
29. Meyer TW, Sirich TL, Fong KD, Plummer NS, Shafi T, Hwang S, et al. Kt/V urea and nonurea small solute levels in the hemodialysis study. J Am Soc Nephrol 2016;27(11):3469-78.
30. Prichard S. Ademex and Hemo trials: where are we going? Blood Purif 2003;21(1):42-5.
31. Tzamaloukas AH, Murata GH. Adequacy of peritoneal dialysis after the Ademex study: back to the basics. Int J Artif Organs 2002;25(9):827-31.

32. Raymond T Krediet. The rise and fall of the K(t)/V concept in CAPD. Nephrol Dial Transplant 2002;17(6):970-2.
33. Perl J, Dember LM, Bargman JM, Browne T, Charytan DM, Flythe JE, et al. American Society of Nephrology Dialysis Advisory Group. The use of a multidimensional measure of dialysis adequacy--moving beyond small solute kinetics. Clin J Am Soc Nephrol 2017;12(5):839-47.
34. Da J, Xie X, Wolf M, Disthabanchong S, Wang J, Zha Y, et al. Serum phosphorus and progression of CKD and mortality: a meta-analysis of cohort studies. Am J Kidney Dis 2015;66(2):258-65.
35. Galassi A, Cupisti A, Santoro A, Cozzolino M. Phosphate balance in ESRD: diet, dialysis and binders against the low evident masked pool. J Nephrol 2015;28(4):415-29.
36. Floege J, Kim J, Ireland E, Chazot C, Drueke T, de Francisco A, et al. Serum iPTH, calcium and phosphate, and the risk of mortality in a European haemodialysis population. Nephrol Dial Transplant 2011;26(6):1948-55.
37. Regidor DL, Kopple JD, Kovesdy CP, Kilpatrick RD, McAllister CJ, Aronovitz J, et al. Associations between changes in hemoglobin and administered erythropoiesis-stimulating agent and survival in hemodialysis patients. J Am Soc Nephrol 2006;17(4):1181-91.
38. Akizawa T, Okumura H, Alexandre AF, Fukushima A, Kiyabu G, Dorey J. Burden of anemia in chronic kidney disease patients in Japan: a literature review. Ther Apher Dial 2018;22(5):444-56.
39. Zeidan A, Bhandari S. Anemia in peritoneal dialysis patients: iron repletion, current and future therapies. Perit Dial Int 2017;37(1):6-13.
40. Kiebalo T, Holotka J, Habura I, Pawlaczyk K. nutritional status in peritoneal dialysis: nutritional guidelines, adequacy and the management of malnutrition. Nutrients 2020;12(6):1715.
41. Chung SH, Heimbürger O, Stenvinkel P, Qureshi AR, Lindholm B. Association between residual renal function, inflammation and patient survival in new peritoneal dialysis patients. Nephrol Dial Transplant 2003;18(3):590-7.
42. Qureshi AR, Alvestrand A, Divino-Filho JC, Gutierrez A, Heimbürger O, Lindholm B, et al. Inflammation, malnutrition, and cardiac disease as predictors of mortality in hemodialysis patients. J Am Soc Nephrol 2002;13(Suppl 1):S28-36.
43. Chung SH, Carrero JJ, Lindholm B. Causes of poor appetite in patients on peritoneal dialysis. J Ren Nutr 2011;21(1):12-5.
44. Jankowska M, Lichodziejewska-Niemierko M, Rutkowski B, Dębska-Ślizień A, Małgorzewicz S. Water soluble vitamins and peritoneal dialysis: state of the art. Clin Nutr 2017;36(6):1483-9.
45. Paniagua R, Amato D, Mujais S, Vonesh E, Ramos A, Correa-Rotter R, et al. Predictive value of brain natriuretic peptides in patients on peritoneal dialysis: results from the Ademex trial. Clin J Am Soc Nephrol 2008;3(2):407-15.
46. Ateş K, Nergizoğlu G, Keven K, Sen A, Kutlay S, Ertürk S, et al. Effect of fluid and sodium removal on mortality in peritoneal dialysis patients. Kidney Int 2001;60(2):767-76.
47. Kim YL, Biesen WV. Fluid overload in peritoneal dialysis patients. Semin Nephrol 2017;37(1):43-53.
48. van der Sande FM, van de Wal-Visscher ER, Stuard S, Moissl U, Kooman JP. Using bioimpedance spectroscopy to assess volume status in dialysis patients. Blood Purif 2020;49(1-2):178-84.
49. Demirci MS, Demirci C, Ozdogan O, Kircelli F, Akcicek F, Basci A, et al. Relations between malnutrition-inflammation-atherosclerosis and volume status. The usefulness of bioimpedance analysis in peritoneal dialysis patients. Nephrol Dial Transplant 2011;26(5):1708-16.
50. Cheng LT, Gao YL, Qin C, Tian JP, Gu Y, Bi SH, et al. Volume overhydration is related to endothelial dysfunction in continuous ambulatory peritoneal dialysis patients. Perit Dial Int 2008;28(4):397-402.
51. Tian JP, Du FH, Cheng LT, Tian XK, Axelsson J, Wang T. Peripheral resistance modulates the response to volume overload in peritoneal dialysis patients. Perit Dial Int 2008;28(6):604-10.
52. Davies SJ, Phillips L, Russell GI. Peritoneal solute transport predicts survival on CAPD independently of residual renal function. Nephrol Dial Transplant 1998;13(4):962-8.

53. Rumpsfeld M, McDonald SP, Johnson DW. Higher peritoneal transport status is associated with higher mortality and technique failure in the Australian and New Zealand peritoneal dialysis patient populations. J Am Soc Nephrol 2006;17(1):271-8.
54. Li PK, Ng JK, Mcintyre CW. Inflammation and peritoneal dialysis. Semin Nephrol 2017;37(1):54-65.
55. Davies SJ. Peritoneal solute transport and inflammation. Am J Kidney Dis 2014 Dec;64(6):978-86.
56. Vaziri ND, Zhao YY, Pahl MV. Altered intestinal microbial flora and impaired epithelial barrier structure and function in CKD: the nature, mechanisms, consequences and potential treatment. Nephrol Dial Transplant 2016;31(5):737-46.
57. Branchereau M, Burcelin R, Heymes C. The gut microbiome and heart failure: a better gut for a better heart. Rev Endocr Metab Disord 2019;20(4):407-14.
58. Anders HJ, Andersen K, Stecher B. The intestinal microbiota, a leaky gut, and abnormal immunity in kidney disease. Kidney Int 2013;83(6):1010-6.
59. Simões-Silva L, Araujo R, Pestana M, Soares-Silva I, Sampaio-Maia B. The microbiome in chronic kidney disease patients undergoing hemodialysis and peritoneal dialysis. Pharmacol Res 2018;130:143-51.
60. Grant C, Harrison L, Hoad C, Marciani L, Cox E, Buchanan C, et al. Endotoxemia in peritoneal dialysis patients: a pilot study to examine the role of intestinal perfusion and congestion. Perit Dial Int 2017;37(1):111-5.
61. Goossen K, Becker M, Marshall MR, Bühn S, Breuing J, Firanek CA, et al. Icodextrin versus glucose solutions for the once-daily long dwell in peritoneal dialysis: an enriched systematic review and meta-analysis of randomized controlled trials. Am J Kidney Dis 2020;75(6):830-846.
62. Port FK. Worldwide demographics and future trends in end-stage renal disease. Kidney Int Suppl 1993;41:S4-S7.
63. Su-Hernández L, Abascal-Macías A, Méndez-Bueno FJ, Paniagua R, Amato D. Epidemiologic and demographic aspects of peritoneal dialysis in Mexico. Perit Dial Int 1996;16(4):362-5. Disponível em: http://www.imss.gob.mx/sites/all/statics/pdf/informes/20192020/ 21-InformeCompleto.pdf.
64. Monteón F, Correa-Rotter R, Paniagua R, Amato D, Hurtado ME, Medina JL, et al. Prevention of peritonitis with disconnect systems in CAPD: a randomized controlled trial. The Mexican Nephrology Collaborative Study Group. Kidney Int 1998 Dec;54(6):2123-8.
65. Paniagua R, Ventura MD, Avila-Díaz M, Cisneros A, Vicenté-Martínez M, Furlong MD, et al. Icodextrin improves metabolic and fluid management in high and high-average transport diabetic patients. Perit Dial Int 2009 Jul-Aug;29(4):422-32.
66. Su-Hernández L, Abascal-Macías A, Méndez-Bueno FJ, Paniagua R, Amato D. Epidemiologic and demographic aspects of peritoneal dialysis in Mexico. Perit Dial Int 1996 Jul-Aug;16(4):362-5.
67. Nissenson AR. Dialysis modality selection: harsh realities. Perit Dial Int 1996 Jul-Aug;16(4):343-4.
68. Najafi I. Peritoneal dialysis in Iran and the Middle East. Perit Dial Int 2009;29(S2):S217-S221.
69. Saudi Center for Organ Transplantation (SCOT). Dialysis in the Kingdom of Saudi Arabia, Saudi J Kidney Dis Transpl 2018;29(4):1012-20.
70. Dahlan RA, Alsuwaida AO, Farrash MS, Qureshi MA, Hejaili F, Al Sayyari AA. Let us listen to patients: underutilization of peritoneal dialysis from patients' perspectives. Perit Dial Int 2017;37:574-83.
71. Dahlan R, Qureshi M, Akeely F, Al Sayyari AA. Barriers to peritoneal dialysis in Saudi Arabia: nephrologists' perspectives. Perit Dial Int 2016;36(5):564-6.
72. Shaheen F, Al-Attar B, Santiago D, Follero P, Zakaria H, Kamal M. Health indicators for renal replacement therapy in Saudi Arabia. Transplant Proc 2019;51(2):509-11.
73. Al-Hwiesh AK. A modified peritoneal dialysis catheter with a new technique: farewell to catheter migration. Saudi J Kidney Dis Transpl 2016;27(2):281-9.
74. Al-Hwiesh AK. Peritoneal dialysis catheter insertion by a nephrologist: a new, simple and safe technique. Perit Dial Int 2014;34(2):204-11.

75. Szeto CC, Wong TY, Chow KM, Leung CB, Li PK. Are peritoneal dialysis patients with and without residual renal function equivalent for survival study? Insight from a retrospective review of the cause of death. Nephrol Dial Transplant 2003;18:977-82.
76. Akyol AM, Porteous C, Brown MW. A comparison of two types of catheters for continuous ambulatory peritoneal dialysis (CAPD). Peritoneal Dialysis International 1990;10:63-6.
77. Eklund BH, Honkanen EO, Kala AR, Kyllonen LE. Catheter configuration and outcome in patients on continuous ambulatory peritoneal dialysis: a prospective comparison of two catheters. Perit Dial Int 1994;14:70-4.
78. Eklund BH, Honkanen EO, Kala AR, Kyllonen LE. Peritoneal dialysis access: prospective randomized comparison of the Swan neck and Tenckhoff catheters. Perit Dial Int 1995;15:353-6.
79. Lye WC, Kour NW, van der Straaten JC, Leong SO, Lee EJ. A prospective randomized comparison of the swan neck, coiled, and straight Tenckhoff catheters in patients on CAPD. Perit Dial Int 1996;16(Suppl 1):S333-5.
80. Nielsen PK, Hemmingsen C, Friis SU, Ladefoged J, Olgaard K. Comparison of straight and curled Tenckhoff peritoneal dialysis catheters implanted by percutaneous technique: a prospective randomized study. Perit Dial Int 1995;15:18-21.
81. Scott PD, Bakran A, Pearson R, Riad H, Parrott N, Johnson RW, Gokal R. Peritoneal dialysis access. Prospective randomized trial of 3 different peritoneal catheters – preliminary report. Perit Dial Int 1994;14:289-90.
82. Johnson DW, Wong J, Wiggins KJ, Kirwan R, Griffin A, Preston J, et al. A randomized controlled trial of coiled versus straight swan-neck Tenckhoff catheters in peritoneal dialysis patients. Am J Kidney Dis 2006;48:812-21.
83. USRDS. US Renal Data System Annual Data Report IV. Catheter-related factors and peritonitis risk in CAPD patients. Am J Kidney Dis 1992;20(Suppl 2):48-54.
84. Honda M, Iitaka K, Kawaguchi H, Hoshii S, Akashi S, Kohsaka T, et al. The Japanese National Registry data on pediatric CAPD patients: a ten-year experience. A report of the Study Group of Pediatric PD Conference. Perit Dial Int 1996;16:269-75.
85. Warady BA, Sullivan EK, Alexander SR. Lessons from the peritoneal dialysis patient database: a report of the North American Pediatric Renal Transplant Cooperative Study. Kidney Int 1996;53:S68-71.
86. Nessim SJ, Bargman JM, Jassal SV. Relationship between double-cuff versus single-cuff peritoneal dialysis catheters and risk of peritonitis. Nephrol Dial Transplant 2010;25:2310-14.
87. Eklund B, Honkanen E, Kyllonen L, Salmella K, Kala AR. Peritoneal dialysis access: prospective randomized comparison of single-cuff and double-cuff straight Tenckhoff catheters. Nephrol Dial Transplant 1997;12:2664-6.
88. Al-Hwiesh AK, Abdul-Rahman IS, Al-Hwiesh A, Taha A, Amir R, Al-Audah N, et al. Factors contributing to peritonitis in peritoneal dialysis: comparing triple cuff Saudi catheter to double cuff tenckhoff catheter: a 12-year observational study. Saudi J Kidney Dis Transpl 2021 Jan-Feb;32(1):69-83.
89. Al-Hwiesh A, Abdul-Rahman I, Finkelstein F, Divino-Filho JC, et al. Acute kidney injury in critically ill patients: a prospective randomized study of tidal peritoneal dialysis versus continuous renal replacement therapy. Ther Apher Dial 2018;22(4):371-9.
90. Cullis B, Al-Hwiesh A, Kilonzo K, et al. ISPD guidelines for peritoneal dialysis in acute kidney injury: 2020 update (adults). Perit Dial Int. December 2020.
91. Al-Hwiesh AK, Abdul-Rahman IS, Al-Audah N, Al-Hwiesh A, Taha A, et al. Success of instant-start life-saving peritoneal dialysis in patients with end-stage vascular access failure: time to rescue patients. Int J Nephrol Kidney Fail. 2019 5(4).
92. Al-Hwiesh AK, Abdul-Rahman IS, Al-Muhanna F, Al-Sulaiman MH, Al-Jondebi M, Divino-Filho JC. Prevention of peritoneal dialysis catheter infections in Saudi peritoneal dialysis patients: the emergence of high-level mupirocin resistance, Int J Artif Organs 2013;36(7):473-83.

93. Al-Hwiesh AK, Shawarby MA, Abdul-Rahman IS, Al-Oudah N, Al-Dhofairy B, Divino-Filho JC, et al. Changes in peritoneal membrane with different peritoneal dialysis solutions: is there a difference?. Hong Kong Journal of Nephrology 2016;19:7-18.
94. Al-Hwiesh AK, Abdul-Rahman IS, Hussameldeen MA, Al-Audah N, Abdelrahman A, et al. Colonoscopy in automated peritoneal dialysis patients: of prophylactic antibiotics. A prospective study on a single antibiotic. Int J Artif Organs 2017 Oct 13;40(10):550-7.
95. Al-Hwiesh AK, Abdul-Rahman IS, El-Deen MA, Larbi E, Divino-Filho JC, Al-Muhanna FA, et al. Metformin in peritoneal dialysis: a pilot experience. Perit Dial Int 2014 Jun;34(4):368-75.
96. Al-Hwiesh AK, Abdul-Rahman IS, Noor AS, Nasr-El-Deen MA, Abdelrahman A, El-Salamoni TS, et al. The phantom of metformin-induced lactic acidosis in end-stage renal disease patients: time to reconsider with peritoneal dialysis treatment. Perit Dial Int 2017;1-2;37(1):56-62.
97. Al-Hwiesh AK, Abdul-Rahman IS, Al-Audah N, et al. Tidal peritoneal dialysis *vs.* ultrafiltration in type-1 cardiorenal syndrome: a prospective randomized study. Int J Artif Org 2019;42(12):684-94.
98. Gabriel DP, Nascimento GV, Martim LC, Caramori JT, Barretti P, Balbi AL. Peritoneal dialysis in acute renal failure. Ren Fail. 2006;28(6):451-6.
99. Gabriel DP, Fernández-Cean J, Balbi AL. Utilization of peritoneal dialysis in the acute setting. Perit Dial Int 2007 May/Jun;27(3):328-31.
100. Davenport A. Peritoneal dialysis in acute kidney injury. Perit Dial Int 2008 Jul-Aug;28(4):423-4.
101. Ponce D, Banin VB, Bueloni TVS, Caramori JT, Barretti P, Balbi AL. Different outcomes of peritoneal catheter percutaneous placement by nephrologists using a trocar versus the Seldinger technique: the experience of two Brazilian centers. Int Urol Nephrol 2014 Oct;46(10):2029-34.
102. Passadakis PS, Oreopoulos DG. Peritoneal dialysis in patients with acute renal failure. Adv Perit Dial. 2007;23:7-16.
103. Chionh CY, Ronco C, Finkelstein FO, Soni SS, Cruz DN. Acute peritoneal dialysis: what is the "adequate" dose for acute kidney injury? Nephrol Dial Transplant. 2010 Oct;25(10):3155-60.
104. Kronfol N. Acute peritoneal dialysis prescription. In: Daugirdas JT, Ing TS, editors. Handbook of dialysis. 2.ed. Boston: Little, Brown and Company; 1994. p.301-9.
105. Chionh CY, Soni S, Cruz DN, Ronco C. Peritoneal dialysis for acute kidney injury: techniques and dose. Contrib Nephrol 2009 Jun;163:278-84.
106. Chitalia VC, Almeida AF, Rai H, Bapat M, Chitalia KV, Acharya VN, et al. Is peritoneal dialysis adequate for hypercatabolic acute renal failure in developing countries? Kidney Int 2002 Feb;61(2):747-57.
107. Gabriel DP, Nascimento GV, Martim LC, Caramori JT, Barretti P, Balbi AL. High volume peritoneal dialysis for acute renal failure. Perit Dial Int 2007 May-Jun;27(3):277-82.
108. Amerling R, Glezerman I, Savransky E, Dubrow A, Ronco C. Continuous flow peritoneal dialysis: principles and applications. Semin Dial 2003 Jul-Aug;16(4):335-40.
109. Ronco C, Amerling R. Continuous flow peritoneal dialysis: current state-of-the-art and obstacles to further development. Contrib Nephrol 2006;150:310-20.
110. Ronco C, Dell'aquila R, Rodighiero MP, Di Loreto P, Nalesso F, Spanò E, et al. The "Ronco" catheter for continuous flow peritoneal dialysis. Int J Artif Organs 2006 Jan;29(1):101-12.
111. Ronco C. Can peritoneal dialysis be considered an option for the treatment of acute kidney injury? Perit Dial Int 2007 May-Jun;27(3):251-3.
112. Phu NH, Hien TT, Mai NT, Chau TT, Chuong LV, Loc PP, et al. Hemofiltration and peritoneal dialysis in infection-associated acute renal failure in Vietnam. N Engl J Med 2002 Sep;347(12):895-902.
113. Amerling R, DeSimone L, Inciong-Reyes R, Pangilinan A, Folden T, Ronco C, et al. Clinical experience with continuous flow and flow-through peritoneal dialysis. Semin Dial 2001 Sep--Oct;14(5):388-90.
114. Boen ST. Peritoneal dialysis: a clinical study of factors governing its effectiveness. Kidney Int Suppl 2008;108:S5-S17.

115. Ilabaca-Avendaño MB, Yarza-Solorzáno G, Rodriguez-Valenzuela J, Arcinas-Fausto G, Ramírez--Hernandez V, Hernández-Hernández DA, et al. Automated peritoneal dialysis as a lifesaving therapy in an emergency room: report of four cases. Kidney Int Suppl 2008;(108):S173-6.
116. Miller FN, Hammerschmidt DE, Anderson GL, Moore JN. Protein loss induced by complement activation during peritoneal dialysis. Kidney Int 1984 Mar;25(3):480-5.
117. Blumenkrantz MJ, Gahl GM, Kopple JD, Kamdar AV, Jones MR, Kessel M, et al. Protein losses during peritoneal dialysis. Kidney Int 1981 Apr;19(4):593-602.
118. Gordon S, Rubini ME. Protein losses during peritoneal dialysis. Am J Med Sci 1967;253(3):283-92.
119. Góes CR, Berbel MN, Balbi AL, Ponce D. Metabolic implications of peritoneal dialysis in patients with acute kidney injury. Perit Dial Int 2013;33(6):635-45.
120. Bargman JM, Bick J, Cartier P, Dasgupta MK, Fine A, Lavoie SD, et al. Guidelines for adequacy and nutrition in peritoneal dialysis. Canadian Society of Nephrology. J Am Soc Nephrol 1999;(10 Suppl 13):S311-21.
121. Vieira JM, Jr Castro I, Curvello-Neto A, Demarzo S, Caruso P, Jr Pastore L, et al. Effect of acute kidney injury on weaning from mechanical ventilation in critically ill patients. Crit Care Med 2013;35(1):184-91.
122. Epstein SW. Effect of peritoneal dialysis fluid on ventilatory function. Perit Dial Bull 1982;2:120-2.
123. Almeida CTP, Berbel MN, Balbi AL, Ponce D. Effect of peritoneal dialysis on respiratory mechanics in acute kidney injury patients. Perit Dial Int 2014;34(5):1-6.
124. Gabriel DP, Martin LC, Caramori JT, Barretti P, Balbi AL. High volume peritoneal dialysis vs daily hemodialysis: a randomized, controlled trial in patients with acute kidney injury. Kidney Int 2008;108(Suppl 73):S87-S93.
125. Ponce D, Berbel MN, Goes CR, Balbi AL. High volume peritoneal dialysis in acute kidney injury: indications and limitations. Clin J Am Soc Nephrol 2012;7(6):887-94.
126. Ponce D, Berbel MN, Abrão JMG, Goes CR, Balbi AL. Different prescribed doses of high-volume peritoneal dialysis and outcome of patients with acute kidney injury. Adv Perit Dial 2011;118-24.
127. Cullis B, Abdelraheem M, Abrahams G, Balbi A, Cruz DN, Frishberg Y, et al. ISPD guidelines/ recommendations peritoneal dialysis for acute kidney injury. Perit Dial Int 2014;34:494-517.
128. Parapiboon W, Jamratpan T. Intensive versus minimal standard dosage for peritoneal dialysis in acute kidney injury: a randomized pilot study. Perit Dial Int 2017;37(5):523-8.
129. Ponce D, Caramori JT, Barretti P, Balbi AL. Peritoneal dialysis in acute kidney injury: Brazilian experience. Perit Dial Int 2012;32(3):242-6.
130. Ponce D, Berbel MN, Abrao JMG, Balbi AL. A randomized clinical trial of high volume peritoneal dialysis versus extended daily hemodialysis for acute kidney injury patients. Int Urol Nephrol 2013;45(3):869-78.
131. George J, Varma S, Kumar S, Thomas J, Gopi S, Pisharody R. Comparing continuous venovenous hemodiafiltration and peritoneal dialysis in critically ill patients with acute kidney injury: a pilot study. Perit Dial Int 2011;31(4):422-9.
132. Ponce D, Buffarah MNB, Goes CR, Balbi AL. Peritoneal dialysis in acute kidney injury: trends in the outcome across time periods. Plos One 2015;12;10(5):1-13.
133. Australian Bureau of Statistics. Reflecting a nation: stories from the 2011 Census, July 2011, Cat No 2071.0.
134. Mohan J, Atkinson DN, Rosman JB, et al. Acute kidney injury in Indigenous Australians in the Kimberley: age distribution and associated diagnoses. Med J Aust 2019;211(1):19-23.
135. Hoy W. Kidney disease in Aboriginal Australians: a perspective from the Northern Territory. Clin Kidney J 2014;7:524-30.
136. Hoy W, Mott SA, McDonald SP. An expanded view of chronic kidney disease in Aboriginal Australians. Nephrology 2016;21:916-22.

137. Lim W, Johnson DW, McDonald SP, et al. Impending challenges of the burden of end-stage kidney disease in Australia. Med J Aust 2019;211(8):374-81.
138. Australian and New Zealand Dialysis and Transplant Registry, 41st report 2018. Disponível em: www.anzdata.org.au; acessado em: 21 ago. 2020.
139. Mathew AT, Park J, Sachdeva M, et al. Barriers to peritoneal dialysis in Aboriginal patients. Can J Kidney Health Dis 2018;5:2054358117747261.
140. Gorham G, Howard K, Zhao Y, et al. Cost of dialysis therapies in rural and remote Australia: a micro costing analysis. BMC Nephrol 2019;20:231-42.
141. Prakash S. An international perspective on peritoneal dialysis among indigenous patients. J Int Soc Perit Dial 2011;31:390-8.
142. Grace BS, Clayton PA, Gray NA, et al. Socioeconomic differences in the uptake of home dialysis. Clin J Am Soc Nephrol 2014;9(5):929-35.
143. Marley JV, Moore S, Fitzclarence C, et al. Peritoneal dialysis outcome of Indigenous Australian patients of remote Kimberley origin. Aust J Rural Health 2014;22(3):101-8.
144. Anderson K, Cunningham J, Devitt J, et al. The IMPAKT study: using qualitative research to explore the impact of end-stage kidney disease and its treatments on aboriginal and Torres Strait Islander Australians. Kidney Int 2013;(Suppl 3):223-6.
145. McDonald SP. End-stage kidney disease among indigenous peoples of Australia and New Zealand. Kidney Int Suppl 2013;3(2):170-3.
146. Lim W, Johnson DW, McDonald SP, et al. Impending challenges of the burden of end-stage kidney disease in Australia. Med J Aust 2019;211(8):374-81.
147. Henderson LW. Peritoneal ultrafiltration dialysis: enhanced urea transfer using hypertonic peritoneal dialysis fluid. J Clin Invest 1966;45:950-5.

17

Educação em diálise peritoneal: uma perspectiva global

Gustavo Moretta, Susana Marcos, Rosana Chaud, Kleyton Bastos, Carmen Arias Minaya, José Carolino Divino-Filho

VISÃO GERAL

Este capítulo visa aproximar os trabalhadores da saúde das ciências da educação. Revisará os conteúdos de formação educacional que os pacientes em diálise peritoneal (DP) devem aprender, com foco na educação de adultos e no desenvolvimento de habilidades ou competências. Além disso, apresentará um instrumento de avaliação das lições aprendidas, permitindo a comunicação entre os membros da equipe de saúde e, sobretudo, para que o paciente avalie se ainda precisa aprender sobre doença renal crônica e DP ou se já é um especialista. Se considerarmos a educação terapêutica um pilar da DP, devemos entender a necessidade de avaliação do programa educacional das diferentes instituições que treinam pacientes e propor os passos necessários para iniciá-lo. O foco será em (I) conteúdo curricular e avaliação da aprendizagem de programas educacionais de pacientes em DP; (II) importância da avaliação dos programas educacionais de DP; (III) educação terapêutica e capacitação da equipe de saúde para programas educativos em DP; e (IV) revisão de algumas experiências de aprendizagem em DP na América Latina.

INTRODUÇÃO

A terapia renal substitutiva (TRS) pode apresentar restrições ao estilo de vida do paciente. O paciente com doença renal crônica (DRC) deve superar inúmeras barreiras para sobreviver; entre elas, a capacidade de discernir qual TRS é a melhor escolha, permitindo uma adaptação mais suave à nova situação de vida. A TRS domiciliar, como a diálise peritoneal (DP), envolve pacientes e/ou seus cuidadores realizando todos os procedimentos da técnica em casa, com suporte diário a distância de uma equipe multidisciplinar ou corpo clínico. Além disso, eles também devem estar atentos às possíveis complicações e seu manejo, adequando-se às políticas e procedimentos do sistema de saúde a que pertencem.

O ato educativo torna-se o eixo central desse tipo de tratamento, considerando que este deve ser adaptado às necessidades individuais e estilo de vida de cada paciente. Essa independência pode às vezes, infelizmente, levar a aderência deficiente e suas possíveis consequências. Vários autores demonstraram a relação do risco relativo de complicações infecciosas comparando pacientes que tiveram um protocolo de troca de bolsa de DP mais detalhado com aqueles que não tiveram.[1,2] A definição da educação como eixo central da terapia não é uma questão menor, pois não se trata de aprender uma sucessão de etapas técnicas, mas de desenvolver habilidades que devem ser adaptadas a cada pessoa e a cada sistema de saúde.

Este capítulo visa aproximar os trabalhadores da saúde das ciências da educação. Para tanto, revisaremos o conteúdo educacional que os pacientes em DP devem aprender com foco no desenvolvimento de habilidades e na avaliação das lições aprendidas, treinamento de facilitadores (médicos e enfermeiros) e suas responsabilidades na forma como treinam os pacientes, avaliação de programas educacionais e a proposta de um desenho para esses programas, bem como as responsabilidades das autoridades de saúde. Por fim, revisaremos algumas experiências de aprendizagem de DP na América Latina e no mundo. No final, um ponto a ser discutido é se os níveis de educação formal (fundamental, médio ou superior) alcançados pelos pacientes impactam nos resultados obtidos tanto em programas de treinamento em DP adaptados para os quais a aprendizagem é necessária como nos resultados da terapia.

CONTEÚDO CURRICULAR E AVALIAÇÃO DE APRENDIZAGEM DOS PROGRAMAS EDUCACIONAIS DOS PACIENTES EM DIÁLISE PERITONEAL

A Sociedade Internacional de Diálise Peritoneal (ISPD – International Society for Peritoneal Dialysis) publica periodicamente recomendações relacionadas ao treinamento de pacientes em DP.[3,4] Eles mencionam uma série de fatores que influenciam os resultados do treinamento, incluindo relacionamento facilitador-paciente, experiência e conhecimento do paciente, bem como métodos educacionais, como protocolos, tempo, frequência de treinamento e local de treinamento e ambiente.[5] Embora essas diretrizes juntas forneçam recomendações úteis de treinamento, os métodos de avaliação deste não se baseiam na aquisição de habilidades. Não há evidências sólidas de que essas intervenções levem ao aumento da aderência, redução das taxas de peritonite ou outras complicações, e também não foi realizada uma avaliação formal de quão adequadamente essas diretrizes foram implementadas na prática clínica ou, se realizadas, o quanto elas contribuíram para a resultados clínicos obtidos.[6] Em relação ao currículo, as diretrizes da ISPD recomendam que o conteúdo programático do treinamento de DP seja desenvolvido com base nas teorias da aprendizagem de adultos, estratégia reportada como a que resulta em melhor memorização.[7] No entanto, há poucos estudos avaliando o efeito da introdução de programas de treinamento de DP baseados na teoria de aprendizagem de adultos.

O estudo que representa a evidência mais forte que suporta as recomendações das diretrizes de treinamento da ISPD é o de Hall et al.,[8] que publicaram a avaliação de um currículo de treinamento baseado na teoria de treinamento em *cluster* adulto, multicêntrico e não randomizado envolvendo 620 pacientes em DP. Esse currículo foi estruturado por níveis de aprendizagem, do mais baixo ao mais alto, incluindo memória, conceito, princípio, julgamento/decisão, resolução de problemas e demonstração. Os pacientes treinados por um currículo baseado na teoria da aprendizagem de adultos (AL – *adult learning*) (n = 246) *versus* programas de treinamento convencional (TC) (n = 374) não mostraram nenhuma diferença significante nas taxas de peritonite nem no intervalo entre os episódios de peritonite, ao longo de um período de seguimento de 24 meses. Como esses resultados não foram estatisticamente significantes, sua validade foi questionada. Entretanto, houve resultados positivos estatisticamente significantes para alguns desfechos clínicos (menos infecções no local de saída, menos mudança para HD devido a causas infecciosas, melhor equilíbrio hídrico e escores de aderência) no grupo AL quando comparado ao grupo TC. Além disso, o currículo e o plano de treinamento convencional em DP não foram descritos adequadamente. Mais esforços clínicos e de pesquisa são necessários nessa área antes que recomendações abalizadas possam ser feitas.

O professor tem um papel essencial na educação de adultos como "facilitador" no desenvolvimento das estruturas mentais do aprendiz, para que este seja capaz de construir uma aprendizagem cada vez mais complexa, por isso sua ação é a de um guia ou tutor.

Gadola et al.[9] introduziram no Uruguai um novo programa educacional de DP baseado na teoria da aprendizagem de adultos, enfatizando o conteúdo de treinamento focado em DRC e nas modalidades de TRS, mecanismos básicos de DP, conceitos de limpeza e esterilização, lavagem das mãos, soluções e suprimentos peritoneais, trocas de bolsas, adequação e momento da DP, resolução de problemas, nutrição, complicações da DRC e tratamento farmacológico. Em um estudo de desenho retrospectivo, com risco de viés, os autores relataram taxas de peritonite significantemente menores após 24 meses da introdução do programa educacional quando comparadas com as taxas anteriores. Tais estudos mencionam a aprendizagem de adultos, mas não descrevem o progresso da aprendizagem estrutural ou como avaliá-la ou as características do educador.

O treinamento, como diria Paulo Freire, não é a ativação mecânica das habilidades humanas para atingir o desempenho.[10] É antes um exercício crítico, que empodera, liberta e leva à autonomia. Cada pessoa tem seu próprio estilo de aprendizagem, a capacidade de aprendizagem dos pacientes varia e, portanto, são necessários métodos flexíveis. Na perspectiva da teoria da aprendizagem experiencial (ELT – *experiential learning theory*) de Kolb, os alunos constroem o conhecimento experimentando, refletindo, pensando e agindo. O ciclo de aprendizagem mostra que existem duas maneiras pelas quais podemos apreender ou assimilar a experiência – por meio da experiência concreta ou conceitualização abstrata. Há também duas maneiras de transformar ou lidar com a experiência – por observação reflexiva ou por experimentação ativa.[11]

Há pacientes com deficiência mental, baixo nível de alfabetização, baixa acuidade visual, diversidade cultural, idioma nativo diferente, idade avançada ou pediátricos. Essa é a mesma situação enfrentada por qualquer professor na vida cotidiana, com um agravamento único que é o risco de morte e o medo que a doença acarreta. Os pacientes precisam adquirir novos conhecimentos que sejam realmente significantes para suas vidas naquele momento e também precisam ser capazes de internalizá-los.

Utilizando os conceitos de Perkins,[12] é importante tornar visíveis as duas deficiências que podem ser aplicadas ao método de ensino de DP: conhecimento frágil e pensamento deficiente. Referimo-nos ao conhecimento frágil quando os pacientes não se lembram ou utilizam ativamente muito do que supostamente aprenderam. Englobamos nesse conceito o conhecimento esquecido (se o paciente se lembrasse dos fatos e habilidades ensinados, os resultados clínicos melhorariam), o conhecimento inerte (p. ex., muitos programas de treinamento de DP são iniciados explicando a função do rim normal para uma pessoa que não tem mais nenhuma função renal ou entregando manuais com termos médicos difíceis de que o paciente não vai precisar), o conhecimento "ingênuo" (teorias ou estereótipos "ingênuos"; p. ex., se alguém não conseguir terminar a escolaridade, terá dificuldade em aprender) e finalmente o conhecimento ritual (talvez o comum, p. ex., o chamado passo a passo, que só permite oferecer soluções mecânicas para os pacientes sem gerar aprendizagem significativa). O objetivo da educação é pensar sobre o que é aprendido e o uso ativo do que foi aprendido. Embora a repetição ajude a memorizar, não é tão útil quanto outras estratégias que nos ajudam a pensar. Muitos pacientes agora passam um ou dois dias de treinamento observando a enfermeira lavar as mãos, ou lavam as próprias mãos, sem refletir sobre a qualidade da água que vão usar em casa ou a razão pela qual devem secar as mãos adequadamente para evitar contaminação úmida. Os treinos não são projetados para o paciente pensar ou ser autônomo. Dong et al.,[2] estudando 130 pacientes incidentes em DP, relataram que após 6 meses de seguimento quase metade deles não lavava as mãos, nem verificava a data de validade da bolsa de DP ou vazamentos, e 10% não usavam touca ou máscara facial quando realizavam a troca de DP.

Um estudo italiano realizado por Russo et al.[1] demonstrou que, após uma média de 33 meses, um retreinamento em DP foi necessário para 47% dos pacientes. Retreinamento a cada 6 meses tem sido recomendado pela ISPD.[3] Diversas ferramentas de ensino têm sido aplicadas para melhorar as experiências de treinamento em DP, desde que Kennedy et al.[13] utilizaram bonecas como instrumental, entre elas, animações, imagens visuais, fitas de áudio e cursos *online*. Todos repetem a mesma experiência educativa com base no que foi relatado, sem buscar um método educativo em que o paciente ou cuidador necessite pensar.

A aprendizagem é uma mudança duradoura na conduta ou na capacidade de se comportar de determinada maneira e é o resultado da prática ou de outras formas de experiência. As pessoas aprendem quando adquirem a capacidade de fazer algo diferente. Ao mesmo tempo, devemos nos lembrar de que a aprendizagem é inferencial. Não a observamos diretamente, mas por meio de seus produtos ou resultados. A aprendizagem é avaliada com base no que as pessoas dizem, escrevem e fazem. Esse ponto é crucial para avaliar as habilidades do paciente em DP.

No entanto, devemos acrescentar que a aprendizagem envolve uma mudança na capacidade de se comportar de determinada maneira, pois muitas vezes as pessoas aprendem conhecimentos, crenças, habilidades ou comportamentos sem demonstrá-los no momento da aprendizagem. Os adultos aprendem de forma diferente; um exemplo prático pode ser o uso de um novo telefone. Quantas pessoas leem o manual antes de utilizá-lo? Simplesmente começamos a utilizá-lo automaticamente. Isso permite distinguir, conceitualizar, projetar e desenvolver um fato ou processo andragógico no campo da educação. A andragogia (do grego *ἀνήρ*, "homem", e ἀγωγή, "guia" ou "condução") é o conjunto de técnicas de ensino destinadas a educar adultos.[14] Diversas teorias explicam como ocorre a aprendizagem do adulto; uma delas é o construtivismo, e a forma de avaliar o que pode ser aprendido é o desenvolvimento de competências. O construtivismo afirma que os aprendizes desenvolvem sua própria compreensão de conhecimentos e habilidades. Um dos princípios básicos do construtivismo é que os aprendizes são mais capazes de se lembrar das informações se as construções contiverem um significado pessoal para eles.

O objetivo da educação de adultos envolve, então, a aquisição de conhecimentos, o desenvolvimento de habilidades e a capacidade de aplicar esses recursos de forma adequada a cada uma das situações que surgem na vida cotidiana. Um adulto devidamente treinado no uso de um dispositivo de DP deve ter competência para decidir o espaço físico onde realizar o procedimento de diálise com segurança e trocá-lo sempre que necessário.

Portanto, programas educacionais para pacientes em DP requerem educação voltada para o desenvolvimento de competências. Competências são ações abrangentes realizadas, com idoneidade e comprometimento, perante atividades e problemas no contexto que integra o *saber* (conceitos e teorias), o *saber fazer* (procedimentos) e o *ser* (atitudes e valores) em uma perspectiva de melhora contínua.[15]

A aprendizagem é significativa quando o conteúdo está relacionado de forma não arbitrária e substancial, não literalmente, com o que o aprendiz já sabe. Uma relação não arbitrária deve ser entendida como um conceito, no qual as ideias estão relacionadas a algum aspecto existente, especificamente relevante para a estrutura cognitiva do aprendiz, como uma imagem, um símbolo, um conceito ou uma proposição. Um exemplo da prática diária de um paciente sendo treinado em DP será usado para explicá-lo. O processo de difusão, que geralmente está no currículo, explica ao paciente a retirada das toxinas do sangue. Para esse propósito, podem ser utilizados gráficos de dois baldes separadamente, no qual em um aparecem figuras redondas, representando uma toxina (p. ex., ureia ou creatinina) em maior quantidade (concentração) migrando para o outro balde, contendo menor quantidade (concentração) da toxina, a fim de equilibrar as concentrações entre ambos. O mesmo conhecimento pode ser aplicado com um experimento de "pensamento". Pede-se ao paciente que coloque um saquinho de infusão de chá em uma xícara de água quente e descreva o que está acontecendo. Por que você acha que muda a cor da água na xícara? Quanto tempo leva para mudar o tom da cor? Por que esse fenômeno parece importante? A atividade educacional se transforma em uma experiência baseada no conhecimento prévio do paciente, permitindo que ele deduza novos conhecimentos a serem aplicados a sua situação de saúde. Para remover as toxinas, é necessário cumprir o período de tempo prescrito durante o qual a solução de DP permanecerá na cavidade peritoneal.

Uma tarefa importante em uma sequência de ensino é determinar o problema a ser abordado, o que pode ser feito de maneira geral e depois, com os aprendizes, realizá-lo em um ambiente específico. Aqui reside uma das principais características do modelo de competências, isto é, o treinamento é realizado abordando problemas reais com significado e desafio, porque é exatamente isso que uma competência significa: é uma ação abrangente para identificar, interpretar, argumentar e resolver certos problemas contextuais.[16] Levando em conta esses conceitos e com uma visão de autocrítica dos programas educacionais em DP, o paciente-aprendiz deve ser treinado em casa, em seu próprio contexto, onde realizará o procedimento dialítico diariamente; no entanto, habitualmente ele é treinado no centro de diálise, distante da realidade que enfrentará em casa.

A avaliação é um elemento fundamental no processo de ensino-aprendizagem, coordenando, regulando e orientando. Entendida como processo, ela está imersa no aprender e no ensinar. Assim, a avaliação faz parte de qualquer abordagem didática e é elemento integrante do desenho curricular, tendo uma abordagem cada vez mais sistemática e científica de todos os elementos envolvidos nos processos de aprendizagem e ensino: educador, aprendiz, metodologia, contextos etc. Assim como é preciso pensar, planejar e projetar a atividade docente, deve-se também pensar, planejar e projetar o desempenho da avaliação, com tudo o que envolve: dedicação de tempo, previsão de recursos, determinação de tempo, decisão sobre metodologia e estratégias, bem como a seleção de instrumentos.[17] As diretrizes ou parâmetros que explicam a competência e permitem a avaliação de acordo com o contexto, presente ou futuro, são os critérios que determinam quando o desempenho da pessoa é adequado em certas áreas da aprendizagem/treinamento. Para avaliar esses critérios, é necessário estabelecer evidências concretas e tangíveis do que está sendo aprendido de determinada competência. A avaliação das evidências é baseada em critérios estabelecidos, sendo necessário avaliá-los como um todo. Para cada critério, são estabelecidos indicadores para cada nível de conhecimento, permitindo assim sua avaliação. Os indicadores são sinais que mostram o nível em que uma competência se desenvolveu com base nesses critérios. A ponderação consiste em atribuir um valor quantitativo aos critérios e indicadores em relação a seu grau de contribuição para o valor da competência. As competências são geralmente avaliadas dentro de uma faixa quantitativa de 0-100%; qualquer escala pode ser aplicada. É atribuído um percentual a cada um dos critérios considerados na avaliação de uma competência, de acordo com uma ou mais evidências. É necessário comparar os critérios entre si e, então, para cada critério individual, comparar os indicadores a fim de determinar seu grau de relevância na avaliação da competência. Compreendendo os diferentes itens a serem considerados, é importante criar um instrumento que tenha como principal objetivo compartilhar os critérios para realização das tarefas de aprendizagem e sua avaliação entre os aprendizes e os educadores.

Este roteiro de tarefas, que será denominado "rubrica", descreve as expectativas compartilhadas pelo aprendiz e educador sobre uma ou várias atividades organizadas com diferentes níveis de realização: da resolução menos aceitável à unânime, da mais insuficiente à excelente. A rubrica é uma ferramenta poderosa para avaliar qualquer tipo de tarefa, mas seu valor deve ser especialmente enfatizado na avaliação de tarefas autênticas, tarefas da vida real. Manifesta-se como um instrumento ideal para avaliação de competências, pois permite analisar as tarefas complexas, gerando uma graduação desde a mais simples até a mais complexa. A rubrica é um instrumento que, desde o início e ao longo do processo, permite partilhar os critérios que serão aplicados para avaliar o progresso em um quadro de avaliação formativa e contínua. Além disso, ela reduz a subjetividade da avaliação e facilita que diferentes educadores coordenem e compartilhem os critérios de avaliação, permitindo que o aprendiz acompanhe sua própria atividade, se autoavalie e promova a responsabilidade pela aprendizagem. A utilização da rubrica facilita a obtenção quase imediata do *feedback*, pois permite uma redução substancial do tempo de resposta ao oferecer resultados quantitativos e qualitativos baseados em padrões previamente conhecidos para o desenvolvimento da tarefa.

Uso de rubricas na diálise peritoneal

A Tabela 1 mostra um exemplo de rubrica para avaliação da aprendizagem. Os resultados finais permitirão classificar os níveis de aprendizagem em DP como inicial, básico, autônomo ou estratégico de acordo com o escore alcançado. Seu desenho estabeleceu dois domínios de conhecimento: segurança do paciente em DP e manejo da DRC pelo paciente; cada domínio contém duas competências a serem desenvolvidas. O primeiro domínio requer o desenvolvimento do manejo da biossegurança e da conectologia, enquanto o domínio da DRC exige o manejo das complicações associadas à técnica ou à própria doença crônica, bem como o uso correto do sistema de saúde local.

Tabela 1 Escala de avaliação ponderada de aprendizagem em pacientes em diálise peritoneal

Domínio	Critérios	Valor	Ponderado	Escore
Manejo da biossegurança	1.1 Identifica a salubridade mantendo a higiene do local e da equipe. Solicitado durante o procedimento de diálise. Inclui o manejo da importância da lavagem das mãos em termos de limpeza		2,5	6,25

(continua)

Tabela 1 Escala de avaliação ponderada de aprendizagem em pacientes em diálise peritoneal (*continuação*)

Domínio	Critérios	Valor	Ponderado	Escore
Manejo da biossegurança	1.2 Reconhece e realiza procedimentos reconhecidos como barreiras de biossegurança. Maneja corretamente o cateter e a limpeza do local de saída		5	12,5
	1.3 Identifica os diversos produtos de limpeza utilizados em casa e desinfetantes, conhece seus efeitos, tempos de latência e inibidores. Entende o básico da lavagem das mãos	0,25	7,5	18,75
	1.4 Responsável pela salubridade e limpeza do lar, associa o risco de contaminação e evidências. Comunica caso note uma dificuldade e sabe como manejá-la		10	25
Manejo da conectologia e soluções	2.1 O procedimento atende às etapas de salubridade e trocas seguras. Atende à maioria dos estágios de pré-conexão, conexão e desconexão com todas as barreiras de segurança		3	10,5
	2.2 Atende a todas as etapas de pré-conexão, conexão e desconexão e a todas as barreiras de segurança. Compreende a importância dos registros	0,35	6	21
	2.3 Conhece os conceitos de difusão, osmose e ultrafiltração. Reconhece os efeitos das soluções de DP e o tempo de permanência, relacionando-as ao peso, pressão arterial e ultrafiltração diária		8	28
	2.4 Entende os passos da técnica associados ao bom funcionamento do peritônio e age em conformidade. Sabe como se comunicar se perceber dificuldades na operação		10	35
Manejo do controle da saúde e uso das redes de saúde	3.1 Organiza suas atividades para participar do controle mensal com o que lhe é pedido, obtém amostras do fluido peritoneal de maneira efetiva e sabe como injetar medicação na bolsa		2,5	4,5
	3.2 Reconhece medicamentos de uso de longo prazo, sua dosagem e importância. Sabe como manejar o sistema de saúde. Tem um plano estruturado em caso de emergência		5	9

(*continua*)

Tabela 1 Escala de avaliação ponderada de aprendizagem em pacientes em diálise peritoneal (*continuação*)

Domínio	Critérios	Valor	Ponderado	Escore
Manejo do controle da saúde e uso das redes de saúde	3.3 Aprende sobre o uso de medicamentos prescritos. Entende o impacto do consumo de carboidratos. Informa-se sobre o sistema de saúde local e verbaliza sobre a rede de saúde local	0,18	7,5	13,5
	3.4 Demonstra responsabilidade no manejo do autocuidado		10	18
Gerenciamento de complicações associadas à técnica	4.1 Conhece os sinais de inflamação do peritônio e, em caso de evidência de líquido turvo, atua corretamente e se comunica com a unidade de diálise seguindo o protocolo de ação		2,5	5,5
	4.2 Maneja o equilíbrio hídrico em relação aos fluidos ingeridos, à ultrafiltração da água e ao peso diário. Tem conhecimento sobre como e quando usar fluidos de DP com maior concentração de glicose para manejar a hiperidratação de forma responsável	0,22	5	11
	4.3 Conhece o potencial efeito local e sistêmico da carga de glicose e as etapas de prevenção de infecções. Verbaliza essas possibilidades e ações		7,5	16,5
	4.4 Demonstra responsabilidade e age corretamente na tomada de decisões em caso de complicações		10	22
Escore final	Inicial 0-27 p	Básico 28-53 p	Autônomo 54-76 p	Estratégico 77-100 p

DP: diálise peritoneal.

Para cada competência, foram estabelecidos critérios que representam as tarefas aprendidas e a evidência de sua aprendizagem. Cada critério é ponderado em uma escala em relação a sua importância de desempenho. Por exemplo, o domínio de competência no manejo da biossegurança tem como eixo de procedimento que o paciente compreenda e relacione a biossegurança com os procedimentos de higiene que serão realizados em casa com o dispositivo de DP.

Os critérios de aprendizagem variam do menor ao maior (de 1 a 4). A rubrica de avaliação é apresentada na Tabela 1. Entende-se que o critério é evidenciado pela equipe de saúde, durante a visita domiciliar, observando as ações corretas do aprendiz. Por exemplo, realizar a lavagem das mãos corretamente, selecionar um espaço adequado onde serão realizadas as trocas de DP e o material de diálise armazenado, manter uma ordem lógica e confortável de ações a serem seguidas e, assim, não contaminando pelo toque. Os Quadros 1, 2, 3 e 4 mostram domínios, critérios e evidências a serem avaliados em um programa de treinamento de pacientes em DP.

Quadro 1 Domínio da competência: diálise peritoneal segura

Competência: manejo de biossegurança 1. Entender os conceitos sujo, limpo e estéril 2. Reconhecer o efeito da lavagem das mãos e do uso de álcool em gel 3. Incorporar o conceito de saúde em casa 4. Reconhecer as etapas da técnica de diálise nas quais existe o risco de contaminação bacteriana	
Nível: programa de início em DP. Dias 1 e 2. Fase I	
Eixo 1 do processo: compreender e relacionar biossegurança com os hábitos de higiene e os procedimentos que serão realizados em casa com a técnica de DP	
Critérios (ou aprendizagem/desfechos de aprendizagem esperados):	**Evidência**
1.4 Demonstrar responsabilidade no manejo do autocuidado em casa e entender os passos da técnica associada ao risco de contaminação, evidenciado por: sala de troca de DP organizada em casa, técnica organizada de acordo com o conforto e a manutenção da biossegurança, independentemente das mudanças no hábitat; para manter o autocuidado em casa; para comunicar qualquer dificuldade; e concordar com a equipe de DP sobre como resolvê-la (paciente especialista) 1.3 Identificar os diversos produtos de limpeza que usa em casa (alvejante, detergentes) e desinfetantes (álcool em gel, iodo), conhecer seu modo de ação, tempos de latência e inibidores, reconhecer os lugares potenciais onde os microrganismos podem existir e entender o básico da lavagem das mãos (saber e entender) 1.2 Identificar e agir de acordo com os conceitos de "sujo, limpo e estéril". Reconhecer e realizar procedimentos caracterizados como barreiras de biossegurança: segunda lavagem de mãos, máscara, "posição de oração", álcool em gel, conexão, "posição de oração", álcool em gel, desconexão. Manusear o cateter corretamente e limpar o orifício de saída (saber fazer)	1.3/1.4 Organizar o quarto onde você será dialisado para seu conforto, mas com base no que você aprendeu sobre saúde e higiene. Esses comportamentos são observados durante a visita domiciliar 1.1/1.2 Para realizar a lavagem das mãos corretamente, para poder reconhecer onde colocar os produtos de diálise e manter a ordem e a limpeza em casa

(continua)

Quadro 1 Domínio da competência: diálise peritoneal segura (*continuação*)

1.1 Identificar o autocuidado em casa, mantendo a higiene do local, estar organizado em relação ao procedimento de diálise, manejar a importância da lavagem das mãos em termos de limpeza e verbalizar quando lavar as mãos (saber como fazer)

DP: diálise peritoneal.

Quadro 2 Domínio de competência: diálise peritoneal segura

Competência: manejo de soluções de conectologia e diálise peritoneal 1. Reconhecimento e manuseio de bolsas de DP, cateter de DP, *minicap* etc., bem como as etapas para a realização do procedimento de diálise em casa 2. Reconhecer a ordem nas etapas de pré-conexão, conexão e desconexão da troca de DP e executá-las com segurança 3. Incluir o tempo necessário para que o fluido da DP permaneça na cavidade peritoneal (o processo de diálise). Incorporar os conceitos de difusão de toxinas e ultrafiltração de acordo com a concentração de glicose em cada bolsa de DP 4. Refletir adequadamente sobre a escolha da concentração de glicose no fluido da DP e da quantidade de ultrafiltração por dia	
Nível: Programa de início em diálise peritoneal. Dias 3 e 4. Fase II	
Eixo 2 do processo: compreender e relacionar as etapas do processo de diálise em relação à força da gravidade (conexão e desconexão) e as noções básicas do funcionamento da membrana peritoneal durante o tempo de permanência (difusão e osmose)	
Critérios (ou aprendizagem esperada/desfechos de aprendizagem):	**Evidência**
1.4 Demonstrar responsabilidade no manuseio de soluções de diálise na DP, entender as etapas técnicas associadas ao funcionamento adequado do peritônio e agir em conformidade: número de trocas de DP prescritas por dia, volume de infusão, tempo de permanência, volume de ultrafiltração. Essas etapas são evidenciadas por simulações de aprendizagem, tais como retenção de água e uso da concentração correta de glicose na solução de DP, diminuição na ultrafiltração em uma única mudança. O paciente deve comunicar se observar dificuldades no funcionamento da DP (paciente especialista)	1.4 Combinar a prescrição de concentrações de glicose nas soluções de DP de acordo com a dieta, especialmente pacientes diabéticos e hipertensos. O paciente sabe como antecipar complicações 1.3 Monitorar diariamente os registros de peso corporal, PA e ultrafiltração para manter o peso corporal e a PA sob controle 1.1 /1.2 Na visita domiciliar, a ordem é percebida e a mudança é feita com segurança

(continua)

Quadro 2 Domínio de competência: diálise peritoneal segura (*continuação*)

Critérios (ou aprendizagem esperada/desfechos de aprendizagem):	Evidência
1.3 Conhecer a partir de exemplos da vida cotidiana os conceitos de difusão, osmose e ultrafiltração. Pode-se reconhecer os efeitos de diferentes soluções e o tempo de permanência no cotidiano da UF. Está relacionado ao controle do peso corporal com o manejo da pressão arterial (PA) e do dia a dia da ultrafiltração (saber e entender)	
1.2 Cumprir todas as etapas de pré-conexão, conexão e desconexão do sistema de DP utilizado e todas as barreiras de segurança. Entender a importância da ultrafiltração, controle de peso corporal e registros de PA solicitados. Monitorar o volume da ultrafiltração pesando a bolsa drenada. Saber como e quando receber os suprimentos de DP solicitados mensalmente e verificar suas condições de entrega (saber como fazer)	
1.1 Atuar sendo capaz de organizar o espaço para realizar o procedimento em casa, obedecendo aos conceitos de saúde e segurança. Cumprir as etapas de pré-conexão, conexão e desconexão do sistema de DP utilizado e, também, todas as barreiras de segurança (saber como fazer)	

DP: diálise peritoneal; PA: pressão arterial; UF: ultrafiltração.

Quadro 3 Domínio da competência: manejo de doenças crônicas

Competência: manejo de controles sanitários e uso de redes de apoio
1. Reconhecimento e manejo dos diversos controles necessários na diálise; controle laboratorial mensal, ecocardiograma, participação em oficinas educativas e visitas domiciliares 2. Reconhecer metas de saúde, uso de medicamentos de longo prazo e manejo de doenças para decidir qual deles é a primeira prioridade a ser abordada 3. Criar um mapa da localização no bairro de farmácias, clínicas ou hospitais mais próximos, bem como médico de família que pode ser contatado sempre que necessário 4. Refletir sobre a situação da saúde-doença, conhecer o sistema de saúde e a rede de apoio, tomar as medidas adequadas em caso de risco e saber quando ligar para a unidade de diálise
Nível: programa de início em diálise peritoneal. Dias 5 e 6. Fase III
Eixo 3 do processo: compreender e relacionar os conceitos de doença crônica e seu manejo utilizando o sistema de saúde corretamente ou configurando-o se estiver faltando algo. Entender os diversos controles a serem recebidos quando em um programa de diálise crônica e por meio de sua conformidade incorporar os conceitos de autocuidado e autonomia

(continua)

Quadro 3 Domínio da competência: manejo de doenças crônicas (*continuação*)

Critérios (ou aprendizagem esperada/desfechos de aprendizagem):	Evidências:
1.4 Demonstrar responsabilidade no manejo do autocuidado, com base no próprio conhecimento e naquele adquirido na unidade de diálise. Atuar de maneira adequada na tomada de decisão para a manutenção da própria saúde e da técnica de diálise (paciente especialista)	1.3/1.4 Participar de oficinas educativas. Discutir sua experiência e soluções para os problemas a serem enfrentados
1.3 Manejar o uso de medicamentos crônicos; por exemplo, qual deles está associado a maior risco de efeito colateral no caso de ser descontinuado (p. ex., cardiovascular). Entender o impacto do consumo de carboidratos no controle de peso e na diálise. Adquirir mais informações sobre o sistema de saúde e verbalizar como é sua rede de atendimento (saber e entender)	
1.2 Reconhecer a lista de medicamentos de uso de longo prazo, sua dose prescrita e a importância de cada um. Saber onde e como solicitar os medicamentos de uso de longo prazo. Saber como injetar um medicamento em uma bolsa de DP, se necessário Estruturar o que fazer em caso de emergência, ter uma lista de contatos e um centro de saúde para atendimento (saber como fazer)	1.1/1.2 Comparecer regularmente às visitas mensais à clínica e levar todas as informações solicitadas pela equipe de saúde
1.1 Organizar suas atividades pessoais para participar da visita de controle mensal trazendo o que é solicitado (registros, documentação, amostra de fluido drenado de diálise ou toda a bolsa de DP drenada etc.). Em caso de necessidade de levar para a visita mensal apenas uma amostra de fluido drenado de DP, o paciente precisa saber como coletar a amostra de fluido peritoneal (saber fazer)	

DP: diálise peritoneal.

Quadro 4 Domínio de competência: manejo de doenças crônicas

Competência: manejo de complicações associadas à técnica
1. Reconhecer e manejar as complicações mais frequentes relacionadas à infusão e à drenagem do fluido peritoneal

(continua)

Quadro 4 Domínio de competência: manejo de doenças crônicas (*continuação*)

2. Reconhecer e cuidar adequadamente do local de saída do cateter, bem como reconhecer os sinais de infecção, agindo de forma apropriada
3. Reconhecer as características normais do fluido drenado. Identificar o fluido turvo como sinal de inflamação e agir de forma apropriada. Entender os modos de ação preventivos para prevenir a peritonite e a infecção no local de saída
4. Refletir adequadamente em busca do erro que pode levar a uma complicação técnica e verbalizar com palavras próprias os pontos mais importantes de prevenção de complicações

Nível: programa de início em diálise peritoneal. Dias 5 e 6. Fase III

Eixo 4 do processo: compreender e relacionar os conceitos de saúde e higiene pessoal ao aparecimento de complicações infecciosas associadas à técnica de DP. Entender os diversos controles que devem ser realizados sobre suas ações durante o procedimento e, em caso de complicações, saber como agir com responsabilidade

Critérios (ou aprendizagem esperada/desfechos de aprendizagem):	Evidência:
1.4 Demonstrar responsabilidade no manejo do autocuidado e de possíveis complicações associadas. A partir do próprio conhecimento adquirido na unidade de diálise, o paciente atua na tomada de decisão para a manutenção da própria saúde e da técnica de diálise. Em caso de complicações, o paciente age para conseguir identificar a causa da complicação (paciente especialista)	1.3/1.4 Organizar os diferentes controles com outros especialistas. Gerenciar o peso corporal e a dieta. Ter uma visão crítica em relação ao tratamento
1.3 Conhecer o conceito de carga de glicose, sua relação com a remoção do volume, seus riscos ao peritônio e à carga calórica envolvida. Conhecer as etapas de prevenção de infecções relacionadas aos sintomas intestinais (diarreia-constipação), intervenções dentárias, exames ginecológicos e as medidas de cuidado que podem ser necessárias (saber e entender)	
1.2 Manejar adequadamente o equilíbrio hídrico em relação aos líquidos ingeridos oralmente, a ultrafiltração diária e o peso corporal. Saber como usar as bolsas de maior concentração de glicose para lidar com a superidratação de forma responsável (saber fazer)	1.1/1.2 Na presença de uma bolsa “turva” simulada, avaliar se o paciente reage como se fosse uma complicação infecciosa. Reconhecer e corrigir erros relacionados à biossegurança quando exposto a uma situação simulada
1.1 Realizar efetivamente a lavagem das mãos e os cuidados no local de saída. Reconhecer os sinais de inflamação do peritônio e, em caso de presença de fluido turvo, saber como manejar adequadamente o protocolo de peritonite utilizado pela clínica (saber fazer)	

DP: diálise peritoneal.

AVALIAÇÃO DE PROGRAMAS EDUCACIONAIS EM DIÁLISE PERITONEAL

A educação para pacientes com diversas doenças crônicas é um desafio para os sistemas de saúde. Doenças como hipertensão, diabetes, obesidade e DRC requerem programas educativos fornecidos pela equipe de saúde para que as pessoas possam desenvolver habilidades ou mudar comportamentos. Esses programas não formais de educação de adultos exigem o treinamento de seus professores em conhecimentos pedagógicos e na avaliação de programas educacionais, bem como de seus resultados. No entanto, o maior problema reside na qualidade dos programas educativos e em sua correta avaliação.

Três princípios fundamentais orientam as atividades de planejamento, implementação e avaliação dos programas de educação do paciente. O primeiro princípio é o de que o programa deve ser baseado em evidências científicas, incluindo estudos epidemiológicos e clínicos. O segundo princípio é o de que ele deve usar estratégias de comunicação eficazes e material didático adequado para alcançar os destinatários selecionados. Finalmente, a avaliação deve ser um componente integral do planejamento e implementação do programa e utilizada como parte de um processo iterativo de replanejamento e aprimoramento das atividades do programa.[18]

A avaliação de programas é concebida como o processo de medir, comparar e emitir um juízo de valor sobre os resultados alcançados, por meio da aplicação de esquemas metodológicos que garantem a confiabilidade dos processos e a objetividade das informações obtidas. A avaliação de programas educacionais existe há cerca de quarenta anos como disciplina científica. Um programa é um plano sistemático criado pelo educador a serviço dos objetivos educacionais. O educador planeja sua ação educativa para o aprendiz ou grupo, estabelecendo metas, selecionando meios, criando as condições adequadas, estabelecendo critérios e diretrizes valorativas.[19] As características de um programa educacional podem ser vistas no Quadro 5.

De acordo com Stufflebeam e Shinkfield, a avaliação deve ser considerada um processo complexo, mas inevitável.[20] Um dos aspectos conceitualmente mais poderosos é o de que a avaliação reconhece o plano de ação proposto por um programa como uma hipótese de trabalho.

Nessa perspectiva, a avaliação reconstrói as relações causais esperadas nas atividades-chave para os produtos, desde os objetivos intermediários (efeitos) até os objetivos finais (impacto). Por exemplo, o treinamento de lavagem das mãos necessário na DP é uma atividade cujo produto é a prevenção de infecções relacionadas ao toque, com objetivos intermediários (menores taxas de peritonite relacionada a Gram +) e finais (melhor sobrevivência da técnica de DP).

Assim, o desenho da avaliação e as atividades dedicadas visam colocar no centro da análise o problema focal para o qual o programa busca resolver e reconstruir as mudanças nos fatores que têm impacto mais decisivo na solução do problema.

Um dos principais problemas a serem enfrentados é realizar o treinamento do paciente com base na segurança e não em etapas repetitivas. Em relação ao programa, é importante avaliar seus componentes, objetivos e metas, conteúdo, mídia, juntamente com seu processo de implementação e desenvolvimento. Em relação à metodologia a ser utilizada, a qualidade técnica do próprio desenho de avaliação do programa é essencial. Independentemente do modelo avaliativo escolhido, qualquer planejamento mínimo deve estabelecer as atividades a serem avaliadas, definir os critérios de avaliação, escolher as estratégias de obtenção e análise das informações e, a partir delas, tomar decisões. A avaliação requer alguns passos em termos do próprio programa, da sua implementação e da análise de seus resultados.[21]

Quadro 5 Características do programa educacional

1	Metas e objetivos educacionais adaptados às características dos destinatários em seu contexto
2	Especificar claramente todos os elementos-chave para permitir a avaliabilidade: destinatários, atividades de agentes, decisões, estratégias e processos, funções e responsabilidades da equipe, tempos, demonstrações esperadas
3	Incorporar recursos suficientes, adequados e eficazes para atingir metas e objetivos
4	Ter um sistema capaz de avaliar se metas e objetivos são alcançados ou não, e, se não forem, onde as disfunções e deficiências ocorrem, e analisar suas causas

Fonte: Pérez Juste R (2000).

Etapa 1: avaliação do programa

É a atividade de avaliação mais importante porque é a primeira e a base de todas as outras. Tem como objetivo estabelecer a qualidade técnica do programa, sua viabilidade prática e avaliabilidade. Sua função é basicamente formativa, tomando antecipadamente as decisões de melhoria que podem aumentar o potencial do programa.

A avaliação deve coletar dados sobre a estrutura básica do programa, sua formulação e a relação com as necessidades, lacunas, demandas e expectativas dos destinatários (pacientes, médicos, enfermeiros, nutricionistas, assistentes sociais). A avaliação geralmente possibilita a tomada de decisão formativa (pré-aperfeiçoamento, treinamento da equipe, p. ex.) e também, em casos extremos, a tomada de decisão somativa (desistência do programa por falta de recursos). Os critérios exigidos são observados no Quadro 6.

A diversidade de programas de DP é grande, mas eles têm vários problemas em comum. Um deles é o de que o programa de DP depende inteiramente do enfermeiro, em vez de contar com a participação de toda a equipe de saúde. Além disso, a formação de pessoal em andragogia é escassa, basicamente empírica e ausente na maioria dos conteúdos curriculares de formação de nefrologistas e enfermeiros.

Em geral, as instituições não dão apoio, meios e recursos suficientes, particularmente na formação, envolvimento e comprometimento dos atores e demais envolvidos. Uma visão comum em toda a América Latina é a variedade na quantidade e qualidade das horas alocadas de médicos e enfermeiros e as horas efetivamente dedicadas à educação do paciente. Há países onde o nefrologista não é necessário para a manejo do programa de DP, muitas vezes relacionado à falta de recursos, mas nos mesmos países sua presença é necessária para as sessões de hemodiálise.

A viabilidade dos programas está amplamente relacionada à continuidade no tempo de seus participantes; quando a mudança é gerada por alta rotatividade de pessoal, o programa revela fragilidade por não ter um sistema de treinamento para o novo pessoal, acarretando riscos para os pacientes.

Etapa 2: avaliação do processo de implementação do programa

Esse momento visa facilitar a melhora oportuna na tomada de decisões e acumular informações a serem introduzidas em futuras edições do programa. Sua função é basicamente formativa. Informações sobre resultados intermediários e efeitos não planejados são fundamentais para a metodologia. Pode ser feito por meio de observação, diálogos, entrevistas com facilitadores, análise de tarefas, testes de treinamento intermediário da equipe e posterior análise das informações. Os critérios são a conformidade, a coerência institucional e a satisfação dos envolvidos. Por exemplo, o número médio de horas de treinamento recebidas pelos pacientes é considerado um critério de conformidade.

Um programa é capaz de avaliar o número de pacientes que têm sua aprendizagem nos níveis inicial, básico, autônomo ou estratégico e estabelecer indicadores de resultados, por exemplo, 75% de seus pacientes devem ser autônomos. O desenvolvimento de material didático adequado para a população-alvo também é crucial. A tríade didática em andragogia e construtivismo coloca o facilitador, o aprendiz e o conteúdo em um patamar acessível, fato que a distingue do modelo comportamental.

A aprendizagem é um processo ativo no qual o conhecimento é construído e modelado pela experiência. Muitas vezes assistimos a vídeos ou vimos manuais que visam substituir a interação ensino-aprendizagem e evitar a criação de espaços de aprendizagem baseados na experiência, nos quais o aprendiz é o ator e não um mero espectador.

Quadro 6 Critérios para avaliação de programas educacionais tal como apresentados

1. Qualidade, relevância e realismo de metas e objetivos
2. Adequação aos destinatários e ao contexto
3. Adequação do apoio, meios e recursos para atingir os objetivos, em especial sobre a formação, envolvimento e comprometimento dos atores e demais envolvidos
4. Qualidade técnica das abordagens de avaliação
5. Qualidade técnica do programa: coerência com a base teórica e necessidades às quais busca responder; congruência interna entre seus componentes
6. Viabilidade do programa
7. Avaliabilidade: relevância, suficiência, clareza e acessibilidade das informações disponíveis do programa necessárias nos diversos momentos ou etapas de sua implementação e avaliação. Análise das dificuldades detectadas e previsíveis na avaliação do programa

Etapa 3: avaliação dos resultados da implementação do programa

O objetivo dessa etapa é verificar a eficácia do programa. A função é fundamentalmente somativa. A avaliação coleta informações de resultados em relação aos objetivos. Toma como critérios a eficácia, definida como o grau de realização dos objetivos propostos, bem como a eficiência dos resultados em relação aos meios disponíveis e às circunstâncias nas quais o programa é aplicado. Tomando como referência a situação inicial: o programa *versus* ele mesmo (progresso) e níveis pré-especificados.

A rubrica apresentada nos mostra domínios que os pacientes devem alcançar e o educador pode ensinar. Existem indicadores muito claros da eficácia dos programas, como as taxas de peritonite e infecção do local de saída (ESI - *exit-site infection*), indicando o grau de domínio de biossegurança alcançado pelo paciente. Outro indicador associado à técnica de DP, o manejo de complicações, é evidenciado pela sobrecarga hídrica, hipertensão ou taxas anuais de hospitalização. Todas essas taxas devem estar relacionadas à carga horária da atividade de ensino, sua qualidade, método utilizado, qualificação do facilitador e relevância do conteúdo desenvolvido.

Etapa 4: institucionalização da avaliação do programa

A etapa final, e provavelmente crítica, é a institucionalização da avaliação dos programas educacionais de DP. Com os sucessivos ciclos de avaliação-aperfeiçoamento-avaliação-aperfeiçoamento alcança-se a plena integração do programa e sua avaliação, o que resulta no aprimoramento tanto do programa quanto da própria metodologia de avaliação, bem como no aprimoramento profissional dos facilitadores. Esse ponto requer a integração de toda a equipe de nefrologia. Para a avaliação do programa é necessária uma supervisão crítica e contínua da melhoria e compartilhar com toda a equipe de nefrologia e pacientes as conquistas, dificuldades e resultados educacionais/clínicos do ano, bem como as metas para o próximo ano. O processo de avaliação do programa de DP também será útil para educar os financiadores sobre medidas viáveis, apropriadas e precisas necessárias para a execução de um programa de treinamento de pacientes em DP. Além disso, o processo de avaliação permitirá que os financiadores aloquem corretamente os recursos econômicos e humanos, medindo a eficácia dos programas educacionais.

EDUCAÇÃO TERAPÊUTICA E FORMAÇÃO DA EQUIPE DE SAÚDE PARA PROGRAMAS EDUCACIONAIS EM DIÁLISE PERITONEAL

A educação terapêutica é administrada por profissionais de saúde treinados para a educação do paciente e projetada para permitir que um paciente (ou membros da família) maneje o tratamento e previna complicações enquanto mantém ou melhora a qualidade de vida. Seu principal objetivo é produzir um efeito terapêutico, além daquele de todas as outras intervenções (farmacológicas, fisioterapêuticas etc.).[22] A educação terapêutica do paciente levou a uma diminuição significante no número de internações hospitalares de pacientes com asma brônquica ou coma diabético. Além da diminuição das amputações de membros inferiores, também resultou em melhor qualidade de vida, retardando as amputações em 75% dos casos.[23] O relatório da Organização Mundial da Saúde (OMS) sobre grupos sobre educação terapêutica do paciente recomenda dois níveis de treinamento em educação terapêutica para doenças crônicas: básico e pós-básico. O treinamento básico é projetado para aprender os métodos educacionais, psicológicos e sociais necessários para educar pacientes com doenças crônicas. Deve também abordar os aspectos biomédicos das doenças crônicas e os ensinamentos mais significantes e necessários para o manejo do tratamento do paciente. Por outro lado, a formação pós-básica é responsável pela capacidade de coordenar várias atividades de formação dentro de uma instituição ou rede de serviços de saúde. Ela é projetada para treinar profissionais de saúde para se tornarem coordenadores de programas de educação do paciente, incluindo prevenção, principalmente secundária e terciária (educação em saúde).[24]

Os programas educacionais para a equipe de saúde (educação na saúde) devem incluir experiência prática direta com os pacientes (educação baseada no paciente) como parte importante dos programas de aprendizagem. Também devem ser baseados na aprendizagem ativa e no fortalecimento da capacidade dos alunos de planejar e projetar sua própria educação continuada (centrada no aluno), focados nas necessidades de saúde do paciente (baseados em problemas). Diferentemente dos cursos de educação convencionais, o treinamento de facilitadores deve ser baseado em várias disciplinas adicionais, como comunicação, tecnologia, psicologia e sociologia.

Manejo de cuidados de enfermagem de pacientes em diálise peritoneal com foco na educação terapêutica

Atualmente, o mundo enfrenta uma nova realidade social, econômica, política, demográfica e cultural, afetada por contingências inesperadas como a pandemia de covid-19 (2019-2021), que exige um sistema de saúde capaz de atender às crescentes necessidades de saúde da população, especialmente na abordagem de processos crônicos.

Há uma demanda crescente por profissionais de enfermagem e suas habilidades. Além disso, as competências de enfermagem nefrológicas do século XXI precisam ser avaliadas em diferentes ambientes para identificar os pontos de melhoria.

Identificar e aplicar as habilidades de enfermagem para o cuidado de pessoas em tratamento com DP é uma tarefa difícil; trata-se de uma população de pacientes muito vulnerável, necessitando de cuidados complexos, consumindo muitos recursos sociossanitários e que necessita de cuidados integrados e contínuos. O foco principal do cuidado da enfermagem está na educação terapêutica, e a enfermagem em DP necessita de treinamento especial para cumprir seu papel. As estratégias de abordagem devem ser específicas para os pacientes com DRC em DP, geralmente idosos com comorbidades associadas e polifarmácia, que devem aprender a realizar o autocuidado em DP. São modelos de prática clínica voltados para o paciente e sua família; implementação de instrumentos para garantir a segurança e a continuidade dos cuidados em longo prazo. A gestão de enfermagem que propomos está de acordo com os modelos inovadores de cuidados crônicos (ICCM – *innovative chronic care models*), em que "o cuidado às pessoas com doenças crônicas requer a mudança de um modelo reativo e centrado na doença para um modelo proativo e planejado, centrado na pessoa e seu contexto, modelo que garante uma boa qualidade de assistência, promove o seguimento longitudinal e a aderência e persistência ao tratamento".[25,26]

Em suas recomendações de 2020, a ISPD propõe que, para que o indivíduo em DP alcance metas de alta qualidade, a prescrição dialítica reflita sobre um processo decisório compartilhado entre o paciente e a equipe de saúde, a fim de estabelecer objetivos realistas que mantenham a qualidade de vida, bem como minimizem os sintomas e a carga do tratamento.[27] Para atingir esse objetivo, a equipe de educação em enfermagem deve ter estratégias baseadas na educação terapêutica.[28,29] Cada vez mais pacientes necessitam de tratamentos assistidos com maior ênfase em custos de saúde mais baixos e práticas baseadas em evidências; essas necessidades dizem respeito aos pacientes, a organizações de saúde e a seus cuidadores, pagadores e políticos.[30]

O Plano de Assistência de Enfermagem (NCP – *Nursing Care Plan*) é a ferramenta de implementação do processo de enfermagem mostrado na Figura 1. Ele garante aos serviços de saúde um atendimento de enfermagem eficiente, colaboração interdisciplinar e também atende aos requisitos de documentação necessários para seguradoras e órgãos do governo. É um método sistemático e organizado de gestão do cuidado individualizado, de acordo com a abordagem básica de que cada pessoa ou grupo responde de forma diferente a um problema de saúde real ou potencial. Propõe-se gerenciar o cuidado de enfermagem aplicando o NCP padronizado para pacientes em DP que respondem a diagnósticos preditivos com foco no autocuidado e na educação terapêutica. Quando os diagnósticos preditivos são identificados, eles devem ser classificados para identificar as prioridades dos cuidados de enfermagem. Os Diagnósticos Internacionais Nanda são utilizados para identificar resultados de cuidados apropriados (Classificação de Resultados de Enfermagem "NOC");[31] e aplicar as melhores intervenções de enfermagem (Classificação de Intervenções de Enfermagem "NIC").[30] Diagnósticos Preditivos de Enfermagem, a serem incluídos no NCP padronizado com foco na educação do paciente em DP e da família, podem ser vistos no Quadro 7.[32]

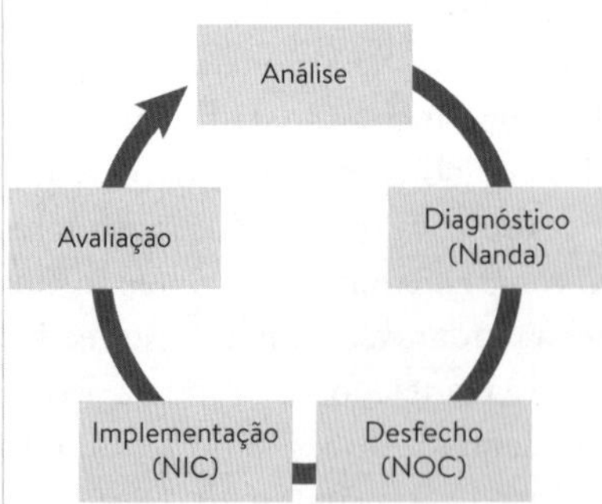

1. **Análise:** coleta e análise de dados para obter uma compreensão holística das necessidades e fatores de risco do paciente
2. **Diagnóstico:** utilizando dados, *feedback* dos pacientes e julgamento clínico para formar os diagnósticos de enfermagem
3. **Desfecho/planejamento:** definir metas de curto e longo prazo com base na avaliação e diagnóstico do enfermeiro, idealmente com a contribuição do paciente. Determinar intervenções para atingir esses objetivos
4. **Implementação:** implementar o cuidado de enfermagem de acordo com o plano de cuidados baseado nas condições de saúde do paciente e no diagnóstico de enfermagem
5. **Avaliação:** monitoração (e documentação) do estado do paciente e o progresso em direção às metas e modificar o plano de cuidados conforme necessário

Figura 1 O processo de enfermagem – cinco etapas-chave.

Quadro 7 Diagnóstico preditivo de enfermeiros a serem incluídos em planos de assistência de enfermagem padronizados com foco no paciente em diálise peritoneal e em educação familiar

Nanda – I taxonomia	Domínio	Diagnóstico
Código 00078	Promoção da saúde	Manejo da autossaúde ineficaz
Código 00079	Promoção da saúde	Não conformidade
Código 00126	Percepção/cognição	Conhecimento deficiente
Código 00069	Enfrentamento/tolerância ao estresse	Enfrentamento ineficaz
Código 00004	Segurança/proteção	Infecção
Código 00061	Papel dos relacionamentos	Tensão do papel do cuidador
Código 00064	Papel dos relacionamentos	Conflito de papéis parentais

No século XXI, as doenças crônicas são um desafio para os sistemas de saúde, pelos custos que geram, mas também são uma oportunidade para a enfermagem estar presente onde são necessários programas avançados de assistência de enfermagem, realizando o gerenciamento de casos e monitorando pacientes crônicos complexos. Uma enfermagem altamente qualificada é necessária para desempenhar diferentes funções, como gerente de casos, enfermeiro de ligação e enfermeiro de prática avançada. Incorporar o papel do educador na prática assistencial de enfermagem requer formação específica.[33] Um currículo mínimo em educação terapêutica, baseado nas teorias da andragogia e do construtivismo, é oferecido nos programas de graduação e pós-graduação para diferentes profissionais de saúde que trabalham com DRC e diálise. Além disso, treinamentos de pós-graduação voltados para enfermeiros de DP avançados com dedicação mais exclusiva ao papel educacional estão disponíveis em diferentes países.[34] A maioria dos programas de treinamento de enfermeiros e médicos não contém conteúdos de treinamento em educação na saúde, educação em saúde e educação terapêutica em seu currículo. Em seus primeiros anos, o treinamento em cuidados de DP era fornecido por enfermeiros que haviam adquirido experiência em DP. Esse treinamento era muitas vezes focado na aquisição de habilidades avaliadas por meio de ações repetitivas e indicadores de qualidade orientados ao processo produtivo. Posteriormente, foram criados os programas de especialização em enfermagem na atenção nefrológica com profissionais que iniciaram a docência em universidades sem terem formação como docentes ou educadores. Como não tinham a formação, acabavam repetindo a mesma forma tradicional de ensino que lhes tinha sido apresentada, sem preparo e atualização para atender às novas necessidades profissionais exigidas pelo mercado de trabalho.[35]

Enfrentamos agora uma situação em que não basta apenas ter experiência para "ensinar – educar e formar"; há necessidade de transformar essa atitude passiva em uma reconstrução do processo de ensino-aprendizagem, à qual as metodologias e técnicas educativas são incorporadas, fortalecendo o papel docente inerente ao profissional de enfermagem.

Se o currículo das escolas de enfermagem conseguisse ser unificado, reconhecendo a importância das atividades terapêuticas e educativas, formaríamos enfermeiros mais comprometidos com a profissão.[36] Recentemente, a OMS "suscitou uma crescente preocupação nos sistemas de saúde e na situação educacional e laboral da enfermagem, identificada como um grupo que será cada vez mais importante na resposta dos sistemas de saúde às condições epidemiológicas das populações".[37] Portanto, a formação do enfermeiro em DP vai além do conhecimento da doença e de seu tratamento; a importância de seu papel jaz em como educar o paciente crônico na melhoria da saúde e da qualidade de vida". Diferentemente da educação em saúde, que visa promover a saúde e prevenir o aparecimento de doenças, a educação terapêutica é uma prevenção secundária, ou melhor, terciária, voltada exclusivamente aos indivíduos acometidos por uma doença crônica. Seu objetivo é treinar pacientes no tratamento, monitoramento e prevenção de complicações decorrentes de sua própria doença. Em suma, é uma questão relativa ao fato de o paciente ser capaz de manejar sua própria doença.[38] A educação do paciente para o autocuidado caracteriza-se por uma autêntica transferência planejada e organizada de competências (até então consideradas exclusivas dos profissionais de saúde) para o paciente. Em outras palavras, o paciente atinge o máximo de autonomia possível em relação à dependência dos serviços de cuidados de saúde. Nessa perspectiva, a educação terapêutica não se resume a "informar o paciente sobre os aspectos relacionados à doença. Informação não é conhecimento, mas a informação pode participar na construção do conhecimento se integrada à experiência".

LETRAMENTO EM SAÚDE, NÍVEL EDUCACIONAL E DESFECHOS EM SAÚDE

O letramento em saúde e o nível educacional formalmente alcançado pelos pacientes, juntamente com a qualidade dos programas educacionais de DP, compõem um triângulo, que precisa ser analisado quanto a seu impacto nos desfechos de saúde. O letramento em saúde repercute em diferentes esferas de comportamento do paciente, como na utilização dos serviços de saúde, capacidade de automanejo, aderência ao tratamento, busca por informações, tomada de decisões e comprometimento com medidas preventivas. As relações entre os baixos níveis de letramento em saúde e a maior utilização de serviços de saúde nos EUA, assim como na Europa, foram relatadas. Parece que a possibilidade de ocorrência de complicações aumenta à medida que os níveis de letramento em saúde diminuem.[39,40] Pacientes com níveis mais baixos sentem-se menos capazes de manejar suas doenças, envolvem-se menos na tomada de decisões relacionadas a suas próprias condições clínicas e também apresentam maior risco de hospitalização e mortalidade.[41,42] Estudos focados na importância das conquistas educacionais nos desfechos de saúde de pacientes com DRC são escassos.[43]

Dois pequenos estudos com pacientes tratados com diálise indicaram que um nível mais baixo de letramento em saúde está associado a um risco de mortalidade 54% maior (HR, 1,54; IC 95%, 1,01-2,35), enquanto ter cursado o ensino superior está associado a um risco 46% menor de mortalidade quando comparado a ter cursado apenas até o ensino fundamental (HR, 0,54; IC 95%, 0,32-0,91).[44] Vários autores relataram que fatores educacionais formalmente alcançados estão associados às complicações da DP. Em um grande estudo observacional multicêntrico brasileiro de DP (*BRAZPD*), Martin et al. demonstraram que a escolaridade dos pacientes está associada ao risco de sobrevida "livre de peritonite" (analfabetismo *vs.* nível universitário: HR = 1,75, IC 95% = 1,04-2,92; nível fundamental *vs.* universitário: HR = 1,64; IC 95% = 1,06-2,54 e nível de ensino médio *vs.* universitário: HR = 1,57; IC 95% = 0,99-2,49).[45] Chern et al. observaram associação entre menor escolaridade e risco de peritonite (HR = 1,45; IC 95% = 1,01-2,06, p = 0,0454).[46] Kim et al. relataram resultados semelhantes em uma população coreana, na qual um nível de ensino médio ou fundamental (< 9 anos de escolaridade) foi associado a risco significante de peritonite (HR 1,61; IC 95%: 1,10-2,36).[47]

Yang et al., em um estudo multicêntrico retrospectivo de grande escala, mostraram que a maior escolaridade de qualquer membro da família foi fator preditivo independente de melhor desfecho em DP, incluindo óbito, evento cardiovascular ou ocorrência de um primeiro episódio de peritonite. Esse é o primeiro estudo que fornece informações sobre o impacto do nível educacional dos membros da família nos desfechos de pacientes em DP.[48] Tong et al. confirmaram os resultados de Yang et al. Além de apresentar as estreitas relações entre escolaridade e renda familiar, residência rural e menor atenção médica, a análise multivariada também corroborou que o papel preditivo do nível de escolaridade da família não é confundido por esses fatores mencionados anteriormente.[49] Xu et al. relataram que o nível educacional dos pacientes e familiares não tem impacto na ocorrência do primeiro episódio de peritonite, provavelmente devido ao fato de que os centros de DP cadastrados são bem desenvolvidos, com profissionais de DP, bem como em relação aos programas de educação em DP para profissionais e pacientes.[50]

Em um estudo de coorte prospectivo de 1.952 pacientes incidentes com DP incluídos no estudo *BRAZPD* de dezembro de 2004 a outubro de 2007, a sobrevida cumulativa do paciente foi menor no grupo de baixo nível educacional (NE) (< 4 anos escolares) quando comparado ao grupo de alto NE (≥ 4 anos escolares) (teste de Log Rank $\chi 2 = 4{,}29$, $p = 0{,}03$); mas a sobrevida da técnica não variou significantemente (teste de Log Rank $\chi 2 = 0{,}90$, $p = 0{,}34$) entre os grupos de NE. Entretanto, em análises ajustadas de regressão de Cox comparando pacientes com < 4 anos *vs.* ≥ 4 anos de escolaridade, taxas de risco semelhantes de morte (HR = 0,97; IC95% = 0,73-1,29; p = 0,84) e sobrevida da técnica (HR = 1,06; IC95% = 0,81-1,38; p = 0,67) foram observadas (comunicação pessoal, por Bastos et al. – não publicado).

Essa conclusão ratifica a importância das equipes de DP nos desfechos dos pacientes. A melhor forma de realizar programas educacionais ainda não está bem definida. Vários autores tentaram identificar métodos de treinamento para prevenir a peritonite, e alguns fatores de proteção foram identificados. Métodos utilizados durante o processo de ensino-aprendizagem, como o uso de suporte de áudio durante o treinamento prático e teórico, têm sugerido menor risco de ocorrência de novos episódios de peritonite após o primeiro.[51] No Uruguai, Gadola et al. demonstraram que um programa educacional de DP baseado nos princípios da aprendizagem do adulto está associado a menor taxa de peritonite [0,29 episódio por pacientes/ano em comparação com 0,48 por pacientes/ano com o programa educacional usado anteriormente (p < 0,05)].[9] Seguindo a mesma linha, utilizando os princípios da andragogia, o estudo *Cecodiar* avaliou o impacto de uma intervenção educativa randomizada sobre a função renal residual e a massa do ventrículo esquerdo de pacientes incidentes em DP e HD, em seguimento por 36 meses. Os resultados mostraram melhores desfechos cardiovasculares no grupo que recebeu educação.[52]

O método de ensino desempenha um papel importante nos resultados dos desfechos. O estudo *BRAZPD* demonstrou que um tempo de treinamento combinado superior a 15 horas foi associado a menor taxa de peritonite (0,26 episódio por pacientes/ano) quando comparado àqueles pacientes com tempo de treinamento inferior a 15 horas (0,32 episódio por pacientes/ano) (p = 0,01). Menos de 60 minutos de treinamento por sessão foi associado a maior taxa de peritonite quando comparado aos pacientes com tempo de treinamento entre 60 a 120 minutos por sessão (p = 0,03). Ser treinado durante os 10 dias imediatamente pós-implante do cateter de DP foi associado a maior taxa de peritonite quando comparado ao treinamento realizado pré-implante do cateter (0,32 *vs.* 0,28 episódios por pacientes/ano).[53] Em um estudo interessante, Castro et al. investigaram a importância do local de treinamento e seu impacto nas taxas de peritonite. Seus resultados mostraram melhora na incidência de peritonite, de um episódio para 25 pacientes/mês a um episódio para 44 pacientes/mês, após a implementação do treinamento de DP domiciliar (HR = 0,59; IC95% = 0,43-0,81).[54] Hsu et al. indicaram que um programa de educação multidisciplinar, antes do início da diálise, estava associado a maior sobrevida livre de peritonite. A aprendizagem teórica e o treinamento prático da DP podem ser um desafio para alguns pacientes, e, portanto, os programas de aprendizagem da DP devem ser flexíveis e adequados às necessidades individuais de cada pessoa.[55]

Deve-se dar atenção especial aos pacientes com níveis de escolaridade mais baixos, que podem precisar de métodos/estilos de aprendizagem ajustados. Ao avaliar o conhecimento e o comportamento de 191 pacientes italianos em DP, Russo et al.[1] identificaram que 47% de seus pacientes precisaram de retreinamento em determinado momento. Eles sugerem que o suporte educacional com materiais educativos por escrito em DP se associa a menor taxa de sobrevida livre de peritonite. Entretanto, tem sido indicado que materiais educativos informativos direcionados a pacientes com DRC estão além do nível de letramento do paciente médio. Em consequência, muitos não se beneficiam dessas informações escritas oferecidas, pois não têm as habilidades necessárias para compreendê-las.[56]

A intenção, às vezes, é substituir o papel do facilitador por um suporte escrito ou audiovisual aos pacientes, reduzindo assim a necessidade de explicações e/ou investimento educacional por parte da equipe durante o processo de aprendizagem. O produto final dessa conduta é uma piora no atendimento e atenção ao paciente. Os programas de treinamento em DP devem conter formas, meios e modos alternativos para oferecer a melhor educação a cada paciente. Enquanto escrevemos este capítulo, um estudo multicêntrico peruano está em andamento, cujo objetivo é avaliar a aprendizagem da utilização de uma rubrica de avaliação de competências de DP, semelhante àquela proposta neste capítulo.

CONCLUSÃO

A atividade educativa, entendida como ato terapêutico, requer capacitação dos profissionais designados para essa tarefa, com as ferramentas necessárias para avaliar a aprendizagem dos pacientes e a qualidade dos programas. Atualmente, muitos pacientes em todo o mundo estão sendo educados para a DP, mas os critérios e os modos de treinamento estão mudando rapidamente.

É hora de criar uma linguagem comum para avaliação das atividades educativas, com base na segurança do paciente, e de perceber quando ele está pronto para ir para casa para realizar seu tratamento de DP. É hora de avaliarmos nossos programas educacionais a partir de uma perspectiva de 360 graus. Como nossos profissionais de enfermagem são formados e em que medida nossos médicos participam da avaliação da formação? Que consciência temos do que o paciente aprendeu quando foi enviado para casa? É hora de ter uma visão 360 graus sobre o que tem sido feito no campo educacional da DP, mas não voltar no tempo. Agora, é hora de refletir e avançar em direção a uma educação terapêutica plena, baseada na andragogia e no construtivismo.

REFERÊNCIAS

1. Russo R, Manili L, Tiraboschi G, Amar K, De Luca M, Alberghini E, et al. Patient re-training in peritoneal dialysis: why and when it is needed. Kidney Int 2006;70(Suppl103):S127-32.
2. Dong J, Chen Y. Impact of the bag exchange procedure on risk of peritonitis. Perit Dial Int 2010;30(4):440-7.
3. Bernardini J, Price V, Figueiredo A. ISPD guidelines/recommendations peritoneal dialysis training. Perit Dial Int 2006;26:625-32.
4. Piraino B. Innovations in treatment delivery, risk of peritonitis, and patient retention on peritoneal dialysis. Semin Dial 2017;30(2):158-63.
5. Prowant BF. Determining if characteristics of peritoneal dialysis home training programs affect clinical outcomes: not an easy task. Perit Dial Int 2006;26:643-4.
6. Zhang L, Hawley CM, Johnson DW. Focus on peritoneal dialysis training: working to decrease peritonitis rates. Nephrol Dial Transplant 2016;31(2):214-22.
7. Stonecypher K. Creating a patient education tool. J Contin Educ Nurs 2009;40(10):462-7.
8. Hall G, Bogan A, Dreis S, Duffy A, Greene S, Kelley K, et al. New directions in peritoneal dialysis patient training. Nephrol Nurs J 2004;31(2):149-54,159-63.
9. Gadola L, Poggi C, Dominguez P, Poggio MV, Lungo E, Cardozo C. Risk factors and prevention of peritoneal dialysis-related peritonitis. Perit Dial Int 2018;(3):pdi.2017.00287.
10. Dale J, Hyslop-Margison EJ. Paulo Freire: teaching for freedom and transformation. Springer Science+Business Media B.V. 2010, editor. 2010.
11. Kolb A. Elements of effective e-learning. In: J. Armstrong and CVF, editor. Handbook of management learning, education and development. 2009. p.4268.
12. Perkins D. La escuela inteligente. Anim Genet 2008. [Smart school.]
13. Kennedy J. One nurse's experience: the development of CAPD dialysable dolls. J Nephrol Nurs 1985;2(5):231-5.
14. Alonso Chacón P. La andragogía como disciplina propulsora de conocimiento en la educación superior. Rev Electrónica Educ 2012;16(1):15-26. [Andragogy as a knowledge-promoting discipline in higher education.]
15. Tobón S, Pimienta J, García J. Secuencias didácticas: aprendizaje y evaluación de competencias. Revista Mexicana de Educación a Distancia 2010;12:77-92. [Didactic sequences: learning and evaluation of competences. Mexican Journal of Distance Education.]
16. Villardon L. Evaluación del aprendizaje. Educ siglo XXI 2006;58(24):57-76. [Learning Assessment.]
17. Brookhart SM. Educational assessment knowledge and skills for teachers. Educ Meas Issues Pract 2011;30(1):3-12.
18. Gallivan J, Greenberg R, Brown C. The national diabetes education program evaluation framework: how to design an evaluation of a multifaceted public health education program. Prev Chronic Dis 2008;5(4).

19. Well C, Hernandez S, Alonso E. A brief history of program evaluation. University Editorial Group, editor. In: theory, models and methods of evaluation of programs. Madrid; 2004. p.9-30.
20. Stufflebeam A, Shinkfield D. Theoretical and practical guide: systematic evaluation. Publication Center of the Ministry of Education and Science; editor. Madrid: Paidos; 1995.
21. Pérez Juste R. Evaluación de programas educativos. Bordón Rev Pedagog 1991;43(4):261-381. [Evaluation of educational programs.]
22. Assal JP, et al. Patient education 2000. In: New trends in patient education. Amsterdam: Elservier; 1995.
23. Assal JP, Albeanu A, Peter-Riesch B, Vaucher J. [Cost of training a diabetes mellitus patient. Effects on the prevention of amputation]. Diabete Metab 1993 Dec;19(5 Suppl):491-5.
24. Martin PY, Droulez MG, Sexton-Dobby A, Marangon N, Hadaya K, Saudan P, et al. [The importance of education in the management of chronic kidney disease patient]. Rev Med Suisse 2009 Feb;5(192):470-2,474.
25. World Health Organization. Innovative care for chronic conditions framework [internet]. Innovative Care for Chronic Conditions: Building blocks for Action. Washington, DC; 2013. Disponível em: http://www.who.int/chronic_conditions/ icccreport/en/.
26. Wagner EH, Glasgow RE, Davis C, Bonomi AE, Provost L, McCulloch D, et al. Quality improvement in chronic illness care:a collaborative approach. Jt Comm J Qual Improv 2001 Feb;27(2):63-80.
27. Brown EA, Blake PG, Boudville N, Davies S, de Arteaga J, Dong J, et al. International Society for Peritoneal Dialysis practice recommendations: prescribing high-quality goal-directed peritoneal dialysis. Perit Dial Int 2020;40(3):244-53.
28. Blake PG, Brown EA. Person-centered peritoneal dialysis prescription and the role of shared decision-making. Perit Dial Int 2020 May;40(3):302-9.
29. Gonzalez Mestre A. Autonomy of the patient with chronic diseases: from passive patient to active patient. Rev Enfermería Clínica 2014;24(1):67-73.
30. Moorhead S, Jhonson M, Maas M, Swanson E. Nursing outcomes classifications, NOC. 4.ed. Universidad de Iowa, editor. Elservier; 2009. p.XIV.
31. Herdman Header KS. Nanda International Nursing Diagnoses Definitions & Classification, 20. 2017.
32. Pisano González MM, González Pisano A. [Modifying habits and treatment adherence, essential for controlling the chronic disease]. Enferm Clin 2014;24(1):59-66.
33. OMS/FAO. Dieta, nutrición y prevención de enfermedades crónicas, Informe de una Consulta Mixta de Expertos. Ser Inf Técnicos 916 2003;1:1-152.
34. Jansa M, Galindo M, Valverde M, Yoldi C, Vidal M, Isla P. The Spanish Diabetes Society (SED) statement on the curricular and professional profile of expert/specialized nurses caring for people with diabetes, their relatives or caregivers. Av Diabetol 2014;28(2):35-7.
35. Paim AS, Iappe NT, Rocha DLB. Métodos de enseñanza utilizados por docentes del curso de enfermería: enfoque en la metodología de investigación. Enferm Glob 2015;14(1):136-52. [Teaching methods used by nursing course professors: focus on research methodology.]
36. Ponti L. La enfermería y su rol en la educación para la salud. Editorial Teseo, editor. Ciudad Autónoma de Buenos Aires; 2016. [Nursing and its role in health education.]
37. Malvarez Silvina, Famer Cristianne CM. Proyecto de recursos humanos para el desarrollo de la salud (DH). Área de Sistemas y Servicios de Salud (HSS). Proy Recur Humanos para el Desarro la Salud Área Sist y Serv Salud 2008;55. [Human Resources Project for Health Development (DH) Health Systems and Services Area (HSS). Human Resources Project for Health Development Area Sist y Serv Salud. 2008;55.]
38. Alfonso MT. Educación al paciente crónico. Rev Of la Soc Española Enfermería Nefrológica 1996;1(1992):1-12. [Chronic Patient Education. Rev Of the Spanish Soc Nursing Nephrology.]
39. Vandenbosch J, Van den Broucke S, Vancorenland S, Avalosse H, Verniest R, Callens M. Health literacy and the use of healthcare services in Belgium. J Epidemiol Community Health 2016 Oct;70(10):1032-8.

40. Bailey SC, Brega AG, Crutchfield TM, Elasy T, Herr H, Kaphingst K, et al. Update on health literacy and diabetes. Diabetes Educ 2014;40(5):581-604.
41. Palumbo R. Discussing the Effects of Poor Health Literacy on Patients Facing HIV:A Narrative Literature Review. Int J Heal Policy Manag 2015 May;4(7):417–30.
42. Mackey LM, Doody C, Werner EL, Fullen B. Self-management skills in chronic disease management:what role does health literacy have? Med Decis Making 2016 Aug;36(6):741-59.
43. Morton RL, Schlackow I, Mihaylova B, Staplin ND, Gray A, Cass A. The impact of social disadvantage in moderate-to-severe chronic kidney disease: an equity-focused systematic review. Nephrol Dial Transplant 2016 Jan;31(1):46-56.
44. Cavanaugh KL, Wingard RL, Hakim RM, Eden S, Shintani A, Wallston KA, et al. Low health literacy associates with increased mortality in ESRD. J Am Soc Nephrol 2010 Nov;21(11):1979-85.
45. Martin LC, Caramori JCT, Fernandes N, Divino-Filho JC, Pecoits-Filho R, Barretti P. Geographic and educational factors and risk of the first peritonitis episode in Brazilian Peritoneal Dialysis study (BRAZPD) patients. Clin J Am Soc Nephrol 2011 Aug;6(8):1944-51.
46. Chern YB, Ho PS, Kuo LC, Chen JB. Lower education level is a major risk factor for peritonitis incidence in chronic peritoneal dialysis patients: a retrospective cohort study with 12-year follow-up. Perit Dial Int 2013;33(5):552-8.
47. Kim HJ, Lee J, Park M, Kim Y, Lee H, Kim DK, et al. Lower education level is a risk factor for peritonitis and technique failure but not a risk for overall mortality in peritoneal dialysis under comprehensive training system. PLoS One 2017 Jan 5;12(1):e0169063.
48. Yang ZK, Han QF, Zhu TY, Ren YP, Chen JH, Zhao HP, et al. The associations between the family education and mortality of patients on peritoneal dialysis. PLoS One. 2014;9(5):1-7.
49. Tong A, Sainsbury P, Craig JC. Support interventions for caregivers of people with chronic kidney disease: a systematic review. Nephrol Dial Transplant 2008 Dec;23(12):3960-5.
50. Xu R, Zhuo M, Yang Z, Dong J. Experiences with assisted peritoneal dialysis in China. Perit Dial Int 2012;32(1):94-101.
51. Lachenbruch PA. Comparisons of two-part models with competitors. Stat Med 2001 Apr;20(8):1215-34.
52. Moretta G, Viñuela A, Lara C, Duccase C, et al. Impact of randomized educational intervention on residual renal function and left ventricular mass index in incident PD and HD patients. J Am Soc Nephrol 2014;25:607.
53. Figueiredo AE, Moraes TP de, Bernardini J, Poli-de-Figueiredo CE, Barretti P, Olandoski M, et al. Impact of patient training patterns on peritonitis rates in a large national cohort study. Nephrol Dial Transplant 2015 Jan;30(1):137-42.
54. Castro MJ, Celadilla O, Muñoz I, Martínez V, Mínguez M, Auxiliadora Bajo M, et al. Home training experience in peritoneal dialysis patients. EDTNA ERCA J 2002;28(1):36-9.
55. Hsu CK, Lee CC, Chen YT, Ting MK, Sun CY, Chen CY, et al. Multidisciplinary predialysis education reduces incidence of peritonitis and subsequent death in peritoneal dialysis patients: 5-year cohort study. PLoS One 2018;13(8):e0202781.
56. Morony S, Flynn M, McCaffery KJ, Jansen J, Webster AC. Readability of written materials for CKD patients: a systematic review. Am J Kidney Dis 2015 Jun;65(6):842-50.

18

Diálise sustentável: uma tendência

José A. Moura-Neto, Ana Flavia Moura, Cassiano Augusto Braga Silva, John W. M. Agar

VISÃO GERAL

As mudanças climáticas são frequentemente debatidas em reuniões globais e aumentam a prevalência de diversas doenças. Ironicamente, os cuidados de saúde podem desempenhar um papel importante no agravamento das mudanças climáticas, e a diálise é uma das atividades que mais contribuem para esse impacto ambiental. Várias medidas foram propostas nos últimos anos para reduzir esses efeitos adversos, com a "diálise sustentável" emergindo como um conceito ambiental chave. Este capítulo tem como objetivo discutir o impacto ambiental da diálise global, além de propor medidas que possam reduzir a pegada de carbono, bem como a geração de resíduos, pelos centros de diálise individuais.

INTRODUÇÃO

A diálise é uma das atividades de cuidados de saúde com maior impacto ambiental. Isso resulta tanto do alto consumo de recursos quanto da significativa geração de resíduos do processo. As estimativas atuais sugerem que mais de 3 milhões de pessoas estão em diálise no mundo.[1] Além disso, não apenas a população global de pacientes em diálise aumentou rapidamente na última década como as tendências dos dados sugerem uma aceleração nos próximos anos, devido aos efeitos combinados do envelhecimento da população e ao aumento da prevalência de doenças crônicas, como hipertensão e diabetes *mellitus*, que são os principais fatores de risco para doença renal.[2]

O conceito de "diálise sustentável" (*green dialysis* ou *ecodialysis*) surgiu e ganhou espaço na nefrologia mundial na última década. Em alguns países, como Austrália e Reino Unido, foram realizados estudos para mapear o impacto ambiental da diálise, bem como implementar medidas que visem à redução desse impacto. Este capítulo discutirá esse conceito e sugerirá oportunidades para práticas sustentáveis em centros de terapia renal substitutiva (TRS).

IMPACTO AMBIENTAL DA DIÁLISE

O tratamento de diálise resulta em uma geração excessiva de resíduos descartáveis (principalmente plásticos) e em um alto consumo de recursos, como água e energia. Desses, a água talvez seja o recurso mais importante despendido pelo processo de diálise, principalmente na hemodiálise (HD), modalidade de TRS predominante no mundo.

A HD de manutenção convencional, com vazão média de dialisato de 500 mL/minuto, 4 horas por sessão, resulta em um gasto total estimado de 400 a 500 L de água por sessão, quando se considera toda a água utilizada para a produção do dialisato. No regime tradicional de 3 sessões semanais, são gastos anualmente 63 mil a 78 mil litros de água por paciente tratado. Esse valor pode variar em função não só da frequência e duração das sessões, mas também do modelo da máquina de diálise utilizada e da eficiência do sistema de osmose reversa (OR). A estimativa baseia-se: a) no volume de água pura gerado pela OR para a produção de dialisato (cerca de 120 L = 500 mL/minuto × 240 minuto); b) no volume de água "rejeitado" (cerca de 240 L) pela OR, que normalmente rejeita até 60 a 70% da água utilizada na produção de água pura; c) em outros gastos de água, como reutilização, esterilização, preparação pré-HD e enxágue pós-HD, intertratamento "ocioso" e quaisquer perdas potenciais adicionais resultantes de vazamento.[3,4]

O consumo de 63 mil a 78 mil litros por paciente em HD por ano pode representar um gasto estimado de 29,5 a 36,5 bilhões de litros de água por ano somente nos EUA, com base na estimativa de 468 mil pacientes em hemodiálise em 2017.[5] Para entender a magnitude desses números, o consumo anual de água *per capita* em todas as atividades domésticas é de cerca de 210 mil litros nos EUA, 54.500 na Austrália e 55 mil na França.[6,7] Em todo o mundo, é provável que o consumo estimado de água para HD ultrapasse 200 bilhões de litros por ano. O que torna o cenário ainda mais preocupante é que a maior parte dessa água é descartada, apesar de ser adequada para consumo, isto é, água potável.[8,9]

A diálise peritoneal (DP) requer menos água que a HD. Embora o tratamento seja diário, os pacientes normalmente usam apenas 6 a 12 L de solução de DP estéril, bem abaixo de 400 a 500 L por sessão de HD. No entanto, ainda não existem estimativas do volume de água da rede necessário para produzir essa solução estéril, provavelmente muito superior a 12 L/dia.[3,8,10]

O consumo de energia também é impressionante. Um estudo australiano calculou o gasto de energia por paciente por hora em 1,3 kWh em 2012.[9] Em uma estimativa aproximada, com base em cerca de 3 milhões de pacientes em HD em 2020, e considerando um regime de tratamento de 3 sessões de 4 horas por semana, o gasto de energia provavelmente excede 2 bilhões de kWh (2,43 bilhões) em todo o mundo. Esse valor é muito superior ao consumo anual de energia de alguns países populosos da África, como Mali (~ 18 milhões de habitantes: 1,4 bilhão de kWh), Madagascar (~ 25 milhões de habitantes: 1,3 bilhão de kWh) e Níger (~ 20 milhões de habitantes: 1,2 bilhão de kWh).

Outro fator que contribui para o impacto ambiental da diálise são as vastas quantidades de "resíduos" descartáveis que são produzidos. Um estudo de caso britânico de 2011 estimou a geração de resíduos sólidos clínicos em 2,5 kg por sessão de HD, 38% dos quais são resíduos plásticos. Isso equivale a uma geração anual de 390 kg de resíduos plásticos por paciente em tratamento.[11] A DP produziu quase o dobro de resíduos, cerca de 617 kg por paciente por ano. Nenhuma dessas estimativas incluiu as embalagens.[12] Novamente, os números são alarmantes quando multiplicados pelo número total de pacientes globais em TRS, com 1,35 milhão de toneladas de resíduos produzidos anualmente pelo setor.

A Tabela 1 resume as estimativas apresentadas nesta seção em relação ao gasto global de água, consumo de energia e geração de resíduos. Os cálculos foram baseados em um total estimado de 4 milhões de pacientes em diálise no mundo em 2021.[1] Em 2008, apenas 11% da população em diálise estava recebendo DP.[13] Por esse motivo, consideramos 3,56 milhões de pacientes em HD e 440 mil pacientes em DP, em todo o mundo.

Tabela 1 Impacto ambiental estimado da diálise por ano em 2021

	Mundo	
	HD (3,56 milhões)	DP (440 mil)
Água (L)	224-270,5 bilhões	NC
Energia elétrica (kWh)	2,88 bilhões	NC
Resíduos (ton)	1,39 milhão	271.480

DP: diálise peritoneal; HD: hemodiálise; NC: não calculado.

É importante notar que diferenças nas práticas locais podem constituir um viés nos cálculos. Exemplos dessas diferenças incluem se foram reutilizados dialisadores e linhas, o uso de técnicas convectivas (hemodiafiltração e hemofiltração), o modelo das máquinas de diálise utilizadas, o uso de gerador, sistema de OR, fluxo de dialisato prescrito, tempo e frequência das sessões.

PEGADA DE CARBONO

A pegada de carbono (PC) é um indicador ambiental recente particularmente útil para avaliar o desempenho ambiental e de sustentabilidade e para formular políticas.[14,15] Origina-se do conceito de pegada ecológica, uma medida do impacto ambiental expresso como a área de terra necessária para manter os recursos naturais que utiliza.[16] Muitos países têm uma pegada ecológica estimada acima do ideal (1,8 gha – hectares globais) e da média mundial (2,7 gha).[17] A pegada ecológica brasileira, por exemplo, foi estimada em 2,9 gha por indivíduo, bem abaixo de países como EUA (11,6 gha) e Dinamarca (8,22 gha).[17] Na prática, isso significa que, se todos os habitantes do mundo vivessem e consumissem como os brasileiros, seria necessário 1,6 planeta para manter estável a oferta de recursos naturais. Aplicando a mesma lógica, se todos os cidadãos globais gastassem a mesma pegada de carbono que a média dos EUA, seriam necessários 10,3 planetas para a estabilização dos recursos naturais.

A pegada de carbono, ao contrário da pegada ecológica, refere-se apenas às emissões de dióxido de carbono (CO_2) produzidas por uma atividade, seja um produto, um processo ou a prestação de um serviço.[18] Embora não exista um conceito universal, ela pode ser definida como a quantidade total de emissões de CO_2 geradas, direta e indiretamente, por uma atividade ao longo de todo o ciclo de um serviço ou produto, incluindo sua recuperação e o descarte no fim da vida – um processo holístico às vezes chamado de "análise do berço ao túmulo". A unidade de medida é a tonelada de dióxido de carbono equivalente (ton CO_2 Eq).

Alguns estudos avaliaram a PC da diálise nos últimos anos. Um estudo do Reino Unido publicado em 2011 mostrou uma PC de 3,8 ton CO_2 Eq (t-CO_2-eq) por paciente por ano em um regime convencional de HD 3 vezes por semana no centro de diálise. A maioria das emissões veio de equipamentos médicos (37%), uso de energia (21%) e deslocamento de pacientes (20%).[11]

Esse mesmo estudo também avaliou a PC em pacientes em HD domiciliar. Os resultados variaram substancialmente de acordo com a prescrição da diálise e a máquina utilizada. Nos pacientes em diálise em máquinas convencionais e 4 vezes por semana, 4 horas e meia por sessão, a PC foi de 4,3 t-CO_2-eq. Em 5 vezes por semana, 4 horas por sessão, o valor medido foi de 5,1 t-CO_2-eq. Nos pacientes em HD 6 vezes por semana, com sessões mais curtas (2 horas), a PC foi de 5,2 t-CO_2-eq. Os autores também avaliaram a PC anual dos pacientes em HD noturna em 3 vezes (3 dias × 7 horas: 3,9 t-CO_2-eq) ou 6 vezes por semana (6 dias × 7 horas: 7,2 t-CO2-eq). Como esperado, a frequência do tratamento teve maior influência na PC do que a duração do tratamento.[11]

Outro aspecto abordado no estudo britânico foi a avaliação de pacientes em HD domiciliar com máquinas do sistema NxStage (NxStage Medical Inc., Lawrence, Massachusetts, EUA). Além da redução no consumo de água, a máquina apresentou uma PC relativamente menor do que as máquinas convencionais em esquemas de diálise semelhantes, tanto no regime diário curto (5,5 dias × 6 horas: 1,8 t-CO_2-eq) quanto na HD noturna (6 dias × 7 horas: 2,1 t-CO_2-eq).[16] Sugere-se, portanto, que, se novas máquinas e tecnologias emergentes pudessem mapear e divulgar oficialmente a pegada de carbono, isso poderia se tornar um elemento importante para a tomada de decisão.[19]

Um estudo australiano posterior, que avaliou uma unidade satélite de HD, mostrou um resultado diferente. Encontrou uma PC maior de 10,2 t-CO_2-eq por paciente por ano do processo de diálise, um valor que se compara com a PC de um australiano de 18 t-CO_2-eq. Uma diferença significante entre o estudo do Reino Unido e o da Austrália foi observada na aquisição de água; a distância e as características topográficas do transporte de água foram fatores-chave no número australiano mais alto. Nesse estudo, os principais contribuintes foram produtos farmacêuticos (35,7%), equipamentos médicos (23,4%), uso de energia (18,6%) e deslocamento de pacientes e funcionários (8,8%).[19]

DIÁLISE E NEFROLOGIA SUSTENTÁVEIS AO REDOR DO MUNDO

Algumas publicações já abordaram a sustentabilidade em diálise e nefrologia na década anterior.[20-24] No entanto, o termo "diálise sustentável" ou "diálise verde" foi introduzido pela primeira vez em 2009, quando o artigo "Conservando água e aplicando energia solar à hemodiálise: a 'diálise verde' por meio da utilização mais sábia de recursos" (*Conserving water in and applying solar power to haemodialysis: "green dialysis" through wiser resource utilization*) foi publicado *online* na prestigiosa revista *Nephrology*.[4] Desde então, outros artigos também incorporaram o termo recém-criado em seus títulos.[8,25,26]

No mesmo ano, a "Rede de Nefrologia Sustentável" (Green Nephrology Network), composta de médicos, enfermeiros, pacientes, fornecedores e outras partes interessadas, foi criada no Reino Unido. Essa iniciativa foi responsável por profundas mudanças culturais em um curto período de 3 a 4 anos relacionadas ao impacto ambiental da diálise. Com base em 20 práticas sustentáveis, um potencial de economia anual de 7 milhões de libras esterlinas (cerca de US$

9,52 milhões), 11.000 t-CO_2-eq e 470 milhões de litros de água foi estimado se essas iniciativas, já testadas e validadas, pudessem ser amplamente replicadas em serviços de nefrologia em todo o Reino Unido.[27]

Em abril de 2017, a revista *Lancet* passou a publicar a revista *The Lancet Planetary Health*,[28] iniciativa que sugere que o tema já é amplamente valorizado no meio acadêmico. Na mesma linha, a Sociedade de Nefrologia da Austrália e Nova Zelândia (ANZSN, Australia and New Zealand Society of Nephrology), em parceria com a Kidney Health Australia, passou a oferecer incentivos e prêmios para pesquisas em nefrologia com o tema sustentabilidade e desenvolvimento ambiental.[29]

Em 2018, foi formado um grupo internacional com representantes de vários países para debater e promover a sustentabilidade em nefrologia ("Green Nephrology"). Essa iniciativa, liderada pelos australianos Katherine Barraclough e John Agar, foi apoiada pela International Society of Nephrology (ISN). Esse grupo se reuniu pela primeira vez na Kidney Week 2018, o congresso anual da American Society of Nephrology (ASN), reunindo nefrologistas de diversas nacionalidades para discutir iniciativas globais em nefrologia sustentável e planejar a divulgação dessa missão.[30] Uma declaração de posição sobre sustentabilidade em nefrologia foi posteriormente formulada para apresentação à ISN. O documento foi um esforço colaborativo, cujo objetivo era incluir práticas sustentáveis nas atividades da ISN, para posterior extensão a outras sociedades regionais.

No Congresso Mundial de Nefrologia de 2019, em Melbourne, na Austrália, o ativista ambiental Tim Flannery foi convidado a apresentar a palestra plenária de abertura do evento, intitulada "Mantendo o clima a salvo" (*Keeping the climate safe*), confirmando a importância que o tema já alcançou na nefrologia mundial.[31]

Em 2020, uma interessante revisão publicada discutiu o impacto ambiental da diálise nas mudanças climáticas e delineou alguns dos dados globais relacionados à geração de resíduos, uso de água e energia; em particular seu impacto na pegada de carbono global.[32] No mesmo ano, Yau et al. listaram algumas das primeiras respostas dos centros de diálise em todo o mundo, principalmente com foco na captação e reutilização de água do rejeito da OR, a instalação de sistemas de energia solar em novas unidades e a substituição progressiva de máquinas de diálise por alternativas mais eficientes em termos energéticos.[33]

Desde o início de 2020, a pandemia obrigou todos os países do mundo a repensar e adotar medidas que minimizem os impactos ambientais humanos. Reuniões virtuais, admissão mais cuidadosa de pacientes temporários em centros de hemodiálise (especialmente se vindos de outra cidade ou como turistas de outro país) e, quando possível, visitas médicas virtuais via telemedicina transformaram rapidamente a prática nos centros de diálise. Como subproduto, esses novos comportamentos provavelmente ajudarão a reduzir a pegada de carbono e podem se tornar parte da prática de rotina futura desses centros.

MEDIDAS SUSTENTÁVEIS

Diversas práticas sustentáveis podem ser adotadas em diálise. Além do benefício ambiental, essas iniciativas devem ser um diferencial competitivo estratégico. Por um lado, podem promover economia de custos e gerar benefícios econômicos. Por outro, podem agregar valor à imagem da marca e contribuir para um posicionamento de *marketing* mais eficiente e atualizado, atraindo e retendo clientes de forma diferenciada. Ambas as estratégias prometem aumentar a responsabilidade ambiental e social.

Reutilização da água do rejeito da osmose reversa

Dois componentes da água são gerados pelo processo da HD: 1) a água do rejeito da OR; e 2) o efluente do dialisato utilizado. Embora existam vários riscos potenciais com a reutilização e/ou reaproveitamento do efluente do dialisato, a água do rejeito da OR é criada pelo processo de filtração pré-diálise e é formada a partir de água pura e filtrada da rede que não foi exposta a sangue ou seus produtos. A despeito da aplicação comum do termo "rejeitada", à água descartada pela OR, usar a palavra "rejeitada" para descrever água de tão alta qualidade é inadequado e contraproducente.[21] A água descartada na OR, segundo todas as normas, é água adequada para consumo (potável), como mostrado na Tabela 2.[34]

Infelizmente, a maioria dos centros de diálise descarta a água do rejeito da OR diretamente no esgoto. Alguns sistemas de reutilização foram descritos[3,25,26] com múltiplas opções de reaproveitamento disponíveis: redirecionamento da água para utilização em vasos sanitários, pias, irrigação de jardins, lavagem de pisos ou áreas externas, uso em sistemas de autoclave, como água potável em bebedouros animais, ou até mesmo em bebedouros humanos, embora ainda haja controvérsias quanto a este último uso, devido ao leve sabor metálico e à maior condutividade do produto descartado.[22] Alguns anos atrás, um "teste de sabor" cego foi realizado em um hospital australiano: um jarro contendo água mineral vendida comercialmente foi comparado a outro contendo uma amostra aleatória de água do rejeito da OR. Curiosamente, os participantes do teste não conseguiram distinguir o sabor entre as duas amostras de água.[34]

A reutilização de águas residuais para agricultura também é praticada há alguns anos no Marrocos e na Austrália.[20,36,37] Em 2018, em um centro de diálise em Salvador, no Brasil, um sistema de reaproveitamento da água do rejeito

Tabela 2 Análise de água para múltiplas concentrações de analito

Analito	Unidade	Unidades relatadas	Rede HD Sat. 1	ROR Sat. 1	Rede HD Sat. 2	ROR Sat. 2	Padrão EPA	Resultado
Alumínio	mg/L	0,005	0,01	0,01	0,01	0,01	0,2	Aprovado
Arsênico	mg/L	0,001	0,001	0,001	0,001	0,001	0,01	Aprovado
Cádmio	mg/L	0,0002	0,0002	0,002	0,0002	0,0002	0,005	Aprovado
Cobre	mg/L	0,001	0,021	0,009	1,3	0,01	1,3	Aprovado
Ferro	mg/L	0,06	0,05	0,02	0,02	0,002	0,3	Aprovado
Chumbo	mg/L	0,001	0,002	0,001	0,003	0,002	0,015	Aprovado
Manganês	mg/L	0,001	0,001	0,01	0,001	0,002	0,05	Aprovado
Mercúrio	mg/L	0,0001	0,0001	0,0001	0,0001	0,0001	0,002	Aprovado
Zinco	mg/L	0,002	0,014	0,002	0,055	0,008	5	Aprovado
Cálcio	mg/L	0,1	8,4	0,1	8,3	0,1	Sem padrão	Aprovado
Magnésio	mg/L	0,1	5,3	0,1	5,3	0,1	Sem padrão	Aprovado
Sódio	mg/L	0,1	34	140	33	68	200	Aprovado
Dureza total	mg/L	0,1	43	0,1	43	0,1	Sem padrão	Aprovado
Cloreto	mg/L	1	60	150	61	74	250	Aprovado
Nitrato	mg/L	0,01	0,01	0,01	0,01	0,01	10	Aprovado
Nitrito	mg/L	0,01	0,01	0,01	0,01	0,023	1	Aprovado
Sulfato	mg/L	1	9,4	23	9,5	11	250	Aprovado
Dicloramina	mg/L	0,1	0,01	0,1	0,1	0,1	08	Aprovado
Condutividade	mcS/cm	0,1	280	680	280	340	2.500	Aprovado
Fluoreto	mg/L	0,05	0,06	0,15	0,07	0,06	2	Aprovado

(continua)

Tabela 2 Análise de água para múltiplas concentrações de analito (*continuação*)

Analito	Unidade	Unidades relatadas	Rede HD Sat. 1	ROR Sat. 1	Rede HD Sat. 2	ROR Sat. 2	Padrão EPA	Resultado
Cloro livre	mg/L	0,1	0,1	0,1	0,1	0,1	4	Aprovado
Monocloramina	mg/L	0,1	0,1	0,1	0,1	0,1	4	Aprovado
pH	unidades de pH		7,3	7,5	7,2	7,5	7,5 ± 1,0	Aprovado
Sólidos dissolvidos	mg/L	5	110	320	150	200	500	Aprovado
Tricloramina	mg/L	0,1	0,1	0,1	0,1	0,1	Incerto	Aprovado
Turbidez	NTU	0,1	0,2	0,1	0,1	0,1	2	Aprovado

Análise de água para múltiplas concentrações de analitos, em amostras na entrada da água da tubulação de duas unidades de diálise suburbanas separadas (Rede Sat. 1 e Rede Sat. 2) quando comparadas com as mesmas concentrações dos mesmos analitos na água de rejeito da osmose reversa (ROR) dos respectivos centros (ROR Sat. 1 e ROR Sat. 2). Foram fornecidos os padrões da Environmental Protection Authority (EPA) dos EUA para água potável.* A classificação "Aprovado" é registrada quando a ROR Sat. 1 e a ROR Sat. 2 atendem aos padrões da EPA para água potável. Ocorre "falha" no teste quando uma das amostras de água do rejeito da osmose reversa, seja na unidade satélite 1, seja na 2, não alcança os padrões de potabilidade. A análise da água foi fornecida pela Barwon Regional Water Authority, 2004.

* https://www.epa.gov/ground-water-and-drinking-water/national-primary-drinking-water-regulations.

EPA: Environmental Protection Authority; HD: hemodiálise; NUT: unidade de turbidez nefelométrica; ROR: rejeito da osmose reversa; sat.: satélite.

Fonte: adaptada do capítulo de Agar, 2019.[34,35]

do primeiro passo da OR foi projetado durante a construção do centro. Ele funciona da seguinte forma:

1. A OR de duplo passo está localizada no quarto andar do edifício. Um reservatório de água (Reservatório 1) foi instalado no primeiro andar. A água do rejeito do primeiro passo desce pela força da gravidade do primeiro passo da OR para esse reservatório.
2. Na cobertura (sexto andar), foi instalado outro reservatório (Reservatório 2) com capacidade de 5 mil litros para receber a água do "Reservatório 1" e distribuí-la através de encanamentos instalados no prédio.
3. A água de rejeito armazenada no "Reservatório 2" é direcionada para torneiras de uso geral, jardim, pias e descargas.
4. A água é direcionada do "Reservatório 1" para o "Reservatório 2" através de um conjunto de bombas.
5. Do "Reservatório 2" a água é levada pela gravidade para abastecer as ramificações.
6. O "Reservatório 2" é controlado eletronicamente pelo reservatório principal, de modo que, se o sistema detectar que a água do rejeito do primeiro passo da OR é insuficiente para suprir a demanda do edifício, o Reservatório 2 pode ser abastecido com água tratada da empresa de serviço de tratamento de água e esgoto.

Nesse exemplo, o sistema de reutilização de água de rejeito foi instalado durante a construção do centro como parte do projeto original. No entanto, nem sempre isso pode ser possível. Quando a instalação de um sistema de reúso requer modificações estruturais, é importante avaliar primeiro os custos de instalação para avaliar a relação custo/benefício. No entanto, quase sempre se revela um bom investimento a médio prazo. Um caso descrito em um hospital na Austrália consistiu na instalação de tanques no terraço e em um sistema de tubulação simples para direcionar a água de rejeito para as autoclaves do departamento de esterilização central e para os banheiros das enfermarias. O retorno foi alcançado em menos de 3 anos (30 meses).[34]

A cidade de Senhor do Bonfim (população de cerca de 80 mil), localizada a 375 km de Salvador, no Brasil, com clima quente e sofrendo com seca e escassez de água, relatou outra experiência positiva. O centro de TRS da cidade, responsável pelo tratamento de diálise de 250 pacientes, desde 2016 redireciona a água de rejeito de OR das tubulações para irrigar um pequeno jardim em frente à clínica. Os 600 L de água de rejeito gerados por dia são divididos em duas regas diárias (manhã e final da tarde) através de uma mangueira acoplada a um irrigador automático. Desde então, o jardim se transformou em um local agradável para os familiares dos pacientes aguardarem o término da sessão de diálise em dias de clima ameno. Tornou-se também um ponto de encontro para o tradicional passeio no Dia Mundial do Rim[38] e é usado para a realização de um bazar anual de pacientes, bem como para comemorações de aniversário de pacientes e colaboradores.

"Reciclagem" de água de rejeito

Além do reaproveitamento da água de rejeito, é possível reduzir o volume total da água de rejeito pela OR. Um centro de diálise no estado da Bahia instalou um sistema para "reciclar" sua água de rejeito de OR de volta por meio da OR.

Com 400 pacientes em HD, o consumo de água é particularmente alto nessa unidade. Antes de esse sistema ser instalado, seu sistema de OR de duplo passo processava 66% do consumo total de água em água pura para HD. Enquanto 30% da água era rejeitada na primeira etapa, outros 20% eram posteriormente rejeitados no segundo passo (Figura 1A).[39]

A alteração prevê duas mudanças distintas. A primeira consistiu em anexar uma OR acessória para "reciclar" o rejeito do primeiro passo. Essa OR é menor (em quantidade e no tamanho das membranas), compreende um único passo e atua exclusivamente no rejeito do primeiro passo da OR principal, sendo por isso denominada "OR do rejeito" ou "OR acessória". A segunda mudança consistiu em desviar o rejeito do segundo passo para o tanque de alimentação, diluindo a água potável que chega da concessionária de água. Com essas mudanças, ao final do processo de tratamento de água há uma rejeição de apenas 9% da água utilizada para produzir água pura para a HD, já que o rejeito final corresponde a 30% da OR acessória de 30% da água rejeitada e descartada no primeiro passo OR principal. As mudanças são descritas na Figura 1B. Os dados de produção, em litros por hora (L/hora), do sistema de OR estão representados na Figura 2.[39]

Essas mudanças exigem algum investimento financeiro. No entanto, os benefícios ambientais e econômicos tendem a superar esse investimento inicial. No caso relatado, o rejeito do sistema de OR passou de 44% para apenas 9% da água utilizada.[39]

A diminuição da vida útil da membrana principal de OR é uma preocupação existente. Como a água do rejeito da OR reciclado do segundo passo é misturada com água da empresa de abastecimento de água, a água que está sendo re-tratada terá uma condutividade mais alta. Isso, por sua vez, pode resultar em uma renovação mais frequente das membranas de OR. Mesmo assim, as eco-

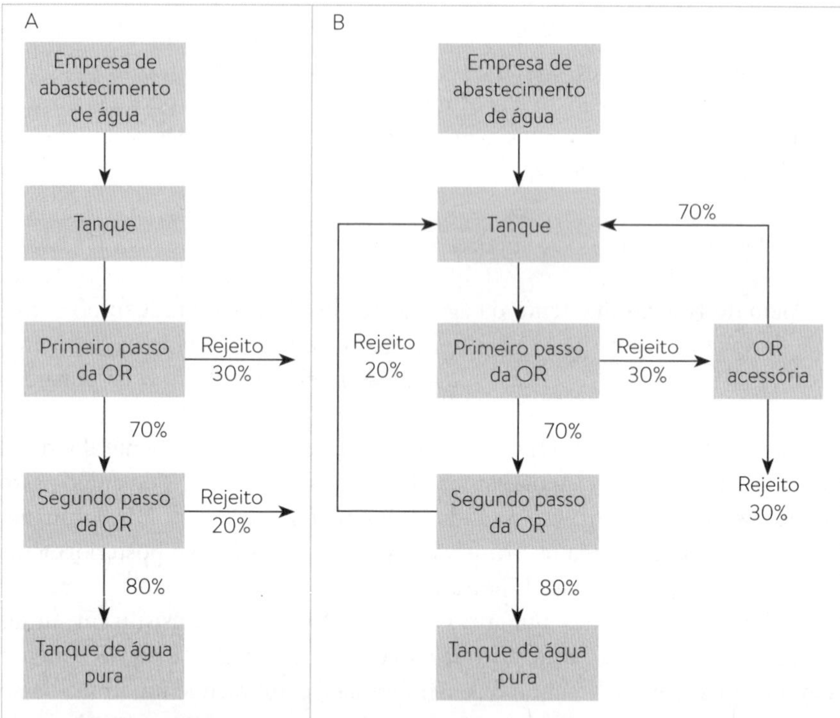

Figura 1 "Reciclagem" de água do rejeito.

OR: osmose reversa.

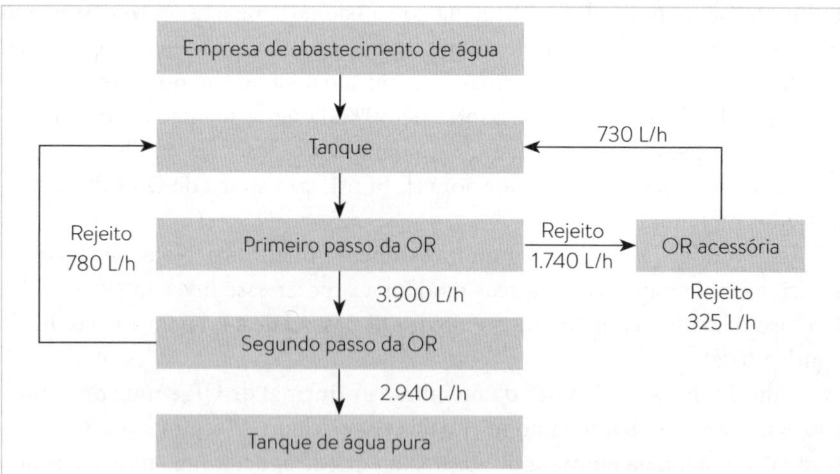

Figura 2 "Reciclagem" da água do rejeito.

OR: osmose reversa.

Fonte: adaptada do capítulo de Moura-Neto e Silva, 2020.[39]

nomias financeiras e os benefícios ambientais do menor gasto de água podem superar quaisquer custos incorridos com a substituição da membrana.

Ressalta-se que a "reciclagem" da água do rejeito não impede a reutilização do volume final descartado. Como discutido anteriormente, trata-se de iniciativas complementares e não concorrentes. No entanto, o objetivo de um centro de diálise sustentável em relação à água deve ser desperdiçar o mínimo possível e reutilizar o máximo possível do "rejeito".

A OR de duplo passo rejeitaria 44% da água utilizada para produzir água pura para HD (A). A modificação consistiu em: 1) acoplar uma OR acessória para tratamento do rejeito do primeiro passo da OR principal; 2) desviar o rejeito do segundo passo, em sua totalidade, para o tanque de alimentação, que recebe água potável da concessionária de água. Após as modificações, o sistema de OR passou a rejeitar apenas 9% da água utilizada para produzir água pura para HD (B).

Esses são os dados de produção, em litros por hora, do sistema de OR após as modificações terem sido feitas. No final, ainda assim, são descartados 325 L/hora, que também são reaproveitados em pias, descargas e na limpeza da área externa.

Fontes de energia renovável

Apesar do crescente interesse por energias renováveis, ainda há poucos dados disponíveis sobre o uso de energia solar e eólica em centros de diálise. A energia solar tem a vantagem de ser uma fonte limpa e inesgotável, além de ser silenciosa. A expectativa de vida média dos painéis solares atuais é de 25 a 30 anos.[40]

Um estudo de viabilidade antes da instalação é importante. Os cálculos devem ser baseados na exposição solar de cada local, que pode ser facilmente medida registrando diretamente a radiação solar ou calculando a insolação solar (energia da radiação solar recebida em uma área em determinado momento). Estimativas desses níveis de exposição podem ser encontradas na internet. Depois de fornecer as coordenadas locais de latitude e longitude, tabelas e gráficos podem ser obtidos para a exposição solar média diária, semanal, mensal ou anual.[9,40]

Um experimento australiano de utilização de energia solar em uma unidade de HD domiciliar resultou em uma redução de 78% nos custos de energia apenas no primeiro ano de operação, projetando o retorno do valor investido (*payback*) em pouco menos de 8 anos (7,7).[40] Os encargos associados à compra de materiais, custo de instalação, bem como a possibilidade de partilha de energia excedente por meio de um esquema de recompra com fornecedores de energia da área,[22,40] foram incluídos no cálculo. O valor final também depende da política governamental, da regulamentação e das atitudes das concessionárias de energia locais.

Uma possibilidade para grupos maiores é aproveitar a geração remota de energia a partir de matrizes fotovoltaicas da área – também conhecidas como "usinas solares" ou "fazenda solar". Entretanto, em alguns países, mais incentivos são necessários para que iniciativas como essas se tornem viáveis e atraentes para empreendimentos de pequeno e médio porte.

A aplicação da energia eólica em centros de diálise ainda é incipiente, e relatos na literatura são escassos. Apesar de a energia eólica ser uma fonte limpa e renovável, existem alguns aspectos negativos que podem impactar na popularização da tecnologia eólica; em particular, poluição sonora e visual, maior suscetibilidade a influências ambientais e imprevisibilidade em relação à quantidade de energia gerada.[40]

Nos EUA, em nota divulgada à imprensa em 2019, um provedor transnacional de diálise compartilhou um plano ambicioso para usar 100% de energia renovável até 2022. Há dois projetos no Texas – um parque eólico e uma usina solar – que devem gerar aproximadamente 625.000 MWh por ano.[41] No Brasil, ainda não há planos publicados para aumentar as energias renováveis nos serviços de diálise, e todos os investimentos das empresas transnacionais atualmente parecem focados na aquisição de unidades de diálise e na consolidação do setor.

Gestão de resíduos

A quantidade de resíduos gerados em uma sessão de HD depende da escolha adequada dos materiais e das práticas locais. Atualmente, uma porcentagem dos materiais descartados é desnecessariamente descartada como lixo hospitalar, ignorando as oportunidades de reciclagem.

O processo de reciclagem deve começar nas próprias unidades, com o material separado por funcionários treinados mediante inspeção criteriosa, visando ao descarte de resíduos contaminados e perfurocortantes. Um estudo italiano apontou que uma diferenciação adequada dos resíduos descartados demora apenas 1 minuto.[42] Além dos treinamentos de fiscalização, para maior engajamento da equipe, é fundamental conscientizar os colaboradores sobre a importância ambiental dessa iniciativa, que, por sua vez, significará um trabalho adicional em suas rotinas diárias.

Na Austrália, um processo inovador está sob investigação em Geelong, Victoria, por um grupo tripartite composto por um serviço de diálise, um departamento de engenharia da universidade e um grande fornecedor de diálise, em que todo plástico usado pós-diálise (peso médio de plástico por paciente por tratamento = 2,5 kg: ou 7,5 kg por paciente por semana) é esterilizado em autoclave, triturado até virar um fragmento do tamanho de confete e depois incorporado ao concreto por meio de um processo de cadeia de frio. Os primeiros resultados foram promissores, com grande interesse da indústria da construção, uma vez que o produto parece não perder sua resistência à tração, mas é significantemente menos permeável à água. Isso tem implicações para a preservação de vergalhões de concreto – o reforço metálico usado na construção de concreto – e ainda pode vir a ser um produto útil para uso em paredões e outras situações marítimas.[43]

Enquanto isso, outras possibilidades interessantes ainda precisam ser exploradas.

Outras medidas

Existem muitas medidas genéricas simples e fáceis de implementar em centros de diálise que, quando adotadas em conjunto, podem ter um impacto ambiental positivo significativo. As reuniões por videoconferência, além de reduzir custos e de otimizar o tempo dos colaboradores, reduzem a frequência de viagens e deslocamentos e, consequentemente, a emissão de gases de efeito estufa. A telemedicina também promete reduzir os custos de saúde e reduzir o impacto ambiental das viagens.

Incentivar meios de transporte limpos, como bicicletas, é outra oportunidade a ser explorada. A instalação de um bicicletário nas unidades de diálise e a disponibilização de um vestiário adequado para banho, além da troca de roupa, podem ser a melhor forma de incentivar o uso da bicicleta entre os funcionários. Uma campanha educativa sobre os benefícios ao meio ambiente e à saúde também contribui para a conscientização. Em países onde a segurança física ou os extremos climáticos são barreiras, o incentivo à carona solidária entre os funcionários ou o uso de transporte público (metrô e ônibus) no lugar de veículos particulares são alternativas.

Outras medidas também podem ter um impacto positivo na unidade. A coleta seletiva de lixo, a descarga de acionamento duplo ou de comando único com volume reduzido de descarga (4,8 L) e o uso responsável de impressoras (redução do uso de papel, impressão frente e verso, impressoras de cera) são alguns exemplos de práticas sustentáveis que são fáceis de implementar.

Projetar a unidade de diálise visando minimizar o gasto de energia oferece outro potencial subutilizado. O isolamento térmico dos edifícios pode ser otimizado para minimizar as perdas de calor durante o inverno e as temperaturas interiores durante o verão, reduzindo assim as necessidades de aquecimento e condicionamento de ar. Maior uso de luz natural é desejável, apesar de criar um desafio arquitetônico: o desejo de maior iluminação natural deve ser equilibrado com os requisitos de privacidade e segurança do centro de saúde. O uso de cores claras para refletir a luz do sol, em vez de cores escuras que a absorvem, é simples e útil. Outras opções para reduzir o consumo de energia incluem o uso de *timers*, sensores de movimento ou automação para iluminação, incluindo a escolha de lâmpadas LED no lugar de lâmpadas incandescentes. Por fim, a cobertura da edificação pode ser utilizada para a instalação de painéis fotovoltaicos, ou mesmo para plantio e fornecimento de hortaliças para consumo de pacientes e funcionários.

Fornecedores

As empresas de equipamentos de diálise podem – e devem – desempenhar um papel fundamental. A comunidade de nefrologia deve pressionar os fornecedores do setor para apresentar dados transparentes sobre o impacto ambiental de seus produtos do "berço ao túmulo": os materiais usados, o processo de fabricação e as políticas de descarte no final da vida útil de seus produtos. Por sua vez, isso terá um bom efeito no desempenho ambiental e na atitude de sua organização.

Uma forma objetiva de buscar no mercado empresas mais engajadas em práticas sustentáveis é avaliar os detentores do selo ISO 14001, versão 2015. Esse padrão incorpora, além das questões estratégicas, um sistema de gestão ambiental que prioriza as políticas ambientais e demonstra conformidade com práticas, clientes e organizações externas sustentáveis.

Mudanças climáticas e nefrologia

As mudanças climáticas também podem influenciar a doença renal. Apesar do debate constante, as mudanças climáticas já são consideradas uma emergência de saúde pública global devido ao impacto na saúde humana, seja pela disseminação de vetores e doenças relacionadas ao clima, diminuição da produção de alimentos e insumos agrícolas, diminuição da disponibilidade de água potável e eventos climáticos.[44]

O padrão de distribuição da doença renal também tende a mudar com as mudanças climáticas em curso. Alguns estudos associam um aumento de internações por lesão renal aguda em regiões propensas a ondas de calor periódicas.[45-49] Sabe-se que temperaturas mais altas estão relacionadas a maior incidência de nefrolitíase.[50] O aumento da prevalência de doença renal crônica em algumas regiões do mundo tem sido associado à falta de acesso à água potável, em combinação com a exposição prolongada a temperaturas mais altas.[51] As mudanças climáticas aumentam a propensão às inundações,[52] que, por sua vez, correlacionam-se com doenças diarreicas e a disseminação de doenças transmitidas por vetores, ambas causas importantes de lesão renal aguda em regiões tropicais de baixa renda.[53-55]

Além disso, as mudanças climáticas também impactam o tratamento de pacientes com doença renal. Eventos climáticos extremos podem dificultar o abastecimento satisfatório de água potável, o fornecimento adequado de energia para as sessões de HD, o transporte de suprimentos e até mesmo dificultar ou – em grandes tempestades, inundações ou incêndios catastróficos – impossibilitar o acesso dos pacientes à TRS.[56,57]

CONCLUSÃO

A diálise, ao manter a vida de mais de 3 milhões de indivíduos, paradoxalmente causa um impacto ambiental significante. O elevado gasto de energia, o alto consumo de água e a geração excessiva de resíduos fazem do tratamento de diálise uma das ameaças mais agressivas ao meio ambiente dentro do setor de saúde. Além disso, as mudanças climáticas também alteram o perfil epidemiológico de algumas doenças renais. A boa notícia é que existem oportunidades para minimizar os danos causados. A maioria dessas opções é fácil de implementar e economicamente viável. As práticas sustentáveis devem fazer parte da estratégia da nefrologia em suas diferentes esferas; na esfera individual (nefrologistas), organizacional (centros de terapia renal substitutiva) e como sociedade (governo, órgãos profissionais e entidades profissionais).

REFERÊNCIAS

1. Moura-Neto JA, Divino-Filho JC, Ronco C. Nephrology worldwide: the vision, the project, and the mission. In: Moura-Neto JA, Divino-Filho JC, Ronco C, editors. Nephrology worldwide. Basel: Springer Nature Switzerland AG; 2021. p.1-9.
2. Lv JC, Zhang LX. Prevalence and disease burden of chronic kidney disease. Adv Exp Med Biol 2019;1165:3-15.
3. Agar JWM. Reusing and recycling dialysis reverse osmosis reject water. Kidney Int 2015;88:653-7.
4. Agar JWM. Conserving water in and applying solar power to haemodialysis: "green dialysis" through wiser resource utilisation. Nephrology (Carlton) 2010;15:448-53.
5. Anumudu SJ, Fadem SZ. Nephrology in the United States of America. In: Moura-Neto JA, Divino-Filho JC, Ronco C, editors. Nephrology worldwide. Basel: Springer Nature Switzerland AG; 2021. p.173-84.
6. FAO. AQUASTAT website. Food and Agriculture Organization of the United Nations (FAO) 2016. Acessado em: 10 nov. 2020.
7. Service de l'observation et des statistiques – Service des statistiques et de la prospective (SOeS-SSP). Enquête Eau 2008. Disponível em: http://www.developpementdurable.gouv.fr/IMG/ pdf/LPS67b.pdf. [Service de l'observation et des statistiques – Service des statistiques et de la prospective (SOeS-SSP). Enquête Eau 2008.]
8. Agar JW. Green dialysis: the environmental challenges ahead. Semin Dial. 2015;28:186-92.

9. Agar JW. Personal viewpoint: hemodialysis-water, power, and waste disposal: rethinking our environmental responsibilities. Hemodial Int 2012;16:6-10.
10. Moura-Neto JA, Barraclough K, Agar JWM. A call to action for sustainability in dialysis in Brazil. Braz J Nephrol 2019;41(4):560-3.
11. Connor A, Lillywhite R, Cooke MW. The carbon footprints of home and in-center maintenance hemodialysis in the United Kingdom. Hemodial Int 2011;15:39-51.
12. Mortimer F. Reduce, reuse, recycle in the dialysis unit: a case study and how-to guide. The Centre for Sustainable Healthcare – Green Nephrology. Disponível em: http://www.sustainablehealthcare.org.uk/nephrology-resources/reduce-reuse-recycle. Acessado em: 7 dez. 2020.
13. Jain AK, Blake P, Cordy P, Garg AX. Global trends in rates of peritoneal Dialysis. J Am Soc Nephrol 2012 Mar;23(3):533-44.
14. Wiedmann T, Minx J. A definition of "carbon footprint". Ecol Econ Res Trends 2018;1:1-11.
15. Abeydeera LHU, Mesthrige JW, Samarasinghalage TI. Global research on carbon emissions: a scientometric review. Sustainability 2019;11:3972.
16. Peters GP. Carbon footprints and embodied carbon at multiple scales. Curr Opin Environ Sustain 2010;2:245-50.
17. World Wildlife Fund. Pegada Brasileira. Disponível em: https://www.wwf.org.br/natureza_brasileira/especiais/pegada_ecologica/pegada_brasileira/. [Brazilian Footprint.]
18. Geng Y, Dong H, Xi F, et al. A review of carbon footprint research on climate change. China Population, Resources and Environment 2010;20(10):6-12.
19. Lim AE, Perkins A, Agar JWM. The carbon footprint of an Australian satellite haemodialysis unit. Aust Health Rev 2013;37(3):369-74.
20. Tarrass F, Benjelloun M, Benjelloun O. Recycling wastewater after hemodialysis: an environmental analysis for alternative water sources in arid regions. Am J Kid Dis 2008;52(1):54-8.
21. Agar JWM. Reusing dialysis wastewater: the elephant in the room. Am J Kidney Dis 2008;52(1):10-2.
22. Agar JWM, Simmonds RE, Knight R. Using water wisely: new, essential and affordable water conservation practices for both facility and home hemodialysis. Hemodial Int 2009;13(1):32-7.
23. Agar JWM, Wilson S, Magoffin J, Knight R, Somerville CA. Recycling reject water: a new essential for all facility-based dialysis services. Nephrology (Carlton) 2007;12(2):Abstract. A4:1012.
24. Agar JWM, Wilson S, Simmonds RE, Boddington JM, Magoffin J, Somerville CA. Water-wise home dialysis: new essentials for home-based dialysis installations. Nephrology (Carlton) 2007;12(2):Abstract. A4:1013.
25. Ponson L, Arkouche W, Laville M. Toward green dialysis: focus on water savings. Hemodial Int 2014;18(1):7-14.
26. Agar JWM. It is time for "green dialysis". Hemodialysis Int 2013;17(4):474-8.
27. Limb M. NHS could save 1bn by adopting green strategies used in kidney units. BMJ 2013;346:f588-f588.
28. The Lancet Planetary Health. Welcome to the Lancet Planetary Health Inaugural Edition of Lancet Planetary Health: Editorial. Disponível em: https://www.thelancet.com/journals/lanplh/article/PIIS2542-5196(17)30013-X/fulltext.
29. Australian and New Zealand Society of Nephrology – ANZSN Awards (2019). Disponível em: https:// www.nephrology.edu.au/awardsfellowshipsandgrants/anzsnawards.asp; acessado em: 8 dez. 2020.
30. Moura Neto, JA. Diálise sustentável: uma proposta para o Brasil. SBN Informa. 2019;117(26):22-3. Disponível em: https://arquivos.sbn.org.br/uploads/SBN-Informa-Ed-117.pdf; acessado em: 10 dez. 2020. [Sustainable dialysis – a proposal for Brazil.]
31. Flannery T. Keeping the climate safe. Disponível em: https://cm.theisn.org/ cmPortal/searchable/WCN2019/config/normal#!sessiondetails/0000009350_0.

32. Barraclough KA, Agar JWM. Green nephrology. Nat Rev Nephrol 2020;16:257-68.
33. Yau A, Agar JWM, Barraclough KA. Addressing the environmental impact of kidney care. Am J Kidney Dis 2021 Mar;77(3):406-9.
34. Agar JWM. Diálise e meio ambiente: em busca de um futuro mais sustentável. In: Moura-Neto JA, editors. Terapia renal substitutiva 2: controvérsias e tendências. São Paulo: Livraria Balieiro; 2019. p.105-16. [Dialysis and the environment: in search of a more sustainable future. In: Moura-Neto JA, editors. Renal replacement therapy 2 – controversies and trends.]
35. Moura-Neto JA, editor. Terapia renal substitutiva 2: controvérsias e tendências. São Paulo: Livraria Balieiro; 2019. p.1-444. [Renal replacement therapy 2 – controversies and trends.]
36. Tarrass F. Research needs: treatment of hemodialysis wastewater for agricultural reuse. Water Environment Research 2010;82(4):291-3.
37. Agar JWM. A holiday gift to the planet from the outback. Disponível em: http://www. homedialysis.org/news-and-research/blog/80-a-holiday-gift-to-the-planet-from-the-outback.
38. Brazilian Society of Nephrology Eventos do Dia Mundial do Rim – Clinefro – Senhor do Bonfim – Bahia. Disponível em: https://sbn.org.br/eventos-do-dia-mundial-do-rim-clinefro-senhor-do--bonfim-bahia/. Accessed Dec 10 2020. [World Kidney Day Events – Clinefro – Senhor do Bonfim – Bahia.]
39. Moura-Neto JA, Silva CAB. Diálise sustentável: entre a teoria e a prática. In: Cruz J, Cruz HMM, Kirsztajn GM, Oliveira RB, Barros RT, editors. Atualidades em nefrologia 16. São Paulo: Savier, 2020. p.304-16. [Sustainable dialysis – between theory and practice. In: Cruz J, Cruz HMM, Kirsztajn GM, Oliveira RB, Barros RT, editors. News in Nephrology.]
40. Agar JWM, Perkins A, Tjipto A. Solar-assisted hemodialysis. Clin J Am Soc Nephrol 2012;7:310-4.
41. DaVita Kidney Care. DaVita to use 100 percent renewable energy. Disponível em: https://pressreleases.davita.com/2019-04-25-DaVita-to-Use-100-Percent-Renewable-Energy. Acessado em: 4 dez. 2020.
42. Piccoli GB, Nazha M, Ferraresi M, Vigotti FN, Pereno A, Barbero S. Eco-dialysis: the financial and ecological costs of dialysis waste products: is a "cradle-to-cradle" model feasible for planet-friendly haemodialysis waste management? Nephrol Dial Transplant 2015;30:1018-27.
43. Agar JWM, Barraclough KA and Al-Ameri R. Dialysis plastic waste recycled as a concrete incorporative. Abstract presented at the ANZSN ASM, 2019. Disponível em: http://www.anzsnasm.com/4609.
44. Watts N, Adger WN, Agnolucci P, et al. Health and climate change: policy responses to protect public health. Lancet 2015;386(10006):1861-914.
45. Knowlton K, Rotkin-Ellman M, King G, et al. The 2006 California heat wave: impacts on hospitalizations and emergency department visits. Environ Health Perspect 2009;117(1):61-7.
46. Semenza JC, McCullough JE, Flanders WD, McGeehin MA, Lumpkin JR. Excess hospital admissions during the July 1995 heat wave in Chicago. Am J Prev Med 1999;16(4):269-77.
47. Kovats RS, Hajat S, Wilkinson P. Contrasting patterns of mortality and hospital admissions during hot weather and heat waves in Greater London, UK. Occup Environ Med 2004;61(11):893-8.
48. Mastrangelo G, Fedeli U, Visentin C, Milan G, Fadda E, Spolaore P. Pattern and determinants of hospitalization during heat waves: an ecologic study. BMC Public Health 2007;7:200.
49. Hansen AL, Bi P, Ryan P, Nitschke M, Pisaniello D, Tucker G. The effect of heat waves on hospital admissions for renal disease in a temperate city of Australia. Int J Epidemiol 2008;37(6):1359-65.
50. Brikowski TH, Lotan Y, Pearle MS. Climate-related increase in the prevalence of urolithiasis in the United States. Proc Natl Acad Sci USA 2008;105(28):9841-6.
51. Glaser J, Lemery J, Rajagopalan B, et al. Climate Change and the Emergent Epidemic of CKD from heat stress in rural communities: the case for heat stress nephropathy. Clin J Am Soc Nephrol 2016;11(8):1472-83.

52. Intergovernmental Panel on Climate Change. Fifth Assessment Report. Summary for Policy Makers + Longer Report. Disponível em: https://www.ipcc.ch/pdf/assessment-report/ar5/syr/ SYR_AR5_FINAL_full_wcover.pdf; acessado em: 10 out. 2020.
53. Jha V, Parameswaran S. Community-acquired acute kidney injury in tropical countries. Nat Rev Nephrol 2013;9(5):278-90.
54. Lameire NH, Bagga A, Cruz D, et al. Acute kidney injury: an increasing global concern. Lancet 2013;382(9887):170-9.
55. Campbell-Lendrum D, Manga L, Bagayoko M, JS. Climate change and vector-borne diseases: what are the implications for public health research and policy? Phil Trans R Soc B 2015;370(20130552).
56. Kopp JB, Ball LK, Cohen A, et al. Kidney patient care in disasters: lessons from the hurricanes and earthquake of 2005. Clin J Am Soc Nephrol 2007;2(4):814-24.
57. Anderson AH, Cohen AJ, Kutner NG, Kopp JB, Kimmel PL, Muntner P. Missed dialysis sessions and hospitalization in hemodialysis patients after Hurricane Katrina. Kidney Int 2009;75(11):1202-8.

Índice remissivo